괴테 전집 2
Johann Wolfgang von Goethe

파우스트 2
Faust

괴테 전집 2

Johann Wolfgang von Goethe

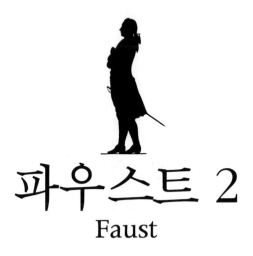

파우스트 2
Faust

요한 볼프강 폰 괴테 지음 | 전영애 옮김

도서출판

괴테 전집 2

파우스트 2

2019년 6월 10일 제1판 제1쇄 펴냄
2020년 1월 31일 제1판 제2쇄 펴냄
2020년 12월 10일 제1판 제3쇄 펴냄
2022년 2월 20일 제1판 제4쇄 펴냄
2023년 1월 20일 제1판 제5쇄 펴냄
2023년 3월 31일 제1판 제6쇄 펴냄
2023년 9월 30일 제1판 제7쇄 펴냄
2024년 1월 20일 제1판 제8쇄 펴냄

2024년 12월 20일 제1판 제9쇄 찍음
2024년 12월 30일 제1판 제9쇄 펴냄

지은이 | 요한 볼프강 폰 괴테
옮긴이 | 전영애
펴낸이 | 박우정

기획 · 편집 | 천정은
전산 | 한향림

펴낸곳 | 도서출판 길
주소 | 06032 서울 강남구 도산대로25길 16 우리빌딩 201호
전화 | 02)595-3153 팩스 | 02)595-3165
등록 | 1997년 6월 17일 제113호

차례

일러두기

• 원문의 판본에 대하여

원칙적으로 프랑크푸르트 판에 따랐다. 오래도록 정본이 되어왔던 함부르크 판(1948)을, 프랑크푸르트 판(1989)에 준하여 고쳤고, 그럼에 있어서 괴테 자신의 최종 원고(1832)를 참조하였다. 무엇보다 함부르크 판에 이르기까지 독자의 이해를 돕기 위하여 편집인들이 추가한 많은 부호들 ─ 괴테 자신은 부호에 엄격했다 ─ 그리고 당대의 문법에 따라 교정된 단어들이 원본에 가깝게 되돌려졌다.

• 들여쓰기에 대하여

텍스트의 시작 부분들이 일관되지 않고 다양한 간격으로 들여서 쓰여 있다. 이는 물론 원문에 따른 바이고 제각기 독특한 효과를 갖는다. 이 작품에는 노래가 많다. 제1부에서는 노래 하나가 장면 하나를 대신하기도 하고, 제2부에는 근본에서 "가극"이라고까지 표현될 만큼 노래가 많이 들어 있는데 노래가 대사 가운데 삽입될 때는 들여서 쓰고 있다. 또한 전체가 ─ 단 한 부분(「흐린 날. 벌판」)을 빼고는 ─ 시행(詩行)인 만큼 두드러진 형식의 변화나 운율의 변화가 있을 때도 그러하다. 그리고 중요한 대사에서, 시행 하나를 복수(複數)의 인물의 대사로 나누어서 각 대사에 한 행의 무게를 실어줄 때(행넘기기(Enjambement))에도 그러하다.

• 인명 표기에 대하여

인명은 대체로 해당 인물의 국적에 따라 외래어표기법에 준해 표기했으나(예: 그리스 이름은 그리스어 표기법에 따라 '케이론'(Chiron), '에우포리온'(Euphorion), '린케우스'(Lynkeus)), 독일어화가 두드러진 주요 인명(예: '헬레나'(Helena))이나 독일에서의 높은 지명도로 인해 독일 현지 발음을 존중해야 하는 인명(예: '쉴러'(Schiller)) 등은 예외적으로 독일어 발음대로 표기하였다.

• [ ] 속에 넣은 장면 제목에 대하여

프랑크푸르트 판이나 최종 원고에서는 별도의 장면으로 구분되어 있지 않음에도 불구하고, 그 장면이 오래도록 독립적으로 다루어져왔고 특히 연구에서 자주 장면 단위로 참조되는 경우에는, 종래대로 그 장면을 별도의 장으로 구성해 제목을 붙이고 그 앞뒤에 [ ]를 더하였다. [페네이오스 강 상류에서], [페네이오스 강 하류에서], [에게 해의 바위 만], [성 안뜰], [그늘진 숲] 등 제2부 제2막과 제3막의 장면들에서 그러하다.

• 주(註)와 본문 속 ( ) 표시에 대하여

본문의 주는 모두 옮긴이가 단 것들이다. 또한 이해를 위해 옮긴이가 번역 속에 보충하여 삽입한 문구는 ( ) 속에 넣어 표시하였다.

비극 제2부
(5막으로 구성됨)

Der Tragödie zweiter Teil
(in fünf Akten)

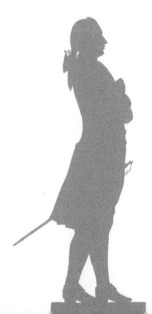

제1막

Erster Akt

Anmutige Gegend

Faust auf blumigen Rasen gebettet, ermüdet,

unruhig, schlafsuchend.

Dämmerung.

Geisterkreis schwebend bewegt, anmutige kleine Gestalten.

ARIEL *Gesang, von Äolsharfen begleitet*

Wenn der Blüten Frühlings-Regen

Über alle schwebend sinkt,

Wenn der Felder grüner Segen   4615

Allen Erdgebornen blinkt,

Kleiner Elfen Geistergröße

Eilet, wo sie helfen kann,

Ob er heilig? ob er böse?

Jammert sie der Unglücksmann.   4620

Die ihr dies Haupt umschwebt im luftgen Kreise,

Erzeigt euch hier nach edler Elfen Weise,

우아한 지대[1]

파우스트, 꽃이 만발한 풀밭에 누워 있다,
지쳐 불안하게, 잠을 청하며.
어스름.
정령들의 무리가 둥둥 떠돌고 있는데, 우아하고 작은 자태들이다.

에어리얼 노래, 바람이 울리는 하프의 반주에 맞춰
　　흐드러진 꽃들의 봄비
　　모두의 머리 위로 하늘하늘 내리면,
　　벌판의 초록빛 축복　　　　　　　　　　　　　　　　　4615
　　땅에서 난 모든 것들에게 눈짓하면,
　　몸 작으나 영(靈)의 힘 큰 요정들
　　서둘러 가네, 도움 줄 수 있는 곳으로,
　　성인(聖人)이든? 악인이든?
　　불행한 이를 애처로워하네.　　　　　　　　　　　　　　4620

공중에 원 그리며 이 사람[2]의 머리 주위를 떠도는 너희,
여기서 고귀한 요정들의 방식에 따라 너희를 보여주어라,

1　이 장면에서 파우스트는 공기의 정령들이 감도는 가운데 "회복의 잠"(Heilschlaf)을 자다가 깨어
　난다. 제1부 마지막 「감옥」 장면의 충격에서 깨어난 파우스트가 광대한 세계에서 펼치는 활동이
　5막으로 이루어진 제2부 전체의 내용이다.
2　파우스트를 가리킨다.

Besänftiget des Herzens grimmen Strauß,

Entfernt des Vorwurfs glühend bittre Pfeile,

Sein Innres reinigt von erlebtem Graus. 4625

V i e r sind die Pausen nächtiger Weile,

Nun ohne Säumen füllt sie freundlich aus.

Erst senkt sein Haupt aufs kühle Polster nieder,

Dann badet ihn im Tau aus Lethes Flut,

Gelenk sind bald die krampferstarrten Glieder, 4630

Wenn er gestärkt dem Tag entgegenruht.

Vollbringt der Elfen schönste Pflicht

Gebt ihn zurück dem heiligen Licht.

CHOR *einzeln, zu zweien und vielen, abwechselnd und gesamt.*

    Wenn sich lau die Lüfte füllen

    Um den grünumschränkten Plan, 4635

    Süße Düfte, Nebelhüllen

    Senkt die Dämmerung heran.

    Lispelt leise süßen Frieden,

    Wiegt das Herz in Kindesruh;

    Und den Augen dieses Müden 4640

이 마음에 쌓인 혹심한 투쟁을 가라앉혀 주거라,
비난의 혹독하게 달군 화살을 뽑아주거라,
끔찍함을 겪은 그의 내면을 씻어내 주거라.   4625
밤이 머물며 쉬는 시간은 *네* 차례,³
그 휴지(休止)를 지체 없이 다정하게 채우거라.
우선 그의 머리를 서늘한 베개에 뉘어놓고,
다음으로 레테 강물의 이슬 속에서 씻어주거라,
경련으로 굳은 사지가 곧 유연해지리라,   4630
그가 원기를 회복해 하루를 맞이하면.
요정들의 가장 아름다운 의무를 다하여
신성한 빛에다 그를 되돌려 주거라.

합창⁴ *하나씩, 둘씩 그리고 여럿이서, 번갈아 가며 또 모여서.*

　　대기가 따스히 채워져
　　초록에 둘린 벌판을 감싸면,   4635
　　감미로운 향기, 안개 너울을
　　어스름이 드리운다.
　　감미로운 평화를 나직이 속삭여주라,
　　그 마음을 가만가만 흔들어주라, 아기처럼 쉬도록.
　　그리고 이 지친 이의 눈에   4640

3　전통적으로 밤 시간을 저녁 여섯 시에서 아침 여섯 시까지 세 시간씩 네 단위(4경)로 나누곤
　　했다.

4　총 4연인 이 합창의 각 연은 (1) 저녁노래 세레나데(Serenade), (2) 밤노래 녹투르노(Nocturno),
　　(3) 아침노래 마티투노(Matituno), (4) 기상곡 르베이유(Reveille)이다. 『파우스트』는 제1부에
　　서도 가끔 노래가 나오지만 특히 제2부는 "가극"(Singspiel)이라고도 불릴 만큼 많은 노래가 들
　　어 있다.

Schließt des Tages Pforte zu.

Nacht ist schon hereingesunken
Schließt sich heilig Stern an Stern,
Große Lichter, kleine Funken,
Glitzern nah und glänzen fern; 4645
Glitzern hier im See sich spiegelnd,
Glänzen droben klarer Nacht,
Tiefsten Ruhens Glück besiegelnd
Herrscht des Mondes volle Pracht.

Schon verloschen sind die Stunden, 4650
Hingeschwunden Schmerz und Glück;
Fühl es vor! Du wirst gesunden;
Traue neuem Tagesblick.
Täler grünen, Hügel schwellen,
Buschen sich zu Schatten-Ruh. 4655
Und in schwanken Silberwellen
Wogt die Saat der Ernte zu.

Wunsch um Wünsche zu erlangen
Schaue nach dem Glanze dort!
Leise bist du nur umfangen, 4660
Schlaf ist Schale, wirf sie fort!
Säume nicht, dich zu erdreisten

낮의 문은 닫아주어라.

벌써 밤이 내려앉았다,
신성하게 별에 별, 떠오른다,
큰 등불들, 작은 불꽃들
가까이 번쩍이고, 멀리 반짝인다.   4645
여기 호수에 비쳐 번쩍인다,
저 너머에선 반짝인다,
맑은 어둠의, 깊은 안식의 행복을 약속하며.
천지는 가득한 달빛의 호화로움.

벌써 사그라들었다, 시간들이,   4650
사라졌다, 고통과 행복이.
그걸 조심히 느껴보라! 그대 건강해지리.
새날이 밝아옴을 믿으라.
골짜기들 푸르러지고, 언덕들엔 녹음 솟아오르고,
덤불숲들은 안식할 그늘이 되네.   4655
넘실거리는 은빛 파도로
출렁이는 수확할 곡식들.

소망에 소망 이루려면
저기 찬란한 빛을 바라보아라!
그대 다만 가벼이 에워싸여 있다   4660
잠은 껍질, 벗어 던져라!
지체 말고, 그대 대담히 행하라

Wenn die Menge zaudernd schweift;

Alles kann der Edle leisten,

Der versteht und rasch ergreift. 4665

Ungeheures Getöse verkündet das Herannahen der Sonne.

ARIEL

Horchet! horcht dem Sturm der Horen,

Tönend wird für Geistesohren

Schon der neue Tag geboren.

Felsentore knarren rasselnd,

Phöbus' Räder rollen prasselnd, 4670

Welch Getöse bringt das Licht!

Es trommetet, es posaunet,

Auge blinzt und Ohr erstaunet,

Unerhörtes hört sich nicht.

Schlüpfet zu den Blumenkronen, 4675

Tiefer, tiefer, still zu wohnen,

In die Felsen, unters Laub;

Trifft es euch, so seid ihr taub.

FAUST

Des Lebens Pulse schlagen frisch lebendig,

무리가 망설이며 방황할 때.
고귀한 자는 뭐든 이룰 수 있다네,
이해하고 얼른 붙드는 자는.   4665

　　　　　엄청난 굉음이 태양이 다가옴을 알린다.

에어리얼

귀 기울여라! 호렌[5]들의 폭풍 소리에 귀 기울여라!
영의 귓가에 굉음이 울리며
새날이 이미 태어났다.
바위문들은 삐꺽삐꺽 스르륵,
포이보스[6]의 수레바퀴들은 덜컹덜컹,   4670
빛은 온갖 굉음을 내는구나!
트럼펫 소리 울린다, 나팔 소리 울린다,
눈은 깜박이고, 귀는 놀란다,
들어본 적 없는 소리, 들어낼 수 없다.
화관(花冠)으로 살짝 숨어들어   4675
더 깊이, 더 깊이, 잠잠히 있으라,
바위들 속으로, 큰 잎 아래로.
저 소리에 닿으면, 너흰 귀 먼다.

파우스트

생명의 맥박이 신선하게, 생생하게 뛴다,

5　그리스 신화에 나오는 계절과 질서의 여신.
6　태양신 아폴론의 별칭. 태양이 찬란하게 비친다는 뜻이다.

Ätherische Dämmerung milde zu begrüßen. 4680

Du, Erde, warst auch diese Nacht beständig

Und atmest neu erquickt zu meinen Füßen,

Beginnest schon, mit Lust mich zu umgeben,

Du regst und rührst ein kräftiges Beschließen,

Zum höchsten Dasein immerfort zu streben. — 4685

In Dämmerschein liegt schon die Welt erschlossen,

Der Wald ertönt von tausendstimmigem Leben

Tal aus, Tal ein ist Nebelstreif ergossen,

Doch senkt sich Himmelsklarheit in die Tiefen,

Und Zweig und Äste, frisch erquickt, entsprossen 4690

Dem duft'gen Abgrund, wo versenkt sie schliefen;

Auch Farb' an Farbe klärt sich los vom Grunde,

Wo Blum' und Blatt von Zitterperle triefen,

Ein Paradies wird um mich her die Runde.

Hinaufgeschaut! — Der Berge Gipfelriesen 4695

Verkünden schon die feierlichste Stunde,

Sie dürfen früh des ewigen Lichts genießen

Das später sich zu uns hernieder wendet.

Jetzt zu der Alpe grüngesenkten Wiesen

Wird neuer Glanz und Deutlichkeit gespendet, 4700

Und stufenweis herab ist es gelungen; —

정기 어린 여명을 상냥하게 환영하려고.   4680
대지여, 너 지난밤에도 굳건했구나,
이제 새 힘 얻어 내 발치에서 숨 쉬며
벌써 나를 즐겁게 에워싸기 시작하는구나,
힘찬 결심[7]을 네가 북돋우고 어루만져 주는구나.
가장 높은 현존을 향해 끊임없이 나아가게 하는구나. —   4685
어스름 빛 속에 세계가 벌써 열려 있다,
숲은, 수천 가지 생명의 목소리로 울리고
골짜기엔 들고 나며, 안개띠 부어져 있다,
그래도 하늘의 맑음은 심연으로 내려온다,
큰 가지들, 작은 가지들은 가라앉아 잠잤던   4690
향기로운 심연에서, 새 힘 솟아, 움터 나온다.
온갖 색깔들 땅에서 풀려나와 맑아지며
꽃과 잎은 진주 이슬방울 뚝뚝 떨구는 곳,
빙 둘러 온 사방이 낙원이로구나.

위를 보니! — 거대한 산봉우리들   4695
벌써 가장 장엄한 시간을 알리고 있구나.
영원한 빛을 한 걸음 앞서 즐기고 있구나,
나중에는 몸 돌려 우리에게로도 내려올 빛을.
이제 알프스의 초록 골짜기 풀밭에
새로운 광채와 선명함이 베풀어진다,   4700
한 계단 한 계단 내려오며 이루어졌다. —

---

7 "가장 높은 현존을 향해 끊임없이 나아가"겠다는 결심. 『파우스트』 제2부의 주제가 울리고 있다.

Sie tritt hervor! — und leider schon geblendet,
Kehr' ich mich weg, vom Augenschmerz durchdrungen.

So ist es also, wenn ein sehnend Hoffen
Dem höchsten Wunsch sich traulich zugerungen,   4705
Erfüllungspforten findet flügeloffen,
Nun aber bricht aus jenen ewigen Gründen
Ein Flammenübermaß, wir stehn betroffen,
Des Lebens Fackel wollten wir entzünden,
Ein Feuermeer umschlingt uns, welch ein Feuer!   4710
Ist's Lieb'? ist's Haß? die glühend uns umwinden?
Mit Schmerz und Freuden wechselnd ungeheuer,
So daß wir wieder nach der Erde blicken,
Zu bergen uns in jugendlichstem Schleier.

So bleibe denn die Sonne mir im Rücken!   4715
Der Wassersturz, das Felsenriff durchbrausend,
Ihn schau' ich an mit wachsendem Entzücken.
Von Sturz zu Sturzen wälzt er jetzt in tausend,
Dann abertausend Strömen sich ergießend,
Hoch in die Lüfte Schaum an Schäume sausend.   4720
Allein wie herrlich, diesem Sturm ersprießend,
Wölbt sich des bunten Bogens Wechsel-Dauer,
Bald rein gezeichnet, bald in Luft zerfließend,
Umher verbreitend duftig kühle Schauer.

태양, 그녀가 나온다! ─ 슬프게도 벌써 눈이 부시네,
두 눈이 찔린 아픔에 나, 몸을 돌리네.

이런 것이구나, 그리움에 찬 희망이
최고의 소망을 향해, 한 마음으로 나아가다   4705
성취의 좁은 문, 그 양 날개가 활짝 열린 것이 보이면.
그런데 저 영원한 밑바닥에서 엄청난 불꽃이
터져 나오네, 우린 당황하여 서 있고.
생명의 횃불을 우린 붙이려 했는데,
불바다가 우리를 휘감는다, 이 무슨 엄청난 불인가!   4710
사랑인가? 미움인가? 불타며 고통으로, 기쁨으로
번갈아 무섭게 우리를 휘감는 이것은?
그리하여 우리는 다시 땅을 바라본다,
가장 젊은 베일 속으로 몸을 숨기려고.

하니 태양은 그냥 내 등 뒤에 머물거라!   4715
험한 절벽을 콸콸 쏟아져 내리는 폭포수,
볼수록 더 황홀해하며 내가 바라보네.
추락, 또 추락하며 수천 가지 흐름으로 구르다가
또다시 수천 가지 흐름을 쏟아부으며,
공중으로 높이 거품에 거품, 쏴쏴 뿌린다.   4720
하지만 참으로 찬연하구나, 이 폭풍에서 솟아나는
색색깔 무지개의 변화무쌍한 지속, 하늘에 둥그렇네,
금방 선명하게 그려졌다가, 금방 허공으로 흘러가 버리고,
사방으로 향기롭게 서늘한 물보라를 흩뿌린다.

Der spiegelt ab das menschliche Bestreben.   4725
Ihm sinne nach, und du begreifst genauer:
Am farbigen Abglanz haben wir das Leben.

이 무지개, 인간의 지향(志向)을 반영하는구나.   4725
이를 따라 생각하라, 하면 그대는 더 정확히 이해하리.
색색깔로 비친 모습에서 우리는 인생을 포착한다.[8]

---

8 인생은 너무도 압도적이어서 그대로 볼 수는 없고, 전모를 파악할 수도 없으며, 반사된 모습 혹
   은 기운 모습으로야 포착되는데 그것도 색색깔이다. 많이 주목받는 구절이고 연출에서도 한껏
   부각하곤 하는 구절이다.

Kaiserliche Pfalz. Saal des Thrones

Staatsrat in Erwartung des Kaisers.

Trompeten.

Hofgesinde aller Art, prächtig gekleidet, tritt vor.

Der Kaiser gelangt auf den Thron, zu seiner Rechten der Astrolog.

KAISER

Ich grüße die Getreuen, Lieben,

Versammelt aus der Näh' und Weite; —

Den Weisen seh ich mir zur Seite,   4730

Allein wo ist der Narr geblieben?

JUNKER

Gleich hinter deiner Mantel‑Schleppe

Stürzt' er zusammen auf der Treppe,

Man trug hinweg das Fett‑Gewicht,

제국령 팔츠.[9] 옥좌가 있는 홀[10]

어전회의에서 황제를 기다리고 있다.

트럼펫 소리.

화려하게 차려입은, 온갖 종류의 궁정인사들이 나아온다.

황제가 옥좌에 닿고, 그 오른쪽에 천문학자를 대동하고 있다.

황제

짐이 그대들 친애하는 충신들에게 인사하오,

가까운 곳, 먼 곳에서 와서 모였구려. ─

현자(賢者)도 곁에 있고,   4730

한데 어릿광대[11]는 어딜 갔나?

젊은 귀족

폐하의 곤포자락 바로 뒤에 있다가

계단에서 자빠졌습니다,

그 뚱보를 들어서 내갔지요,

---

9   Pfalz: 일반적으로는 황제의 본거지인 궁성을 나타내고, 또 고유하게는 지명으로도 쓰인다. 독일 남서부 현재 라인란트팔츠 주의 일부로, 마인츠, 코블렌츠, 트리어 등 유서 깊은 도시들이 속해 있다.

10 이 장면은 깨어난 파우스트가 중세 말기의 궁정에 등장하여 재정난을 (가상의 금을 바탕으로 한) 지폐 발행으로 해결하는 이야기이다. 지폐 발행의 위험성도 흥미로운 방식으로 제시되고, 재정 파탄 가운데서도 놀이에 빠진 사회가 긴 가장행렬을 통해 은유적으로 보여진다.

11 중세 궁정에서는 황제나 왕 곁에 재담으로 가벼운 비판도 하고 흥도 북돋우는 어릿광대가 함께 했다. 셰익스피어의 작품들에서도 자주 보인다.

Tot oder trunken? weiß man nicht.   4735

ZWEITER JUNKER

Sogleich mit wunderbarer Schnelle

Drängt sich ein andrer an die Stelle.

Gar köstlich ist er aufgeputzt

Doch fratzenhaft, daß jeder stutzt;

Die Wache hält ihm an der Schwelle   4740

Kreuzweis die Hellebarden vor —

Da ist er doch, der kühne Tor!

MEPHISTOPHELES *am Throne knieend.*

Was ist verwünscht und stets willkommen?

Was ist ersehnt und stets verjagt?

Was immerfort in Schutz genommen?   4745

Was hart gescholten und verklagt?

Wen darfst du nicht herbeiberufen?

Wen höret jeder gern genannt?

Was naht sich deines Thrones Stufen?

Was hat sich selbst hinweggebannt?   4750

KAISER

Für diesmal spare deine Worte!

Hier sind die Rätsel nicht am Orte,

Das ist die Sache dieser Herrn. —

죽은 건지 아니면 술 취한 건지? 알 수 없습니다.   4735

두 번째 젊은 귀족

금방 놀랍도록 잽싸게

다른 자가 그 자리로 밀고 들어왔습니다.

썩 값지게 치장을 하고요

하지만 낯짝이 사나워, 누구든 멈칫합니다.

보초가 그를 문턱에서   4740

도끼날 창을 엇갈리게 해서 막고 있습니다. —

어느새 여기 와 있군요, 이 대담한 어릿광대가!

메피스토펠레스 *옥좌 가까이에 무릎 꿇으며.*

저주받으면서도 늘 환영받는 게 뭡니까?

그리워하면서도 늘 쫓겨나는 게 뭡니까?

계속 보호받는 게 뭡니까?   4745

심히 욕먹고 구박당하는 게 뭡니까?

폐하께서 불러들이면 안 되는 게 누굽니까?

누구나 그 이름 불리는 걸 듣기 좋아하는 게 누굽니까?

폐하의 옥좌 계단으로 다가오는 게 뭡니까?

스스로를 몰아내었던 게 뭡니까?[12]   4750

황제

이번에는 그만 말을 아끼거라!

여기는 수수께끼 낼 자리가 아니다,

그건 이 신사분들이 하실 일이다. —

---

12 어릿광대의 이 모순된 말은 악마와 어릿광대라는 이중의 역할을 하고 있는 인물의 자기 역할
    묘사이다.

Da löse du! das hört' ich gern:

Mein alter Narr ging, fürcht' ich, weit ins Weite; 4755

Nimm seinen Platz und komm an meine Seite.

Mephistopheles steigt hinauf und stellt sich zur Linken.

GEMURMEL DER MENGE

Ein neuer Narr — Zu neuer Pein —

Wo kommt er her? — Wie kam er ein —

Der alte fiel — Der hat vertan —

Es war ein Faß — Nun ists ein Span — 4760

KAISER

Und also, ihr Getreuen, Lieben,

Willkommen aus der Näh' und Ferne.

Ihr sammelt euch mit günstigem Sterne

Da droben ist uns Glück und Heil geschrieben.

Doch sagt, warum in diesen Tagen, 4765

Wo wir der Sorgen uns entschlagen,

Schönbärte mummenschänzlich tragen,

Und Heitres nur genießen wollten,

Warum wir uns ratschlagend quälen sollten?

Doch weil ihr meint, es ging nicht anders an, 4770

Geschehen ist's, so sei's getan.

넌 풀어야 할 사람이야! 네 풀이를 기꺼이 듣겠노라.

내 곁에 오래 있던 어릿광대가 갔다, 아주 가버렸을까 걱정이구나.   4755

그가 있던 자리로, 내 곁으로 오거라.

메피스토펠레스, 일어나서 황제의 왼편에 선다.

무리의 웅성거림

새 어릿광대라니 — 새로운 고난이겠군 —

어디서 온 거야? — 어떻게 들어왔지 —

먼젓번 어릿광대가 쓰러졌어 — 이젠 끝장났대 —

그건 술통이더니 — 이건 대팻밥[13]일세 —   4760

황제

자, 그대들 친애하는 충신들이여,

가까운 곳, 먼 곳에서 온 것을 환영하오,

그대들은 좋은 일진(日辰)에 모였소

저 위에는 우릴 위해 행복과 은총이 적혀 있지.

하지만 말들 좀 해보오, 왜 하필 이런 때에,   4765

우리가 근심을 떨쳐버리고,

가장행렬에 어울리게 가면을 쓰고,

즐거운 것을 오로지 즐기려 하는 이때에,

우리가 왜 회의를 열어서 고생해야 한단 말이오?[14]

하지만 그대들 생각이 그러하니, 다른 도리는 없는 것 같군,   4770

일이 기왕 그렇게 되었으니, 진행합시다.

---

13 "술통"과 "대팻밥"은 먼젓번 뚱뚱했던 광대와 새로 온 비쩍 마른 광대의 체격 차이를 두고 표현
한 것이다.

14 뒤에 나올 가장행렬 장면을 암시할뿐더러 놀아야 할 시기에 정사를 논해야 하는 것을 의문시하
는 이 짧은 말에서 황제의 성격이 잘 드러난다.

KANZLER

Die höchste Tugend, wie ein Heiligen-Schein,

Umgibt des Kaisers Haupt; nur er allein

Vermag sie gültig auszuüben:

Gerechtigkeit! — Was alle Menschen lieben,   4775

Was alle fordern, wünschen, schwer entbehren,

Es liegt an ihm, dem Volk es zu gewähren.

Doch ach! Was hilft dem Menschengeist Verstand,

Dem Herzen Güte, Willigkeit der Hand,

Wenns fieberhaft durchaus im Staate wütet,   4780

Und Übel sich in Übeln überbrütet.

Wer schaut hinab von diesem hohen Raum

Ins weite Reich, ihm scheint's ein schwerer Traum;

Wo Mißgestalt in Mißgestalten schaltet,

Das Ungesetz gesetzlich überwaltet,   4785

Und eine Welt des Irrtums sich entfaltet.

Der raubt sich Herden, der ein Weib,

Kelch, Kreuz und Leuchter vom Altare,

Berühmt sich dessen manche Jahre

Mit heiler Haut, mit unverletztem Leib.   4790

Jetzt drängen Kläger sich zur Halle,

Der Richter prunkt auf hohem Pfühl,

Indessen wogt in grimmigem Schwalle

Des Aufruhrs wachsendes Gewühl.

재상

후광(後光) 같은 지고의 미덕이,
폐하의 용안을 에워싸고 있습니다, 오직 폐하만이
그 미덕을 유효하게 발휘하실 수 있습니다.
정의(正義) 말입니다! — 모든 사람들이 사랑하는 것,   4775
모두가 요청하고, 소망하고, 없이 지내기 어려운 것.
그것을 백성에게 베푸는 일이 폐하께 달렸습니다,
하지만 아! 인간 정신에 지각(知覺)이,
마음에 너그러움이, 손에 열심이 무슨 소용 있겠습니까,
나라 안이 온통 열에 들뜬 듯 뒤죽박죽이고   4780
난경(難境)에 난경이 겹쳐지며 압도하면.
이 높은 공간에서 눈길을 내려
드넓은 제국을 보노라면, 꼭 짓누르는 악몽 같습니다.
흉측한 것이 흉측한 것들 가운데 발호하고,
불법(不法)이 법(法)으로 행세하며 날뛰고   4785
오류의 세상이 펼쳐져서요.

이자는 가축 떼를, 저자는 여자를 강탈합니다
제단의 성배, 십자가, 촛대마저요,
그런 걸 여러 해 두고 자랑합니다,
살갗도 멀쩡하고, 몸도 멀쩡한 채로요.   4790
지금 고소인들이 내전으로 밀려들고 있습니다,
판관은 높다랗고 푹신한 좌석에 거만하게 앉았는데
그사이 거세지는 폭동의 소요가
노도처럼 일렁이고 있지요.

Der darf auf Schand und Frevel pochen,   4795

Der auf Mitschuldigste sich stützt,

Und: S c h u l d i g! hörst du ausgesprochen

Wo Unschuld nur sich selber schützt.

So will sich alle Welt zerstückeln,

Vernichtigen, was sich gebührt;   4800

Wie soll sich da der Sinn entwickeln

Der einzig uns zum Rechten führt.

Zuletzt ein wohlgesinnter Mann

Neigt sich dem Schmeichler, dem Bestecher.

Ein Richter, der nicht strafen kann   4805

Gesellt sich endlich zum Verbrecher.

Ich malte schwarz, doch dichtern Flor

Zög' ich dem Bilde lieber vor.

                              Pause.

Entschlüsse sind nicht zu vermeiden.

Wenn alle schädigen, alle leiden   4810

Geht selbst die Majestät zu Raub.

HEERMEISTER

Wie tobt's in diesen wilden Tagen!

Ein jeder schlägt und wird erschlagen,

Und fürs Kommando bleibt man taub.

Der Bürger hinter seinen Mauern,   4815

어떤 이는 파렴치와 악행을 자랑하지요,   4795

공범들을 믿고서는 말입니다,

〔무죄가〕 유죄! 소리를 듣지요,

무죄를 지켜줄 게 자신밖에 없는 곳에서는요.

그렇게 온 세상이 풍비박산 나려 합니다,

마땅한 것을 망가뜨리려 하고요.   4800

이런 데서야 어찌 자라나겠습니까,

우리를 오로지 올바름으로 인도하는 뜻이.

선의를 지닌 사람까지도 결국

아첨꾼, 뇌물꾼에게로 기울지요.

처벌 능력이 없는 판관은   4805

마침내 범죄자들과 한패가 되는 것이지요.

제가 암울한 그림을 그렸습니다만, 아주 두꺼운 장막을

이 그림 앞에다 치고 싶답니다.

잠시 멈춤.

이제는 정말 결단을 내리셔야 합니다,

모두가 남에게 해를 끼치고, 모두가 괴로워하면   4810

폐하의 존엄마저도 빼앗길 겁니다.

국방대신

이 무법천지 세월에 얼마나들 날뛰는지요!

누구든 때리고, 또 누구든 맞아 죽습니다,

지휘를 해봤자 다들 마냥 귀가 멀어 있어요.

시민은 제 집 벽 뒤에서   4815

Der Ritter auf dem Felsennest

Verschwuren sich, uns auszudauern

Und halten ihre Kräfte fest.

Der Mietsoldat wird ungeduldig,

Mit Ungestüm verlangt er seinen Lohn, 4820

Und wären wir ihm nichts mehr schuldig

Er liefe ganz und gar davon.

Verbiete wer, was alle wollten,

Der hat ins Wespennest gestört;

Das Reich, das sie beschützen sollten, 4825

Es liegt geplündert und verheert.

Man läßt ihr Toben wütend hausen,

Schon ist die halbe Welt vertan;

Es sind noch Könige da draußen,

Doch keiner denkt, es ging ihn irgend an. 4830

SCHATZMEISTER

Wer wird auf Bundsgenossen pochen!

Subsidien, die man uns versprochen,

Wie Röhrenwasser bleiben aus.

Auch, Herr, in deinen weiten Staaten

An wen ist der Besitz geraten? 4835

Wohin man kommt, da hält ein Neuer Haus;

기사는 암벽 위 성채에서

모반을 작당하고, 우리를 이겨 먹겠다고

자기들 세력을 결집하고 있죠.

용병들은 초조해져서는

맹렬하게 임금을 요구하고 있습니다,   4820

우리한테 받을 돈만 없다면

몽땅 도망쳐 버릴 겁니다.

다들 원하는 것을 누가 금하기라도 하면

그는 벌집을 쑤셔놓은 셈이 됩니다.

그들이 지켜야 마땅할 제국,   4825

그 제국은 약탈당하고 유린당한 채 버려졌습니다.

그들이 날뛰고 설쳐대도 속수무책입니다,

벌써 세상 절반이 망가졌는데도요.

저 바깥엔 아직도 왕들[15]이 포진하고 있건만

다들, 자기와는 상관없는 일이라고 생각하죠.   4830

재무대신

누가 앞으로 동맹국의 권리를 주장할까요!

주기로 약속된 지원금은,

〔끊긴〕 수돗물처럼 마냥 오질 않고 있습니다.

또한, 폐하, 폐하의 넓은 영토에서

소유는 누구에게로 돌아갔는지요?   4835

어딜 가든, 집 가진 건 다 신흥권세가[16]이죠.

---

15 다른 나라 왕들. 이 구절은 프랑스 혁명 후 루이 16세의 운명에 대한 유럽 군주의 무관심으로
   해석하기도 한다.

16 벼락부자(Neureich)에 대한 비판.

Und unabhängig will er leben,

Zusehen muß man, wie er's treibt;

Wir haben so viel Rechte hingegeben,

Daß uns auf nichts ein Recht mehr übrig bleibt. 4840

Auch auf Parteien, wie sie heißen,

Ist heutzutage kein Verlaß;

Sie mögen schelten oder preisen,

Gleichgültig wurden Lieb und Haß.

Die Ghibellinen wie die Guelfen 4845

Verbergen sich, um auszuruhn;

Wer jetzt will seinem Nachbar helfen?

Ein jeder hat für sich zu tun.

Die Goldespforten sind verrammelt,

Ein jeder kratzt und scharrt und sammelt, 4850

Und unsre Kassen bleiben leer.

MARSCHALK

Welch Unheil muß auch ich erfahren;

Wir wollen alle Tage sparen

Und brauchen alle Tage mehr,

Und täglich wächst mir neue Pein. 4855

Den Köchen tut kein Mangel wehe;

Wildschweine, Hirsche, Hasen, Rehe,

그러곤 예속되지 않고 살려고들 하는데

하는 짓을 그저 바라볼 수밖에 없습니다.

이미 너무 많은 권리를 내주어 버려서

우리에겐 남은 권리가 아무것도 없습니다.   4840

당파들도, 이름이 뭐든,

오늘날에는 신뢰가 안 갑니다

그들이 욕을 한다 해도, 칭찬을 한다 해도

사랑도 증오도 아무 상관 없게 되어버렸어요.

기벨린이나 겔프나[17]   4845

몸을 숨기고 안일하게 쉬죠.

누가 지금 이웃을 도우려 하겠습니까?

모두가 각자 자기 일을 하죠.

황금의 좁은 문들은 닫혔고

모두가 각자 긁고, 푸고, 모읍니다,   4850

우리의 금고는 텅텅 비어 있고요.

내무대신

무슨 화(禍)를 저는 또 겪는지요.

우린 매일매일 절약을 하려 합니다만

한데 매일매일 나가는 게 더 많아요.

하여 날마다 제겐 새로운 괴로움이 커져만 갑니다.   4855

요리사들은 그리 부족에 시달리지 않아요,

맷돼지, 사슴, 토끼, 노루,

---

17 중세 말기 교황과 신성로마제국 황제 사이에 다툼이 일어났는데, 이때 기벨린파는 황제를, 겔
    프파는 교황을 지지했다.

Welschhühner, Hühner, Gäns und Enten,

Die Deputate, sichre Renten,

Sie gehen noch so ziemlich ein. 4860

Jedoch am Ende fehlts an Wein.

Wenn sonst im Keller Faß an Faß sich häufte,

Der besten Berg- und Jahresläufte,

So schlürft unendliches Gesäufte

Der edlen Herrn den letzten Tropfen aus. 4865

Der Stadtrat muß sein Lager auch verzapfen,

Man greift zu Humpen, greift zu Napfen,

Und unterm Tische liegt der Schmaus.

Nun soll ich zahlen, alle lohnen,

Der Jude wird mich nicht verschonen, 4870

Der schafft Antizipationen,

Die speisen Jahr um Jahr voraus.

Die Schweine kommen nicht zu Fette,

Verpfändet ist der Pfühl im Bette,

Und auf den Tisch kommt vorgegessen Brot. 4875

KAISER *nach einigem Nachdenken zu Mephistopheles.*

Sag, weißt du Narr nicht auch noch eine Not?

MEPHISTOPHELES

Ich? Keineswegs. Den Glanz umher zu schauen,

Dich und die Deinen! — Mangelte Vertrauen,

Wo Majestät unweigerlich gebeut?

Bereite Macht Feindseliges zerstreut, 4880

칠면조, 닭, 거위며 오리,

현물이, 확실한 지대 수입으로,

아직은 제법 들어오거든요.   4860

하지만 결국 술이 떨어졌습니다.

전에는 지하창고에 술통들이 수북이 쌓여 있었습니다,

최상의 포도밭에서 난 좋은 연도의 것으로요,

그런데 귀하신 분들이 어쩌나 끝도 없이

퍼마시는지, 마지막 방울까지 다 마셔 없앴네요.   4865

시의회는 자기네 술창고까지 짜내야 하는 판인데,

사람들 손은 큰 잔으로만 뻗치고, 큰 접시로만 뻗치고,

식탁 밑에 떨어진 걸로도 또 한 상 차릴 수 있을 정도죠.

한데 저는 지불을 해야 합니다, 모두에게 줄 돈을 줘야 해요,

유대인은 사정 봐주지 않을 거예요,   4870

미리 앞당겨 받기까지 하지요,

그 선금은 해마다 앞당겨〔수확을〕먹어치우고요.

돼지는 살찔 틈이 없죠,

침대의 베개까지 저당 잡혀 있고,

식탁엔 외상 빵이 오릅니다.   4875

황제 조금 생각에 잠겼다가 메피스토펠레스에게.

말해보거라, 어릿광대야, 너도 어려움이 있느냐?

메피스토펠레스

저요? 전혀 없습니다. 온 사방 뵈는 게 다 광채인걸요,

폐하와 폐하의 신하들 말씀입니다! — 신뢰가 부족하겠습니까,

폐하께서 절대적으로 명하시고,

준비된 권력은 넘치는 적의도 흩어버리는데요?   4880

Wo guter Wille, kräftig durch Verstand

Und Tätigkeit, vielfältige, zur Hand?

Was könnte da zum Unheil sich vereinen,

Zur Finsternis, wo solche Sterne scheinen?

GEMURMEL

> Das ist ein Schalk — Ders wohl versteht —   4885

> Er lügt sich ein — So lang es geht —

> Ich weiß schon — Was dahinter steckt —

> Und was denn weiter? — Ein Projekt —

MEPHISTOPHELES

Wo fehlt's nicht irgendwo auf dieser Welt?

Dem dies, dem das, hier aber fehlt das Geld.   4890

Vom Estrich zwar ist es nicht aufzuraffen;

Doch Weisheit weiß das Tiefste herzuschaffen.

In Bergesadern, Mauergründen

Ist Gold gemünzt und ungemünzt zu finden,

Und fragt ihr mich, wer es zutage schafft: 4895

Begabten Manns Natur- und Geisteskraft.

KANZLER

Natur und Geist — so spricht man nicht zu Christen.

Deshalb verbrennt man Atheisten,

Weil solche Reden höchst gefährlich sind.

지성(知性)을 통해 힘을 얻은 선의(善意)와

다양한 활동이 수중에 있는데요?

여기서 뭐가 합세하여 재앙이 되고,

암흑이 되겠습니까, 저런 별들이 빛나고 있는데?

웅성거림

> 이놈 악당이로구나 — 뭘 제법 아는데 —   4885
>
> 거짓말로 환심을 사는구나 — 되는 만큼이겠지 —
>
> 난 벌써 알겠다 — 저 뒤에 뭐가 숨겨져 있는지 —
>
> 다음엔 대체 뭘 할까? — 저의가 있구나 —

메피스토펠레스

이 세상에 결핍 없는 곳이 어디 있겠습니까?

이이는 이게 없고, 저이에겐 저게 없죠, 한데 여긴 돈이 없군요.   4890

방바닥을 긁어 돈을 모을 수는 없지만

지혜는 아주 깊은 곳에 있는 걸 가져올 줄 알죠.

광맥 속에서, 장벽 밑에서

주조된, 또 주조되지 않은 황금을 찾을 수 있죠,

누가 그걸 캐내서 가져오느냐 물으신다면   4895

그건, 재능 있는 사람의 본성의 힘과 영(靈)의 힘[18]이죠.

재상

본성의 힘과 영의 힘이라 — , 기독교인에게 할 말이 아닌데.

그래서 사람들이 무신론자들을 불태우는 겁니다,

그런 이야기는 지극히 위험하기 때문에.

---

18 Natur- und Geisteskraft: '자연과 정신의 힘'으로 번역될 수도 있으나 문맥으로 볼 때 Natur는
   '본성', '본능'에 좀 더 가깝다. '정신'으로 번역될 수 있는 Geist 역시 문맥에서 '영'으로 파악된
   다. 기독교의 뜻에 어긋나는 구절이다.

Natur ist Sünde, Geist ist Teufel,   4900

Sie hegen zwischen sich den Zweifel

Ihr mißgestaltet Zwitterkind.

Uns nicht so! — Kaisers alten Landen

Sind zwei Geschlechter nur entstanden,

Sie stützen würdig seinen Thron.   4905

Die Heiligen sind es und die Ritter:

Sie stehen jedem Ungewitter

Und nehmen Kirch' und Staat zum Lohn.

Dem Pöbelsinn verworrner Geister

Entwickelt sich ein Widerstand,   4910

Die Ketzer sind's! die Hexenmeister!

Und sie verderben Stadt und Land.

Die willst du nun mit frechen Scherzen

In diese hohen Kreise schwärzen,

Ihr hegt euch an verderbtem Herzen,   4915

Dem Narren sind sie nah verwandt.

MEPHISTOPHELES

Daran erkenn' ich den gelehrten Herrn!

Was ihr nicht tastet, steht euch meilenfern,

Was ihr nicht faßt, das fehlt euch ganz und gar,

Was ihr nicht rechnet, glaubt ihr, sei nicht wahr,   4920

Was ihr nicht wägt, hat für euch kein Gewicht,

Was ihr nicht münzt, das, meint ihr, gelte nicht.

본성은 죄(罪)요, 영은 악마입니다,   4900

그것들은 자기들끼리도 의심을 품습니다,

그 흉측한 모습의 잡종을요.

우린 그렇지 않죠! ─ 황제의 고토(古土)에서는

두 개의 혈통만이 태어났습니다,

그들은 격조 있게 옥좌를 모시지요.   4905

성직자들과 기사들이 그들입니다.

어떤 악천후에도 버티며 그이들은

그 보수로 교회와 국가를 얻습니다.

영이 혼란한 천민들의 뜻에는

반항심이 생겨나 커가지요,   4910

그게 이단자들이죠! 마법사들이고요!

그런 자들이 도시와 시골을 두루 망칩니다.

그런 자들을 네가 지금 뻔뻔스러운 수작으로

이 높으신 분들 속으로 슬그머니 끌어들이려 하는구나.

또 그대들은 이 썩은 자를 품으시는데,   4915

이 어릿광대와 그런 자들은 가까운 친족이라오.

메피스토펠레스

그렇게 말씀하시니 학식 높은 어른이신 줄 알아보겠습니다요!

그대들이 만져보지 않는 것, 그건 그대들에겐 수십 리 떨어져 있는 것이고,

그대들이 붙들지 않는 것, 그건 그대들에게 아예 없는 것,

그대들이 계산 못 하는 것, 그건 사실이 아니라고 믿죠,   4920

그대들이 달아보지 않는 것, 그건 그대들에겐 무게가 없고,

그대들이 주조하지 않은 돈, 그건 가치 없다고 생각하시죠.

KAISER

Dadurch sind unsre Mängel nicht erledigt,

Was willst du jetzt mit deiner Fastenpredigt.

Ich habe satt das ewige Wie und Wenn;   4925

Es fehlt an Geld, nun gut, so schaff es denn.

MEPHISTOPHELES

Ich schaffe, was ihr wollt, und schaffe mehr;

Zwar ist es leicht, doch ist das Leichte schwer;

Es liegt schon da, doch um es zu erlangen

Das ist die Kunst, wer weiß es anzufangen?   4930

Bedenkt doch nur: in jenen Schreckensläuften

Wo Menschenfluten Land und Volk ersäuften,

Wie der und der, so sehr es ihn erschreckte,

Sein Liebstes da- und dortwohin versteckte.

So wars von je in mächtiger Römer Zeit,   4935

Und so fortan, bis gestern, ja bis heut.

Das alles liegt im Boden still begraben,

Der Boden ist des Kaisers, der soll's haben.

SCHATZMEISTER

Für einen Narren spricht er gar nicht schlecht,

Das ist fürwahr des alten Kaisers Recht.   4940

황제

그렇게 말한다 해서 우리의 결핍이 해결되지는 않는다,

그런 카니발 재담[19]으로 지금 무얼 하자는 게냐.

이 끝도 없는 "어떻게"와 "이렇게 하면"이 나는 신물 난다　　　　4925

돈이 없는 것이다, 좋다, 그럼 마련해야지.

메피스토펠레스

폐하께서 원하시는 걸 제가 마련하죠, 그 이상으로 마련하겠습니다.

쉽기는 한데, 하지만 쉬운 일이 어려운 거죠.

그건 이미 저기 있는데요, 하지만 그걸 손에 넣는 것

그게 재주입니다, 누가 시작할 수 있나요?　　　　4930

생각 좀 해보십쇼, 저 끔찍한 난리통에

홍수 같은 인파가 땅과 백성을 휩쓸던 때,

어떻게 이자 또 저자가, 하도 놀라

가장 아끼던 것들을 여기저기로 숨겼는지를.

일찍이 강성했던 로마인들의 시대에 그랬고,　　　　4935

또 계속 그래왔죠, 어제까지, 실로 오늘까지.

그 모든 것이 땅속에 잠잠히 묻혀 있습니다,

땅은 황제의 것이니, 황제께서 그걸 가지셔야 마땅하죠.

재무대신

어릿광대치고는 말하는 게 과히 틀리지 않은데,

그건 정말이지 황제의 오래된 권리입니다.　　　　4940

19　Fastenpredigt: 원래는 금식 기간 중에 하는 참회 설교를 뜻하나, 여기서는 당면문제들에 대한
　　수다를 뜻한다. 작품에서 때는 마침 카니발 기간이다. 그러다 보니 카니발의 주요 일정이 된 재
　　미있고 재치 있는 재담 연설을 가리키게 되었다.

KANZLER

Der Satan legt euch goldgewirkte Schlingen:

Es geht nicht zu mit frommen rechten Dingen.

MARSCHALL

Schafft' er uns nur zu Hof willkommne Gaben,

Ich wollte gern ein bißchen Unrecht haben.

HEERMEISTER

Der Narr ist klug, verspricht, was jedem frommt;   4945

Fragt der Soldat doch nicht, woher es kommt.

MEPHISTOPHELES

Und glaubt ihr euch vielleicht durch mich betrogen:

Hier steht ein Mann! da, fragt den Astrologen,

In Kreis' um Kreise kennt er Stund und Haus,

So sage denn: wie sieht's am Himmel aus?   4950

GEMURMEL

    Zwei Schelme sinds — Verstehn sich schon —

    Narr und Phantast — So nah dem Thron —

    Ein mattgesungen — Alt Gedicht —

    Der Tor bläst ein — Der Weise spricht —

ASTROLOG *spricht, Mephistopheles bläst ein.*

Die Sonne selbst, sie ist ein lautres Gold,   4955

Merkur der Bote dient um Gunst und Sold,

재상

사탄이 그대들에게 황금으로 짠 덫을 놓는군.

제대로 된 경건한 일들이 아닐세.

내무대신

궁정이 환영할 선물을 저 친구가 마련만 해준다면,

다소 부당한 것이라도 저는 기꺼이 받겠습니다.

국방대신

어릿광대가 똑똑하네, 누구에게나 유용한 걸 약속하다니.   4945

군인은 묻지 않습니다, 돈이 어디서 나오는지는.

메피스토펠레스

한데 혹시 제게 속고 있다고 생각하신다면

여기 적임자가 한 분 계십니다! 저기, 천문박사님께 물어보십시오,

저분은 시간이며 칠궁(七宮)[20]에 두루 훤하신 분입니다,

말씀해 주세요, 하늘이 어떻게 보이나요?   4950

웅성거림

     악당이 둘이다 ― 벌써 서로 통하네 ―

     어릿광대와 망상가가 ― 옥좌에 저리 가까이 있다니 ―

     김빠지게 부르는 ― 듣던 가락일세 ―

     어릿광대가 불러주고 ― 현자는 불러주는 대로 말하네 ―

천문학자 *말한다, 메피스토펠레스가 대사를 불러준다.*

태양 자체, 그건 순금(純金)이고,   4955

수성은 사신(使臣)이라 총애를 얻고 급료를 받으려 봉사하오,

---

20 16~7세기 궁정청문학자들은 일곱 행성(수금지화목토명)의 수에 따라 하늘을 일곱 구역으로
    나누어 각 구간의 통치자로 해당 별을 정하고 그 별의 동향을 살피며 시간과 주요 국사의 시기
    를 정했다.

Frau Venus hat's euch allen angetan,

So früh als spat blickt sie euch lieblich an;

Die keusche Luna launet grillenhaft,

Mars, trifft er nicht, so dräut euch seine Kraft.   4960

Und Jupiter bleibt doch der schönste Schein,

Saturn ist groß, dem Auge fern und klein.

Ihn als Metall verehren wir nicht sehr

An Wert gering, doch im Gewichte schwer.

Ja! wenn zu Sol sich Luna fein gesellt,   4965

Zum Silber Gold, dann ist es heitre Welt,

Das übrige ist alles zu erlangen,

Paläste, Gärten, Brüstlein, rote Wangen,

Das alles schafft der hochgelahrte Mann

Der das vermag, was unser keiner kann.   4970

KAISER

Ich höre doppelt, was er spricht,

Und dennoch überzeugts mich nicht.

GEMURMEL

> Was soll uns das? — Gedroschner Spaß —
>
> Kalenderei — Chymisterei —

금성 여사야 그대들 모두의 마음을 샀으니

초저녁에도 늦은 밤에도 그녀, 그대들을 사랑스레 바라볼 것이오.

순결한 달 루나는 기분이 변덕스럽고

화성은, 명중시키지는 않아도, 힘으로 그대들을 위협하오.　　　　　4960

그리고 목성은 항시 가장 아름다운 빛,

토성은 크다오, 보기엔 멀고 작지만.

금속으로서는 그것을 우리가 별로 존중하지 않아요,

가치는 낮은데 무게는 상당하지요.[21]

그렇지! 달이 해와 정답게 어울리면,　　　　　4965

금이 은과 어울리면, 그러면 세상이 즐겁고,

나머지 것은 모두 얻을 수 있다오,

궁궐들, 정원들, 작은 가슴, 붉은 뺨,

학식 높은 이[22]는 이 모든 것을 마련하니

우리 그 누구도 할 수 없는 일을 그는 할 수 있다오.　　　　　4970

황제

저 사람이 하는 말이 이중으로[23] 들린다.

그런데도 확신은 안 주는구나.

웅성거림

　　이게 뭐지? ─ 허튼 수작일세 ─

　　협잡이다 ─ 연금술 짓거리이다 ─

21　천체 체계를 금속과 연결하는 것은 중세, 특히 파라셀수스(Paracelsus, 1493~1541)의 연금술
　　과 관련된다. 태양-금, 달-은, 수성-수은, 금성-동(銅), 화성-철(鐵), 목성-납, 토성-아연 등.

22　파우스트를 가리킨다. 그런데 이 말을 하고 있는 천문학자 역을 파우스트가 하고 있다.

23　좋게도 나쁘게도 들린다고 해석할 수 있고 또한 연극적으로, 천문학자가 지금 어릿광대(메피스
　　토펠레스)가 불러주는 대로 말하기 때문에 이중으로 들리는 것이기도 하다.

Das hört' ich oft — Und falsch gehofft —   4975

Und kommt er auch — So ist's ein Gauch —

MEPHISTOPHELES

Da stehen sie umher und staunen

Vertrauen nicht dem hohen Fund,

Der eine faselt von Alraunen

Der andre von dem schwarzen Hund.   4980

Was soll es, daß der eine witzelt,

Ein andrer Zauberei verklagt,

Wenn ihm doch auch einmal die Sohle kitzelt,

Wenn ihm der sichre Schritt versagt.

Ihr alle fühlt geheimes Wirken   4985

Der ewig waltenden Natur,

Und aus den untersten Bezirken

Schmiegt sich herauf lebendge Spur.

Wenn es in allen Gliedern zwackt,

Wenn es unheimlich wird am Platz,   4990

Nur gleich entschlossen grabt und hackt,

저런 말 자주 들었어 ― 그리고 헛되이 희망을 품었지 ―   4975

설령 그런 사람이 나타난다 해도 ― 그건 악당이야 ―

메피스토펠레스

여기 둘러서서들 놀라는구나

귀한 것을 발견했음을 믿지 못하는구나,

어떤 이는 알라우네[24]에 관해

다른 이는 검은 개에 관해 헛소리를 늘어놓네.   4980

이게 무슨 짓인지, 어떤 이는 빈정거리고,

또 어떤 이는 마법을 지탄하네,

하지만 언젠가 발바닥이 근질거리고

확실한 걸음이 안 디뎌질 텐데 말이야.[25]

당신들 모두가, 영원히 주재하는 자연의   4985

신비로운 작용을 느낄걸,

그리고 가장 낮은 곳에서부터

생기가 휘감아 올라갈걸.

그 기운에 온몸이 쑤시면,

그 기운이 으스스하게 자리를 잡으면,   4990

당장 결연히 땅을 파시오, 찍으시오,

---

24 Alraune 혹은 Mandragora. 사람 모양의 뿌리를 가진 풀로 부와 건강, 복, 연애의 성공을 가져다
주는 것으로 여겨져 오래도록 약초 및 최음제로 쓰였으며, 중세에는 마녀의 미약의 주요 재료
로 간주되었다. 북유럽에서는 귀금속이 묻혀 있는 곳을 표시한다고 믿었다. 속설에 의하면 이
풀을 뽑으면 무서운 소리가 나는데 그 소리를 들은 첫 사람은 죽는다 하여 배고픈 검은 개를 이
식물과 줄로 연결해 묶어놓고 개를 먹이로 유인하는 방법으로 뽑았다고 한다.
25 속담에 의하면, 악사나 개가 묻힌 곳에서는 발이 걸려 비틀거리게 된다고 한다.

Da liegt der Spielmann, liegt der Schatz!

GEMURMEL

> Mir liegts im Fuß wie Bleigewicht —
>
> Mir krampfts im Arme — Das ist Gicht —
>
> Mir krabbelts an der großen Zeh' —   4995
>
> Mir tut der ganze Rücken weh —
>
> Nach solchen Zeichen wäre hier
>
> Das allerreichste Schatzrevier.

KAISER

Nur eilig! du entschlüpfst nicht wieder,

Erprobe deine Lügenschäume,   5000

Und zeig uns gleich die edlen Räume.

Ich lege Schwert und Zepter nieder,

Und will mit eignen hohen Händen,

Wenn du nicht lügst, das Werk vollenden,

Dich, wenn du lügst, zur Hölle senden!   5005

MEPHISTOPHELES

Den Weg dahin wüßt' allenfalls zu finden. —

Doch kann ich nicht genug verkünden

Was überall besitzlos harrend liegt.

Der Bauer, der die Furche pflügt,

Hebt einen Goldtopf mit der Scholle,   5010

Salpeter hofft er von der Leimenwand

Und findet golden-goldne Rolle

Erschreckt, erfreut in kümmerlicher Hand.

거기 악사가 누워 있지, 거기 보물이 있지!

웅성거림

> 난 발이 납덩이처럼 무겁네 —
>
> 난 팔에 경련이 나는걸 — 이건 통풍이다 —
>
> 난 엄지발가락이 근질거려 —   4995
>
> 난 등짝 전체가 다 아파 —
>
> 이런 증상을 보니 여기가
>
> 가장 많은 보물이 묻힌 구역이겠구나.

황제

어서 서둘러라! 다시 슬쩍 빠져나가진 못한다,

너의 거짓 허풍들을 증명하거라,   5000

그리고 우리에게 즉시 그 귀한 곳을 보여다오.

나도 검(劍)과 홀(笏)을 내려놓고

짐의 어수(御手)로써 친히,

네가 속이는 것이 아니라면, 그 위업을 완성하겠고,

네가 속이는 것이라면, 너를 지옥으로 보내겠노라!   5005

메피스토펠레스

그리로 가는 길이라면 어쨌든 제가 알고 있사옵니다. —

하오나 암만 해도 충분히 못 알려드릴 것은

도처에 무슨 별별 것이 임자 없이, 기다리며 널려 있는가 하는 것입죠.

밭고랑을 쟁기질하는 농부들은

흙덩이와 함께 금솥을 주워 올리죠,   5010

아교 바른 벽에 초석이 돋았나 긁어보다가

금화 꾸러미를 찾아내죠,

궁핍한 손이, 놀라, 기뻐하며.

Was für Gewölbe sind zu sprengen,

In welchen Klüften, welchen Gängen   5015

Muß sich der Schatzbewußte drängen,

Zur Nachbarschaft der Unterwelt!

In weiten, altverwahrten Kellern

Von goldnen Humpen, Schüsseln, Tellern

Sieht er sich Reihen aufgestellt.   5020

Pokale stehen aus Rubinen,

Und will er deren sich bedienen,

Daneben liegt uraltes Naß.

Doch — werdet ihr dem Kundigen glauben —

Verfault ist längst das Holz der Dauben,   5025

Der Weinstein schuf dem Wein ein Faß.

Essenzen solcher edlen Weine,

Gold und Juwelen nicht alleine

Umhüllen sich mit Nacht und Graus.

Der Weise forscht hier unverdrossen;   5030

Am Tag' erkennen, das sind Possen,

Im Finstern sind Mysterien zu Haus.

KAISER

Die laß ich dir! Was will das Düstre frommen!

Hat etwas Wert, es muß zu Tage kommen.

Wer kennt den Schelm in tiefer Nacht genau?   5035

Schwarz sind die Kühe, so die Katzen grau.

Die Töpfe drunten, voll von Goldgewicht:

그 어떤 지하 천장이라도 깨뜨려 열어야 하고,
어떤 바위틈으로든, 어떤 지하통로 속으로든   5015
보물을 아는 이는 밀고 들어가야 합니다,
지하세계 가까이로!
오랫동안 지켜져온 넓은 지하실 안에,
커다란 금잔, 열쇠, 접시들이
줄지어 보관되어 있는 걸 봅니다.   5020
다리 높은 루비 술잔들이 서 있죠,
그런 잔들을 사용해 보려고 하면
바로 곁에는 태곳적의 술이 있는 겁니다.
그러나 — 정통한 전문가의 말을 그대들이 믿으신다면 —
술통 목재는 벌써 오래전에 썩었어요,   5025
굳어 돌덩이가 된 술앙금이 포도주에게 술통이 되어주고 있죠.
그런 고귀한 포도주의 정수들이,
황금과 보석들뿐만 아니고요
어둠과 자갈돌에 묻혀 있습니다.
현자는 여기서 끈기 있게 찾죠.   5030
빛 속에 인식하는 것, 그런 건 시시한 장난이고요,
신비는 어둠 속에 깃들어 있죠.

황제

네가 알아서 하거라! 그 음침한 것이 무슨 소용이겠느냐!
뭔가 가치가 있거든, 밝은 데로 나와야지.
누가 깊은 어둠 속에서 악당을 정확히 알아보겠느냐?   5035
꺼먼 건 암소고, 회색인 건 고양이이지.
저 아래 묻힌 단지들, 황금으로 무겁다.

Zieh' deinen Pflug und ackre sie ans Licht.

MEPHISTOPHELES

Nimm Hack' und Spaten, grabe selber,

Die Bauernarbeit macht dich groß,   5040

Und eine Herde goldner Kälber

Sie reißen sich vom Boden los.

Dann ohne Zaudern, mit Entzücken

Kannst du dich selbst, wirst die Geliebte schmücken;

Ein leuchtend Farb- und Glanzgestein erhöht   5045

Die Schönheit wie die Majestät.

KAISER

Nur gleich, nur gleich! Wie lange soll es währen!

ASTROLOG *wie oben.*

Herr, mäßige solch dringendes Begehren,

Laß erst vorbei das bunte Freudenspiel;

Zerstreutes Wesen führt uns nicht zum Ziel.   5050

Erst müssen wir in Fassung uns versühnen,

Das Untre durch das Obere verdienen.

Wer Gutes will, der sei erst gut;

Wer Freude will, besänftige sein Blut;

쟁기를 들고 가서 그걸 빛 속으로 파내도록 하라.

메피스토펠레스

괭이와 삽을 들어, 직접 파시죠,

농부의 일은 폐하를 위대하게 만듭니다,   5040

그러면 한 떼의 황금 송아지

땅에서 풀려나오지요.[26]

그러면 망설임 없이, 황홀하게,

자신의 능력을 아시고, 연인을 치장해 주십시오.

빛을 뿜는 색색깔 보석들이 드높여 줄 겁니다   5045

미인의 아름다움과 폐하의 위풍을.

황제

당장 해라, 당장! 얼마나 오래 시간을 끌려고 하느냐!

천문학자 *앞에서와 같이.*[27]

폐하, 그런 성급한 갈망은 누그러뜨리소서,

우선 화려한 기쁨의 유희를 끝내시지요.

산만해진 상태는 우리를 목표로 인도하지 못합니다.   5050

우선 마음을 다잡아 속죄해야 합니다,

낮은 데 있는 것은 높은 데 있는 것을 통해 얻습니다.

선(善)을 원하는 자, 우선 본인이 선할지어다.

기쁨을 원하는 자, 그 피를 가라앉힐지어다.

---

26 황제에게 농사일을 권하면서 여기서 메피스토펠레스는 은연중, 중농주의자의 경제론을 펼칠 뿐
    만 아니라 농부에 대한 이솝우화를 떠올리게 하고 있다. 어떤 농부가 아들들에게 밭에 보물이 묻
    혀 있다는 유언을 남겼는데, 그것을 찾으려고 아들들은 밭을 열심히 갈았고, 그 결과 잘 간 밭의
    소출이 많아져서 부유해졌다는 이야기 말이다. 그러나 황제는 그 어느 것도 알아듣지 못한다.

27 4955~70행과 같이, 즉 메피스토펠레스가 대사를 불러주는 대로 따라 하느라 이중의 목소리로.

Wer Wein verlangt, der keltre reife Trauben, 5055

Wer Wunder hofft, der stärke seinen Glauben.

KAISER

So sei die Zeit in Fröhlichkeit vertan!

Und ganz erwünscht kommt Aschermittwoch an.

Indessen feiern wir, auf jeden Fall,

Nur lustiger das wilde Karneval. 5060

Trompeten. Exeunt.

MEPHISTOPHELES

Wie sich Verdienst und Glück verketten

Das fällt den Toren niemals ein;

Wenn sie den Stein der Weisen hätten

Der Weise mangelte dem Stein.

술을 요구하는 자, 익은 포도를 짤지어다,   5055

기적을 바라는 자, 그의 믿음을 굳게 할지어다.

황제

그럼 즐거움 가운데서 시간을 보내자꾸나!

또 지극히 소망스럽게도 성회일[28]이 다가온다.

그때까진 잔치를 벌이자, 어쨌든 간에,

신나는 카니발이 좀 더 신명나도록.   5060

트럼펫 소리. 다른 인물들은 퇴장.

메피스토펠레스

공덕과 행복은 얽혀 있다는 것,

그 생각이 저 바보들에겐 절대로 안 떠올라.[29]

그들에게 설령 현자의 돌[30]이 있더라도

그 돌에는 현자가 없어.

---

28 엿새간의 카니발 날이 마감되고 금식 기간이 시작되는 사순절 첫날. 재의 수요일.

29 노력 없이 행복해질 수 없다는 말을, 다른 누구도 아닌, 메피스토펠레스가 하고 있다. 그러면서
    이 장면 바로 뒤에 놀이(카니발) 장면이 길게 이어져 매우 시사적이다.

30 현자의 돌은 연금술사들이 궁극적으로 찾던 것이다.

Weitläufiger Saal mit Nebengemächern

verziert und aufgeputzt zur Mummenschanz.

HEROLD

Denkt nicht, ihr seid in deutschen Grenzen 5065

Von Teufels-, Narren- und Totentänzen,

Ein heitres Fest erwartet euch.

Der Herr, auf seinen Römerzügen,

Hat, sich zu Nutz, euch zum Vergnügen,

부속실들이 딸린 드넓은 홀

가장행렬[31]을 위해 꾸미고 차렸다.

의전관[32]

독일 국경 안에 있다고 생각들 마십쇼   5065

악마춤, 어릿광대춤, 해골춤이나 추는 곳이 아니라오.

즐거운 잔치가 여러분을 기다리고 있습니다.

폐하께서는, 로마로 원정을 떠나시어[33]

당신 스스로에겐 득이 되도록, 여러분에게는 즐거움이 되도록,

---

31 일종의 극중극. 가장행렬은 카니발 주간 화요일에 열리는 큰 여흥이다. 갖가지 인물로 분장한
    그룹들이 언이어 지나기는 형식인데, 주요 등장인물들은 여기서 피렌체 카니발의 틀을 따르시
    만, 재현에 그치지 않고 부분적으로 매우 창의적이다. 행렬의 등장인물 하나하나에 대한 묘사
    와 그들의 발언이 길게 이어진다. 카니발 장면은 괴테의 산문 「로마의 카니발」에도 기록되어 있
    는데, 여기서는 운문으로 쓰였다. 따라서 거의 가극용 가사이며 전체적으로 광범위하게 삶의
    알레고리로 보인다.

32 가장행렬을 주관하고 진행하는 인물. 왕이 임명하기 때문에 홀(笏)과 같은 지팡이를 들고 있으
    며 등장하는 그룹들을 설명하는 역할을 한다.

33 카를 4세의 정치적인 로마 체류를 가리킨다. 신성로마제국(967~1805) 시대의 황제는 대체로
    수많은 독일 내 왕국들의 왕들 중 하나가 즉위했는데, 처음에는 힘겨루기를 통해, 나중에는 선
    출에 의해 황제가 되어 로마까지 가서 교황의 승인을 받은 후 대관식을 거행했다. 카를 4세 역
    시 로마에서 교황의 승인을 먼저 받고 독일로 돌아와 대관식을 올렸다.

Die hohen Alpen überstiegen, 5070

Gewonnen sich ein heitres Reich.

Der Kaiser, er, an heiligen Sohlen

Erbat sich erst das Recht zur Macht,

Und als er ging, die Krone sich zu holen,

Hat er uns auch die Kappe mitgebracht. 5075

Nun sind wir alle neugeboren;

Ein jeder weltgewandte Mann

Zieht sie behaglich über Kopf und Ohren;

Sie ähnelt ihn verrückten Toren,

Er ist darunter weise, wie er kann. 5080

Ich sehe schon, wie sie sich scharen,

Sich schwankend sondern, traulich paaren;

Zudringlich schließt sich Chor an Chor.

Herein, hinaus, nur unverdrossen;

Es bleibt doch endlich nach wie vor, 5085

Mit ihren hunderttausend Possen,

Die Welt ein einzig großer Tor.

GÄRTNERINNEN *Gesang, begleitet von Mandolinen.*

    Euren Beifall zu gewinnen

    Schmückten wir uns diese Nacht

높은 알프스 산을 넘으시고,   5070

쾌적한 제국을 얻어내셨습니다.

황제께선, 신성한 신발[34]에 입맞춤으로써,

우선 황권에 대한 권리를 얻으셨고,

다음으로는 황제관을 가지러 가셨던 겁니다,

그때 우리에겐 두건 달린 외투를 가져다주셨죠.[35]   5075

이제 우리는 모두 새로 태어났습니다.

누구든 세상 좀 아는 사람은

자연스럽게 그걸 머리와 귀 위로 덮어쓰지요.

벙거지가 사람을 좀 제정신 아닌 바보처럼 보이게는 합니다만,

벙거지 밑의 사람이야 현명하죠, 제 나름으로 한껏.   5080

벌써 사람들이 무리 지어 모여드는 게 보입니다,

비틀비틀 따로 떨어졌다가, 친밀하게 짝짓고.

합창대들도 연이어 꾸역꾸역 오네요.

들든 나든, 다만 끊김이 없네요.

세계는 예나 지금이나 결국   5085

수만 가지 장난을 벌이는,

한 명의 덩치 큰 바보죠.

꽃 파는 아가씨들[36] 노래한다, 만돌린 반주에 맞춰.

　　그대들의 갈채를 받고자

　　우린 오늘 밤 치장을 했어요

34　교황의 신발.

35　카를 4세는 이탈리아의 르네상스풍 카니발을 독일에 도입했다.

36　Gärtnerin: 원뜻은 '여정원사'. 여기서는 뜰의 꽃이 아니라 조화(造花)를 선보이고 있다. 괴테
　　당대에는 이탈리아에서 조화가 수입되곤 했다.

Junge Florentinerinnen 5090
Folgten deutschen Hofes Pracht;

Tragen wir in braunen Locken
Mancher heitern Blume Zier
Seidenfäden, Seidenflocken
Spielen ihre Rolle hier. 5095

Denn wir halten es verdienstlich
Lobenswürdig ganz und gar
Unsere Blumen, glänzend künstlich,
Blühen fort das ganze Jahr.

Allerlei gefärbten Schnitzeln 5100
Ward symmetrisch Recht getan;
Mögt ihr Stück für Stück bewitzeln
Doch das Ganze zieht euch an.

Niedlich sind wir anzuschauen
Gärtnerinnen und galant 5105
Denn das Naturell der Frauen
Ist so nah mit Kunst verwandt.

HEROLD

Laßt die reichen Körbe sehen
Die ihr auf den Häupten traget

우린 피렌체 아가씨들,   5090
독일 궁정의 호화로움을 따라왔지요.

갈색 곱슬머리엔
화사한 꽃장식 잔뜩 하고요
비단 끈, 비단 꽃송이
여기서 제 역할 하고요.   5095

우린 보람 있다고 여기죠,
칭찬받을 만하다 여기죠, 완전히,
우리 꽃들, 인공적으로 반짝이며
한 해 내내 피어 있어요.

색색깔로 물들인 종잇조각들   5100
좌우 맞게 가지런히 맞췄지요
하나하나를 보시면 비웃을지 몰라도
전체는 그대들 마음을 끌 거예요.

우린 보기에 귀엽죠,
꽃 파는 아가씨들, 사랑스럽죠.   5105
여자들의 본성은
예술과 참 가깝죠.

의전관

가득한 바구니들 좀 보여드리세요,
아가씨가 머리에 이고

Die sich bunt am Arme blähen   5110

Jeder wähle, was behaget.

Eilig, daß in Laub und Gängen

Sich ein Garten offenbare

Würdig sind sie zu umdrängen

Krämerinnen wie die Ware.   5115

GÄRTNERINNEN

> Feilschet nun am heitern Orte
>
> Doch kein Markten finde statt
>
> Und mit sinnig kurzem Worte
>
> Wisse jeder, was er hat.

OLIVENZWEIG MIT FRÜCHTEN

> Keinen Blumenflor beneid' ich   5120
>
> Allen Widerstreit vermeid' ich,
>
> Mir ist's gegen die Natur.
>
> Bin ich doch das Mark der Lande,
>
> Und, zum sichern Unterpfande,
>
> Friedenszeichen jeder Flur.   5125
>
> Heute, hoff' ich, soll mirs glücken,
>
> Würdig schönes Haupt zu schmücken.

ÄHRENKRANZ *golden.*

> Ceres Gaben, euch zu putzen

색색깔로 팔에도 걸어 뽐내는 것들,   5110

누구든, 마음에 드는 걸 고르시오.

얼른, 정자며 통로에

꽃밭이 펼쳐지도록

몰려들 만하군,

파는 아가씨들도 파는 물건도.   5115

꽃 파는 아가씨들

　　이 즐거운 곳에서 지금 싸게 드려요

　　하지만 장이 서는 건 아니에요

　　뜻 깊은 짧은 말로써

　　각자 알리세요, 가진 게 뭔지.[37]

열매 달린 올리브 가지

　　난 만발한 꽃을 샘내지 않아요   5120

　　모든 시비를 피하지요

　　그런 건 내 본성에 맞지 않아서요

　　하지만 난 대지의 정수(精髓),

　　또, 확실한 보증이 되게,

　　어디서든 평화의 징표죠.   5125

　　오늘도, 내게 그런 일이 이루어지길 바라요,

　　아름다운 머리를 품위 있게 장식하는 일.

곡식으로 엮은 관 *금빛.*

　　케레스[38]의 선물들, 너희를 꾸며주려

---

37 각자에게 가진 것을 알리라고 하는 것은, 가장을 한 사람들이 참석한 카니발 행렬이므로 각자
　　의 역할을 알리라는 것이기도 하다.

38 데메테르. 농업과 곡물의 여신.

Werden hold und lieblich stehn

Das Erwünschteste dem Nutzen   5130

Sei als eure Zierde schön.

PHANTASIEKRANZ

Bunte Blumen, Malven ähnlich,

Aus dem Moos ein Wunderflor!

Der Natur ist's nicht gewöhnlich

Doch die Mode bringt's hervor.   5135

PHANTASIESTRAUSS

Meinen Namen euch zu sagen,

Würde Theophrast nicht wagen,

Und doch hoff' ich, wo nicht allen,

Aber mancher zu gefallen,

Der ich mich wohl eignen möchte,   5140

Wenn sie mich ins Haar verflöchte,

Wenn sie sich entschließen könnte,

Mir am Herzen Platz vergönnte.

Ausforderung.

Mögen bunte Phantasieen

Für des Tages Mode blühen   5145

Wunderseltsam sein gestaltet,

Wie Natur sich nie entfaltet;

아리땁고 사랑스레 준비되어 있노라

가장 소망스러운 것이 유익에 더해지니   5130

그대들의 장식으로서 아름답기를.

환상의 화환

색색깔 꽃들, 접시꽃 비슷하죠

이끼에서 피어난 기적의 꽃밭이죠!

자연에는 흔치 않은 일이지만

유행은 그런 것까지 만들어내죠.   5135

환상의 꽃다발

내 이름을 그대들에게 말해주는 건

테오프라스토스[39]라도 엄두를 못 낼걸요

하지만 난 바라요, 모두에겐 아니어도

이런저런 이들 마음에 들 것을,

내가 어울릴 사람들에게요,   5140

날 머리에다 땋아 넣어보면,

결심을 할 수 있으면

가슴에다 내게 자리를 내줄.

도전[40]적으로.

갖가지 환상들이야

시류의 유행 따라 꽃 피라지,   5145

기이한 모습을 한,

자연은 한번도 펼치지 않은 것들.

---

39 고대 그리스의 철학자이자 과학자. 식물학의 창시자이다.(BC 372?~288?)

40 5144~49행의 대사는 주인이 명시되어 있지 않다. 함부르크 판에서는 장미꽃 봉오리의 대사로 되어 있다.

Grüne Stiele, goldne Glocken

Blickt hervor aus reichen Locken! —

ROSENKNOSPEN

Doch wir halten uns versteckt,   5150

Glücklich, wer uns frisch entdeckt!

Wenn der Sommer sich verkündet

Rosenknospe sich entzündet,

Wer mag solches Glück entbehren?

Das Versprechen, das Gewähren!   5155

Das beherrscht in Florens Reich,

Blick und Sinn und Herz zugleich.

Unter grünen Laubgängen putzen
die Gärtnerinnen zierlich ihren Kram auf.

GÄRTNER *Gesang, begleitet von Theorben.*

Blumen mögen ruhig sprießen

Reizend euer Haupt umzieren

Früchte wollen nicht verführen   5160

Kostend mag man sie genießen.

초록빛 꽃자루, 황금빛 꽃초롱
풍성한 곱슬머리에서 바라보네! —

장미꽃 봉오리

하지만 우린 숨어 있죠   5150
행복하여라, 우리를 방금 찾아낸 이!

여름이 등장을 알리며
장미꽃 봉오리가 불을 밝히면,
누가 그런 행복 없이 지내려 하겠나?
약속하기, 허락하기,   5155
그런 게 플로라[41]의 왕국에선
눈길과 뜻과 가슴을 동시에 다스리죠.

초록빛 정자 통로 아래서 꽃 파는 아가씨들이 사랑스럽게
그들의 물건을 펼쳐 장식한다.

정원사들[42] *노래한다, 테오르베*[43] *반주에 맞춰.*

꽃들이 조용히 피어나겠지요
매력적으로 그대들 머리를 꾸며주겠지요
열매들은 유혹하진 않아요,   5160
다들 그냥 맛보며 즐기지요.

---

41 꽃의 여신.
42 정원사들은 꽃 파는 아가씨들과 경쟁하듯 과일을 판매하려고 내놓고 있다.
43 바로크 시대의 만돌린.

Bieten bräunliche Gesichter

Kirschen, Pfirschen, Königspflaumen,

Kauft! denn gegen Zung' und Gaumen

Hält sich Auge schlecht als Richter.   5165

Kommt, von allerreifsten Früchten

Mit Geschmack und Lust zu speisen!

Über Rosen läßt sich dichten,

In die Äpfel muß man beißen.

Sei's erlaubt, uns anzupaaren   5170

Eurem reichen Jugendflor

Und wir putzen reifer Waren

Fülle nachbarlich empor.

Unter lustigen Gewinden,

In geschmückter Lauben Bucht,   5175

Alles ist zugleich zu finden:

Knospe, Blätter, Blume, Frucht.

Unter Wechselgesang, begleitet von Gitarren und Theorben,

fahren beide Chöre fort, ihre Waren stufenweis in die Höhe

zu schmücken und auszubieten.

Mutter und Tochter.

햇볕에 그을린 얼굴들을 내놓았다오,
버찌, 복숭아, 왕자두
사세요! 혀와 입맛에 비한다면
눈은 형편없는 판정자지요.   5165

오세요, 최고로 잘 익은 갖가지 과일들
맛있게 즐겁게 드셔보세요!
장미에 대해서는 시(詩)를 쓰고,
사과야 덥석 베어 물어야죠.

짝지어 놓는 걸 허락해 주세요,   5170
그대들의 풍요로운 젊음의 꽃밭에,
우린 잘 익은 상품들을 닦아,
어울리게 수북이 쌓아놓지요

흥겹게 엮인 나뭇가지 아래
장식으로 둘러놓은 잎들에 감싸여   5175
모두가 함께 있답니다,
꽃봉오리, 나뭇잎, 꽃, 열매.

기타와 테오르베 반주로
번갈아 노래 부르는 가운데 두 합창대가 그들의 상품을 날라
층층이 높이 쌓아 장식하여 내놓고 있다.

어머니와 딸.

MUTTER

Mädchen, als du kamst ans Licht

Schmückt ich dich im Häubchen,

Warst so lieblich von Gesicht,　　　　　　　5180

Und so zart am Leibchen.

Dachte dich sogleich als Braut,

Gleich dem Reichsten angetraut,

Dachte dich als Weibchen.

Ach! Nun ist schon manches Jahr　　　　　5185

Ungenützt verflogen

Der Sponsierer bunte Schar

Schnell vorbeigezogen.

Tanztest mit dem einen flink,

Gabst dem andern feinen Wink,　　　　　　5190

Mit dem Ellenbogen.

Welches Fest man auch ersann

Ward umsonst begangen,

Pfänderspiel und dritter Mann

Wollten nicht verfangen.　　　　　　　　　5195

Heute sind die Narren los

어머니[44]

애야, 너 태어났을 때
널 작은 보닛[45] 씌워 꾸며주었지,   5180
얼굴도 참으로 사랑스럽고
작은 몸도 참으로 곱지 않았니.
네가 금방 신부 될 줄 알았지,
당장 최고 부자에게 시집 보내리라
생각했지, 널 아내로 말이야.

아! 그런데 벌써 여러 해가   5185
속절없이 가버렸네,
잡다한 구혼자 무리가
빠르게 지나가 버렸네
이놈과 날렵하게 춤췄는데
저놈에게 곱게 눈짓했는데   5190
팔꿈치로 건드리며.

어떤 잔치를 벌여봐도
헛되이 가버렸어,
벌금물기 놀이, 짝짓기 놀이[46]
다 해봐도 효험이 없었어,   5195
오늘은 바보들이 날뛰고 있다,

---

44 어머니가 딸이 상품인 듯 내놓고 있다. 인간 사회의 여러 면모를 보여주고 있다.
45 여자나 어린아이들이 쓰는 모자의 하나. 턱 밑에서 끈을 매게 되어 있다.
46 Dritter Mann: 번갈아 짝을 짓게 하면서 짝을 못 지은 세 번째 사람을 쳐내는 놀이.

Liebchen, öffne deinen Schoß

Bleibt wohl einer hangen.

Gespielinnen, jung und schön, gesellen sich hinzu,

ein vertrauliches Geplauder wird laut.

Fischer und Vogelsteller mit Netzen, Angeln und Leimruten, auch sonstigem Geräte

treten auf, mischen sich unter die schönen Kinder.

Wechselseitige Versuche, zu gewinnen, zu fangen, zu entgehen und festzuhalten,

geben zu den angenehmsten Dialogen Gelegenheit.

HOLZHAUER *derb, ungestüm und ungeschlacht.*

Nur Platz! nur Blöße!

Wir brauchen Räume,   5200

Wir fällen Bäume,

Die krachen, schlagen,

Und wenn wir tragen

Da gibt es Stöße.

Zu unserm Lobe   5205

Bringt dies ins Reine;

Denn wirkten Grobe

Nicht auch im Lande,

Wie kämen Feine

Für sich zu Stande,   5210

애야, 허벅지 좀 벌려라.
한 놈쯤 매달리지 않겠니.

놀이하는 젊고 예쁜 여자 친구들이 더 어우러지고,
소곤거리는 얘기 소리가 커진다.

어부와 새잡이꾼이 그물, 낚싯대, 올가미,
그 밖의 도구들을 들고 등장해 예쁜 아가씨들 가운데 섞인다.
서로서로 환심을 사고, 붙잡고, 벗어나고, 붙들고 있으려다 보니
편안한 대화를 나누기도 한다.

나뭇꾼 *거칠게, 우당탕퉁탕.*

비켜! 물러나란 말이야!
우린 공간이 필요해   5200
우린 나무를 베고,
나무는 와지끈, 털썩.
우리가 짊어지고 가노라면
여기저기 부딪치지.

우리 칭찬을 받으려거든   5205
이 점을 분명히 하라.
거친 일꾼들이 이 나라에서
일하지 않는다면야,
고상한 사람들이 어떻게
혼자서 고상해졌겠나   5210

So sehr sie witzten.

Des seid belehret;

Denn ihr erfröret

Wenn wir nicht schwitzten.

PULCINELLE *täppisch, fast läppisch.*

Ihr seid die Toren   5215

Gebückt geboren.

Wir sind die Klugen

Die nie was trugen;

Denn unsre Kappen,

Jacken und Lappen   5220

Sind leicht zu tragen.

Und mit Behagen

Wir immer müßig,

Pantoffelfüßig,

Durch Markt und Haufen   5225

Einher zu laufen.

Gaffend zu stehen,

Uns anzukrähen;

Auf solche Klänge

Durch Drang und Menge   5230

제아무리 똑똑해도,

이걸 깨달으시라.

너흰 얼어 죽을걸,

우리가 땀 흘리지 않으면.

푼치넬라[47] *서툴게, 거의 멍청하게.*

너희는 멍청이들   5215

곱사등이로 태어났지.

우린 똑똑이들

생전 무얼 등에 지지 않지,

우리의 벙거지,

저고리며 옷가지,   5220

다 입기 쉽지.

해서 편안하고,

우린 늘 한가롭지,

슬리퍼 질질 끌지,

시장과 군중을 가르며   5225

이리저리 돌아다니지.

입 헤 벌리고 서 있지.

우리한테 깍깍대는 소리,

그런 소리들 들으면서

밀치는 무리를 매끄럽게   5230

---

47 남이탈리아 민중극에서 비롯하는 광대 분장의 인물. 꾀도 많고 간계도 많고 거칠다. 그날그날
    일어난 일을 저녁에 나름으로 논평하여 "살아 있는 신문" 역할도 했다고 한다. 이름의 단어 뜻
    은 "작은 병아리". 괴테는 이 인물에 대해 "그 가장 중요한 점은/ … 가끔씩 역할을 하다 말고 자
    기가 무슨 역을 하는지 잊어버리는 데 있다"라고 했다.

Aalgleich zu schlüpfen,

Gesamt zu hüpfen,

Vereint zu toben.

Ihr mögt uns loben,

Ihr mögt uns schelten   5235

Wir lassens gelten.

PARASITEN *schmeichelnd-lüstern.*

Ihr wackern Träger

Und eure Schwäger

Die Kohlenbrenner

Sind unsre Männer.   5240

Denn alles Bücken,

Bejahndes Nicken,

Gewundne Phrasen,

Das Doppelblasen,

Das wärmt und kühlet,   5245

Wie's einer fühlet,

Was könnt es frommen?

Es möchte Feuer

Selbst ungeheuer

Vom Himmel kommen,   5250

Gäb es nicht Scheite

뱀장어처럼 뚫고

다 함께 뛰고

한데 어울려 날뛰고.

그대들 우릴 칭찬하시겠지,

그대들 우릴 욕도 하시겠지,

마음대로 하셔.   5235

식객들[48] *아첨하며 음흉하게.*

그대들 늠름한 인부들

또 그대들의 친척들인

숯 굽는 사람들,

우리 편 사람들이지.   5240

몸 굽히는 건 죄다

네네 하는 끄덕임이니까,[49]

빙빙 돌린 구구절절에,

더운 입김 찬 입김 불어넣으면,

그게 듣는 사람을 덥히고 식히니까,   5245

누가 그걸 어떻게 느끼든

그거야 무슨 상관이겠나?

불이야

저절로 엄청나게

하늘에서 올 테지 뭐,   5250

장작이 없어도,

Und Kohlentrachten,

Die Herdesbreite

Zur Glut entfachten.

Da brät's und prudelts, 5255

Da kochts und strudelts.

Der wahre Schmecker,

Der Tellerlecker,

Er riecht den Braten,

Er ahnet Fische; 5260

Das regt zu Taten

An Gönners Tische.

TRUNKNER *unbewußt.*

Sei mir heute nichts zuwider!

Fühle mich so frank und frei;

Frische Lust und heitre Lieder 5265

Holt ich selbst sie doch herbei.

Und so trink ich! Trinke, trinke.

Stoßet an, ihr! Tinke, Tinke!

Du dorthinten, komm heran.

Stoßet an, so ist's getan. 5270

Schrie mein Weibchen doch entrüstet

Rümpfte diesem bunten Rock,

숯 실어 오지 않아도.

화덕은 널찍이

불붙어 이글이글.

저긴 굽고 또 끓이네,   5255

저긴 삶고 또 지지네.

진짜 미식가는

접시 핥는 자

그는 고기구이를 냄새 맡고

그는 생선도 감으로 알아낸다네.   5260

그런 게 훌륭히 행동하게 하지,

후원자의 식탁에서.

술꾼[50] *의식이 없는 채로.*

오늘은 아무것도 내게 거슬리지 마라!

내가 거칠 것 없이 자유롭구나

신선한 기쁨과 즐거운 노래   5265

내가 직접 마련해 왔지.

이렇게 난 마시지! 마셔, 마셔.

잔 부딪치자! 짠! 짠!

저기 뒤쪽에 있는 너, 이리 와.

잔 부딪치자, 좋아, 됐어.   5270

마누라 화가 나서 악썼지,

이 얼룩덜룩한 저고리를 보고 찡그렸지,

───────────

50 술꾼은 전통적인 카니발에서 자주 등장하는 캐릭터이다.

Und, wie sehr ich mich gebrüstet,

Schalt mich einen Maskenstock.

Doch ich trinke! Trinke, Trinke! 5275

Angeklungen! Tinke, Tinke!

Maskenstöcke, stoßet an!

Wenn es klingt, so ist's getan.

Saget nicht, daß ich verirrt bin,

Bin ich doch, wo mir's behagt. 5280

Borgt der Wirt nicht, borgt die Wirtin,

Und am Ende borgt die Magd.

Immer trink' ich! Trinke, Trinke!

Auf, ihr andern! Tinke, Tinke!

Jeder jedem! so fortan! 5285

Dünkt mich's doch, es sei getan.

Wie und wo ich mich vergnüge

Mag es immerhin geschehn;

Laßt mich liegen, wo ich liege

Denn ich mag nicht länger stehn. 5290

CHOR

Jeder Bruder Trinke, Trinke!

Toastet frisch ein Tinke, Tinke!

Sitzet fest auf Bank und Span!

Unterm Tisch dem ists getan.

내가 제아무리 폼 잡아도,
탈 쓴 막대기 같다고 날 욕했지,
그래도 난 마시지! 마셔! 마셔, 마셔!   5275
잔 부딪치자! 짠, 짠!
탈 쓴 막대기들아, 건배하자!
쩽 하면, 그럼 됐어.

말하지 마, 내가 길을 잃었다고는,
난 내 편한 곳에 있잖아.   5280
주인이 외상 안 주면, 안주인이 주고
막판에는 하녀가 주고.
난 늘 마시지! 마셔, 마셔!
너희 다른 사람들도 건배! 짠 짠!
누구나 누구에게! 이렇게 계속계속!   5285
그럼 됐지 뭐야.

어떻게 어디서 내가 즐기든
여하튼 되는대로 내버려두게.
날 누워 있게 둬, 내가 누운 곳에,
이젠 더 이상 서 있고 싶질 않거든.   5290

합창

　　　형제여 모두 마시자, 마시자!
　　　힘차게 한 번 건배 짠, 짠!
　　　장의자에, 쪽자리에, 단단히 앉았거라!
　　　식탁 아래 쓰러진 자, 그자는 끝장난 것.

Der Herold kündigt verschiedene Poeten an, Naturdichter, Hof -- und

Rittersänger, Zärtliche so wie Enthusiasten.

Im Gedräng von Mitwerbern aller Art

läßt keiner den andern zum Vortrag kommen.

Einer schleicht mit wenigen Worten vorüber.

SATIRIKER

Wißt ihr, was mich Poeten   5295

Erst recht erfreuen sollte?

Dürft ich singen und reden,

Was niemand hören wollte.

Die Nacht- und Grabdichter lassen sich entschuldigen,

weil sie so eben im interessantesten

Gespräch mit einem frisch erstandenen Vampyren begriffen seien,

woraus eine neue Dichtart sich vielleicht entwickeln könnte;

der Herold muß es gelten lassen und ruft in dessen die griechische Mythologie hervor,

die, selbst in moderner Maske, weder Charakter noch Gefälliges verliert.

Die Grazien.

AGLAIA

Anmut bringen wir in's Leben;

의전관이 여러 종류의 시인이 등장함을 알린다. 자연시인들, 궁정가인들
그리고 기사가인들, 서정적 시인들 또 격정적 시인들.
온갖 종류의 경연자들이 다투어 나서느라고
서로서로 다른 사람이 낭송을 못 하게 막는다.
그중 하나가 몇 마디 낭송을 하며 살금살금 지나간다.

풍자시인

아세요, 뭐가 나 같은 시인을   5295
정말 기쁘게 하는지?
노래하고 떠들어도 되는 것이죠,
아무도 듣고 싶어 하지 않는 걸.

밤의 시인과 무덤의 시인이 참석하지 못한다는 뜻을 전해 온다. 그들이
방금 깨어난 흡혈귀 하나와 아주 재미있는 대화를 한참 하는 참이었기 때문이다.
거기서 새로운 시의 장르가 계발될 수도 있을 대화를.
의전관은 이를 승인할 수밖에 없어서 그사이에 그리스 신화를 불러낸다,
그리스 신화는 현대적인 가면을 썼는데도
그 성격도 호감 주는 요소도 잃지 않고 있다.

우미(優美)의 여신들.[51]

아글라이아[52]

인생에다 우리가 우아함을 부여해요.

---

51 안락, 자선, 감사의 여신들.

Leget Anmut in das Geben. 5300

HEGEMONE

Leget Anmut in's Empfangen,

Lieblich ist's, den Wunsch erlangen.

EUPHROSYNE

Und in stiller Tage Schranken

Höchst anmutig sei das Danken.

Die Parzen.

ATROPOS

Mich die älteste zum Spinnen 5305

Hat man diesmal eingeladen

Viel zu denken, viel zu sinnen

Gibts beim zarten Lebensfaden.

Daß er euch gelenk und weich sei

Wußt' ich feinsten Flachs zu sichten; 5310

Daß er glatt und schlank und gleich sei

주는 일에다 우아함을 더하세요. 5300

헤게모네[53]

받는 일에다 우아함을 더하세요,

소망을 이루는 건 사랑스럽거든.

에우프로시네[54]

하여 평안한 나날의 울타리 안에서는

감사함이 가장 우아하거라.

운명의 여신들.[55]

아트로포스[56]

제일 맏이인 내가, 실을 자으라고 5305

이번에 초대를 받았네.

생각할 것도 많고, 계획할 것도 많죠,

인생이라는 여린 실가닥을 자을 때는.

그 실가닥이 그대들에게 유연하고 부드럽도록

나는 아주 섬세한 삼실을 가려낼 줄 알아요. 5310

매끄럽고, 가느다랗고, 고르도록.

---

52 '광휘', '광채'라는 뜻. '주는 이'다.

53 '패권'이라는 뜻. '받는 이'다.

54 '즐거움', '유쾌함'이라는 뜻. '다시 주고 갚는 이'다.

55 인간의 운명이, 또한 개개인의 생명이 그 수중에 있는 존재들.

56 '돌이킬 수 없음'이라는 뜻. 운명의 실을 잘라버리는 이, 죽음을 나타내는 존재이다. 여기서는 특이하게도 아트로포스가 실을 잣는 클로토의 역할을 하고 있다. 카니발은 즐거운 자리이고 이 역할은 궁정 귀부인의 분장을 하고 있기 때문에 모질지 않게 순화한 것이다.

Wird der kluge Finger schlichten.

Wolltet ihr bei Lust und Tänzen
Allzu üppig euch erweisen:
Denkt an dieses Fadens Grenzen,   5315
Hütet euch! Er möchte reißen!

KLOTHO

Wißt, in diesen letzten Tagen
Ward die Schere mir vertraut;
Denn man war von dem Betragen
Unsrer Alten nicht erbaut.   5320

Zerrt unnützeste Gespinste
Lange sie an Licht und Luft
Hoffnung herrlichster Gewinste
Schleppt sie schneidend zu der Gruft.

Doch auch ich im Jugend-Walten   5325
Irrte mich schon hundertmal;
Heute mich im Zaum zu halten,
Schere steckt im Futteral.

야무진 손가락이 가지런하게 해줄 거예요.

그대들 흥이 날 때, 춤을 출 때
도를 넘는 것 같거든
이 실가닥의 한계를 생각하셔요,   5315
조심하셔요! 끊어질지도 몰라요!

클로토[57]

알아두세요, 지난 며칠 동안엔
가위가 내게 맡겨졌지요
우리 언니의 품행만으로
사람들이 교화되진 않아서요.[58]   5320

가장 쓸데없는 직물은
오래 햇빛과 바람 속에 잡아두지요,
가장 영광스러운 소득의 희망은
싹둑 자르며 무덤으로 끌고 가지요.

하지만 나도 젊은 시절엔   5325
수백 번 틀렸었답니다.
오늘은 나를 억제하기 위해
가위가 가위집에 꽂혀 있네요.[59]

---

57 '실 잣는 여인'이라는 뜻이다.
58 여기서는 클로토가 운명의 실을 가위로 싹둑 잘라버리는 맏이 아트로포스의 역할을 유화적으
     로 맡아서 하고 있고 그렇게 천명한다.

Und so bin ich gern gebunden,

Blicke freundlich diesem Ort; 5330

Ihr in diesen freien Stunden

Schwärmt nur immer fort und fort.

LACHESIS

Mir, die ich allein verständig,

Blieb das Ordnen zugeteilt;

Meine Weife, stets lebendig 5335

Hat noch nie sich übereilt.

Fäden kommen, Fäden weifen,

Jeden lenk' ich seine Bahn,

Keinen laß ich überschweifen,

Füg er sich im Kreis heran. 5340

Könnt ich einmal mich vergessen,

Wär es um die Welt mir bang;

Stunden zählen, Jahre messen

Und der Weber nimmt den Strang.

그래서 난 기꺼이 묶여서,

다정하게 이곳을 바라보지요,   5330

이 자유로운 시간에 그대들

계속해서 열광에 빠져 계세요.

라케시스[60]

홀로 분별 있는 내겐

정리정돈이 맡겨졌죠.

언제나 돌아가는 내 물레,   5335

아직 한번도 과하게 서둘지 않았어요.

실가닥들이 나오고, 실가닥들을 물레에 감고

가닥마다 내가 그 길을 이끌어주어

한 올도 뒤엉키지 않게 하니

빙글빙글 돌며 잘도 감기지요.   5340

내가 한번 자신을 잃기라도 하면

온 세상이 걱정될 거예요, 난.

시간을 헤아리고, 세월을 재고,

그러면 실타래는 직조공[61]이 잡죠.

---

59 즐거운 카니발 자리여서 죽음도 유보되고 있다.

60 '운명을 나누는/주는 사람'이라는 뜻이다.

61 직조공은 신(神)에 대한 은유이다.

HEROLD

Die jetzo kommen, werdet ihr nicht kennen   5345
Wärt ihr noch so gelehrt in alten Schriften;
Sie anzusehn, die so viel Übel stiften
Ihr würdet sie willkommne Gäste nennen.

Die Furien sind es, niemand wird uns glauben,
Hübsch, wohlgestaltet, freundlich, jung von Jahren;   5350
Laßt euch mit ihnen ein, ihr sollt erfahren
Wie schlangenhaft verletzen solche Tauben.

Zwar sind sie tückisch, doch am heutigen Tage
Wo jeder Narr sich rühmet seiner Mängel,
Auch sie verlangen nicht den Ruhm als Engel,   5355
Bekennen sich als Stadt- und Landesplage.

Die Furien.

ALEKTO

Was hilft es euch? ihr werdet uns vertrauen,
Denn wir sind hübsch und jung und Schmeichelkätzchen,
Hat einer unter euch ein Liebe-Schätzchen:
Wir werden ihm so lang die Ohren krauen   5360

의전관

이제 오는 이들을, 그대들은 알아보지 못할 겁니다,   5345
그대들 여태 고문서를 읽어 유식하실지라도.
저들을 보면, 화(禍)를 많이도 부르는 이들인데,
그대들은 반가운 손님이라 부를지도 모릅니다.

복수의 여신들이죠, 제 말을 믿지 않으시겠지만,
예쁘고 몸매도 좋지요, 다정하고 나이도 젊고,   5350
저들과 어울려보시면, 알게 될 겁니다,
저 비둘기들이 얼마나 뱀처럼 사람을 다치게 하는지.

음험하기는 해도, 오늘 같은 날에야
모든 어릿광대들이 자기 약점을 자랑하는 날이니,
저들도 천사로서의 명성까진 요구하지 않고,   5355
자신들이 도시의 재앙, 국가의 재앙임은 인정하네요.

복수의 여신들.

알렉토[62]

뭔 소용이 있나? 너희 우리와 친해질 텐데,
우린 예쁘고 젊고, 아첨쟁이 고양이 같거든.
너희들 중 하나가 애인을 갖게 되면
우린 오랫동안 그의 귀를 살살 긁어대야지,   5360

---

62 '쉬지 않는 여자'라는 뜻이다. 욕망의 여신.

Bis wir ihm sagen dürfen, Aug in Auge:

Daß sie zugleich auch dem und jenem winke,

Im Kopfe dumm, im Rücken krumm, und hinke,

Und, wenn sie seine Braut ist, gar nichts tauge.

So wissen wir die Braut auch zu bedrängen: 5365

Es hat sogar der Freund, vor wenig Wochen,

Verächtliches von ihr zu der gesprochen!

Versöhnt man sich, so bleibt doch etwas hängen.

MEGÄRA

Das ist nur Spaß! denn, sind sie erst verbunden,

Ich nehm es auf und weiß, in allen Fällen, 5370

Das schönste Glück durch Grille zu vergällen;

Der Mensch ist ungleich, ungleich sind die Stunden.

Und niemand hat Erwünschtes fest in Armen,

Der sich nicht nach Erwünschterem törig sehnte,

Vom höchsten Glück, woran er sich gewöhnte; 5375

Die Sonne flieht er, will den Frost erwarmen.

Mit diesem allen weiß ich zu gebaren

Und führe her Asmodi den Getreuen,

Zu rechter Zeit Unseliges auszustreuen,

그에게, 눈에 눈 마주 보며 말해줄 수 있을 때까지.

그녀가 동시에 이 남자 저 남자에게 눈짓한다고

머릿속은 비고, 등은 굽고, 다리는 전다고,

하여, 신붓감으론, 전혀 쓸모없다고 말이야.

그렇게 우린 신부들도 압박하지,   5365

심지어 애인이, 불과 몇 주 전에,

다른 여자한테 그녀의 험담을 했다고!

화해를 하더라도 꺼림칙함은 가시질 않지.

메가이라[63]

그건 그저 장난일 뿐! 그들은 첨엔 한데 묶여 있는데,

내가 나서지, 어떤 경우에든, 가장 아름다운 행복을   5370

쓰디쓴 망상으로 만들 줄을 나는 알아.

인간은 한결같지 않아, 한결같지 않아 시간도.

하여 그 누구도 소망하던 것을 단단히 안고 있지 못해,

어리석게도 더 소망하는 걸 그리워하지,

익숙해진 최고의 행복은 버리고,   5375

얼음을 녹이겠다면서 태양을 피하는 거지.

이 모든 일에서 나는 처억 나설 줄을 알지,

서로에게 신실한 이들에게는 아스모디[64]를 데려와

제때 불화의 씨앗을 뿌려놓지,

---

63   '시샘하는 여자'라는 뜻이다. 질투의 여신.

64   결혼을 훼방 놓는 악마. 유대인들의 악마론에서 등장했다.

Verderbe so das Menschenvolk in Paaren. 5380

TISIPHONE

Gift und Dolch statt böser Zungen

Misch' ich, schärf' ich dem Verräter;

Liebst du andre, früher, später

Hat Verderben dich durchdrungen.

Muß der Augenblicke Süßtes 5385

Sich zu Gischt und Galle wandeln!

Hier kein Markten, hier kein Handeln

Wie er es beging, er büßt es.

Singe keiner vom Vergeben!

Felsen klag' ich meine Sache, 5390

Echo! horch! erwidert: Rache;

Und wer wechselt, soll nicht leben.

HEROLD

Belieb' es euch, zur Seite wegzuweichen,

Denn was jetzt kommt, ist nicht von eures Gleichen.

Ihr seht, wie sich ein Berg herangedrängt, 5395

Mit bunten Teppichen die Weichen stolz behängt,

Ein Haupt mit langen Zähnen, Schlangenrüssel,

하니 짝지은 인간 족속은 멸망하거라.   5380

티시포네[65]

악담 대신 독약과 비수를

나는 섞는다, 칼날 세운다, 배신자를 위해.

네가 다른 여잘 사랑하면, 그게 언제든

멸망이 널 관통하리라.

더할 나위 없는 순간의 감미로움은   5385

물거품으로, 분노로 변해야만 한다!

여기에 흥정은 없다, 여기에 에누린 없다,

저지른 대로, 죗값 치른다.

아무도 용서를 노래 말라!

바위에게 내 일을 털어놓는다   5390

메아리여! 귀 기울여라! 대답이 온다, 복수.

하여 바꾸는 자, 목숨을 부지하지 못한다.

의전관

그대들, 옆으로 물러나 주시겠나요,

이제 오는 것은 그대들 비슷한 것이 아니거든요.

산더미 같은 것 하나가 어떻게 밀고 들어오는지 보시지요,   5395

색색깔 양탄자 옆구리에 내걸고 으쓱하며

긴 이빨과 뱀 같은 코 달린 머리통 하나,[66]

---

65 '살인으로 복수하는 여자'라는 뜻이다. 복수의 여신.

66 코끼리 모양의 거대한 수레가 온다.

Geheimnisvoll, doch zeig ich euch den Schlüssel.

Im Nacken sitzt ihm zierlich-zarte Frau,

Mit feinem Stäbchen lenkt sie ihn genau,   5400

Die andre, droben stehend herrlich-hehr,

Umgibt ein Glanz, der blendet mich zu sehr.

Zur Seite gehn gekettet edle Frauen,

Die eine bang, die andre froh zu schauen,

Die eine wünscht, die andre fühlt sich frei.   5405

Verkünde jede, wer sie sei.

FURCHT

   Dunstige Fackeln, Lampen, Lichter,

   Dämmern durchs verworrne Fest,

   Zwischen diese Truggesichter

   Bannt mich, ach! die Kette fest.   5410

   Fort, ihr lächerlichen Lacher!

   Euer Grinsen gibt Verdacht;

   Alle meine Widersacher

   Drängen mich in dieser Nacht.

   Hier! ein Freund ist Feind geworden,   5415

   Seine Maske kenn ich schon;

비밀스럽게, 하지만 제가 여러분께 열쇠를 보여드리죠.
그의 목덜미에 곱고 곱상한 여인[67]이 앉아
섬세하고 작은 막대기로 그것을 정확하게 지휘합니다.   5400
저 위에 위풍당당하게 서 있는 다른 여인[68]은
광채에 감싸여 있는데, 너무나도 눈부십니다.
곁으로는 고귀한 여인들[69]이 사슬에 묶여 걸어가는군요.
하나는 겁먹은 듯 보이고, 다른 하나는 즐거워 보입니다.
하나는 소망하고, 다른 하나는 자유롭다고 느낍니다.   5405
각자, 자기가 누구인지 알리시오.

두려움

　　침침한 횃불들, 등불들, 불들
　　혼잡한 잔치를 뚫고 어스름히 밝힌다.
　　이 기만의 얼굴들 사이에다
　　나를 묶는다, 아! 쇠사슬이 죄어온다.   5410

　　꺼져라, 너희 미소 짓는 웃는 사람들아!
　　너희의 히죽임은 의심을 품게 한다.
　　내게 맞서는 모든 이들
　　나를 이 어둠 속에서 밀친다.

　　여기! 한 친구가 적이 되었으니   5415
　　그의 가면을 나는 이미 잘 알고 있다.

67　지혜의 상징이다.
68　승리의 여신 빅토리아(Victoria, Nike)를 가리킨다.
69　'두려움'과 '희망'이 인간의 두 적(敵)으로 등장한다.

Jener wollte mich ermorden
Nun entdeckt schleicht er davon.

Ach wie gern in jeder Richtung,
Flöh ich zu der Welt hinaus. 5420
Doch von drüben droht Vernichtung
Hält mich zwischen Dunst und Graus.

HOFFNUNG

Seid gegrüßt ihr lieben Schwestern,
Habt ihr euch schon heut und gestern
In Vermummungen gefallen, 5425
Weiß ich doch gewiß von allen:
Morgen wollt ihr euch enthüllen.
Und wenn wir bei Fackelscheine
Uns nicht sonderlich behagen
Werden wir in heitern Tagen, 5430
Ganz nach unserm eignen Willen,
Bald gesellig, bald alleine
Frei durch schöne Fluren wandeln,
Nach Belieben ruhn und handeln
Und in sorgenfreiem Leben, 5435
Nie entbehren, stets erstreben,
Überall willkommne Gäste
Treten wir getrost hinein.
Sicherlich, es muß das Beste

저자는 나를 죽이려 했는데
이젠 발각되어 슬그머니 달아나는구나.

아, 어느 방향으로든 세상 밖으로
도망치고 싶기만 하구나.   5420
한데 저 건너편에선 파멸이 위협하고
나는 헛것과 경악 사이에 붙들려 있구나.

희망

안녕하세요, 자매님들!
당신들은 이미 오늘 또 어제
가면을 쓰고 즐겼죠,   5425
하지만 나는 그 모든 걸 분명히 알아요.
내일이면 그대들 가면을 벗을 거라는 걸.
횃불빛 아래서 우리가
특별히 즐겁지 않다면,
맑은 날엔 우리   5430
완전히 우리 자신의 뜻에 따라
때로는 어울려서, 때로는 혼자서
자유롭게 아름다운 벌판을 거닐 거예요,
내키는 대로 쉬고, 행동하고
그리고 근심 없는 삶 가운데서   5435
부족한 것 전혀 없이, 언제든 노력해 얻을 거예요
온 사방에서 환영받는 손님,
우린 안심하고 들어갑니다.
확실히, 최상의 것은 분명

Irgendwo zu finden sein. 5440

KLUGHEIT

Zwei der größten Menschenfeinde
Furcht und Hoffnung, angekettet,
Halt' ich ab von der Gemeinde;
Platz gemacht! ihr seid gerettet.

Den lebendigen Kolossen 5445
Führ' ich, seht ihr, turmbeladen
Und er wandelt unverdrossen
Schritt vor Schritt auf steilen Pfaden.

Droben aber auf der Zinne
Jene Göttin, mit behenden, 5450
Breiten Flügeln, zum Gewinne
Allerseits sich hinzuwenden.

Rings umgibt sie Glanz und Glorie
Leuchtend fern nach allen Seiten;
Und sie nennet sich Viktorie 5455
Göttin aller Tätigkeiten.

그 어디에선가 찾아질 거예요.   5440

지혜

인간의 가장 큰 적(敵) 둘,[70]
두려움과 희망을, 사슬로 묶어,
나는 모인 무리로부터 좀 떼어두지.
비켜라! 그대들 안전해졌네.

살아 있는 거물(巨物)을   5445
내가 인도하니, 너희 보라, 탑을 지고,[71]
이 거물이 끈기 있게 가고 있다
한 걸음 한 걸음, 가파른 길을.

하지만 저 성가퀴 위,
저 여신, 가볍고   5450
넓은 두 날개 펴고, 득의만만
온 사방으로 몸을 돌린다.

광휘와 영광이 그녀를 에워싼다
빛을 내며 멀리 온 사방으로.
하여 그녀 이름은, 빅토리아,   5455
모든 행동의 수호 여신이다.

---

70 '두려움'과 더불어 '희망'까지 인간의 두 적으로 보는 '지혜'의 이 견해는 가장행렬 장면에서
    가장 눈길을 끄는 대목이다.
71 행렬의 묘사일 뿐만 아니라, 고대에 코끼리가 수송수단으로 전쟁에 쓰였음을 시사한다. 특히 인
    도에서는 탑 같은 구조물을 실었다. 짐도 싣지만 사수들에게 활을 쏠 유리한 입지를 제공했다.

ZOILO-THERSITES

Hu! Hu! da komm ich eben recht

Ich schelt euch allzusammen schlecht!

Doch was ich mir zum Ziel ersah

Ist oben Frau Viktoria.   5460

Mit ihrem weißen Flügelpaar

Sie dünkt sich wohl, sie sei ein Aar,

Und wo sie sich nur hingewandt

Gehör ihr alles Volk und Land;

Doch, wo was Rühmliches gelingt   5465

Es mich sogleich in Harnisch bringt.

Das Tiefe hoch, das Hohe tief,

Das Schiefe grad, das Grade schief,

Das ganz allein macht mich gesund,

So will ichs auf dem Erdenrund.   5470

HEROLD

So treffe dich, du Lumpenhund,

Des frommen Stabes Meisterstreich,

Da krümm und winde dich sogleich! —

Wie sich die Doppelzwerggestalt

So schnell zum eklen Klumpen ballt! —   5475

— Doch Wunder! — Klumpen wird zum Ei,

초일로‒ 테르시테스[72]

후! 후! 여기 내가 마침 잘 왔네,

난 너희를 모조리 나쁘다 욕하지

하지만 내가 노리는 것은

저 위의 빅토리아 여사.   5460

흰 날개 둘 달렸다고 그녀

망상하는 것 같은데, 자기가 독수리라고,

어디로 몸을 돌리든

모든 백성과 땅이 다 자기 것이라고.

하지만, 뭔가 찬양할 만한 일이 이루어지는 곳,   5465

거기서 내가 즉시 격분하지.

깊은 것은 높게, 높은 건 깊게,

삐딱한 건 똑바르게, 똑바른 건 삐딱하게,

오직 그것만이 나를 건강하게 해,

온 땅덩이 위가 그렇기를 바라지.   5470

의전관

맞아야겠구나, 이 비렁뱅이 개야,

경건한 몽둥이로 능숙하게 내리치노라,

즉시 구부정하게 몸을 비비 꼬는구나! ―

두 겹이었던 난쟁이 모습이

순식간에 구역질 나는 한 덩어리로 뭉쳐지네! ―   5475

― 하지만 기적이다! ― 덩어리가 알이 되네.

---

72 두 인물을 합해 만든 인물. 초일로는 기원전 3세기 아테네의 연설가로 호메로스의 잘못들을 증
   명하려 했던 현실의 인물. 테르시테스는 호메로스의 『일리아스』에 나오는 독설가로 모든 영웅
   들을 욕하며 폄하하려는 인물. 그런데 이 이중의 인물 뒤에 메피스토펠레스가 숨어 있다.

Das bläht sich auf und platzt entzwei.

Nun fällt ein Zwillingspaar heraus,

Die Otter und die Fledermaus.

Die eine fort im Staube kriecht,   5480

Die andre schwarz zur Decke fliegt.

Sie eilen draußen zum Verein,

Da möcht' ich nicht der dritte sein.

GEMURMEL

Frisch! dahinten tanzt man schon —

Nein! Ich wollt, ich wär' davon —   5485

Fühlst du? wie uns das umflicht,

Das gespenstische Gezücht —

Saust es mir doch übers Haar —

Ward ichs doch am Fuß gewahr —

Keiner ist von uns verletzt —   5490

Alle doch in Furcht gesetzt —

Ganz verdorben ist der Spaß —

Und die Bestien wollten das.

HEROLD

Seit mir sind bei Maskeraden

Heroldspflichten aufgeladen   5495

Wach ich ernstlich an der Pforte,

Daß euch hier am lustigen Orte

알이 부풀어 올라 두 쪽으로 터진다.

이제 거기서 쌍둥이 한 쌍이 나오는구나,

독사와 박쥐.

하나는 먼지 속으로 기어가고   5480

또 하나는 새까맣게 천장으로 날아올라

바깥에서 합쳐지려 서둘고 있네,

거기 어울려 그 세 번째가 되고 싶진 않구나.[73]

웅성거림

기운 내! 저 뒤에선 벌써 춤들 추고 있어 ―

아니! 난 싫어, 떠나고 싶었어 ―   5485

너도 느끼지? 저 유령 같은 무리가

우리를 에워싸는 걸 ―

머리 위에서 씽씽 한다 ―

발치에서도 그런데 ―

우리 중 아무도 다치진 않았어 ―   5490

하지만 모두가 공포에 사로잡혔어 ―

흥이 완전히 깨져버렸네 ―

저 짐승들이 원한 게 바로 그거야.

의전관

가장행렬에서 제게

의전관으로서의 의무가 부과된 이래   5495

저는 엄숙하게 문간을 지켜왔습니다

여기 즐거운 곳으로, 그대들한테로,

---

73 메피스토펠레스가 그의 악마의 이미지에 따라 거대한 알로 변했다.

Nichts Verderbliches erschleiche,

Weder wanke, weder weiche.

Doch ich fürchte, durch die Fenster 5500

Ziehen luftige Gespenster

Und von Spuk und Zaubereien

Wüßt' ich euch nicht zu befreien.

Machte sich der Zwerg verdächtig,

Nun! dort hinten strömt es mächtig. 5505

Die Bedeutung der Gestalten

Möcht' ich amtsgemäß entfalten.

Aber was nicht zu begreifen

Wüßt ich auch nicht zu erklären,

Helfet alle mich belehren! — 5510

Seht ihr's durch die Menge schweifen? —

Vierbespannt ein prächtiger Wagen

Wird durch alles durchgetragen;

Doch er teilet nicht die Menge

Nirgend seh ich ein Gedränge. 5515

Farbig glitzerts in der Ferne,

Irrend leuchten bunte Sterne

Wie von magischer Laterne,

Schnaubt heran mit Sturmgewalt!

망치는 건 아무것도 기어 들어오지 못하게요,

전 흔들리지도 물러서지도 않습니다.

한데 이 창문을 통해 바람의 유령들이   5500

들어오지나 않을지 두렵습니다,

그대들을 유령과 마법에서

풀어주는 방법까지는 제가 몰라서요.

저 난쟁이가 의심스럽더니,

자! 저기 뒤에서 거세게 밀려들 옵니다.   5505

나는 직무에 맞게 설명해 드리고 싶습니다,

이 인물들의 의미를.

하지만 이해할 수 없는 것을

설명할 도리는 없습니다.

제가 좀 알게 다들 도와주십시오!⁷⁴ —   5510

무리를 뚫고 저기 돌아다니는 것이 보이십니까? —

네 마리 말이 끄는 호화로운 수레

모든 걸 뚫고 달려옵니다.

하지만 무리가 갈라지지 않는데

어디서도 혼잡해지는 건 보이지 않네요.   5515

멀리서 색색깔로 번쩍이고,

다채로운 별들이 어지러이 빛을 냅니다

환등기에서처럼요,

폭풍처럼 거세게 씩씩거리며 다가오네요!

---

74 이 새로 등장한 인물군은, 메피스토펠레스와 파우스트가 준비한 예기치 못한 것이어서 의전
관의 해설 능력을 넘어서고 있다. 여기서 파우스트는 부의 신 '플루투스'로, 메피스토펠레스는
'인색'으로 등장한다.

Platz gemacht! Mich schauderts!

KNABE *Wagenlenker*

               Halt!   5520

Rosse, hemmet eure Flügel,

Fühlet den gewohnten Zügel,

Meistert euch, wie ich euch meistre,

Rauschet hin, wenn ich begeistre —

Diese Räume laßt uns ehren,   5525

Schaut umher, wie sie sich mehren,

Die Bewundrer, Kreis um Kreise.

Herold auf! nach deiner Weise,

Ehe wir von euch entfliehen,

Uns zu schildern, uns zu nennen;   5530

Denn wir sind Allegorien

Und so solltest du uns kennen.

HEROLD

Wüßte nicht, dich zu benennen,

Eher könnt ich dich beschreiben.

KNABE, LENKER

So probier's!

비킵시다! 소름이 끼칩니다!

소년 마부[75]

서라!

5520

말들아, 너희의 날개를 멈추어라,

익숙한 고삐를 느껴보거라,

너희 스스로를 제어하거라, 내가 너희를 제어하듯,

내가 휘몰거든 그때는 휘달려 가거라 ―

이곳 사람들의 경의를 받아보자!

5525

둘러보라, 얼마나 많아지는지,

감탄하는 이들이, 원에 원을 이루었구나.

의전관이여, 자아! 그대의 방식에 따라

우리가 그대들을 떠나기 전에,

우리를 묘사해 주세요, 우리 이름을 불러주세요.

5530

왜냐하면 우리는 알레고리이거든요,

또 그렇게 그대가 우리를 알아야 하고.

의전관

너를 무어라 이름해야 할지 모르겠군,

이름은 못 대도 묘사는 할 수 있을 것 같네.

소년, 마부[76]

그럼 한번 해보시죠!

---

75 Knabe는 당시에 '젊은이'를 가리키는 말로 "젊은 마부"나 "청년 마부"로 번역하는 것이 옳으
    나, "소년 마부"라는 직역이 한국 독문학계에서 두루 쓰이고 있는 터라, 이 번역에서는 예외적
    으로 그것을 존중하였다.

76 처음에는 '소년'으로 등장해 '마부'라는 설명이 뒤에 붙어 있었는데, 여기서는 '소년, 마부'라고
    표시된다. 이후부터는 '소년 마부' 혹은 '소년'으로 지칭된다. 의전관이 앞서 말한 이름 짓기의

HEROLD

Man muß gestehn: 5535

Erstlich bist du jung und schön.

Halbwüchsiger Knabe bist du; doch die Frauen

Sie möchten dich ganz ausgewachsen schauen.

Du scheinest mir ein künftiger Sponsierer

Recht so von Haus aus ein Verführer.   5540

KNABE LENKER

Das läßt sich hören! fahre fort,

Erfinde dir des Rätsels heitres Wort.

HEROLD

Der Augen schwarzer Blitz, die Nacht der Locken

Erheitert von juwelnem Band!

Und welch ein zierliches Gewand   5545

Fließt dir von Schultern zu den Socken,

Mit Purpursaum und Glitzertand!

Man könnte dich ein Mädchen schelten,

Doch würdest du, zu Wohl und Weh

Auch jetzo schon bei Mädchen gelten   5550

Sie lehrten dich das A. B. C.

의전관

       털어놓지 않을 수 없네.   5535

첫째로 너는 젊고 아름답구나.

아직 다 자라지는 않은 소년이다, 하지만 여자들,

그녀들은 너를 완전한 성인 남자로 보고 싶어 한다.

내 보기에 넌 장차 바람둥이가 되겠다,

태어날 때부터 제대로 유혹자였던 것 같구나.   5540

소년 마부

거 듣기 좋네요! 계속하시죠,

수수께끼를 풀 유쾌한 말을 만들어보세요.

의전관

두 눈의 검은 번개, 어두운 곱슬머리,

보석 띠로 동여 산뜻하구나!

사랑스럽기도 한 의상은 물 흐르듯   5545

어깨에서 발끝⁷⁷까지 드리웠고,

자색 옷자락과 번쩍이는 황금 장식!

너를 여자애 같다 욕할 수도 있겠지만

하지만 넌, 좋게도 또 괴롭게도,

지금 벌써 여자들한테 인정을 받겠구나,   5550

그들이 네게 A. B. C.를 가르쳤구나.

어려움이 반영되어 있기도 하고, 그때그때의 대화에서 나타나는 면모(소년 또는 마부)에 비중
이 두어진다. 행렬의 중심인 옥좌가 얹힌 수레를 모는 이 소년의 비중이 크다. 나중에 스스로
'시'(詩)임을 밝힌다.

77 '발끝'이라고 번역한 원어 Socke는 '신발'인데 좀 더 상세하게는 '고대 연극배우의 구두'이다.

KNABE LENKER

Und dieser, der als Prachtgebilde

Hier auf dem Wagenthrone prangt?

HEROLD

Er scheint ein König reich und milde,

Wohl dem, der seine Gunst erlangt!   5555

Er hat nichts weiter zu erstreben,

Wo's irgend fehlte, späht sein Blick,

Und seine reine Lust zu geben

Ist größer als Besitz und Glück.

KNABE [LENKER]

Hiebei darfst du nicht stehen bleiben,   5560

Du mußt ihn recht genau beschreiben.

HEROLD

Das Würdige beschreibt sich nicht.

Doch das gesunde Mondgesicht,

Ein voller Mund, erblühte Wangen,

Die unterm Schmuck des Turbans prangen.   5565

Im Faltenkleid ein reich Behagen!

Was soll ich von dem Anstand sagen?

Als Herrscher scheint er mir bekannt.

소년 마부

그리고 이분, 호화로운 모습으로

여기 수레 옥좌 위에서 돋보이시는 분은요?

의전관

그분은 왕이신 것 같다, 부유하고 온화하신.

그의 총애를 받는 자, 복이 있으리!   5555

그분은 뭘 더 얻으려 애쓸 필요가 없겠지,

그 어딘가 부족한 게 있을라치면, 척 알아보신다,

그분의 순수한, 베푸려는 즐거움은

재산과 행복보다도 더 크구나.

소년 [마부]

여기서 그만하시면 안 돼요   5560

그분을 제대로 정확히 묘사하셔야죠.

의전관

그 기품 있음은 묘사가 안 되느니,

하지만 건강한 달덩이 얼굴,[78]

두툼한 입술, 활짝 피어난 뺨,

터번 장신구들 아래서 빛나네   5565

주름진 긴 옷 입으시고, 넉넉한 편안함일세!

그 기품을 두고 내가 무슨 말을 하리오?

이분이 지배자시라는 건 잘 알겠다.

---

78 Mondgesicht: 달덩이 같은 얼굴. 오리엔트 시문학에 많이 나오는 비유로 터번과 더불어 괴테의
    시집 『서·동 시집』의 어휘이다.

KNABE [LENKER]

Plutus, des Reichtums Gott genannt,

Derselbe kommt in Prunk daher,   5570

Der hohe Kaiser wünscht ihn sehr.

HEROLD

Sag von dir selber auch das W a s und W i e?

KNABE [LENKER]

Bin die Verschwendung, bin die Poesie.

Bin der Poet, der sich vollendet

Wenn er sein eigenst Gut verschwendet.   5575

Auch ich bin unermeßlich reich

Und schätze mich dem Plutus gleich,

Beleb' und schmück' ihm Tanz und Schmaus

Das, was ihm fehlt, das teil ich aus.

HEROLD

Das Prahlen steht dir gar zu schön;   5580

Doch laß uns deine Künste sehn!

KNABE [LENKER]

Hier seht mich nur ein Schnippchen schlagen,

Schon glänzt's und glitzert's um den Wagen.

Da springt eine Perlenschnur hervor,

Immerfort umherschnippend.

Nehmt goldne Spange für Hals und Ohr;   5585

소년 [마부]

플루투스이십니다, 부(富)의 신이라 불리시죠!⁷⁹

바로 그분이 호화롭게 차리고 오십니다,   5570

높으신 황제께서 그분 보기를 몹시 소망하셨죠.

의전관

너 자신에 대해서도 무엇이며 *어떠한지*를 말해보거라?

소년 [마부]

저는 낭비입니다, 시(詩)죠.

시인이죠, 스스로 완성된답니다

오직 자기 자신만의 것인 자산을 탕진할 때요,   5575

저 역시 측량할 수 없이 부유하지요

하여 저 자신이 플루투스와 같다고 평가합니다,

그분의 춤과 연회를 치장해 주고 활기를 주지요,

그분에게 부족한 것, 그걸 제가 나누어주지요.

의전관

자랑하며 떠벌리기가 네겐 정말이지 잘 어울리는구나   5580

하지만 이젠 네 재주를 보여다오!

소년 [마부]

여기 제가 손가락 끝을 튕기는 걸 보세요.

벌써 수레 주위가 반짝반짝 번쩍번쩍 하죠.

저기선 진주목걸이 하나가 튀어나오고요,

　　　　　계속 여기저기를 향해 손가락 끝을 튕긴다.

황금 목걸이, 귀고리를 집으세요   5585

79　그리스어 ploutos는 '부'(富)를 의미한다. 파우스트가 분장하고 있다.

Auch Kamm und Krönchen ohne Fehl,

In Ringen köstlichstes Juwel.

Auch Flämmchen spend ich dann und wann

Erwartend, wo es zünden kann.

HEROLD

Wie greift und hascht die liebe Menge!   5590

Fast kommt der Geber ins Gedränge.

Kleinode schnippt er wie ein Traum

Und alles hascht im weiten Raum.

Doch da erleb' ich neue Pfiffe;

Was einer noch so emsig griffe   5595

Des hat er wirklich schlechten Lohn,

Die Gabe flattert ihm davon.

Es löst sich auf das Perlenband,

Ihm krabbeln Käfer in der Hand,

Er wirft sie weg, der arme Tropf,   5600

Und sie umsummen ihm den Kopf.

Die andern statt solider Dinge

Erhaschen frevle Schmetterlinge.

Wie doch der Schelm so viel verheißt,

Und nur verleiht, was golden gleißt!   5605

머리빗과 무결한 작은 왕관도 있고요

그 테두리에는 최고로 값진 보석들이 박혔죠.

작은 불꽃도 가끔씩 드려요

불꽃이 어디에 옮겨붙을 수 있겠나 기대하면서요.[80]

의전관

사람들이 붙들고 잡아채는 것 좀 보게나!　　　　　　　　　　　5590

몰려온 무리에 파묻혀서 주는 사람이 안 보일 지경일세.

쟤는 보석들을 손가락으로 튕겨내요, 꿈처럼.

드넓은 홀 안에서 사람들 모두가 잽싸게 잡아채요.

하지만 저기 또 다른 새로운 술책을 봅니다.

어떤 사람은 아직 저리 바지런히 붙잡는데　　　　　　　　　　5595

그 대가가 정말로 형편없습니다,

선물이 훨훨 날아가 버리네요.

진주알을 꿰어놓은 끈이 풀려

손 안에서 풍뎅이들이 꿈틀거립니다,

가엾은 바보, 그걸 내던져 버리니　　　　　　　　　　　　　5600

풍뎅이들이 그 머리를 윙윙 맴돕니다.

또 어떤 이들은 제대로 된 물건들 대신

못된 나비들을 잡았네요.

저 악당 녀석 그렇게 많이 약속하더니

그저 퍼주는 건 황금빛 휘황한 것들뿐!　　　　　　　　　　5605

80　'불꽃'은 '영감'(Inspiration)으로 읽힌다. 또한 '성령 강림의 기적'(Inspirationswunder)의 패러
　　디로도 해석된다. 각주 84를 참조.

KNABE LENKER

Zwar Masken, merk' ich, weißt du zu verkünden,

Allein der Schale Wesen zu ergründen

Sind Herolds Hofgeschäfte nicht;

Das fordert schärferes Gesicht.

Doch hüt ich mich vor jeder Fehde; 5610

An dich, Gebieter, wend' ich Frag' und Rede.

zu Plutus gewendet.

Hast du mir nicht die Windesbraut

Des Viergespannes anvertraut?

Lenk ich nicht glücklich, wie du leitest?

Bin ich nicht da, wohin du deutest? 5615

Und wußt ich nicht auf kühnen Schwingen

Für dich die Palme zu erringen?

Wie oft ich auch für dich gefochten

Mir ist es jederzeit geglückt:

Wenn Lorbeer deine Stirne schmückt 5620

Hab ich ihn nicht mit Sinn und Hand geflochten?

PLUTUS

Wenns nötig ist, daß ich dir Zeugnis leiste,

So sag ich gern: Bist Geist von meinem Geiste.

Du handelst stets nach meinem Sinn,

소년 마부

가면에 대해서는, 이제 알겠군요, 그대가 잘 전해줄 수 있지만,

하지만 저 껍질 속의 본질을 규명하는 건

의전관의 소관이 아니군요.

그러자면 좀 더 날카로운 투시가 필요하죠,

하지만 저는 그 어떤 불화도 경계합니다.   5610

명령자시여, 제가 질문과 연설을 당신께 돌리나이다.

플루투스를 향해서.

당신께서 바람과도 같은 사두마차를

제게 맡기시지 않았나요?

당신의 이끄심대로 제가 잘 몰지 않았나요?

당신께서 가리키신 곳으로, 제가 가지 않은 적 있습니까?   5615

제가 대담한 날개를 펴고 그대를 위해

종려잎[81]을 쟁취해 오지 못한 적 있나요?

또 얼마나 자주 그대를 위해 싸웠는지요,

매번 저는 승리를 거두었습니다.

월계수가 그대 이마를 장식하면, 그건,   5620

제 마음과 손으로 엮어 드린 것 아니었습니까?

플루투스

필요하다면, 내가 너를 위해 증언을 하마,

기꺼이 내가 말하노니, 너는 내 정신 중의 정신이니라.[82]

너는, 늘 내 뜻에 따라 행동하고

---

81 승리의 상징.

82 창세기 2장 23절 "너는 내 뼈 중의 뼈요, 살 중의 살이니라"라는 구절의 격정이 담겨 있다.

Bist reicher, als ich selber bin. 5625

Ich schätze, deinen Dienst zu lohnen,

Den grünen Zweig vor allen meinen Kronen.

Ein wahres Wort verkünd ich allen:

Mein lieber Sohn, an dir hab ich Gefallen.

KNABE LENKER *zur Menge.*

Die größten Gaben meiner Hand, 5630

Seht! hab' ich rings umher gesandt.

Auf dem und jenem Kopfe glüht

Ein Flämmchen das ich angesprüht;

Von einem zu dem andern hüpft's,

An diesem hält sich's, dem entschlüpft's, 5635

Gar selten aber flammts empor

Und leuchtet rasch in kurzem Flor.

Doch vielen, eh mans noch erkannt,

Verlischt es, traurig ausgebrannt.

WEIBERGEKLATSCH

Da droben auf dem Viergespann 5640

Das ist gewiß ein Scharlatan;

Gekauzt da hintendrauf Hanswurst,

네가, 나 자신보다도 더 부유하구나.   5625

나도 너의 공로에 대한 보답으로,

내 모든 왕관들보다 [월계수의] 초록 가지를 더 중히 여긴다.

진정한 말 한마디로 내가 모두에게 알리노니,

내 사랑하는 아들아, 난 네가 마음에 드노라.[83]

소년 마부 *무리에게.*

제 손의 가장 큰 선물들을,   5630

보세요! 제가 온 사방으로 보냈습니다.

이 머리 위, 저 머리 위에서 이글거리죠,

불꽃이 하나씩, 제가 뿌려준 것이죠,

한 사람에게서 다른 사람에게로 훌쩍 옮겨붙죠,

이 사람한테서는 머물고, 저 사람한테서는 빠져 달아나고,   5635

아주 드물게 불꽃이 타올라

잠깐 반짝합니다.

하지만 많은 사람들에게서는, 미처 알아차리기도 전에

꺼져버리죠, 서글프게도 다 타버려서.[84]

여자들의 수다

　　저 위 사두마차 위   5640

　　저건 분명 협잡꾼이야.

　　그 뒤에는 얼간이 광대가 쭈그리고 앉았는데

83　이 구절은 그리스도가 세례를 받을 때 하느님이 한 말을 빌려 풀어 쓴 것이다. "이는 내가 흡족
　　히 여기는 사랑하는 아들이니라."(마태복음 3장 17절)

84　사도행전 2장에서 성령의 충만함을 받고 각자 외국어로 말하기 시작함에도 이방인들이 모두
　　다 알아들었다는 오순절 기적의 묘사에 따른다. 여기서는 '시'의 성령이 부어짐을 이야기하고
　　있다. 소년 마부의 말을 통해 여기까지 시(詩)에 대한 긴 논의가 이루어졌다.

Doch abgezehrt von Hunger und Durst,

Wie man ihn niemals noch erblickt.

Er fühlt wohl nicht, wenn man ihn zwickt. 5645

DER ABGEMAGERTE

Vom Leibe mir, ekles Weibsgeschlecht!

Ich weiß dir komm ich niemals recht. —

Wie noch die Frau den Herd versah,

Da hieß ich Avaritia;

Da stand es gut um unser Haus: 5650

Nur viel herein und nichts hinaus!

Ich eiferte für Kist' und Schrein;

Das sollte wohl gar ein Laster sein.

Doch als in allerneusten Jahren

Das Weib nicht mehr gewohnt zu sparen, 5655

Und, wie ein jeder böser Zahler,

Weit mehr Begierden hat als Taler,

Da bleibt dem Manne viel zu dulden

Wo er nur hinsieht, da sind Schulden.

Sie wendets, kann sie was erspulen, 5660

An ihren Leib, an ihren Buhlen;

Auch speist sie besser, trinkt noch mehr

허기와 갈증으로 말라빠졌군,

아직 본 적 없는 몰골일세.

꼬집혀도, 느끼지도 못할 것 같은데.   5645

비쩍 마른 남자[85]

나한테서 물러나거라, 구역질 나는 여편네들!

난 알아, 너네한텐 내가 절대 마음에 안 든다는 걸 ─

내가 아직 여자로서 부엌을 보살폈던 시절,

그땐 내 이름이 아바리티아[86]였지.

그땐 우리 집 형편이 좋았지.   5650

많은 게 들어오기만 하고 아무것도 나가진 않았으니!

나는 궤짝이며 장롱에 열을 냈지.

그건 아마 악덕이 될 정도였을 게야.

하지만 요즘 와서는

아낙들이 도무지 아낄 줄 모르게 되었어,   5655

다들 악덕 채무자 같아,

가진 돈보다 욕심이 훨씬 더 많아.

그러니 남편은 견뎌야 할 게 많지

눈길 가는 데는 죄다, 빚뿐이지.

그녀는, 길쌈해서 돈이라도 벌라치면,   5660

제 몸뚱이, 제 애인한테 써버리지.

먹는 것도 더 잘 먹고, 마시는 건 더 많지,

---

85 이 비쩍 마른 자는 메피스토펠레스의 또 다른 분장이다. 부의 신 플루투스의 수레 한 켠에 등 돌
    리고 타고 있다.

86 '인색한 여자'라는 뜻이다. 물욕, 금전욕, 인색을 나타내는 라틴어 Avaritia가 여성명사여서 여
    성으로 의인화되었다.

Mit der Sponsierer leidigem Heer;

Das steigert mir des Goldes Reiz:

Bin männlichen Geschlechts, der Geiz! 5665

HAUPTWEIB

Mit Drachen mag der Drache geizen;

Ist's doch am Ende Lug und Trug!

Er kommt, die Männer aufzureizen

Sie sind schon unbequem genug.

WEIBER IN MASSE

Der Strohmann! Reich ihm eine Schlappe! 5670

Was will das Marterholz uns dräun?

Wir sollen seine Fratze scheun!

Die Drachen sind von Holz und Pappe,

Frisch an und dringt auf ihn hinein!

HEROLD

Bei meinem Stabe! Ruh gehalten! — 5675

Doch braucht es meiner Hülfe kaum,

Seht, wie die grimmen Ungestalten

Bewegt im rasch gewonnenen Raum

Das Doppel-Flügelpaar entfalten.

Entrüstet schütteln sich der Drachen 5680

치근덕대는 바람둥이 떼거리와 어울려서.

그러니 나는 황금의 매력을 더 크게 느끼지.

난 이제 남자, 인색[87]이다!   5665

우두머리 아낙

[인색한] 괴룡이 [보물 지키는] 용들을 가지고 인색을 떠네.[88]

하지만 끝에 가선 다 거짓이고 사기야!

저자는, 남자들을 선동하러 온 게야,

남자들은 이미 충분히 성가신 존재인데.

무리를 이룬 아낙들

　　　저 허수아비 같은 놈! 따귀 한 대 갈겨주게!   5670

　　　저 말라비틀어진 게 왜 우릴 위협해?

　　　우리가 저런 흉측한 상판을 두려워하랴!

　　　저 용들은 목재와 마분지로 만든 거야,

　　　기운차게 일어나 저놈을 향해 돌진하세!

의전관

내 지팡이를 걸고 명하노니! 진정들 하시오!   5675

하지만 내 도움이 거의 필요 없군.

보시라, 끔찍한 괴물들이

틈을 날쌔게 비집고 움직여

두 겹의 양 날개를 펼치는 것을.

격분해서 용이 몸을 턴다,   5680

---

87 '인색', '인색한'(吝嗇漢)의 독일어는 der Geiz로 남성명사이다.

88 용(Drache)은 자고로 보물을 지키는 존재로 알려져 있다. 여기서는 비쩍 마른 '인색한'(吝嗇漢, Geizdrache) 메피스토펠레스가 마치 보물을 지키는 용인 양 돈궤 위에 앉은 모습을 그린 것으로 해석된다.

Umschuppte, feuerspeiende Rachen;
Die Menge flieht, rein ist der Platz.

Plutus steigt vom Wagen.

HEROLD

Er tritt herab, wie königlich!

Er winkt, die Drachen rühren sich

Die Kiste haben sie vom Wagen   5685

Mit Gold und Geiz herangetragen,

Sie steht zu seinen Füßen da.

Ein Wunder ist es, wie's geschah.

PLUTUS *zum Lenker.*

Nun bist du los der allzulästigen Schwere,

Bist frei und frank, nun frisch zu deiner Sphäre!   5690

Hier ist sie nicht! Verworren, scheckig, wild

Umdrängt uns hier ein fratzenhaft Gebild.

Nur wo du klar ins holde Klare schaust,

Dir angehörst und dir allein vertraust,

Dorthin, wo Schönes, Gutes nur gefällt,   5695

Zur Einsamkeit! — Da schaffe deine Welt.

KNABE LENKER

So acht ich mich als werten Abgesandten,

So lieb ich dich als nächsten Anverwandten.

Wo du verweilst, ist Fülle; wo ich bin

비늘 뒤덮이고, 불을 토하는 아가리를.
무리는 도망치고, 자리는 싹 비었네.

플루투스가 수레에서 내려온다.

의전관

저분이 내려오신다, 얼마나 왕 같은가!

그가 눈짓하니, 용들이 움직인다,

상자들을 수레에서 내린다,   5685

황금과 인색이 들어 있는 것.

상자가 저기 그의 발치에 놓였네,

이런 일이 있다니 기적이로구나.

플루투스 *마부에게.*

너무나도 번거롭고 무거운 것을 네가 이제 떨쳤구나,

훌훌 떨쳐 자유롭구나! 이젠 기운 내어 네 영역으로 가거라!   5690

여긴 네가 있을 곳이 아니다! 어지럽고, 얼룩덜룩하고, 거칠게

기괴한 모습들이 여기서 우리를 밀쳐대고 있지 않느냐.

오직, 네가 아름다운 명료함을 명료하게 들여다보는 곳,

그곳이 너 있을 곳이니 너 자신만 믿고 의지하거라.

그곳으로 가라, 아름다움, 선함이 호감을 주는 곳,   5695

고독에로! ─ 거기서 너의 세계를 지어라.

소년 마부

그러면 저는 저 자신을 귀중한 사신(使臣)으로 여기겠습니다,

그러면 저는 그대를 가장 가까운 친척으로 사랑하겠습니다.

그대 머무시는 곳엔, 충만함이 있고, 저 있는 곳에선

Fühlt jeder sich im herrlichsten Gewinn; 5700

Auch schwankt er oft im widersinnigen Leben:

Soll er sich dir? soll er sich mir ergeben?

Die Deinen freilich können müßig ruhn,

Doch wer mir folgt, hat immer was zu tun.

Nicht insgeheim vollführ' ich meine Taten 5705

Ich atme nur, und schon bin ich verraten.

So lebe wohl! Du gönnst mir ja mein Glück

Doch lisple leis', und gleich bin ich zurück.

ab, wie er kam.

PLUTUS

Nun ist es Zeit, die Schätze zu entfesseln

Die Schlösser treff' ich mit des Herolds Rute. 5710

Es tut sich auf! schaut her! in ehrnen Kesseln

Entwickelt sich's und wallt von goldnem Blute,

Zunächst der Schmuck von Kronen, Ketten, Ringen

Es schwillt und droht, ihn schmelzend zu verschlingen.

WECHSELGESCHREI DER MENGE

Seht hier, o hin! wies reichlich quillt 5715

Die Kiste bis zum Rande füllt. —

Gefäße, goldne, schmelzen sich,

Gemünzte Rollen wälzen sich. —

Dukaten hüpfen wie geprägt,

O wie mir das den Busen regt — 5720

Wie schau ich alle mein Begehr!

누구든 지극히 찬란한 소득 가운데 있다고 느낍니다.   5700

하지만 부조리한 인생 속에선, 누구든 자주 흔들립니다.

그가 그대에게 귀의해야 하나요? 저에게 귀의해야 하나요?

그대를 따르는 사람들은 물론 한가롭게 쉴 수 있습니다만

하지만 저를 따르는 사람은, 언제나 뭔가 할 일이 있습니다.

저는 저의 위업들을 남몰래 수행하진 않아요,   5705

제가 그저 숨만 쉬어도 벌써 제가 드러나버립니다.

그럼 안녕히! 제게 저의 행복을 주시는 그대이십니다.

나직이 가만 말씀만 하셔요, 금방 돌아올게요.

올 때와 같이 퇴장.

플루투스

이제는 보물들을 풀어놓을 시간이다,

자물쇠들은 의전관의 지팡이로 내가 치겠다.   5710

열린다! 보아라! 청동솥에서

풀려났다, 황금 피로 넘실거린다,

우선 왕관, 목걸이, 반지 등등 장신구.

부풀어 오르며 위협한다, 그걸 녹여서 삼켜버리려.

번갈아 오가는 무리의 외침

　여길 보아라, 오 저기! 얼마나 펑펑 솟는지,   5715

　상자를 테두리까지 가득 채우네. ―

　황금으로 된 항아리들, 녹는다,

　동전 꾸러미들이 뒹군다. ―

　금화들이 방금 주조된 듯 툭툭 튀어나온다.

　오, 그게 내 가슴을 어찌나 두근대게 하는지 ―   5720

　탐나던 것들을 죄다 보게 되네!

Da kollern sie am Boden her. —

Man bietets euch, benutzts nur gleich

Und bückt euch nur und werdet reich. —

Wir andern, rüstig wie der Blitz,   5725

Wir nehmen den Koffer in Besitz.

HEROLD

Was soll's, ihr Toren? soll mir das?

Es ist ja nur ein Maskenspaß.

Heut abend wird nicht mehr begehrt;

Glaubt ihr, man geb' euch Gold und Wert?   5730

Sind doch für euch in diesem Spiel

Selbst Rechenpfennige zuviel.

Ihr Täppischen! ein artiger Schein

Soll gleich die plumpe Wahrheit sein.

Was soll euch Wahrheit? — Dumpfen Wahn   5735

Packt ihr an allen Zipfeln an. —

Vermummter Plutus, Maskenheld,

Schlag dieses Volk mir aus dem Feld.

PLUTUS

Dein Stab ist wohl dazu bereit

Verleih ihn mir auf kurze Zeit. —   5740

Ich tauch ihn rasch in Sud und Glut. —

Nun! Masken, seid auf eurer Hut!

Wie's blitzt und platzt, in Funken sprüht!

Der Stab, schon ist er angeglüht.

저기서는 금화들이 바닥에서 굴러오고. —

너희에게 주는 것이다, 곧바로 쓰라

허리를 굽히기만 하면 부자가 된다. —

우리 다른 사람들은, 번개같이 힘차게,   5725

상자를 통째로 차지해 버리자.

의전관

뭐냐, 너희 바보들은? 날더러 소개하라고?

이건 가면극의 장난일 뿐.

오늘 저녁에 더는 바라지 말라,

금이며 귀중품을 네놈들에게 줄 거라고 믿는 거냐?   5730

이 놀이에서 너희에겐

장난감 돈 한 푼도 과한걸.

너희 한심한 자들아! 고운 가상(假象) 하나가

금방 볼품없는 진실이 되어 마땅하니.

너희에게 진실이란 무엇인가? — 아둔한 망상의   5735

머리꼭지를 너희 틀어쥐었구나. —

변장을 한 플루투스, 가장행렬의 주인공이여,

이 무리를 마당 밖으로 내쳐주십시오.

플루투스

네 지팡이는 그런 데 쓰라고 준비가 된 거겠지,

그걸 잠깐 내게 빌려다오. —   5740

내가 그걸 펄펄 끓는 탕에 잠깐 담그겠다. —

자아! 가면 쓴 자들아, 조심하거라!

천둥 치고, 폭발하고, 불꽃 날린다!

지팡이가 벌써 달아올라 이글거린다.

Wer sich zu nah herangedrängt   5745

Ist unbarmherzig gleich versengt. —

Jetzt fang ich meinen Umgang an.

GESCHREI UND GEDRÄNG

O weh! Es ist um uns getan. —

Entfliehe, wer entfliehen kann! —

Zurück, zurück, du Hintermann —   5750

Mir sprüht es heiß ins Angesicht. —

Mich drückt des glühenden Stabs Gewicht —

Verloren sind wir all und all. —

Zurück zurück du Maskenschwall!

Zurück zurück unsinniger Hauf! —   5755

O hätt' ich Flügel, flög ich auf. —

PLUTUS

Schon ist der Kreis zurückgedrängt

Und niemand, glaub ich, ist versengt.

Die Menge weicht;

Sie ist verscheucht. —   5760

Doch solcher Ordnung Unterpfand

Zieh' ich ein unsichtbares Band.

HEROLD

Du hast ein herrlich Werk vollbracht

Wie dank ich deiner klugen Macht.

너무 가까이 밀고 들어오는 자는   5745

당장 가차 없이 불로 그을려주겠다. ──

지금부터는 내 식대로 하겠다.

비명과 혼돈

아, 아! 우린 죽었구나. ──

도망쳐라, 도망칠 수 있는 자는! ──

물러나라, 물러나, 너 뒷사람 ──   5750

내 얼굴로 뜨거운 게 튄다. ──

이글거리는 지팡이의 무게가 나를 짓누른다 ──

우린 모두 죄다 망했다. ──

물러나라, 물러나, 너 가면의 홍수!

물러나라, 물러나, 정신 나간 무리! ──   5755

오, 날개가 있다면, 날아갈 텐데. ──[89]

플루투스

둘러섰던 사람들은 벌써 몰려서 뒤로 밀려나 있고

아무도, 내 생각으로, 불에 그을리진 않았다.

무리는 물러갔다.

그들은 쫓겨났다. ──   5760

하지만 이런 질서를 담보하기 위해,

나는 보이지 않는 올가미를 쳐놓는다.

의전관

당신은 멋진 일을 완수하셨습니다,

당신의 현명한 권능에 감사 드립니다.

---

89 제1부의 아우어바흐 술집 장면과 유사하게 가상의 화재를 일으키면서 위력을 보여주고 있다.

PLUTUS

Noch braucht es, edler Freund, Geduld   5765

Es droht noch mancherlei Tumult.

GEIZ

So kann man doch, wenn es beliebt,

Vergnüglich diesen Kreis beschauen;

Denn immerfort sind vornean die Frauen

Wo's was zu gaffen, was zu naschen gibt.   5770

Noch bin ich nicht so völlig eingerostet

Ein schönes Weib ist immer schön,

Und heute, weil es mich nichts kostet

So wollen wir getrost sponsieren gehn.

Doch weil am überfüllten Orte   5775

Nicht jedem Ohr vernehmlich alle Worte,

Versuch ich klug und hoff' es soll mir glücken,

Mich pantomimisch deutlich auszudrücken.

Hand, Fuß, Gebärde reicht mir da nicht hin,

Da muß ich mich um einen Schwank bemühn.   5780

Wie feuchten Ton will ich das Gold behandeln,

Denn dies Metall läßt sich in alles wandeln.

HEROLD

Was fängt der an, der magre Tor!

플루투스

아직은, 귀한 친구여, 인내가 필요하다네.   5765

아직 갖가지 소란이 위협하고 있지.

인색

이렇게 마음껏,

즐겁게 이 무리를 관찰할 수 있군요

맨 앞에는 노상 여자들이 있으니까요,

뭔가 구경할 게, 뭔가 집어먹을 게 있는 곳에서는요.   5770

난 아직 완전히 녹슬진 않았답니다.

예쁜 여자는 언제나 예뻐요

또 오늘은, 공짜니,

우린 마음 놓고 여자들 꼬시러 갑시다.

하지만 사람이 너무 넘치는 곳에선   5775

어떤 귀도 모든 말을 다 들을 수는 없으니,

영리하게 이것저것 해봐야죠, 잘되어야 할 텐데,

몸짓으로 분명하게 표현해 보죠.

손짓, 발짓, 몸짓으로는 충분치 않으니

이젠 장난질도 해봐야겠습니다.   5780

금도, 축축한 진흙처럼 다뤄보려고요,⁹⁰

이 금속은 뭐로든 다 변하니까요.

의전관

무슨 짓을 시작하는 게야, 비쩍 마른 멍청이야!

---

90 악마의 전통적인 성적 역할에 충실하게 따라서 메피스토펠레스는 마법의 황금으로 거대한 음
    경을 만들어 그걸로 숙녀들을 겁주고 놀라게 한다.

Hat so ein Hungermann Humor?

Er knetet alles Gold zu Teig,   5785

Ihm wird es untern Händen weich,

Wie er es drückt und wie es ballt

Bleibt's immer doch nur ungestalt.

Er wendet sich zu den Weibern dort,

Sie schreien alle, möchten fort,   5790

Gebärden sich gar widerwärtig;

Der Schalk erweist sich übelfertig.

Ich fürchte, daß er sich ergötzt

Wenn er die Sittlichkeit verletzt.

Dazu darf ich nicht schweigsam bleiben,   5795

Gib meinen Stab, ihn zu vertreiben.

PLUTUS

Er ahnet nicht, was uns von außen droht;

Laß ihn die Narrenteidung treiben

Ihm wird kein Raum für seine Possen bleiben;

Gesetz ist mächtig, mächtiger ist die Not.   5800

GETÜMMEL UND GESANG

Das wilde Heer es kommt zumal

Von Bergeshöh und Waldes Tal

Unwiderstehlich schreitets an

그렇게 굶주린 자한테도 유머가 있단 말이냐?

저자는 금을 죄다 주물러 반죽을 만드네,   5785

그의 손 안에서 물렁물렁해지네,

그가 누르는 대로 또 공처럼 뭉치는 대로.

하지만 모양 흉한 것만은 그대로이네.

저자가 저기 있는 여자들을 향해 돌아서니,

여자들은 모두 비명을 지르며 달아나려 하네,   5790

끔찍스럽다는 몸짓 하며.

저 심술쟁이⁹¹가 아주 작정을 하고 화를 부르는군.

두렵구나, 저자가 미풍양속을 해치며

재미있어하는 것 같아서.

그런 걸 보고 내가 입 다물고 있어선 안 되지,   5795

제 지팡이 주십시오, 저 녀석을 몰아내야겠습니다.

플루투스

저놈은 예감하지 못한다, 무엇이 바깥에서 우리를 위협하는지.

바보짓하게 그냥 놔두거라,

장난칠 여지도 별로 더 없을 테니.

법은 막강하지, 그보다 더 막강한 건 비상사태.   5800

야단법석과 노래

　사나운 대군이, 한꺼번에 온다오,

　높은 산에서 골짜기 숲에서 온다오,

　걷잡을 수 없이 썩썩 걸어 온다오,

91　이 단어는 제1부 「천상의 서곡」에서 주님이 메피스토펠레스를 지칭하던 것으로(339행), 의전
　　관이 무의식적으로 메피스토펠레스의 정체를 간파한 듯이 보인다.

Sie feiern ihren großen Pan.

Sie wissen doch, was keiner weiß   5805

Und drängen in den leeren Kreis.

PLUTUS

Ich kenn' euch wohl und euren großen Pan!

Zusammen habt ihr kühnen Schritt getan.

Ich weiß recht gut, was nicht ein jeder weiß

Und öffne schuldig diesen engen Kreis.   5810

Mag sie ein gut Geschick begleiten!

Das Wunderlichste kann geschehn;

Sie wissen nicht, wohin sie schreiten,

Sie haben sich nicht vorgesehn.

WILDGESANG

Geputztes Volk du, Flitterschau!   5815

Sie kommen roh, sie kommen rauh,

In hohem Sprung, in raschem Lauf

Sie treten derb und tüchtig auf.

FAUNEN

Die Faunenschar

Im lustigen Tanz,   5820

Den Eichenkranz

저들은 위대한 판⁹²을 기리지.

아무도 모르는 걸 알기도 하지,   5805

하여 비켜선 무리 가운데로 밀고 들어온다오.

플루투스

난 너희를 잘 알고 너희의 위대한 판도 잘 안다!

너희 대담한 걸음을 함께 내딛는구나.

누구도 알지 못하는 것을 나는 잘 알지,

하여 마땅한 대로 이 좁은 구역을 여노라.   5810

행운이 그들과 함께하기를!

아주 놀라운 일이 일어날 수 있도다.

자기들이 어디로 가고 있는지, 저들은 모르는구나,

저들은 예견도 못 했구나.

야성의 노래

치장한 무리 너, 겉만 번드르르하구나!   5815

저들은 상스럽게 오네, 저들은 난폭하게 오네,

높이 펄쩍 뛰며, 빨리 내달리며,

우악스럽게, 억세게 등장하네.

파우누스들⁹³

파우누스의 무리가 나가신다,

신나게 춤추며,   5820

떡갈나무 관을

---

92 그리스 신화의 목신(牧神). 상반신은 사람의 모습이고 다리와 꼬리는 염소의 것처럼 생겼으며,
    이마에 뿔이 있다. 목신들의 우두머리이자 만물을 관장하는 우주신이다.

93 로마 신화에서 뿔 달리고 염소 발인 강물과 숲의 신. 농부들과 목자들의 수호자이며 성적 충동
    이 강한 것으로 문학과 회화에서 그려진다.

Im krausen Haar

Ein feines zugespitztes Ohr

Dringt an dem Lockenkopf hervor

Ein stumpfes Näschen, ein breit Gesicht   5825

Das schadet alles bei Frauen nicht:

Dem Faun wenn er die Patsche reicht

Versagt die Schönste den Tanz nicht leicht.

SATYR

Der Satyr hüpft nun hinterdrein

Mit Ziegenfuß und dürrem Bein,   5830

Ihm sollen sie mager und sehnig sein.

Und gemsenartig auf Bergeshöhn,

Belustigt er sich, umher zu sehn.

In Freiheitsluft erquickt alsdann

Verhöhnt er Kind und Weib und Mann   5835

Die tief in Tales Dampf und Rauch

Behaglich meinen, sie lebten auch,

Da ihm doch rein und ungestört

Die Welt dort oben allein gehört.

GNOMEN

Da trippelt ein die kleine Schar   5840

Sie hält nicht gern sich Paar und Paar;

곱슬머리에 쓰고

뾰족 솟은 예쁜 귀

곱슬머리 옆으로 비죽이 내밀죠,

뭉툭한 작은 코, 넓적한 얼굴.   5825

여자들한테서는 흉 될 것 없죠

파우누스가 염소 앞발을 내밀면

제일가는 미녀도 쉽사리 춤을 거절하지 못하죠.

사티로스[94]

사티로스가 이제 경중경중 뒤따라옵니다,

염소 발에다 마른 다리,   5830

발이며 다리야 마르고 근육질이어야지,

높은 산 위에서 산양(山羊)처럼

이리저리 바라보길 즐기니.

그러고선 자유로운 공기에서 기운 얻어,

애건 여자건 남자건 모두를 비웃는다네,   5835

깊은 골짜기의 안개와 연기 속에서

편안하다며 자기들도 삶을 산다고 생각하는 이들을,

거기에서야 깨끗하고 방해받지 않고

그 높은 곳의 세상이 오롯이 사티로스 것이니까.

그놈들[95]

작은 이들의 무리가 총총거리며 간다,   5840

쌍쌍으로 있길 좋아하지 않아요.

---

94   그리스 신화에서 디오니소스를 따라다니는 호색한. 실레노스라고도 불린다.

95   Gnom: 우화에 나오는 사람을 닮은 조그만 동물. 난쟁이, 피그미, 코볼트와 동의어. 게르만 민담
      에 따르면 산의 영으로 땅속에 살며 보물을 지킨다. 여기서는 광부로 소개된다.

Im moosigen Kleid mit Lämplein hell

Bewegt sichs durcheinander schnell,

Wo jedes für sich selber schafft,

Wie Leucht-Ameisen wimmelhaft; 5845

Und wuselt emsig hin und her,

Beschäftigt in die Kreuz und Quer.

Den frommen Gütchen nah verwandt,

Als Felschirurgen wohlbekannt;

Die hohen Berge schröpfen wir, 5850

Aus vollen Adern schöpfen wir;

Metalle stürzen wir zu Hauf,

Mit Gruß getrost: Glück auf! Glück auf!

Das ist von Grund aus wohlgemeint

Wir sind der guten Menschen Freund. 5855

Doch bringen wir das Gold zu Tag

Damit man stehlen und kuppeln mag,

Nicht Eisen fehle dem stolzen Mann,

Der allgemeinen Mord ersann.

Und wer die drei Gebot verachtt, 5860

Sich auch nichts aus den andern macht.

Das alles ist nicht unsre Schuld,

이끼로 된 옷 입고, 작은 등불 들고, 환하게
한데 뒤섞여 움직인다, 빠르게
제각기 혼자서 일하는 곳에
빛을 내는 개미들처럼 바글바글.   5845
날렵하고 바지런하게 이리저리
바쁘게 가로세로.

경건하고 착한 요정들과 가까운 친척이고,
바위들의 외과의사로 유명하죠,
우린 높은 산들의 피를 빼냅니다.   5850
우린 가득 찬 광맥에서 퍼내고
금속들을 무더기로 쏟아내요,
느긋이 인사하며. 행운을! 행운을![96]
이건 근본에서부터 선의를 담은 것.
우린 착한 사람들의 친구죠.   5855
한데 우린 금을 파내 와요,
사람들이 훔치고 뚜쟁이짓할 수 있도록요,
모두를 죽여버리고 싶어 하는
교만한 사람에게, 쇠붙이[97]가 없지 않도록.
또 이 세 가지 계명[98]을 무시하는 자는   5860
나머지 계명 역시 무시하지요.
이 모든 게 우리 죄는 아니라오,

---

96 Glück auf!: 광부들의 인사로, 갱으로 내려갔다가 무사히 올라오라는 기원이 담겨 있다.
97 무기를 가리킨다.
98 십계명에서 금하는 것들 중 가장 나쁜 것. 도둑질, 간음, 살인.

Drum habt sofort wie wir Geduld.

RIESEN

Die wilden Männer sinds genannt,

Am Harzgebirge wohlbekannt,   5865

Natürlich nackt in aller Kraft,

Sie kommen sämtlich riesenhaft;

Den Fichtenstamm in rechter Hand

Und um den Leib ein wulstig Band

Den derbsten Schurz von Zweig und Blatt,   5870

Leibwache, wie der Papst nicht hat.

NYMPHEN IM CHOR *sie umschließen den großen Pan.*

Auch kommt er an! —

Das All der Welt

Wird vorgestellt

Im großen Pan.   5875

Ihr Heitersten, umgebet ihn,

Im Gaukeltanz umschwebet ihn,

Denn weil er ernst und gut dabei,

So will er daß man fröhlich sei.

Auch unterm blauen Wölbedach   5880

Verhielt' er sich beständig wach,

Doch rieseln ihm die Bäche zu,

Und Lüftlein wiegen ihn mild in Ruh.

Und wenn er zu Mittage schläft

Sich nicht das Blatt am Zweige regt,   5885

그러니 그대들, 우리처럼 계속, 인내를 가지시오.

거인들

야성의 남자들이라 불립니다,

하르츠 산에서는 다들 잘 알지요,   5865

자연 그대로 벌거벗고 지내며, 엄청 힘세지요,

그들이 모조리 거인답게 옵니다.

오른손엔 전나무 줄기를 들고

몸에는 불룩한 띠 두르고,

나뭇가지와 나뭇잎으로 든든한 치마 두르고   5870

교황님께서도 못 가지신 친위대들이죠.

요정들 합창대를 이루어 *그들은 위대한 판을 에워싼다.*

　　저 어른도 도착하셨네! ―

　　세상 만물이

　　나타나네   5875

　　위대한 판에게서.

　　너희 아주 유쾌한 이들은, 저분을 에워싸거라,

　　곡예춤을 추며 덩실덩실 저분을 에워싸거라.

　　저분은 진지하고 선하셔서

　　다들 즐겁기를 바라시니까.

　　푸르른 둥근 천장 아래   5880

　　그분은 줄곧 깨어 계신다.

　　그러나 개울들은 그분께로 졸졸 흘러가고

　　미풍은 부드럽게 그분을 흔들어 주무시게 하네.

　　그분이 한낮에 주무시면

　　나뭇가지에 달린 이파리도 꼼짝 안 해.   5885

Gesunder Pflanzen Balsam Duft

Erfüllt die schweigsam stille Luft,

Die Nymphe darf nicht munter sein

Und wo sie stand da schläft sie ein.

Wenn unerwartet mit Gewalt 5890

Dann aber seine Stimm erschallt,

Wie Blitzes Knattern, Meergebraus,

Dann niemand weiß, wo ein noch aus,

Zerstreut sich tapfres Heer im Feld

Und im Getümmel bebt der Held. 5895

So Ehre dem, dem Ehre gebührt

Und Heil ihm der uns hergeführt!

DEPUTATION DER GNOMEN *an den großen Pan.*

Wenn das glänzend reiche Gute

Fadenweis durch Klüfte streicht,

Nur der klugen Wünschelrute 5900

Seine Labyrinthe zeigt,

Wölben wir in dunklen Grüften

Troglodytisch unser Haus,

Und an reinen Tageslüften

Teilst du Schätze gnädig aus. 5905

건강한 식물들의 향유 같은 향기가
소리 없이 고요한 공기를 채우네.
요정이야 깨어 있을 수 없어
섰던 곳에서 잠이 들지요.
그러다 예기치 않게 쩌렁쩌렁   5890
그분의 목소리, 천둥번개처럼
바다의 포효처럼 울려 퍼지면,
그럼 아무도, 어찌할 바를 몰라
전장에선, 용감한 무리가 흩어지고
영웅도, 혼란에 빠져 벌벌 떨지요.   5895
하니 영예를 받아 마땅하신 분께 영예를,
우리를 이끌고 오신 분께 축복을![99]

그놈들의 대표 *위대한 판에게.*

반짝이는 풍부한 보화가
바위틈으로 가닥가닥 뻗어나가면,
오직 영험한 소망 지팡이[100]에게만   5900
그의 미로(迷路)는 나타나 보입니다,

저희가 어두운 굴 속에서 둥그렇게
동굴거주자답게 우리 집을 지으면,
한낮의 맑은 바람결에
당신께서 자비롭게 보물들을 나눠주십니다.   5905

---

99 바울의 로마서 13장 7절을 반어적으로 풀어 쓴 것이다.
100 Wünschelrute: 광맥, 수맥이 있는 자리를 알려주는 막대기.

Nun entdecken wir hieneben

Eine Quelle wunderbar,

Die bequem verspricht zu geben

Was kaum zu erreichen war.

Dies vermagst du zu vollenden, 5910

Nimm es Herr, in deine Hut.

Jeder Schatz in deinen Händen

Kommt der ganzen Welt zu gut.

PLUTUS *zum Herold.*

Wir müssen uns im hohen Sinne fassen

Und, was geschieht, getrost geschehen lassen, 5915

Du bist ja sonst des stärksten Mutes voll.

Nun wird sich gleich ein Greulichstes eräugnen,

Hartnäckig wird es Welt und Nachwelt leugnen,

Du schreib es treulich in dein Protokoll.

HEROLD *den Stab anfassend, welchen Plutus in der Hand behält.*

Die Zwerge führen den großen Pan 5920

Zur Feuerquelle sacht heran,

Sie siedet auf vom tiefsten Schlund

Dann sinkt sie wieder hinab zum Grund,

Und finster steht der offne Mund;

Wallt wieder auf in Sud und Glut 5925

Der große Pan steht wohlgemut

Freut sich des wundersamen Dings.

바로 곁에서 이제 저희가

놀라운 샘을 찾아냅니다,

거의 얻을 수 없는 것을

주겠다고 선선히 약속하는 샘을.

이것을 당신께서 완성할 수 있으니   5910

지켜주소서, 주인이시여

그 어떤 보물도 당신 두 손 안에서야

온 세상에 도움이 됩니다.

플루투스 *의전관에게.*

우린 드높은 뜻에서 집중해야겠으니

벌어질 일은 그냥 벌어지게 두어야겠다,   5915

그대 늘 용기 넘치는 사람이잖나.

이제 곧, 아주 끔찍한 것을 보게 될 건데

온 세상이 그리고 후세가 집요하게 부인할 터이니

그대는 그걸 자네 회의록에 충실하게 기록해 두라.

의전관 *플루투스가 손에 쥐고 있는 지팡이를 붙잡으며.*

난쟁이들이 위대한 판을,   5920

살며시 불샘으로 인도합니다.

그 샘은 깊디깊은 심연에서부터 끓어오르다가

다시 스르르 바닥으로 가라앉습니다,

아가리는 캄캄하게 벌어져 있고,

다시 콸콸 벌건 뒤끓음이 솟습니다,   5925

위대한 판은 느긋하게 서서

이 놀라운 일을 즐깁니다,

Und Perlenschaum sprüht rechts und links,
Wie mag er solchem Wesen traun?
Er bückt sich tief hinein zu schaun. —   5930
Nun aber fällt sein Bart hinein! —
Wer mag das glatte Kinn wohl sein?
Die Hand verbirgt es unserm Blick. —
Nun folgt ein großes Ungeschick
Der Bart entflammt und fliegt zurück,   5935
Entzündet Kranz und Haupt und Brust,
Zu Leiden wandelt sich die Lust. —
Zu löschen läuft die Schar herbei,
Doch keiner bleibt von Flammen frei,
Und wie es patscht und wie es schlägt   5940
Wird neues Flammen aufgeregt;
Verflochten in das Element
Ein ganzer Maskenklump verbrennt.

Was aber hör ich wird uns kund
Von Ohr zu Ohr von Mund zu Mund!   5945
O ewig unglückselge Nacht,
Was hast du uns für Leid gebracht.
Verkünden wird der nächste Tag

좌우로는 진주 거품이 튀어 날아오고요.
저런 광경을 어떻게 믿을까요?
들여다보려 그가 깊이 몸을 수그립니다. —   5930
그런데 지금 그의 수염이 안으로 떨어지네요! —
저 매끄러운 턱은 누구일까요?
손이 그것을 가려 우리 눈에는 보이지 않네요. —
그러다가 큰 부주의가 따르니
수염에 불이 붙어 다시 날아오릅니다,   5935
왕관과 머리와 가슴에까지 불이 옮겨붙습니다,
즐거움이 고통으로 바뀌는구나. —
불을 끄려고 무리가 달려오지만
아무도 불꽃에서 벗어나지 못합니다,
푸덕푸덕 소리 내며, 마구 쳐대지만   5940
새로운 불길이 돋워지기만 하네요.
불 속으로 엮여 들어가
가장행렬 무리 전체가 불탑니다.[101]

하지만 뭐가, 들리는구나, 우리에게 알리는 소리,
귀에서 귀로, 입에서 입으로!   5945
오 영원히 불행한 밤이여,
네가 우리에게 이 무슨 고통을 가져왔느냐.
다음 날엔 온 세상이 알 것이다,

---

101 카니발 장면을 통해 자연의 위력을 보여주는 이 화재 장면은 실제로 1394년 카를 4세의 가면
    무도회에서 일어났던 화재가 영감을 주었을 것으로 추정된다.

Was niemand willig hören mag;

Doch hör' ich aller Orten schrein: 5950

Der K a i s e r leidet solche Pein.

O wäre doch ein andres wahr!

Der Kaiser brennt und seine Schar.

Sie sei verflucht, die ihn verführt,

In harzig Reis sich eingeschnürt, 5955

Zu toben her mit Brüll-Gesang

Zu allerseitigem Untergang.

O Jugend, Jugend, wirst du nie

Der Freude reines Maß Bezirken?

O Hoheit Hoheit wirst du nie 5960

Vernünftig wie allmächtig wirken?

Schon geht der Wald in Flammen auf,

Sie züngeln leckend spitz hinauf,

Zum holzverschränkten Deckenband,

Uns droht ein allgemeiner Brand. 5965

Des Jammers Maß ist übervoll,

Ich weiß nicht, wer uns retten soll.

Ein Aschenhaufen einer Nacht

Liegt morgen reiche Kaiserpracht.

PLUTUS

Schrecken ist genug verbreitet, 5970

Hilfe sei nun eingeleitet! —

아무도 듣고 싶지 않을 이 소식을.
하지만 외침소리 사방에서 들린다.   5950
"황제께서 저런 고통을 겪으시다니."
오, 이것만은 사실이 아니면 좋으련만!
황제가 불타고 그 무리도 불탄다.
그분을 유혹한 이들, 저주받으라,
송진이 찐득거리는 가지에 옥죄여   5955
부르짖음의 노래와 함께 광란하며
천지가 몰락해 가게끔.
오, 젊음, 젊음이여, 너는 결코
기쁨의 순수한 절도를 지킬 수 없단 말이냐?
오, 폐하, 폐하시여, 당신은 결코   5960
가지신 전권만큼 분별 있게 행동할 수 없단 말입니까?

벌써 숲이 화염에 휩싸였다,
불길은 혀로 핥으며 비쭉비쭉 날름거린다,
목재를 가로질러 엮은 천장으로.
불바다가 우리를 위협한다.   5965
참상이 도를 넘어도 과하게 넘었다,
알 수 없구나, 누가 우릴 구해줄지.
하룻밤의 잿더미가 되겠구나,
내일이면 황제의 영화(榮華)가.

플루투스[102]
충격이 충분히 퍼졌다,   5970
이젠 도움이 와야겠다! ─

Schlage, heilgen Stabs Gewalt

Daß der Boden bebt und schallt.

Du geräumig weite Luft

Fülle dich mit kühlem Duft;

Zieht heran, umherzuschweifen

Nebeldünste, schwangre Streifen,

Deckt ein flammendes Gewühl;

Rieselt, säuselt, Wölkchen kräuselt,

Schlüpfet wallend, leise dämpfet,

Löschend überall bekämpfet,

Ihr die lindernden die feuchten,

Wandelt in ein Wetterleuchten

Solcher eitlen Flamme Spiel! —

Drohen Geister, uns zu schädigen,

Soll sich die Magie betätigen.

5975

5980

5985

쳐라, 신성한 막대기의 힘,

땅바닥이 진동하고 울리도록.

너, 광활히 넓은 대기,

서늘한 연무로 채워지거라.   5975

다가오라, 이리저리 오가며

안개 무리여, 부풀어 오른 띠로

이 혼란스러운 불바다를 덮거라.

졸졸거리며, 살랑거리며, 작은 구름 뭉게뭉게 피어오르라,

출렁이며 미끄러져 들어오거라, 나직하게 가라앉거라,   5980

사방에서 불을 꺼 없애라,

너희, 위무하는 것들, 축축한 것들

한 줄기 번갯불로 변하는구나

저 허황한 불꽃 유희! ─

영들이, 우리를 해치려고 준동하니   5985

이젠 마법을 써야겠다.

---

102 (아마도 가면을 벗으며) 파우스트가 여기서 플루투스 역할을 했음이 드러난다.

Lustgarten

Morgensonne.

Der Kaiser, Hofleute.

Faust, Mephistopheles, anständig, nicht auffallend, nach Sitte

gekleidet; beide knieen.

FAUST

Verzeihst du, Herr, das Flammengaukelspiel?

KAISER *zum Aufstehn winkend.*

Ich wünsche mir dergleichen Scherze viel. —

Auf einmal sah ich mich in glühnder Sphäre,

Es schien mir fast als ob ich Pluto wäre.   5990

Aus Nacht und Kohlen lag ein Felsengrund,

Von Flämmchen glühend. Dem und jenem Schlund

Aufwirbelten viel tausend wilde Flammen,

Und flackerten in ein Gewölb zusammen.

Zum höchsten Dome züngelt es empor,   5995

Der immer ward und immer sich verlor.

Durch fernen Raum gewundner Feuersäulen

Sah ich bewegt der Völker lange Zeilen,

궁전 정원

아침 해.

황제, 궁정인사들.

파우스트와 메피스토펠레스, 점잖게, 눈에 띄지 않게, 풍습에 따른 차림을 하고.

둘 다 무릎을 끓는다.

파우스트

용서해 주시겠습니까, 폐하, 마술의 불꽃놀이를?

황제 *일어서라는 손짓을 하며.*

짐은 그 같은 장난을 많이 소망하노라. ─

갑자기 짐이 활활 불타는 천지에 있는 걸 보았다,

마치, 내가 플루톤[103]이 된 것 같았다.   5990

암반이 온통 어둠과 숯이었다,

화염으로 이글거리며. 여기저기 계곡에서

수천의 거친 불꽃이 소용돌이쳐 올라

합쳐져 하나의 궁륭이 되어 펄럭거렸지.

가장 높은 지붕으로 넘실넘실 치솟아   5995

지붕이 보이다 안 보이다 했지.

휘감는 불기둥 치솟는 아득한 공간 사이로

백성들의 긴 행렬을 짐이 동요하며 바라보았노라.

---

103 저승의 신 하데스의 별칭.

Sie drängten sich im weiten Kreis heran
Und huldigten, wie sie es stets getan.   6000
Von meinem Hof erkannt' ich ein und andern,
Ich schien ein Fürst von tausend Salamandern.

MEPHISTOPHELES

Das bist du Herr! weil jedes Element
Die Majestät als unbedingt erkennt.
Gehorsam Feuer hast du nun erprobt,   6005
Wirf dich ins Meer, wo es am wildsten tobt,
Und kaum betrittst du perlenreichen Grund
So bildet wallend sich ein herrlich Rund;
Siehst auf und ab lichtgrüne schwanke Wellen,
Mit Purpursaum, zur schönsten Wohnung schwellen   6010
Um dich den Mittelpunkt. Bei jedem Schritt
Wohin du gehst, gehn die Paläste mit.
Die Wände selbst erfreuen sich des Lebens,
Pfeilschnellen Wimmlens, Hin – und Widerstrebens.
Meerwunder drängen sich zum neuen milden Schein,   6015
Sie schießen an, und keines darf herein.
Da spielen farbig goldbeschuppte Drachen,
Der Haifisch klafft, du lachst ihm in den Rachen.
Wie sich auch jetzt der Hof um dich entzückt

그들은 큰 원을 이루어 밀려와

경의를 표했어, 늘 그래왔듯이.   6000

내 궁의 사람 하나하나를 알아보았노라,

짐이 수천의 살라만드라들[104]의 제후 같았노라.

메피스토펠레스

바로 그러하십니다, 폐하! 자연의 원소 하나하나가

폐하를 지엄하신 분으로 무조건 인정하기 때문이죠.

이번에는 순종하는 불을 시험해 보신 것입니다.   6005

[이제] 바다로 몸을 던지십시오, 가장 사납게 광란하는 곳으로요,

폐하께서 진주로 풍성한 바닥에 발을 딛자마자

출렁출렁 멋진 원이 만들어지고,

위에 또 아래에, 보입니다, 환한 초록빛 흔들리는 물결이

자색 자락을 드리우며, 가장 아름다운 집으로 부풀어   6010

폐하를 중심으로 펼쳐지는 것이오. 걸음걸음 떼어놓으실 때마다

어디로 가시든, 궁전들이 함께 갑니다.

벽들 자체가 살아 있음을 즐거워하지요,

살같이 빠른 북적거림이며, 이리로 쏠려 가고 또 저리서 쏠려 옴을요.

바다의 기적이 새로운 고운 빛을 향해 밀려와   6015

돌진해 오는데, 아무도 그 안에 들어가면 안 됩니다.

거기선 색색깔 황금비늘로 덮인 용들이 놀고,

상어가 입 벌리고 있고, 폐하께선 그 입속을 보며 웃으시죠.[105]

지금도 폐하 주변의 궁정이 즐거워하긴 하지만

---

104 불의 영.

105 du *lach*st ihm in den *Rach*en. 뜻에는 반전이 있고 소리는 유사하다.

Hast du doch nie ein solch Gedräng erblickt   6020

Doch bleibst du nicht vom Lieblichsten geschieden

Es nahen sich neugierige Nereiden

Der prächtgen Wohnung in der ew'gen Frische,

Die jüngsten scheu und lüstern wie die Fische,

Die spätern klug. Schon wird es Thetis kund   6025

Dem zweiten Peleus reicht sie Hand und Mund. —

Den Sitz alsdann auf des Olymps Revier! —

KAISER

Die luft'gen Räume, die erlaß ich dir:

Noch früh genug besteigt man jenen Thron.

MEPHISTOPHELES

Und, höchster Herr! die Erde hast du schon.   6030

KAISER

Welch gut Geschick hat dich hieher gebracht?

Unmittelbar aus Tausend Einer Nacht.

Gleichst du an Fruchtbarkeit Scheherazaden,

Versichre ich dich der höchsten aller Gnaden.

Sei stets bereit, wenn eure Tageswelt   6035

그렇듯 밀려오는 무리는 아직 한번도 보지 못하셨을 겁니다.   6020

하지만 가장 사랑스러운 것과 멀리 떨어지지는 않으실 터이니

호기심 많은 네레이스[106]들이 다가옵니다,

영원한 신선함에 감싸인 호화로운 거처로요,

어린 것들은 물고기같이 수줍고도 음탕하고

조금 더 나이 든 것들은 영리하죠. 벌써 테티스[107]가 나타나네요,   6025

그녀, 제2의 펠레우스[108]이신 폐하께 손과 입을 내미는군요. ─

다음으론 올림포스 구역의 한 자리를! ─

황제

공중의 자리들, 그런 건 네가 말하지 않아도 된다.

그 옥좌에 내가 오르기엔 아직 때가 제법 이른 것 같구나.

메피스토펠레스

하오나, 지고의 분이시여! 대지는 이미 폐하께서 가지고 계십니다.   6030

황제

어느 좋은 운명이 널 이리로 데려와주었는지?

천일야화로부터 곧장.

네 생산성이 셰헤라자데[109]와 비슷하다면

내가 모든 은총 중의 최고의 은총을 네게 확실히 주겠노라.

언제든 준비하고 있거라, 너희의 일상의 세계가   6035

---

106 네레이스는 에게 해에 산다는 바다의 노인 네레우스의 딸들. 오십 명에 이르는 이들을 통칭해
    서 '네레이데'라 한다. 이들은 제2막의 「에게 해의 바위만」에서 다시 등장한다.

107 해신의 딸. 네레이데의 하나로 아킬레우스의 어머니이다.

108 안티고네의 남편이었다가 나중에 테티스와 결혼하여 아킬레우스의 아버지가 된다. 펠레우스
    와 테티스의 결혼잔치에서 여신들 간에 아름다움의 순위를 두고 다툼이 일어나고, 파리스가
    그 심판을 하게 되어 결국 트로이 전쟁이 야기된다.

109 매일 밤 이야기를 지어내는 『천일야화』의 주인공.

Wie's oft geschieht, mir widerlichst mißfällt.

MARSCHALK *tritt eilig auf.*

Durchlauchtigster, ich dacht' in meinem Leben

Vom schönsten Glück Verkündung nicht zu geben

Als diese, die mich hoch beglückt,

In deiner Gegenwart entzückt.   6040

Rechnung für Rechnung ist berichtigt,

Die Wucherklauen sind beschwichtigt,

Los bin ich solcher Höllenpein;

Im Himmel kanns nicht heitrer sein.

HEERMEISTER *folgt eilig.*

Abschläglich ist der Sold entrichtet,   6045

Das ganze Heer aufs neu verpflichtet,

Der Landsknecht fühlt sich frisches Blut,

Und Wirt und Dirnen habens gut.

KAISER

Wie atmet eure Brust erweitert!

Das faltige Gesicht erheitert!   6050

Wie eilig tretet ihr heran!

SCHATZMEISTER *der sich einfindet.*

Befrage diese, die das Werk getan.

FAUST

Dem Kanzler ziemts, die Sache vorzutragen.

KANZLER *der langsam herankommt.*

Beglückt genug in meinen alten Tagen. —

자주 그러듯, 지긋지긋하게도 싫어질 때 (부르겠노라).

내무대신 *급히 등장한다.*

지엄하신 폐하, 저는 제 평생

이런 지극히 아름다운 행복의 고지(告知)는 못할 것 같았사옵니다,

제게 지복이 되고

폐하 앞에서 이렇듯 저를 황홀케 하는 그런 고지는요.　　　　　　　6040

빚이란 빚이 다 정리되었습니다

고리대금업자의 손아귀가 조용해졌습니다,

그 지옥의 고통을 제가 떨쳤습니다,

천국도 이보다 더 화창할 수는 없겠네요.

국방대신 *급히 따라온다.*

급료가 할부로 정산되었습니다,　　　　　　　　　　　　　　　6045

전체 군대가 새로 계약을 하고

보병들은 신선한 피를 느끼고

술집 주인이나 하녀나 다 행복해합니다.

황제

그대들 가슴을 활짝 펴고 숨 쉬는구려!

주름졌던 얼굴이 화해졌소!　　　　　　　　　　　　　　　　6050

그대들 어찌나 서둘러 다가오는지!

재무대신 *들어서며.*

이들한테 자초지종을 물으십시오, 이 위업을 이룬 자들이니.

파우스트

상황을 설명하는 건 재상이 하는 게 온당하옵니다.

재상 *천천히 다가오며.*

제 노년이 넉넉히 행복해졌습니다. ―

So hört und schaut das schicksalschwere Blatt, 6055
Das alles Weh in Wohl verwandelt hat.

Er liest.

»Zu wissen sei es jedem, ders begehrt:
Der Zettel hier ist tausend Kronen wert.
Ihm liegt gesichert, als gewisses Pfand
Unzahl vergrabnen Guts im Kaiserland. 6060
Nun ist gesorgt damit der reiche Schatz,
Sogleich gehoben, diene zum Ersatz.«

KAISER

Ich ahne Frevel, ungeheuren Trug!
Wer fälschte hier des Kaisers Namenszug?
Ist solch Verbrechen ungestraft geblieben? 6065

SCHATZMEISTER

Erinnre dich! hast selbst es unterschrieben;
Erst heute nacht. Du standst als großer Pan,
Der Kanzler sprach mit uns zu Dir heran:
»Gewähre dir das hohe Festvergnügen,
Des Volkes Heil, mit wenig Federzügen.« 6070
Du zogst sie rein, dann wards in dieser Nacht

운명이 달린 이 문서의 내용을 들어보시고 봐주십시오.　　　　　6055
이 문서로 모든 고통이 행복으로 변했습니다.

그가 읽는다.

"누구든, 원하는 자에게, 알리노라.
여기 이 종이쪽지는 천 크로네의 가치가 있다.
이 종이는 확실한 담보로 보장되어 있다,
제국 안에 파묻혀 있는 무수한 재산으로.　　　　　6060
이제, 그 많은 보물을 즉시 캐내,
태환(兌換)에 쓰도록 준비되어 있노라."[110]

황제

이건 무엄한 짓 아니냐, 엄청난 사기야!
누가 여기서 황제의 서명을 위조했나?
이런 범죄가 어찌 벌을 면했단 말이냐?　　　　　6065

재무장관

기억해 보십시오! 폐하께서 직접 서명하셨습니다.
지난밤에요. 폐하께서 위대한 판으로 분장하여 계실 때
재상이 저희 모두와 함께 폐하께 나아가 아뢰었습니다.
"폐하께서는 드높은 잔치의 즐거움을,
국민의 행복에, 몇 글자로 허락하소서."　　　　　6070
폐하께선 깨끗하게 써주셨고, 그리하여 그 밤에

110　황금으로 태환되는 위태로운 지폐가 황제의 인준으로 발행되는 순간이다. 프랑스에서 재정 문
　　제 해결을 위해 1720년 이미 존 로(John Law)가 파리에 은행을 세우고 지폐를 발매하려 했으
　　나 문제점만 노정되었을 뿐 자리 잡지 못했다. 아직 지폐는 낯설었고 다른 유럽 궁정들이 도입
　　을 고려하던 시점이었다. 여기서 비판되는 것은 프랑스 혁명기의 아시냐 지폐로, 그 남발의 폐
　　해가 예시된다. 이 장면에서 부각된 화폐의 가상성은 시대 현실과 겹쳐 있고 시대를 앞선 괴테
　　의 예리한 관심을 농축하고 있다.

Durch Tausendkünstler schnell vertausendfacht.

Damit die Wohltat allen gleich gedeihe

So stempelten wir gleich die ganze Reihe,

Zehn, Dreißig, Funfzig, Hundert sind parat.   6075

Ihr denkt euch nicht, wie wohl's dem Volke tat.

Seht eure Stadt, sonst halb im Tod verschimmelt,

Wie alles lebt und lustgenießend wimmelt!

Obschon dein Name längst die Welt beglückt,

Man hat ihn nie so freundlich angeblickt.   6080

Das Alphabet ist nun erst überzählig

In diesem Zeichen wird nun jeder selig.

KAISER

Und meinen Leuten gilts für gutes Gold?

Dem Heer, dem Hofe gnügt's zu vollem Sold?

So sehr michs wundert, muß ichs gelten lassen.   6085

MARSCHALK

Unmöglich wär's, die Flüchtigen einzufassen;

Mit Blitzeswink zerstreute sichs im Lauf.

Die Wechslerbänke stehen sperrig auf,

Man honoriert daselbst ein jedes Blatt

Durch Gold und Silber, freilich mit Rabatt.   6090

Nun gehts von da zum Fleischer, Bäcker, Schenken;

Die halbe Welt scheint nur an Schmaus zu denken,

재주꾼들이 얼른 수천 장으로 찍었습니다,

그로써 모두에게 금방 혜택이 가도록요,

저희도 즉시 전체 지폐 종류에다 도장을 찍었습니다,

십, 삼십, 오십, 백짜리가 준비되어 있습니다.　　　　　　　　　　6075

백성들이 얼마나 좋아했는지는 생각도 못 하실 겁니다.

폐하의 도시를 보십시오, 여느 때는 반쯤 죽어서 곰팡이 슬었는데,

지금은 모든 것이 살아나 흥겨워하며 바글거리고 있습니다!

폐하의 이름이 이미 오래전부터 세상을 복되게 하기는 했지만,

백성들이 그 이름을 이렇게까지 다정하게 눈여겨본 적은 없습니다.　　6080

알파벳[111]은 이제 비로소 넘치게 복제되었습니다.

이 표지(標識) 가운데서는 이제 누구나 복되옵니다.

황제

그럼 이게 내 백성들에게, 확실한 황금을 대신해서 통용된단 말이냐?

군대에, 궁정에 급료를 다 주기에 족하단 말이냐?

참으로 놀라우니, 그 유효함을 인정해야겠구나.　　　　　　　　　　6085

내무대신

휘익 지나가는 것들을 붙잡아 두기는 불가능할 겁니다.

번개같이 움직이며 흩어져 돌았습니다.

환금 은행들이 문 활짝 열어놓고 있습니다.

거기서 직접 종이 한 장 한 장을 지불해 주죠,

금과 은으로요, 물론 할인해서요.　　　　　　　　　　　　　　　6090

이제 거기서부터 푸줏간으로, 빵집으로, 술집으로 가죠.

세상 절반은 오직 질탕하게 먹을 생각만 하는 것 같습니다.

111　황제의 이름 철자. 대량으로 발행된 지폐에 황제의 이름이 찍혀 있다.

Wenn sich die andre neu in Kleidern bläht.

Der Krämer schneidet aus, der Schneider näht.

Bei »Hoch dem Kaiser!« sprudelts in den Kellern, 6095

Dort kochts und brät's und klappert mit den Tellern.

MEPHISTOPHELES

Wer die Terrassen einsam abspaziert

Gewahrt die Schönste, herrlich aufgeziert,

Ein Aug' verdeckt vom stolzen Pfauenwedel,

Sie schmunzelt uns und blickt nach solcher Schedel; 6100

Und hurt'ger als durch Witz und Redekunst

Vermittelt sich die reichste Liebesgunst.

Man wird sich nicht mit Börs' und Beutel plagen,

Ein Blättchen ist im Busen leicht zu tragen,

Mit Liebesbrieflein paarts bequem sich hier. — 6105

Der Priester trägts andächtig im Brevier,

Und der Soldat, um rascher sich zu wenden,

Erleichtert schnell den Gürtel seiner Lenden.

Die Majestät verzeihe, wenn ins Kleine

Das hohe Werk ich zu erniedern scheine. 6110

FAUST

Das Übermaß der Schätze, das, erstarrt,

In deinen Landen tief im Boden harrt,

Liegt ungenutzt. Der weiteste Gedanke

Ist solchen Reichtums kümmerlichste Schranke,

Die Phantasie, in ihrem höchsten Flug, 6115

다른 절반이 새 옷을 입고 뻐기는 동안요.
옷감 장사는 피륙말이에서 옷감 끊어내고, 재단사는 옷 짓고.
술집들에선 "황제 만세"가 들끓어 오릅니다,   6095
그곳에선 끓이고 굽고 접시들이 떨걱거립니다.

메피스토펠레스

테라스에서 외롭게 거닐고 있는 사람은
멋지게 치장한 최고 미인을 보게 됩니다.
한쪽 눈은 자랑스러운 공작 깃털 부채로 가리고
그녀, 우리에게 은근한 미소를 지으며 그런 종이쪽지를 바라보지요.   6100
재치와 말재주를 동원한 것보다 더 잽싸게
가장 풍부한 사랑의 호의가 전달됩니다.
돈지갑, 돈자루 들고 다니느라 고생하지 않게 될 겁니다,
작은 종이 한 장은 쉽게 품에 넣고 다닐 수 있지요,
품 안에선 연애편지와도 편안히 짝짓고요. ──   6105
성직자는 경건하게 성무일과서에다 끼워 넣어 다니고
군인은 얼른 허리에 찬 전대를 가볍게 하여
잽싸게 몸을 돌리게 되었습니다,
폐하께서는 용서하소서, 제가 큰 위업을
작게 낮추려는 듯이 보인다면요.   6110

파우스트

넘치는 보물들, 그것들이 굳어서
폐하의 나라 안 깊은 바닥에서 기다리고 있습니다,
쓰이지 않고 있습니다. 가장 원대한 생각도
그런 부(富)에게는 극히 보잘것없는 장애물이죠.
환상이, 그 지고의 비상 가운데서,   6115

Sie strengt sich an und tut sich nie genug.

Doch fassen Geister, würdig, tief zu schauen,

Zum Grenzenlosen grenzenlos Vertrauen.

MEPHISTOPHELES

Ein solch Papier, an Gold und Perlen statt,

Ist so bequem, man weiß doch, was man hat,   6120

Man braucht nicht erst zu markten, noch zu tauschen,

Kann sich nach Lust in Lieb und Wein berauschen.

Will man Metall, ein Wechsler ist bereit,

Und fehlt es da, so gräbt man eine Zeit.

Pokal und Kette wird verauktioniert,   6125

Und das Papier, sogleich amortisiert,

Beschämt den Zweifler der uns frech verhöhnt.

Man will nichts anders, ist daran gewöhnt.

So bleibt von nun an allen Kaiser Landen

An Kleinod, Gold, Papier genug vorhanden.   6130

KAISER

Das hohe Wohl verdankt euch unser Reich,

Wo möglich sei der Lohn dem Dienste gleich.

Vertraut sei euch des Reiches innrer Boden,

Ihr seid der Schätze würdigste Kustoden.

Ihr kennt den weiten, wohlverwahrten Hort,   6135

애쓰지만, 결코 충분히 잘 안 되고요.

하지만 영들은, 고귀하고, 깊은 통찰 능력이 있어,

한량없는 것에다 한량없이 신뢰를 부여하지요.

메피스토펠레스

저런 종이 한 장이, 황금과 진주를 대신하네요,

참 편리하죠, 자기가 얼마나 가지고 있는지 알잖아요.　　　　　　　　6120

우선 흥정할 필요도, 바꿀 필요도 없죠.[112]

마음껏 사랑과 술에 취할 수 있고요,

금속으로 가지길 원한다면, 환전업자가 대기하고 있고요.

거기서 부족하면, 한동안 땅을 팝니다.

화려한 잔이며 목걸이가 경매에 부쳐지고,　　　　　　　　6125

종이가, 즉시 상환되지요,

의심하는 자를 부끄럽게 하지요, 건방지게 우릴 비웃는 사람을요.

아무도 다른 건 원하지 않아요, 벌써들 익숙해졌거든요.

그러니 지금부터는 제국 안 모든 영토에 계속

보석, 황금, 종이가 넉넉할 것입니다.　　　　　　　　6130

황제

우리 제국이 그대들 덕에 지대한 복지를 누리는구나.

바라건대 보답 또한 공로와 같게 하라.

제국의 땅 아래를 그대들에게 맡기노니

그대들은 보물들을 지키는 가장 합당한 관리자가 되어라.

그대들은 보물이 잘 간직된 드넓은 터를 잘 알고 있으니　　　　　　　　6135

---

112 독일 안의 여러 나라들에는 여러 종류의 동전들이 있었고 고정 환율이 없었기 때문에, 환전을
할 때면 매번 흥정을 해야 했다. 지폐를 발행하면 제국 내의 화폐 단일화가 가능해지고 지불이
용이해진다.

Und wenn man gräbt so sei's auf euer Wort.

Vereint euch nun ihr Meister unsres Schatzes,

Erfüllt mit Lust die Würden eures Platzes,

Wo mit der obern sich die Unterwelt,

In Einigkeit beglückt, zusammenstellt.   6140

SCHATZMEISTER

Soll zwischen uns kein fernster Zwist sich regen,

Ich liebe mir den Zaubrer zum Kollegen.

ab mit Faust.

KAISER

Beschenk' ich nun bei Hofe Mann für Mann,

Gesteh' er mir, wozu er's brauchen kann.

PAGE *Empfangend.*

Ich lebe lustig, heiter, guter Dinge.   6145

EIN ANDRER *gleichfalls.*

Ich schaffe gleich dem Liebchen Kett und Ringe.

KÄMMERER *annehmend.*

Von nun an trink ich doppelt beßre Flasche.

EIN ANDRER *gleichfalls.*

Die Würfel jucken mich schon in der Tasche.

BANNERHERR *mit Bedacht.*

Mein Schloß und Feld, ich mach' es schuldenfrei.

EIN ANDRER *gleichfalls.*

그것들을 파낼 때는, 그대들의 말을 따르게 하리라.

이제 그대들, 우리 보물의 명인들은, 합심하여

즐겁게 너희 지위의 품격에 부응하거라,

지하세계가 지상세계와

행복하게 하나 되어, 함께하는 곳에서.   6140

재무장관

우리 사이에선 조금의 알력이라도 없도록,

저는 마술사를 동료로 맞게 되어 기쁘옵니다.

파우스트와 함께 퇴장.

황제

이제 궁정에서 한 사람 한 사람에게 선물하겠으니,

어디에 그걸 쓸 것인지 말해보거라.

시동 *받으며.*

저는 즐겁게, 명랑하게, 기분 좋게 살 겁니다.   6145

다른 시동 *마찬가지로.*

저는 곧바로 애인에게 목걸이와 반지를 마련해 주겠습니다.

헌작관 *받으며.*

시금부터 저는 두 배로 좋은 술을 마시겠습니다.

다른 헌작관 *마찬가지로.*

주머니 속 주사위가 벌써 절 들썩들썩하게 합니다.

토후[113] *신중하게.*

제 성(城)과 전답, 그걸 저당에서 풀겠습니다.

다른 토후 *마찬가지로.*

---

113 임대할 토지가 있고 자신의 깃발 아래 군인을 두어도 되는 귀족.

Es ist ein Schatz, den leg ich Schätzen bei.   6150

KAISER

Ich hoffte Lust und Mut zu neuen Taten;

Doch wer euch kennt, der wird euch leicht erraten.

Ich merk' es wohl: bei aller Schätze Flor

Wie ihr gewesen, bleibt ihr nach wie vor.

NARR *herbeikommend.*

Ihr spendet Gnaden, gönnt auch mir davon.   6155

KAISER

Und lebst du wieder, du vertrinkst sie schon.

NARR

Die Zauber-Blätter! ich verstehs nicht recht.

KAISER

Das glaub ich wohl, denn du gebrauchst sie schlecht.

NARR

Da fallen andere, weiß nicht was ich tu.

KAISER

Nimm sie nur hin, sie fielen dir ja zu.   6160

ab.

NARR

Fünftausend Kronen wären mir zu Handen!

이건 보물이죠, 보물은 제 보물들 곁에 두겠습니다. 6150

황제

나는 새로운 위업을 쌓을 흥과 용기를 기대했다.

하지만 너희를 잘 아는 사람은, 쉽사리 너희를 짐작할 것이다.

나도 잘 알고 있다. 제아무리 보물이 넘쳐나도,

너희는, 너희가 그랬듯 예나 지금이나 그대로임을.[114]

어릿광대[115] *다가오며.*

폐하께선 은총을 베푸시는데, 제게도 그것 좀 베푸소서. 6155

황제

너 다시 살아났구나, 벌써 퍼마시는 데 써버리려는구나.

어릿광대

마법의 종이들이라니! 소인은 이해를 잘 못하겠습니다요.

황제

그렇겠지, 네가 그걸 잘 쓸 줄 몰라 그럴 게다.

어릿광대

저기 또 종이가 막 떨어져요, 제가 뭘 해야 할지 모르겠어요.

황제

그저 잡거라, 네게로 떨어지는 것이니라. 6160

퇴장.

어릿광대

오천 크로네가 내 손안에 있다니!

---

114 보물을 가지고 보다 큰 위업을 수행하려 하지 않고 술 마시고 놀 생각만 하는 신하들에 대한
     비판이다.
115 제2부 제1막 서두에서 메피스토펠레스가 그 자리를 차지하며 등장했던 먼젓번 어릿광대이다.

MEPHISTOPHELES

Zweibeiniger Schlauch, bist wieder auferstanden?

NARR

Geschieht mir oft, doch nicht so gut als jetzt.

MEPHISTOPHELES

Du freust dich so, daß dichs in Schweiß versetzt.

NARR

Da seht nur her, ist das wohl Geldes wert?   6165

MEPHISTOPHELES

Du hast dafür was Schlund und Bauch begehrt.

NARR

Und kaufen kann ich Acker, Haus und Vieh?

MEPHISTOPHELES

Versteht sich! biete nur, das fehlt dir nie.

NARR

Und Schloß, mit Wald und Jagd und Fischbach?

MEPHISTOPHELES

                                        Traun!

Ich möchte dich gestrengen Herrn wohl schaun!   6170

NARR

Heut abend wieg ich mich im Grundbesitz! —

                        ab.

MEPHISTOPHELES *solus.*

Wer zweifelt noch an unsres Narren Witz.

메피스토펠레스

두 발 달린 술자루야, 다시 살아난 거냐?

어릿광대

자주 있는 일이죠, 하지만 지금처럼 좋은 적은 없었지요.

메피스토펠레스

하도 기뻐서 땀에 흠뻑 젖었구나.

어릿광대

이것 좀 봐요, 이게 돈의 가치가 있단 말이오?   6165

메피스토펠레스

그걸로 넌 네 목구멍과 뱃구렁이 원하는 걸 가질 수 있어.

어릿광대

그럼 나도 밭과 집과 가축을 살 수 있단 말이오?

메피스토펠레스

물론이지! 그걸 내기만 해, 이젠 갖지 못할 게 없게 돼.

어릿광대

그럼 성(城)도요, 숲과 사냥터와 물고기 있는 개울 딸린 성도요?

메피스토펠레스

                                              믿으라니까!

네가 지엄하신 영주가 되는 걸 보고 싶구나!   6170

어릿광대

오늘 저녁이면 내가 내 소유의 땅에서 느긋이 지낼 수 있겠네! —

                              퇴장.

메피스토펠레스 *혼자서.*

누가 아직도 우리 어릿광대의 이해력을 의심하랴.

Finstere Galerie

Faust. Mephistopheles.

MEPHISTOPHELES

Was ziehst du mich in diese düstern Gänge?

Ist nicht da drinnen Lust genug,

Im dichten, bunten Hofgedränge   6175

Gelegenheit zu Spaß und Trug?

FAUST

Sag mir das nicht, du hast's in alten Tagen

Längst an den Sohlen abgetragen;

Doch jetzt dein Hin- und Widergehn

Ist nur, um mir nicht Wort zu stehn.   6180

Ich aber bin gequält zu tun,

Der Marschalk und der Kämmrer treibt mich nun.

Der Kaiser will, es muß sogleich geschehn,

Will Helena und Paris vor sich sehn;

Das Musterbild der Männer, so der Frauen,   6185

In deutlichen Gestalten will er schauen.

어두운 회랑

파우스트. 메피스토펠레스.

메피스토펠레스

왜 날 이 음침한 통로로 끌고 온 거죠?

저 안에서도 충분히 신나지 않나요,

가지각색 궁중 무리가 빽빽한 가운데   6175

재미 보고 사기 칠 기회가 충분하지 않나요?

파우스트

그런 말 하지 마, 자넨 벌써 오래전부터

그런 걸 지겹도록 해보지 않았나.

하지만 지금 자네가 이리 갔다 저리 갔다 하는 건

오로지 나한테 설명을 않겠다는 심산이지.   6180

그러나 난 안 하지 못할 고통을 당하고 있네,

내무대신과 헌작관이 이제 날 다그쳐.

황제의 소망이라네, 그 일이 당장 일어나게 해야 하네.

헬레나와 파리스를 눈앞에서 보고 싶다는 거야,

남자 중의 남자, 여자 중의 여자를   6185

분명한 모습으로 보겠다는 것이야.

Geschwind ans Werk ich darf mein Wort nicht brechen.

MEPHISTOPHELES

Unsinnig war's, leichtsinnig zu versprechen.

FAUST

Du hast, Geselle, nicht bedacht,

Wohin uns deine Künste führen; 6190

Erst haben wir ihn reich gemacht,

Nun sollen wir ihn amüsieren.

MEPHISTOPHELES

Du wähnst, es füge sich sogleich;

Hier stehen wir vor steilern Stufen,

Greifst in ein fremdestes Bereich, 6195

Machst frevelhaft am Ende neue Schulden,

Denkst Helenen so leicht hervorzurufen

Wie das Papiergespenst der Gulden. —

Mit Hexen-Fexen, mit Gespenst-Gespinsten,

Kielkröpfigen Zwergen steh ich gleich zu Diensten; 6200

Doch Teufels-Liebchen, wenn auch nicht zu schelten,

Sie können nicht für Heroinen gelten.

FAUST

Da haben wir den alten Leierton!

Bei dir gerät man stets ins Ungewisse.

얼른 일을 시작해. 난 약속을 어길 수 없어.

메피스토펠레스

경솔하게 약속을 하다니 멍청했군.

파우스트

이봐, 자넨 생각을 못 했구먼,

자네 재주가 우릴 어디로 끌고 갈지.　　　　　　　　　　　　6190

황제를 부유하게 만들어주었더니

이젠 즐겁게도 만들어달라는군.

메피스토펠레스

그런 일이 금세 될 거라고 망상하시는데,

여기서 우린 한층 더 험난한 단계 앞에 있단 말이오,

심히 낯선 분야를 붙들고,　　　　　　　　　　　　　　6195

끝에 가서는 함부로 새로운 빚까지 지게 되는 거란 말이오

헬레나를 그렇게 쉽게, 굴덴[116] 대신 쓰는 종이 유령처럼

불러낼 수 있다고 생각하시는 모양인데 —

마녀-무녀, 유령-귀신

곱사등이 난쟁이들[117]이라면 금방 불러낼 수 있지만　　　6200

악마의 애인들은, 비록 욕먹을 정도는 아니어도,

영웅들의 여인들로 여겨질 수 없으니 말이오.

파우스트

또 뻔한 옛 가락이로군!

자네하고 있으면 만사 불확실해지고 만단 말이다.

116　14~9세기 독일의 금화 및 은화.

117　악마가 마녀의 몸 안에 만들어놓아 마녀가 낳았다는 설이 있다. 「발푸르기스의 밤」 원고의 폐
　　지에도 적혀 있다.

Der Vater bist du aller Hindernisse,   6205

Für jedes Mittel willst du neuen Lohn.

Mit wenig Murmeln, weiß ich, ist's getan,

Wie man sich umschaut, bringst du sie zur Stelle.

MEPHISTOPHELES

Das Heidenvolk geht mich nichts an,

Es haust in seiner eignen Hölle;   6210

Doch gibts ein Mittel.

FAUST

                Sprich, und ohne Säumnis.

MEPHISTOPHELES

Ungern entdeck' ich höheres Geheimnis. —

Göttinnen thronen hehr in Einsamkeit,

Um sie kein Ort, noch weniger eine Zeit,

Von ihnen sprechen ist Verlegenheit.   6215

Die Mütter sind es!

FAUST *aufgeschreckt.*

             Mütter!

MEPHISTOPHELES

                Schauderts dich?

자넨 모든 장애들의 창시자여서   6205

수단 하나하나마다 새로 대가를 원하니.

조금만 중얼거리면 일이 되잖나, 내가 알지.

돌아보는 사이, 자네는 그녀를 데려올 수 있을 거네.

메피스토펠레스

그 이교도 족속은 나하고는 상관없어요,

그것들은 자기네들 지옥에 둥지를 틀고 있단 말이오,   6210

하지만 방법은 있지요.

파우스트

　　　　　　　말해봐, 지체 말고.

메피스토펠레스

썩 내키지 않지만 보다 높은 비밀을 공개해 보죠. —

여신들이 왕좌에 고고하게 앉아 있죠, 고독하게.

그들 주위에는 공간도 없고, 시간은 더욱 없어요,

그들에 대해 이야기하는 것만도 당황스러워지네.   6215

그들은 어머니들이오![118]

파우스트 *화들짝 놀라며.*

　　　　　　　어머니들!

메피스토펠레스

　　　　　　　소름이 끼치나요?

---

118 Mütter: 황량함과 고독의 공간에 있다는 이 "어머니들"과 이어지는 장면은 수많은 해석을 유
발하는, 『파우스트』에서 가장 신비로운 한 부분이다. 영원한 어스름과 고독 속에서 창조하는
존재이자 '창조하고 보존하는' 대원리로 보기도 하고(에커만과의 1830년 1월 10일자 대화),
고독하고 힘든 창작 작업 속의 어떤 근원적 모태 같은 것으로 해석되기도 하며, 게르만 신화에
있었다가 사라진 존재로 해석되기도 한다. 생성과 성장, 파괴와 재생이라는 존재의 영원한 형
태 변형이 그 끊임없는 작용으로 간주된다.

Faust

Die Mütter! — Mütter! — s klingt so wunderlich.

MEPHISTOPHELES

Das ist es auch. Göttinnen, ungekannt

Euch Sterblichen, von uns nicht gern genannt.

Nach ihrer Wohnung magst ins Tiefste schürfen;   6220

Du selbst bist schuld, daß ihrer wir bedürfen.

FAUST

Wohin der Weg?

MEPHISTOPHELES

      Kein Weg! Ins Unbetretene,

Nicht zu Betretende; ein Weg ans Unerbetene

Nicht zu Erbittende. Bist du bereit? —

Nicht Schlösser sind, nicht Riegel wegzuschieben,   6225

Von Einsamkeiten wirst umhergetrieben.

Hast du Begriff von Öd' und Einsamkeit?

FAUST

Du spartest, dächt' ich, solche Sprüche,

Hier wittert's nach der Hexenküche,

Nach einer längst vergangnen Zeit.   6230

Mußt' ich nicht mit der Welt verkehren,

Das Leere lernen, Leeres lehren? —

Sprach ich vernünftig, wie ichs angeschaut,

파우스트

어머니들! — 어머니들이라! — 참 기이하게 들리네.

메피스토펠레스

그렇기도 해요. 알려지지 않은 여신들이죠,

당신네 필멸의 인간들에겐, 우리도 그 이름을 일컫고 싶지 않아요.

그들의 거처로 가자면, 가장 깊은 곳으로 파고 들어가게 될걸,   6220

당신 탓이지 뭐, 우리가 그들을 필요로 하게 된 건.

파우스트

길은 어디로 나 있나?

메피스토펠레스

　　　　　　　길은 없어요! 아직 발 디뎌본 적 없는 곳으로,

발 디딜 수 없는 곳으로 가지요. 길 하나가, 청하지 않은 이들에게로,

청할 수 없는 이들에게로 이어지지요. 준비되었어요? —

자물쇠도 없고 밀어야 할 빗장도 없어요.   6225

고독에 이리저리 내몰릴 거고요.

황량함과 고독에 대해 알기는 하나요?

파우스트

그런 상투적인 말은 자네가 안 할 줄 알았는데.[119]

여기선 마녀의 주방 냄새가 나는군,

그건 아주 오래전 지나간 시대의 냄새인데.   6230

나도 세상과 교류해야 되지 않았나?

공허를 배우고, 공허를 가르치고? —

내가 관조한 대로 분별 있게 말했을 때,

---

119 제1부의「숲과 동굴」장면은 전형적으로 황량하고 고독한 장면이었다.

Erklang der Widerspruch gedoppelt laut;

Mußt ich sogar vor widerwärtigen Streichen 6235

Zur Einsamkeit, zur Wildernis entweichen,

Und um nicht ganz versäumt allein zu leben

Mich doch zuletzt dem Teufel übergeben.

MEPHISTOPHELES

Und hättest du den Ozean durchschwommen

Das Grenzenlose dort geschaut, 6240

So sähst du dort doch Well' auf Welle kommen,

Selbst wenn es dir vorm Untergange graut.

Du sähst doch etwas. Sähst wohl in der Grüne

Gestillter Meere streichende Delphine,

Sähst Wolken ziehen, Sonne, Mond und Sterne; 6245

Nichts wirst du sehn in ewig leerer Ferne,

Den Schritt nicht hören, den du tust,

Nichts Festes finden wo du ruhst.

FAUST

Du sprichst als erster aller Mystagogen,

Die treue Neophyten je betrogen; 6250

Nur umgekehrt. Du sendest mich ins Leere,

Damit ich dort so Kunst als Kraft vermehre.

Behandelst mich, daß ich, wie jene Katze,

반박하는 소리가 갑절로 크게 울렸네.

내가 심지어 꺼림칙한 장난질을 피해   6235

고독에로, 황량함에로 물러났어야 했잖나,[120]

또, 모든 걸 잃고 혼자 살진 않으려고

마침내 나를 악마에게 넘겨야 했잖은가.

메피스토펠레스

당신이 대양을 두루 헤엄쳐

저기 무한(無限)을 보았다면   6240

거기서 파도에 파도가 밀려오는 건 보았을 거요,

빠져 죽을까 두렵더라도.

당신은 하여간 뭔가를 보았을 겁니다. 아마도 고요해진 바다의

초록 물속을 스쳐가는 돌고래들을 보았을걸요

구름이 흘러가는 것을, 태양을, 달과 별을 보았을걸요.   6245

그러나 영원히 텅 빈 먼 곳에서는, 아무것도 보이질 않을 겁니다 —

스스로 딛는 발걸음 소리도 안 들리고

딛고 설 단단한 건 아무것도 못 찾아내요.

파우스트

모든 축성(祝聖)해 주는 자들[121] 중에서두 고수인 양 말하고 있는데

축성받을 충직한 신참자들[122]은 일찍이 기만당했지,   6250

다만 반대로. 자네는 나를 공허 속으로 보내는구나,

내가 그곳에서 기술과 힘을 더 키우도록.

나를 고양이 취급하는군, 날더러

---

120   제1부의 「숲과 동굴」 장면 참조.

121   고대 그리스의 엘레우시스 밀교의 사제.

122   엘레우시스 밀교 의식에서 입교를 위해 축성받을 신참자.

Dir die Kastanien aus den Gluten kratze.

Nur immer zu! wir wollen es ergründen,   6255

In deinem Nichts hoff ich das All zu finden.

MEPHISTOPHELES

Ich rühme dich eh du dich von mir trennst,

Und sehe wohl daß du den Teufel kennst;

Hier diesen Schlüssel nimm.

FAUST

                                        Das kleine Ding!

MEPHISTOPHELES

Erst faß' ihn an und schätz' ihn nicht gering.   6260

FAUST

Er wächst in meiner Hand! er leuchtet, blitzt!

MEPHISTOPHELES

Merkst du nun bald, was man an ihm besitzt?

Der Schlüssel wird die rechte Stelle wittern,

Folg ihm hinab, er führt dich zu den Müttern.

FAUST *schaudernd.*

Den Müttern! Trifft's mich immer wie ein Schlag!   6265

Was ist das Wort das ich nicht hören mag?

MEPHISTOPHELES

Bist du beschränkt daß neues Wort dich stört?

이글이글 타는 불 속에서 밤톨을 꺼내오라고.

계속하셔! 그걸 끝까지 캐보자고,   6255

자네의 무(無) 속에서 나는 우주를 찾아내길 바라네.[123]

메피스토펠레스

당신을 찬양하오, 당신이 나를 떠나기 전에.

잘 알겠소, 당신이 악마를 잘 안다는 것을.

여기 이 열쇠를 받으시오.

파우스트

                        조그만 물건이로군!

메피스토펠레스

우선 잡으시고 그걸 무시하진 마시오.   6260

파우스트

열쇠가 손안에서 커지네! 빛을 내네, 번쩍이네!

메피스토펠레스

가진 게 뭔지 이제야 알겠소?

열쇠가 제 자리를 알아낼 것이오.

그걸 따라 내려가시오, 열쇠가 당신을 어머니들한테로 인도할 테니.

파우스트 *소름 끼쳐하며.*

어머니들에게로! 그 말을 들을 때마다 얻어맞는 것 같군!   6265

내가 듣고 싶지 않은 이 단어는 무어지?

메피스토펠레스

새 단어가 거슬릴 만치 사람이 모자라는 거요?

---

123 파우스트의 특성을 잘 나타내는 구절. 반면 메피스토펠레스는 '부정만 하는 영', 즉 모든 것을
무화하는 존재이다.

Willst du nur hören was du schon gehört?

Dich störe nichts wie es auch weiter klinge,

Schon längst gewohnt der wunderbarsten Dinge.   6270

FAUST

Doch im Erstarren such ich nicht mein Heil,

Das Schaudern ist der Menschheit bestes Teil;

Wie auch die Welt ihm das Gefühl verteure,

Ergriffen, fühlt er tief das Ungeheure.

MEPHISTOPHELES

Versinke denn! Ich könnt auch sagen: steige!   6275

'S ist einerlei. Entfliehe dem Entstandnen,

In der Gebilde losgebundne Räume,

Ergetze dich am längst nicht mehr Vorhandnen;

Wie Wolkenzüge schlingt sich das Getreibe,

Den Schlüssel schwinge, halte sie vom Leibe.   6280

FAUST *begeistert.*

Wohl! fest ihn fassend fühl' ich neue Stärke,

Die Brust erweitert hin zum großen Werke.

MEPHISTOPHELES

Ein glühnder Dreifuß tut dir endlich kund

Du seist im tiefsten, allertiefsten Grund.

이미 들었던 말만 듣고 싶기라도 한 거요?

아무것도 당신에게 거슬리지 말길, 무슨 소리가 또 나오든,

아주 놀라운 일들에도 벌써 오래전부터 익숙하니.   6270

파우스트

하지만 경직됨 가운데서 나의 안녕을 찾진 않겠다,

전율은 인간의 최상의 부분,[124]

세상이 제아무리 인간에게 그런 느낌을 쉽사리 안 줄지라도.

감동되었을 때, 엄청난 것을 가장 깊이 느끼지.

메피스토펠레스

가라앉으시오! 이렇게도 말할 수 있겠네. 올라가시오!   6275

매한가지요. 이미 이루어진 것은 피하시오,

그 어디에도 매이지 않은 영상(映像)들의 공간으로,

존재하지 않은 지 오래된 것을 즐기시오.

거기서 휘도는 것은 흘러가는 구름처럼 휘감기오,

열쇠를 흔드시오, 그것들이 몸에 닿지 않도록 하시오.   6280

파우스트 *감격해서.*

좋아! 열쇠를 꽉 쥐니 새로운 힘이 느껴지네,

가슴이 쫙 펴지니, 큰 위업을 향해 나아가보자.

메피스토펠레스

불이 타고 있는 삼발이 향로 하나가 마침내 보일 거요,

그러면 가장 깊은, 깊고도 깊은 바닥에 가 닿은 거요.

---

124 굳어지지 않겠다는 파우스트의 생각이 드러날뿐더러 괴테에게서 중요한 단언이 담긴 구절이
다. 전율을 느낄 수 있는, 즉 놀라며 세상과 사물을 바라보고 받아들일 수 있는 열려 있음을 인
간이 지닌 '최상의 부분'으로 보는 것은 괴테의 중요한 생각이며, 또한 파우스트의 추동력의
핵심이다.

Bei seinem Schein wirst du die Mütter sehn,   6285

Die einen sitzen, andre stehn und gehn,

Wie's eben kommt. Gestaltung, Umgestaltung,

Des ewigen Sinnes ewige Unterhaltung.

Umschwebt von Bildern aller Kreatur.

Sie sehn dich nicht, denn Schemen sehn sie nur.   6290

Da faß ein Herz, denn die Gefahr ist groß,

Und gehe grad auf jenen Dreifuß los,

Berühr ihn mit dem Schlüssel!

      Faust macht eine entschieden gebietende Attitüde mit dem Schlüssel.

MEPHISTOPHELES *ihn betrachtend.*

              So ists recht!······

Er schließt sich an, er folgt als treuer Knecht,

Gelassen steigst du, dich erhebt das Glück,   6295

Und eh sie's merken, bist mit ihm zurück.

Und hast du ihn einmal hierher gebracht,

So rufst du Held und Heldin aus der Nacht,

Der erste der sich jener Tat erdreistet;

Sie ist getan und du hast es geleistet.   6300

Dann muß fortan, nach magischem Behandeln,

그 불빛 곁에서 어머니들이 보일 거요,   6285

어떤 이는 앉아 있고, 다른 이는 서기도 하고 걷기도 하지

꼭 지금 막 오는 것처럼. 형상 만들기, 형상 바꾸기,

〔그게〕 영원한 의미의 영원한 보존[125]이지요.

모든 피조물의 영상들이 주위를 떠돕니다.

어머니들은 당신을 보지 못해요, 희미한 형상밖에 볼 수 없기 때문이죠.   6290

거기서 마음을 단단히 붙드시오, 위험이 크니까,

그러고는 똑바로 삼발이 향로를 향해 가시오,

그걸 열쇠로 건드리시오!

　　　　　파우스트, 열쇠로 단호하게 명하는 몸짓을 한다.

메피스토펠레스 *그를 바라보면서.*

　　　　　　제대로 하는군!……

향로가 어울려줄 거요, 충직한 하인으로서 당신을 따를 거요.

당신은 침착하게 가요, 행운이 당신을 들어올려 줄 거요,   6295

어머니들이 알아채기 전에, 향로를 가지고 돌아와야 하오.

그것을 한번 여기로 가져오거든

그 남녀 영웅을 어둠으로부터 불러내시오,

당신은 이 일을 감행한 최초의 사람이오.

그 일은 이루어졌고, 당신이 그걸 해냈소.   6300

그럼 그때부터, 마법의 방식에 따라.

125　Unterhaltung: 현재는 '오락'이라는 뜻으로도 많이 쓰이는 이 단어를 괴테는 그 원래 의미, 즉
　　"똑바로 유지하다, 살아 있게 하다, 생생하게 유지하다" 등의 뜻으로 쓴다. 6287~88행의 이
　　매우 난해한 구절은 두 가지로 해석된다. '(영원한 지혜를 포함하는) 영원한 의미는 형상화 또
　　재형상화를 통해 유지된다' 혹은 '형상화, 재형상화가 영원히 생생하게 그 의미를 획득한다.'

Der Weihrauchsnebel sich in Götter wandeln.

FAUST

Und nun was jetzt?

MEPHISTOPHELES

     Dein Wesen strebe nieder,

Versinke stampfend, stampfend steigst du wieder.

       Faust stampft und versinkt.

MEPHISTOPHELES

Wenn ihm der Schlüssel nur zum besten frommt!   6305

Neugierig bin ich ob er wiederkommt?

향로의 자욱한 연기가 신들로 변할 거요.

파우스트

그럼 이젠 어쩌나?

메피스토펠레스

　　　　　당신의 온 존재의 힘을 모아 아래로 향하시오,

발을 꽝꽝 구르며 가라앉으시오, 발을 꽝꽝 구르며 다시 올라오시오.

　　　　　파우스트, 발을 꽝꽝 구르며 가라앉는다.

메피스토펠레스

열쇠가 그에게 제대로 도움을 주기를!　　　　　　　6305

궁금하네, 그가 돌아올 수 있을지?

Hell erleuchtete Säle

Kaiser und Fürsten, Hof in Bewegung.

KÄMMERER *zu Mephistopheles.*

Ihr seid uns noch die Geisterszene schuldig;

Macht Euch daran! der Herr ist ungeduldig.

MARSCHALK

Soeben fragt der Gnädigste darnach;

Ihr! zaudert nicht der Majestät zur Schmach.   6310

MEPHISTOPHELES

Ist mein Kumpan doch deshalb weggegangen,

Er weiß schon wie es anzufangen,

Und laboriert verschlossen still,

Muß ganz besonders sich befleißen;

Denn wer den Schatz, das Schöne, heben will   6315

Bedarf der höchsten Kunst, Magie der Weisen.

MARSCHALK

Was ihr für Künste braucht, ist einerlei:

Der Kaiser will daß alles fertig sei.

환하게 불 밝힌 홀들

황제와 제후들, 궁정 전체가 부산하다.

헌작관 메피스토펠레스에게.

자네들 우리에게 유령 나오는 장면도 보여주어야 하오,

얼른 시작하시오! 황제께서 안달이 나셨소.

내무대신

방금도 폐하께서 물어보시던데

자네들! 꾸물거려 그분을 욕되게 하지 말라.   6310

메피스토펠레스

제 짝이 그래서 길을 떠났습니다,

시작을 어떻게 해야 할지 그가 알고 있답니다.

하여 문 닫아걸고 조용히 실험하고 있답니다,

아주 특별히 열심히 해야 하는 일이죠,

보물을, 아름다움을, 캐려는 자,   6315

최고의 기술이 필요하죠, 현자들의 마법요.

내무대신

무슨 기술을 필요로 하든 상관없소.

황제께서 원하시는 건, 모든 게 다 끝나 있는 거니까.

BLONDINE *zu Mephistopheles.*

Ein Wort, mein Herr! Ihr seht ein klar Gesicht,

Jedoch so ist's im leidigen Sommer nicht!   6320

Da sprossen hundert bräunlich rote Flecken,

Die zum Verdruß die weiße Haut bedecken.

Ein Mittel!

MEPHISTOPHELES

      Schade! so ein leuchtend Schätzchen,

Im Mai getupft wie eure Pantherkätzchen.

Nehmt Froschlaich, Krötenzungen, kohobiert,   6325

Im vollsten Mondlicht sorglich distilliert;

Und, wenn er abnimmt, reinlich aufgestrichen,

Der Frühling kommt, die Tupfen sind entwichen.

BRAUNE

Die Menge drängt heran, euch zu umschranzen.

Ich bitt' um Mittel! Ein erfrorner Fuß   6330

Verhindert mich am Wandeln wie am Tanzen,

Selbst ungeschickt beweg ich mich zum Gruß.

MEPHISTOPHELES

Erlaubet einen Tritt von meinem Fuß.

BRAUNE

Nun, das geschieht wohl unter Liebesleuten.

MEPHISTOPHELES

Mein Fußtritt, Kind! hat Größres zu bedeuten.   6335

Zu Gleichem Gleiches; was auch einer litt;

금발 여인 *메피스토펠레스에게.*

저기, 한마디만 해주세요! 이 잡티 없는 얼굴 좀 봐줘요,

하지만 괴로운 여름엔 그렇질 않답니다.   6320

여름엔 수백 개 갈색 홍반이 돋아나

하얀 피부를 끔찍하게 뒤덮는답니다.

처방이 필요해요!

메피스토펠레스

　　　　　　안됐습니다! 이렇게 빛나는 귀하신 분에게

오월이면 살쾡이새끼처럼 얼룩이 생기다니.

개구리 알, 두꺼비 혀를 혼합해서   6325

보름달빛에 세심하게 증류하세요.

그런 다음, 달이 줄어들면, 깨끗하게 바르세요,

그럼 봄이 와도 얼룩이 생기지 않을 거요.

갈색 머리의 여인

무리가 밀려드네요, 선생님께 잘 보이려고.

저도 처방을 부탁해요! 발에 동상을 입었어요,   6330

걸을 때도 춤출 때도 지장이 커요,

인사하는 데도 몸놀림이 둔하다니까요.

메피스토펠레스

제 발로 한번 지그시 밟아드리게 해주십쇼.

갈색 머리의 여인

아이, 그런 건 연인들끼리나 하는 짓인데요.

메피스토펠레스

제가 밟는 건, 아가씨! 더 큰 의미가 있답니다.   6335

그 어떤 병에 걸렸든, 같은 것에는 같은 것을 써야 하죠,

Fuß heilet Fuß, so ists mit allen Gliedern.

Heran! Gebt acht! Ihr sollt es nicht erwidern.

BRAUNE *schreiend.*

Weh! Weh! das brennt! das war ein harter Tritt,

Wie Pferdehuf.   6340

MEPHISTOPHELES

        Die Heilung nehmt Ihr mit.

Du kannst nunmehr den Tanz nach Lust verüben,

Bei Tafel schwelgend füßle mit dem Lieben.

DAME *herandringend.*

Laßt mich hindurch! Zu groß sind meine Schmerzen,

Sie wühlen siedend mir im tiefsten Herzen;

Bis gestern sucht Er Heil in meinen Blicken,   6345

Er schwatzt mit ihr und wendet mir den Rücken.

MEPHISTOPHELES

Bedenklich ist es, aber höre mich.

An ihn heran mußt du dich leise drücken;

Nimm diese Kohle, streich ihm einen Strich

Auf Ärmel, Mantel, Schulter, wie sichs macht;   6350

Er fühlt im Herzen holden Reuestich.

Die Kohle doch mußt du sogleich verschlingen,

Nicht Wein, nicht Wasser an die Lippen bringen;

즉 밝은 발이 치유하죠, 온몸이 다 그렇다니까요.[126]
가까이 오세요! 조심! 내 발을 다시 밟지는 마요.

갈색 머리의 여인 *소리를 지르며.*

앗! 아얏! 아 뜨거! 세게도 밟으셨네,
말발굽에 밟힌 것 같아.[127]   6340

메피스토펠레스

　　　　　　　치료되었습니다.

이젠 춤도 실컷 추실 수 있고,
연회 식탁 밑에서 애인과 발장난도 실컷 할 수 있어요.

숙녀 *밀고 다가오며.*

저 좀 들어가게 해주세요! 제 고통이 너무나 커요.
통증이 가슴속 깊은 곳에서 끓으며 헤집어요.
어제까진 그이가 내 눈길에서 구원을 찾았는데   6345
다른 여자와 수다를 떨고 내게선 등을 돌리네요.

메피스토펠레스

좀 미심쩍겠지만, 제 말을 들으시죠.
그에게 다가가 가볍게 몸을 붙여야 합니다.
이 숯을 가지고 가서 그에게 한 번 쓱 그어 칠하세요,
소매, 외투, 어깨, 어디든 되는 곳에.   6350
그가 가슴속에서 아름다운 후회의 통증을 느낄 겁니다.
하지만 숯은 당신이 얼른 꿀꺽 삼켜야만 해요,
술도, 물도 입에 대지 말고요

126　'이열치열'과 같은 뜻. 동종요법을 의미한다.

127　악마에게 밟혔음을 암시하는 구절.

Er seufzt vor deiner Tür noch heute Nacht.

DAME

Ist doch kein Gift? 6355

MEPHISTOPHELES *entrüstet.*

Respekt, wo sichs gebührt!

Weit müßtet Ihr nach solcher Kohle laufen;

Sie kommt von einem Scheiterhaufen

Den wir sonst emsiger angeschürt.

PAGE

Ich bin verliebt, man hält mich nicht für voll.

MEPHISTOPHELES *beiseite.*

Ich weiß nicht mehr wohin ich hören soll. 6360

zum Pagen.

Müßt Euer Glück nicht auf die Jüngste setzen.

Die Angejahrten wissen Euch zu schätzen. —

Andere drängen sich herzu.

Schon wieder Neue! Welch ein harter Strauß!

Ich helfe mir zuletzt mit Wahrheit aus;

Der schlechteste Behelf! Die Not ist groß. — 6365

O Mütter, Mütter! Laßt nur Fausten los!

umherschauend.

Die Lichter brennen trübe schon im Saal,

Der ganze Hof bewegt sich auf einmal.

Anständig seh' ich sie in Folge ziehn

Durch lange Gänge, ferne Galerien. 6370

그가 오늘 밤 내로 당신 문 앞에서 한숨 쉬고 있을 겁니다.

숙녀

한데 독(毒)은 아니죠?   6355

메피스토펠레스 *격분한다.*

　　　　　　　　　존경받아 마땅한 것에는 존경심을!

그런 숯을 구하자면 멀리 가셔야만 할 거요.

이 숯은 화형장 장작더미에서 온 건데

그 장작더미 불은 우리가 전에 제법 바지런하게 살려두었죠.

시동

전 사랑에 빠졌어요, 그런데 나더러들 아직 어리다네요.

메피스토펠레스 *방백(傍白).*

이젠 모르겠네, 누구 말을 들어야 할지.   6360

　　　　　　　　　　　　시동에게.

행운을 가장 어린 여자에게서 찾지 말게.

나이 먹은 여자들은 자네를 알아주지. ─

　　　　　　　　　　다른 사람들이 밀려온다.

벌써 또 다른 사람들이 왔네! 이 무슨 고투인가!

마침내, 진실로써 여길 벗어나야겠다

최악의 자구책이구나! 고난이 크다. ─   6365

오, 어머니들, 어머니들이시여! 파우스트 좀 놔주세요!

　　　　　　　　　　　두리번거리며.

등불들이 벌써 흐릿하게 홀에서 타고 있고,

궁정 모든 인사들이 갑자기 움직이네.

점잖은 사람들이 줄줄이 따라가네,

긴 통로를 지나, 먼 회랑을 지나.   6370

Nun! sie versammeln sich im weiten Raum

Des alten Rittersaals, er faßt sie kaum.

Auf breite Wände Teppiche spendiert,

Mit Rüstung Eck und Nischen ausgeziert.

Hier braucht es, dächt' ich, keine Zauberworte; 6375

Die Geister finden sich von selbst zum Orte.

자아! 그들이 넓은 방에 모인다,
오래된 기사의 홀에, 방이 터질 지경이다.
넓은 벽에는 양탄자들이 그득이 걸리고
구석이며 벽감(壁龕)은 무구(武具)로 장식되었네.
여기서는 마법의 주문이 필요 없겠다,   6375
유령들이 제 발로 와 있으니.

Rittersaal

Dämmernde Beleuchtung,

Kaiser und Hof, sind eingezogen.

HEROLD

Mein alt Geschäft, das Schauspiel anzukünden,

Verkümmert mir der Geister heimlich Walten;

Vergebens wagt man, aus verständigen Gründen,

Sich zu erklären das verworrene Schalten.   6380

Die Sessel sind, die Stühle schon zur Hand;

Den Kaiser setzt man grade vor die Wand;

Auf den Tapeten mag er da die Schlachten

Der großen Zeit bequemlichstens betrachten.

Hier sitzt nun alles, Herr und Hof im Runde,   6385

Die Bänke drängen sich im Hintergrunde;

Auch Liebchen hat, in düstern Geisterstunden,

Zur Seite Liebchens lieblich Raum gefunden.

기사의 홀

흐린 조명,
황제와 온 궁정인사들이 들어와 있다.

의전관

구경거리를 알리는 일이 저의 오랜 업무지만

영(靈)들의 은밀한 주재가 저를 방해합니다.

그 복잡한 조작은 감히 이해할 만하게

설명해 보려 해도 잘 안 됩니다.[128]   6380

소파가 있고, 의자도 준비되어 있습니다.

황제는 바로 벽 앞으로 모시지요,

거기 벽걸이 양탄자에서 위대한 시대의

전투들을 아주 편안히 바라보실 수 있지요,

이제 모두 여기 앉았습니다, 폐하와 궁정인사들이 둘러서,   6385

긴 의자들이 후면에 빼곡히 몰려 있고요.

연인들도, 유령이 나타나는 으스스한 때에

애인 곁에서 사랑스럽게 자리를 잡았습니다.

---

128 이 부분은 환등극(laterna magica)으로 전개될, 파우스트가 연출자로서 조작하는 극중극을 설
명한다. "어머니들"에게서 가져온 환영(幻影)으로, 황제가 보고 싶어 하던 헬레나와 파리스가
등장한다.

Und so, da alle schicklich Platz genommen,

Sind wir bereit, die Geister mögen kommen! 6390

Posaunen.

ASTROLOG

Beginne gleich das Drama seinen Lauf,

Der Herr befiehlt's, ihr Wände tut euch auf!

Nichts hindert mehr, hier ist Magie zur Hand,

Die Tepp'che schwinden, wie gerollt vom Brand;

Die Mauer spaltet sich, sie kehrt sich um, 6395

Ein tief Theater scheint sich aufzustellen,

Geheimnisvoll ein Schein uns zu erhellen,

Und ich besteige das Proszenium.

MEPHISTOPHELES *aus dem Souffleurloche auftauchend.*

Von hier aus hoff' ich allgemeine Gunst,

Einbläsereien sind des Teufels Redekunst. 6400

Zum Astrologen.

Du kennst den Takt in dem die Sterne gehn,

Und wirst mein Flüstern meisterlich verstehn.

ASTROLOG

Durch Wunderkraft erscheint allhier zur Schau,

Massiv genug, ein alter Tempelbau.

Dem Atlas gleich, der einst den Himmel trug, 6405

Steh'n, reihenweis, der Säulen hier genug;

하여 이렇게, 모두가 어울리는 자리들을 잡았으니
우린 준비가 되었습니다, 영들은 등장하시라!   6390

나팔 소리.

천문학자
바로 연극을 시작하라,
폐하께서 명령하셨다, 막(幕)을 열어라!
막는 건 이제 아무것도 없습니다, 마법이 준비되어 있습니다,
벽걸이 양탄자가 사라집니다, 불에 타서 말리듯이
장벽이 쪼개집니다, 방향을 바꿉니다,   6395
그 속에 깊숙한 극장 하나가 세워지는 것 같습니다,
신비롭게 불빛 하나 우리를 밝히고,
하여 제가 무대 전면으로 오릅니다.

메피스토펠레스 *배우에게 대사 불러주는 구멍에서 나타나며.*
여기서부터 제가 여러분의 호의를 바라고 있습니다,
대사 불러주는 게, 악마의 연설기술이죠.   6400

천문학자에게.

그대는 별들이 움직이는 박자를 훤히 아시니
나의 소근거림도 능숙히 이해하실 거요.

천문학자
기적의 힘을 통해 여기에 다들 보시게끔,
아주 육중하게, 오래된 신전 건물이 나타납니다.
한때 하늘을 짊어졌던 아틀라스같이,   6405
줄지어, 기둥들이 여기 가득히 서 있습니다,

Sie mögen wohl der Felsenlast genügen,

Da zwei schon ein groß Gebäude trügen.

ARCHITEKT

Das wär' antik! Ich wüßt' es nicht zu preisen,

Es sollte plump und überlästig heißen.   6410

Roh nennt man edel, unbehülflich groß.

Schmalpfeiler lieb' ich, strebend, grenzenlos;

Spitzbögiger Zenit erhebt den Geist;

Solch ein Gebäu erbaut uns allermeist.

ASTROLOG

Empfangt mit Ehrfurcht sterngegönnte Stunden;   6415

Durch magisch Wort sei die Vernunft gebunden;

Dagegen weit heran bewege frei

Sich herrliche verwegne Phantasei.

Mit Augen schaut nun, was ihr kühn begehrt,

Unmöglich ist's, drum eben glaubenswert.   6420

Faust steigt auf der andern Seite des Proszeniums herauf.

ASTROLOG

Im Priesterkleid, bekränzt, ein Wundermann,

Der nun vollbringt, was er getrost begann.

기둥들은 바윗덩이 하중도 충분히 감당할 것 같습니다.

저기 둘은 이미 큰 건물 하나를 떠받치고 있습니다.

건축가

이건 고대 양식[129] 같습니다! 찬양은 못 하겠습니다

뭉툭하고 과하게 부담스럽다고나 할까.   6410

거친 걸 고상하다 하고, 세련되지 않은 걸 위대하다 하다니.

가느다란 지주 기둥들을 저는 좋아합니다, 끝없이 치솟으며,

그 뾰족한 정점이 정신을 고양시키잖습니까.

그런 건축물[130]이 우리를 최고로 북돋워 주지죠.

천문학자

별이 내려준 이 행운의 시간을 경외심으로 맞으십시오   6415

마법의 주문으로 이성은 묶어둡시다.

그 대신 광범하고 자유롭게 다가옵니다,

멋지고 대담한 환상이.

이제 두 눈으로 보십시오, 그대들이 대담하게 갈망하던 것을.

있을 수 없는 일이죠, 바로 그래서 믿을 만하죠.   6420

파우스트, 무대 전면의 다른 쪽에서 솟아 올라온다.

천문학자

사제의 옷을 입고, 관을 쓴, 마법사입니다,

이제 그가, 자신 있게 시작했던 것을 완수합니다.

---

129 이 배경 영상은 이탈리아 남부의 고대 유적지 패스툼(Paestum)을 묘사하고 있는 것으로 해석
    된다. 패스툼은 우람한 열주(列柱)가 늘어선 장중한 고대 신전 유적이다.
130 고딕 식 건축물을 뜻한다.

Ein Dreifuß steigt mit ihm aus hohler Gruft,

Schon ahn' ich aus der Schale Weihrauchduft.

Er rüstet sich, das hohe Werk zu segnen, 6425

Es kann fortan nur Glückliches begegnen.

FAUST *großartig.*

In eurem Namen, Mütter, die ihr thront

Im Grenzenlosen, ewig einsam wohnt,

Und doch gesellig. Euer Haupt umschweben

Des Lebens Bilder, regsam, ohne Leben. 6430

Was einmal war, in allem Glanz und Schein,

Es regt sich dort; denn es will ewig sein.

Und ihr verteilt es, allgewaltige Mächte,

Zum Zelt des Tages, zum Gewölb der Nächte.

Die einen faßt des Lebens holder Lauf, 6435

Die andern sucht der kühne Magier auf;

In reicher Spende läßt er, voll Vertrauen,

Was jeder wünscht, das Wunderwürdige schauen.

ASTROLOG

Der glühnde Schlüssel rührt die Schale kaum,

Ein dunstiger Nebel deckt sogleich den Raum. 6440

Er schleicht sich ein, er wogt nach Wolkenart,

Gedehnt, geballt, verschränkt, geteilt, gepaart.

Und nun erkennt ein Geister-Meisterstück!

So wie sie wandeln, machen sie Musik.

Aus luftgen Tönen quillt ein Weißnichtwie, 6445

삼발이 향로가 그와 함께 움푹한 구덩이에서 올라옵니다,

향로에서는 벌써 향기로운 연기가 나오는 것 같습니다.

그는 이 중요한 작업에 축복을 내릴 준비를 합니다,   6425

이제부터는 오직 행복한 일만 일어날 겁니다.

파우스트 *거창하게.*

그대들의 이름으로, 어머니들이여, 왕좌에 앉아

무한 속에 영원히 외롭게 거하시는,

하지만 어울려 계신 분들이시여. 그대들의 머리를 감돕니다,

생명의 영상(映像)들이, 움직이며, 생명 없이.   6430

한때 온갖 광채와 빛에 감싸여 있던 것,

저기서 움직이고 있네요, 영원하고 싶어서죠.

그리하여 전능한 힘들이여, 그대들이 그걸 나눕니다

낮의 장막으로, 밤들의 궁창으로.

생명의 아리따운 흐름이 하나를 붙들고   6435

대담한 마술사가 다른 하나를 찾아갑니다.

아낌없이 주면서 그는, 확신에 차서,

누구나 소망하는 것, 놀랄 만한 것을 보여줍니다.

천문학자

이글이글 단 열쇠가 향로를 건드리자마자

금방 자욱한 안개가 방을 덮습니다.   6440

안개가 기어듭니다, 구름처럼 너울너울,

안개는 퍼지고, 뭉치고, 얽히고, 나뉘고, 짝을 짓습니다.

이제 보십시오, 영들의 결작입니다!

저들이 거니는 발걸음 따라 음악소리가 나네요.

허공에 울리는 음향에서 '어떻게인지 모를 것'이 솟습니다만   6445

Indem sie ziehn wird alles Melodie.

Der Säulenschaft, auch die Triglyphe klingt,

Ich glaube gar der ganze Tempel singt.

Das Dunstige senkt sich; aus dem leichten Flor

Ein schöner Jüngling tritt im Takt hervor.   6450

Hier schweigt mein Amt, ich brauch' ihn nicht zu nennen,

Wer sollte nicht den holden Paris kennen!

Paris hervortretend.

DAME

O! welch ein Glanz aufblühender Jugendkraft!

ZWEITE

Wie eine Pfirsche frisch und voller Saft!

DRITTE

Die fein gezognen, süß geschwollnen Lippen!   6455

VIERTE

Du möchtest wohl an solchem Becher nippen?

FÜNFTE

Er ist gar hübsch, wenn auch nicht eben fein.

SECHSTE

Ein bißchen könnt' er doch gewandter sein.

그들의 걸음걸음이 모두 선율이 됩니다.

기둥들이며, 지붕삼각판[131]이 모두 울리고 있습니다.

심지어, 신전 전체가 노래하는 것 같습니다.

몽롱한 것이 가라앉으면서 그 가벼운 베일을 헤치고

아름다운 젊은이 하나가 절도 있게 걸어 나옵니다.   6450

여기서 제 직무가 입을 다뭅니다, 그의 이름을 제가 굳이 댈 필요는 없겠지요,

미남 파리스를 누가 모르겠습니까!

파리스, 걸어 나오며.

숙녀

오! 피어나는 젊음의 힘이 눈부시네!

두 번째 숙녀

복숭아처럼 싱싱하고 단물이 흐르네!

세 번째 숙녀

저 선 고운, 달콤하게 부풀어 오른 입술!   6455

네 번째 숙녀

니 지런 잔으로 홀짝홀짝 마시고 싶은 거지?

다섯 번째 숙녀

정말 귀엽다, 세련되지는 않다 해도.

여섯 번째 숙녀

쪼금만 더 민첩할 수도 있을 것 같은데.

---

131 도리아 식 사원의 추녀 부분에서 사각형판(Metope)과 번갈아 나오는 삼각형판.

RITTER

Den Schäferknecht glaub ich allhier zu spüren,

Vom Prinzen nichts und nichts von Hofmanieren. 6460

ANDRER

Eh nun! halb nackt ist wohl der Junge schön,

Doch müßten wir ihn erst im Harnisch sehn!

DAME

Er setzt sich nieder, weichlich, angenehm.

RITTER

Auf seinem Schoße wär' Euch wohl bequem?

ANDRE

Er lehnt den Arm so zierlich übers Haupt. 6465

KÄMMERER

Die Flegelei! Das find' ich unerlaubt!

DAME

Ihr Herren wißt an allem was zu mäkeln.

DERSELBE

In Kaisers Gegenwart sich hinzuräkeln!

DAME

Er stellts nur vor! Er glaubt sich ganz allein.

DERSELBE

Das Schauspiel selbst, hier sollt es höflich sein. 6470

DAME

Sanft hat der Schlaf den Holden übernommen.

기사

양치기 머슴처럼 보이는데

귀공자다움은 전혀 없고 궁중 예법도 전혀 모르잖아.   6460

다른 사람

저런! 벌거숭이나 다름없어서 저 젊은이, 아름다운 것 같네만

일단 갑옷을 입혀놓아 봐야 알지!

숙녀

자리에 앉네, 부드럽게, 편안하게.

기사

저 무릎에 앉으면 기분 좋으실 테죠?

다른 숙녀

팔을 저렇게 사랑스럽게 머리 위로 올려 기대네.   6465

헌작관

저런 무례함! 저런 건 용인할 수 없어!

숙녀

그대들 신사분들은 모든 데서 뭔가 흠을 잡으시네요.

헌작관

황세 계신 데시 지렇게 막 기지개를 커다니!

숙녀

저 사람은 그냥 연기하는 거예요! 완전히 자기 혼자라고 생각하는 거예요.

헌작관

아무리 연극이래도, 여기선 예의를 갖추어야지.   6470

숙녀

잠이 저 아름다운 사람을 부드럽게 사로잡았네.

DERSELBE

Er schnarcht nun gleich; natürlich ist's, vollkommen!

JUNGE DAME *entzückt.*

Zum Weihrauchsdampf was duftet so gemischt?

Das mir das Herz zum innigsten erfrischt.

ÄLTERE

Fürwahr! Es dringt ein Hauch tief ins Gemüte, 6475

Er kommt von ihm!

ÄLTESTE

         Es ist des Wachstums Blüte,

Im Jüngling als Ambrosia bereitet,

Und atmosphärisch ringsumher verbreitet.

Helena hervortretend.

MEPHISTOPHELES

Das wär' sie denn! Vor dieser hätt' ich Ruh';

Hübsch ist sie wohl, doch sagt sie mir nicht zu. 6480

ASTROLOG

Für mich ist diesmal weiter nichts zu tun,

Als Ehrenmann gesteh, bekenn ich's nun.

Die Schöne kommt, und hätt' ich Feuerzungen!

Von Schönheit ward von jeher viel gesungen;

Wem sie erscheint, wird aus sich selbst entrückt, 6485

Wem sie gehörte, ward zu hoch beglückt.

헌작관

금방 코를 고는군, 자연스럽기도 하군, 완벽하게!

젊은 숙녀 *황홀해서.*

향로의 연기에, 무엇인가 향기로운 게 이리 섞였네요?

제 가슴을 속속들이 신선하게 하는데요.

나이 든 숙녀

정말 그래! 한 가닥 입김이 마음속으로 깊이 밀려드네,　　　　　　6475

저이한테서 나오는 거야!

가장 나이 든 숙녀

　　　　　　　　　　이건 젊음의 만개한 꽃,

젊은이 몸속에 신들의 양식이 가득 들어 있어,

대기처럼 사방으로 퍼지는 거야.

헬레나, 걸어 나오며.

메피스토펠레스

그녀로구나! 이 여자 앞에선 나도 좀 쉬어야겠네,

예쁘긴 한데, 그래도 내게는 별 감흥을 주지 않으니 말이야.　　　6480

천문학자

저는 이번에 할 일이 더 없군요,

명예를 아는 사람으로서 고백합니다, 인정합니다.

그 아름다운 여인이 옵니다, 제가 불 같은 혀를 가졌으면!

아름다움에 대해선 자고로 많은 노래들이 불렸습니다만

이 미인을 본 이, 정신을 잃을 것이고　　　　　　　　　　6485

이 미인을 가졌던 이, 너무나도 행복했습니다.

FAUST

Hab ich noch Augen? Zeigt sich tief im Sinn
Der Schönheit Quelle reichlichstens ergossen?
Mein Schreckensgang bringt seligsten Gewinn,
Wie war die Welt mir nichtig, unerschlossen! 6490
Was ist sie nun seit meiner Priesterschaft?
Erst wünschenswert, gegründet, dauerhaft!
Verschwinde mir des Lebens Atemkraft,
Wenn ich mich je von dir zurückgewöhne! —
Die Wohlgestalt die mich voreinst entzückte, 6495
In Zauberspiegelung beglückte,
War nur ein Schaumbild solcher Schöne! —
Du bist's, der ich die Regung aller Kraft,
Den Inbegriff der Leidenschaft,
Dir Neigung, Lieb, Anbetung, Wahnsinn zolle. 6500

MEPHISTOPHELES *aus dem Kasten.*

So faßt Euch doch, und fallt nicht aus der Rolle!

ÄLTERE DAME

Groß, wohlgestaltet, nur der Kopf zu klein.

JÜNGERE

Seht nur den Fuß! Wie könnt' er plumper sein!

DIPLOMAT

Fürstinnen hab ich dieser Art gesehn,

파우스트

내 두 눈이 아직 붙어 있는 건가? 생각 깊은 곳에서

가장 풍부하게 넘쳐흐르는 아름다움의 근원이 보이는 건가?

나의 그 공포스러웠던 행보¹³²가 더없이 축복받은 소득을 가져오는구나.

내게 세계는 얼마나 무가치했던가, 미답(未踏)이었던가!   6490

내가 〔아름다움의〕 사제(司祭)가 된 이래 이제 세계는 내게 어떤가?

비로소 소망할 만하고, 탄탄하고, 지속적인 것이 되었다!

내게는 생명의 숨 쉴 힘이 사라지리라,

언젠가 나 그대로부터 물러나야 한다면! ─

언젠가 나를 황홀케 했던, 저 고운 자태,   6495

마법의 거울 속에 비쳐 행복하게 했던 저 자태는

이런 미인에 비하면 거품 같은 모상에 불과했구나! ─

그대로구나, 내가 모든 솟구치는 힘을,

내 열정을 송두리째,

애착, 사랑, 경배, 광기를 모두 바칠 이는.   6500

메피스토펠레스 *상자에서 내다보며.*

정신 차리고 하던 역할에서 벗어나지 말아요!

나이 든 숙녀

키도 크고, 몸매도 좋은데, 다만 머리가 너무 작네.

젊은 숙녀

저 발 좀 봐! 어떻게 저렇게 볼품없을 수 있어!

외교관

이 같은 왕비님들을 제가 지금껏 보아왔습니다만,

---

132 헬레나의 영상을 가져오기 위하여 어머니들의 나라로 갔던 일.

Mich deucht, sie ist vom Kopf zum Fuße schön.   6505

HOFMANN

Sie nähert sich dem Schläfer listig mild.

DAME

Wie häßlich neben jugendreinem Bild!

POET

Von ihrer Schönheit ist er angestrahlt.

DAME

Endymion und Luna! wie gemalt!

DERSELBE

Ganz recht! Die Göttin scheint herabzusinken,   6510

Sie neigt sich über, seinen Hauch zu trinken;

Beneidenswert! — Ein Kuß! — Das Maß ist voll.

DUENNA

Vor allen Leuten! Das ist doch zu toll!

FAUST

Furchtbare Gunst dem Knaben! —

MEPHISTOPHELES

                                        Ruhig! still!

Laß das Gespenst doch machen was es will.   6515

제 생각으로, 그녀는 머리끝에서 발끝까지 아름답습니다.   6505

궁정인사

자고 있는 남자한테 슬며시 다가가네.

숙녀

순수한 젊음의 모습 곁에서 얼마나 추하담!

시인

그녀의 아름다움이 그에게 비추인 것이오.

숙녀

엔디미온과 루나일세![133] 그림 같구나!

시인

정말 그렇네요! 여신이 강림하는 것 같습니다.   6510

그녀 몸을 그의 위로 숙이네요, 그의 숨결을 마시려고.

샘이 나는군! ― 키스! ― 이건 도를 넘었네!

레이디[134]

만인이 보는 앞에서. 저건 너무하네!

파우스트

저 어린 녀석한테 끔찍하게 호의를 베푸는군! ―

메피스토펠레스

조용! 조용!

유령이 원하는 걸 하게 두시오.   6515

---

133 달을 사랑한 사람. 워낙 미남이어서 루나도 사랑에 빠진다. 엔디미온이 목자, 왕자 등으로 등장
   하는 여러 이야기가 있으며 많은 회화작품들의 소재가 되었다.

134 Duena: 소녀들에게 예법을 지도하는 부인. 원문이 독일어가 아니라 스페인어여서 여기서는
   외래어의 낯섦을 살리기 위하여 이 단어로 옮겼다.

HOFMANN

Sie schleicht sich weg, leichtfüßig; er erwacht.

DAME

Sie sieht sich um! Das hab' ich wohl gedacht.

HOFMANN

Er staunt! Ein Wunder ist's, was ihm geschieht.

DAME

Ihr ist kein Wunder was sie vor sich sieht.

HOFMANN

Mit Anstand kehrt sie sich zu ihm herum.   6520

DAME

Ich merke schon sie nimmt ihn in die Lehre;

In solchem Fall sind alle Männer dumm,

Er glaubt wohl auch daß er der erste wäre.

RITTER

Laßt mir sie gelten! Majestätisch fein! —

DAME

Die Buhlerin! Das nenn' ich doch gemein!   6525

PAGE

Ich möchte wohl an seiner Stelle sein!

HOFMANN

Wer würde nicht in solchem Netz gefangen?

DAME

Das Kleinod ist durch manche Hand gegangen,

Auch die Verguldung ziemlich abgebraucht.

궁정인사

그녀가 살금살금 떠나네, 가벼운 발걸음으로, 그는 깨어나고.

숙녀

그녀가 돌아보네! 내 그럴 줄 알았지.

궁정인사

그가 놀라네! 그에게 일어난 일은 기적이야.

숙녀

그녀가 눈앞에 보고 있는 건, 그녀에겐 기적이 아니죠.

궁정인사

점잖게 그녀가 그에게로 빙 돌아가네.   6520

숙녀

벌써 알겠다, 그녀가 그를 가르치려는 게야,

저런 경우에 남자들이란 죄다 멍청해,

저이도, 자기가 첫 번째 남자라고 믿는 거지.

기사

그녀를 인정합니다! 위엄 있고 우아합니다! —

숙녀

음란한 여자로군! 저런 걸 내가 천하다 부르지!   6525

시동

저는 대신 저 자리에 있고 싶은데요!

궁정인사

저런 그물에 누가 안 걸리겠나?

숙녀

저 보물은 이미 손을 많이 탔답니다,

금박 입힌 것도 많이 닳았고요.

ANDRE

Vom zehnten Jahr an hat sie nichts getaugt. 6530

RITTER

Gelegentlich nimmt jeder sich das Beste;
Ich hielte mich an diese schönen Reste.

GELAHRTER

Ich seh' sie deutlich, doch gesteh' ich frei,
Zu zweiflen ist, ob sie die rechte sei.
Die Gegenwart verführt ins Übertriebne, 6535
Ich halte mich vor allem ans Geschriebne.
Da les' ich denn, sie habe wirklich allen
Graubärten Trojas sonderlich gefallen;
Und wie mich dünkt, vollkommen paßt das hier:
Ich bin nicht jung, und doch gefällt sie mir. 6540

ASTROLOG

Nicht Knabe mehr! Ein kühner Heldenmann
Umfaßt er sie, die kaum sich wehren kann.
Gestärkten Arms hebt er sie hoch empor,
Entführt er sie wohl gar?

FAUST

                             Verwegner Tor!
Du wagst! Du hörst nicht! halt! das ist zu viel! 6545

다른 숙녀

열 살 때부터 아무짝에도 쓸모없어졌다니까요.[135]   6530

기사

누구든 그때그때 최고의 것을 취합니다.

저는 이 아름다운 분의 찌꺼기라도 갖겠습니다.

학자

나는 그녀를 똑똑히 보고 있어요, 하지만 솔직하게 말하죠,

그녀가 진짜 그 여자인지 의심이 되네요.

눈앞에 있는 건 과장하게끔 유혹하죠.   6535

그래서 저는 무엇보다 글로 쓰인 것 편에 섭니다,

글에서 읽지요, 정말로 그녀는 모든

트로이의 흰 수염들 마음에 유별나게 들었다네요.

하여 제 생각으로는, 그 말이 여기서도 완벽히 맞습니다.

저는 젊지는 않습니다만, 그녀가 마음에 들거든요.   6540

천문학자

이제 그저 젊은이가 아니네! 대담한 영웅이 되었네,

그가 그녀를 안아버리네, 그녀는 저항을 못 하고.

더 억세진 팔로 그가 그녀를 안아 올리네,

그녀를 납치까지 하려는 건가?

파우스트

                    저 뻔뻔한 바보 녀석!

네가 감히! 말을 듣질 않는구나! 멈춰라! 그건 너무 심해!   6545

---

135 헬레나가 그 미모로 인하여 어려서부터 납치를 당했던 것을 질투심에서 비꼬고 있다. 7415~
    25행 케이론의 발언을 참조.

MEPHISTOPHELES

Machst du's doch selbst, das Fratzengeisterspiel!

ASTROLOG

Nur noch ein Wort! Nach allem, was geschah,

Nenn ich das Stück den R a u b d e r H e l e n a.

FAUST

Was Raub! Bin ich für nichts an dieser Stelle!

Ist dieser Schlüssel nicht in meiner Hand!   6550

Er führte mich, durch Graus und Wog' und Welle

Der Einsamkeiten, her zum festen Strand.

Hier faß ich Fuß! Hier sind es Wirklichkeiten,

Von hier aus darf der Geist mit Geistern streiten,

Das Doppelreich, das große, sich bereiten.   6555

So fern sie war, wie kann sie näher sein.

Ich rette sie, und sie ist doppelt mein.

Gewagt! Ihr Mütter! Mütter! müßt's gewähren.

Wer sie erkannt, der darf sie nicht entbehren.

ASTROLOG

Was tust du Fauste! Fauste! — Mit Gewalt   6560

Faßt er sie an, schon trübt sich die Gestalt.

메피스토펠레스

이 유령극은 당신 자신이 연출하고 있는 거요!

천문학자

한마디만 더! 일어난 모든 일로 보건대

나는 이 작품을 *헬레나의 탈취*라고 부르겠습니다.

파우스트

무슨 탈취! 난 그냥 이 자리에 있는 게 아니야!

이 열쇠가 내 손안에 있잖나!   6550

이것이 나를 인도했어, 고독의

공포와 물결과 파도를 뚫고, 여기 물가 굳은 땅으로.

여기에 내가 발 디디고 있어! 여기가 현실이야,

여기서부터 정신은 영들과 다툴 수 있고,[136]

이중의 제국,[137] 거대한 제국이 마련될 수 있다.   6555

그렇게나 멀었던 그녀, 더할 수 없이 가까이 있네.

내가 그녀를 구하겠다, 그러면 그녀, 두 배로 나의 것.

과감하게! 그대들 어머니들! 어머니들이여! 허락해야만 합니다.

그녀를 알게 된[138] 자, 그녀 없이 지낼 순 없습니다.

천문학자

뭐 하는 거요, 파우스트! 파우스트! — 완력으로   6560

파우스트가 그녀를 안는구나, 벌써 그 자태가 흐릿해졌어.

---

136 영들(Geister)은 작품에서 다양한 의미로 나오는데 여기서는 '헛것들'이라는 가상의 의미 쪽
이 우세하다.

137 현실과 극중 가상 사이의 다툼.

138 원어 erkennen의 통상의 의미는 '알게 되다', '인식하다'인데, 여기서는 성서의 창세기에서 아
담이 이브를 '알게 된' 장면에서 쓰인 의미와 같이 쓰였다. 남녀 관계가 암시된다.

Den Schlüssel kehrt er nach dem Jüngling zu,

Berührt ihn! — Weh uns, Wehe! Nu! im Nu!

Explosion, Faust liegt am Boden.

Die Geister gehen in Dunst auf.

MEPHISTOPHELES *der Fausten auf die Schulter nimmt.*

Da habt ihr's nun! mit Narren sich beladen,

Das kommt zuletzt dem Teufel selbst zu Schaden.   6565

Finsternis, Tumult.

그가 열쇠를 젊은이에게로 돌려,
젊은이를 건드리네! ── 아 아쉬워라, 아아! 순식간! 순식간에!

폭발. 파우스트가 바닥에 누워 있다.
영들이 몽롱함 가운데서 위로 올라간다.

메피스토펠레스 *파우스트를 어깨에 떠멘다.*
야단났군! 바보를 떠맡는 건
악마 자신한테도 결국 손해란 말이야.   6565

암흑, 혼란.

제2막
Zweiter Akt

Hochgewölbtes enges gotisches Zimmer

ehemals Faustens, unverändert.

MEPHISTOPHELES *hinter einem Vorhang hervortretend. Indem er ihn aufhebt und zurücksieht, erblickt man Fausten hingestreckt auf einem altväterischen Bette.*

Hier lieg', Unseliger! verführt

Zu schwergelöstem Liebesbande!

Wen Helena paralysiert

Der kommt so leicht nicht zu Verstande.

sich umschauend.

Blick' ich hinauf, hierher, hinüber,   6570

Allunverändert ist es, unversehrt;

Die bunten Scheiben sind, so dünkt mich, trüber,

Die Spinneweben haben sich vermehrt;

Die Tinte starrt, vergilbt ist das Papier;

Doch alles ist am Platz geblieben;   6575

높고 둥근 천장의 좁은 고딕 식 방

파우스트의 예전 방, 달라지지 않았다.

메피스토펠레스 *커튼 뒤에서 나오며. 커튼을 들고 뒤돌아보는 사이, 파우스트가 낡은 침대에 몸을 뻗고 누워 있는 것이 보인다.*

여기 누워 있거라, 불운한 자! 유혹을 당해
풀기 어려운 사랑의 굴레에 묶여버렸으니!
헬레나가 마비시키는 자
그리 쉽게 맑은 정신을 되찾지 못하느니.

두리번거리며.

위를 보고, 이리 보고, 저리 봐도,   6570
변한 게 하나도 없구나, 고스란히 그대로네.
채색 유리창이 좀 더 흐려진 것 같고,[139]
거미줄이 늘었네.
잉크는 말랐고 종이도 누렇게 빛바랬다.
하지만 모든 게 그 자리에 그대로 있구나.[140]   6575

---

139 파우스트의 첫 독백에서의 언급을 상기시킨다. 401행 참조.
140 제1부 「밤」 장면의 독백을 상기시킨다. 656~85행 참조.

Sogar die Feder liegt noch hier,

Mit welcher Faust dem Teufel sich verschrieben.

Ja! tiefer in dem Rohre stockt

Ein Tröpflein Blut, wie ich's ihm abgelockt.

Zu einem solchen einzigen Stück   6580

Wünscht' ich dem größten Sammler Glück.

Auch hängt der alte Pelz am alten Haken,

Erinnert mich an jene Schnaken,

Wie ich den Knaben einst belehrt,

Woran er noch vielleicht als Jüngling zehrt.   6585

Es kommt mir wahrlich das Gelüsten,

Rauchwarme Hülle, dir vereint

Mich als Dozent noch einmal zu erbrüsten,

Wie man so völlig recht zu haben meint.

Gelehrte wissens zu erlangen,   6590

Dem Teufel ist es längst vergangen.

Er schüttelt den herabgenommenen Pelz;

Zikaden, Käfer und Farfarellen fahren heraus.

CHOR DER INSEKTEN

Willkommen! willkommen,

Du alter Patron!

Wir schweben und summen

심지어 깃털펜도 아직 여기 놓여 있네,

파우스트가 악마에게 자기를 넘길 때 썼던 것.

그렇네! 펜대에 깊이 스며 말라붙었네,

한 방울 피가, 내가 그에게서 속여서 받아낸 그대로이네.[141]

이런 하나뿐인 물건을 수중에 넣자면   6580

가장 위대한 수집가에게도 행운을 빌어주어야 하련만.[142]

낡은 털외투도 옛 옷걸이에 걸려 있구나,

생각난다, 저 장난질,

내가 전에 애송이를 가르쳤던 일,

그 친구 어쩌면 총각이 되어서도 그때 배운 걸 아직 곱씹고 있을지도.   6585

진정으로 흥이 나는구나,

따뜻한 털외투, 널 입고,

다시 한 번 선생이 되어 거들먹거릴 흥이,

완전히 저만 옳다고 생각하는 대로 말이야.

학자들은 그런 경지에 다다를 줄 안단 말씀이야,   6590

악마도 벌써 오래전부터 못 그러는데.

그는 털외투를 내려서 흔든다,

귀뚜라미, 딱정벌레, 나방이 떨어져 나온다.

곤충들의 합창

환영! 환영합니다,

그대 오랜 후원자시여,

우린 윙윙거리며 떠돌아요.

---

141 파우스트와 메피스토펠레스 간의 계약 장면을 상기시킨다. 1714~40행 참조.

142 르네상스 시대 이래 제후들은 신기한 물건을 모아두는 방을 만들곤 했다. 본격적인 수집은
     18세기에 시작되어 19세기에 유행한다.

Und kennen dich schon. 6595

Nur einzeln im Stillen

Du hast uns gepflanzt,

Zu Tausenden kommen wir

Vater getanzt.

Der Schalk in dem Busen 6600

Verbirgt sich so sehr,

Vom Pelze die Läuschen

Enthüllen sich ehr.

MEPHISTOPHELES

Wie überraschend mich die junge Schöpfung freut!

Man säe nur, man erntet mit der Zeit. 6605

Ich schüttle noch einmal den alten Flaus,

Noch eines flattert hier und dort hinaus. —

Hinauf! umher! in hunderttausend Ecken

Eilt euch ihr Liebchen zu verstecken.

Dort wo die alten Schachteln stehn, 6610

Hier im bebräunten Pergamen,

In staubigen Scherben alter Töpfe,

Dem Hohlaug' jener Totenköpfe.

In solchem Wust und Moderleben

Muß es für ewig Grillen geben. 6615

당신을 벌써 알아보았고요.   6595
고작 하나씩 남몰래
당신은 우리를 심어놓으셨죠.
수천 마리가 되어 우리가 와요
아버지, 춤추면서 와요.
가슴속의 심술쟁이는[143]   6600
어쩌나 잘 숨어 있는지,
털외투에서 이(蝨)들이
더 먼저 모습을 드러낸답니다.

메피스토펠레스

어린 것들이 날 놀라게 하며 기쁘게 하누나!
씨만 뿌려도, 시간이 흐르면 거두는군.   6605
낡은 외투를 한 번 더 털어야지,
아직 여기 한 마리, 저기 한 마리 후드득 나오는군. —
위로! 이리저리! 수많은 구석에서
너희, 사랑스러운 것들, 서둘러 숨어라.
낡은 상자들이 있는 곳, 저기,   6610
갈색빛이 된 양피지 속, 여기,
먼지 앉은 오래된 항아리 화분,
저 해골바가지들의 움푹한 눈구멍 속에.
이런 난장판과 곰팡이 소굴 속엔
분명 영원한 망상들[144]도 들어 있겠지.   6615

---

143 Schalk: 심술쟁이. 제1부 「천상의 서곡」에서 주님이 메피스토펠레스를 가리켰던 지칭이다.

144 Grille: '망상'과 '귀뚜라미'라는 두 가지 뜻이 있는 단어이다. 문맥상 이 두 가지 뜻이 다 들어 있다.

schlüpft in den Pelz.

Komm decke mir die Schultern noch einmal,

Heut bin ich wieder Prinzipal.

Doch hilft es nichts mich so zu nennen,

Wo sind die Leute die mich anerkennen!

Er zieht die Glocke, die einen gellenden, durchdringenden Ton erschallen läßt,

wovon die Hallen erbeben und die Türen aufspringen.

FAMULUS *den langen finstern Gang herwankend.*

Welch ein Tönen! welch ein Schauer!   6620

Treppe schwankt, es bebt die Mauer;

Durch der Fenster buntes Zittern,

Seh ich wetterleuchtend Wittern.

Springt das Estrich, und von Oben

Rieselt Kalk und Schutt verschoben.   6625

Und die Türe, fest verriegelt,

Ist durch Wunderkraft entsiegelt. —

Dort! Wie fürchterlich! Ein Riese

Steht in Faustens altem Vliese.

Seinen Blicken, seinem Winken,   6630

Möcht' ich in die Kniee sinken.

Soll ich fliehen? Soll ich stehn?

Ach! wie wird es mir ergehn!

MEPHISTOPHELES *winkend.*

Heran, mein Freund! — Ihr heißet Nikodemus.

털외투를 걸친다.

자, 내 어깨를 다시 한 번 덮어다오,

오늘은 내가 다시 선생이다.

하지만 내가 날 그렇게 불러봐야 아무 소용 없다,

나를 인정해 줄 사람들은 어디 있나!

그가 종을 당긴다, 요란한, 고막을 찢는 듯한 소리가 울린다,

그 소리로 홀이 진동하고 문들이 저절로 홱 열린다.

조수 *길고 어두운 복도를 비틀비틀 걸어오며.*

이게 무슨 소리지! 이게 무슨 날벼락이야!　　　　　　　　　6620

계단이 흔들리고 벽이 떨리네.

창문의 색색깔 진동을 뚫고

번쩍번쩍하는 천둥번개가 보이네.

바닥이 갈라지고 천장에선

석회가 줄줄 흘러내리고 파편이 떨어지네.　　　　　　　　6625

굳게 잠겼던 문들은

괴력으로 빗장이 열렸다. ─

저기! 얼마나 무서운가! 거인 하나

파우스트 선생님의 낡은 모피외투를 입고 서 있네.

그의 시선에, 그의 손짓에,　　　　　　　　　　　　　　6630

털썩 주저앉고만 싶네.

달아나야 할까? 서 있어야 할까?

아! 나는 어찌 될 것인지!

메피스토펠레스 *손짓하며.*

이리 오게, 친구! ─ 자네는 이름이 니코데무스.[145]

FAMULUS

Hochwürdiger Herr! so ist mein Nam' — Oremus.　　　　6635

MEPHISTOPHELES

Das lassen wir!

FAMULUS

　　　Wie froh! daß Ihr mich kennt.

MEPHISTOPHELES

Ich weiß es wohl, bejahrt und noch Student,

Bemooster Herr! Auch ein gelehrter Mann

Studiert so fort, weil er nicht anders kann.

So baut man sich ein mäßig Kartenhaus,　　　　6640

Der größte Geist bauts doch nicht völlig aus.

Doch Euer Meister, das ist ein Beschlagner:

Wer kennt ihn nicht, den edlen Doktor Wagner,

Den Ersten jetzt in der gelehrten Welt!

Er ist's allein, der sie zusammenhält,　　　　6645

Der Weisheit täglicher Vermehrer.

Allwißbegierige Horcher, Hörer

Versammeln sich um ihn zu Hauf.

Er leuchtet einzig vom Katheder;

Die Schlüssel übt er wie Sankt Peter,　　　　6650

조수

존경하옵는 선생님! 제 이름은 그렇습니다 — 오레무스.[146]   6635

메피스토펠레스

그런 인사는 그만두세!

조수

　　　　　　참 기쁩니다! 선생님께서 저를 아시니.

메피스토펠레스

잘 알고 있네, 나이 지긋한데 아직도 학생이지,

이끼 낀 학번![147] 학식 있는 사람이라도

그렇게 공부를 계속하지, 다른 건 할 줄 모르니.

그렇게 그만저만한 사상누각을 짓지,   6640

하지만 아무리 위대한 정신도 그걸 다 짓지는 못한다네.

그러나 그대의 스승, 그분은 학식 높으신 분.

누가 그분을 모르겠나, 고매하신 바그너 박사를,

학계에서 지금 첫째가는 분이시지!

학계를 지탱해 가는 단 한 분이시지,   6645

나날이 지혜를 증진시키는 분.

모든 걸 알고자 귀 기울이는 사람들, 청중이

그분 주위에 무더기로 모이지.

단상에 서면 독보적으로 빛나시고

열쇠는 베드로 성인처럼 다루시지,[148]   6650

---

145 밤에 예수를 찾아왔던 한 바리새인의 이름. 요한복음 3장 1절 참조.

146 Oremus: '기도합시다'라는 뜻의 라틴어 인사로 앞에 나온 이름 Nikodemus와 각운이 맞는다.
　　　기도하자는 내용 때문에 다음 줄에서 메피스토펠레스가 응답을 회피한다.

147 학생들의 은어로 여러 학기째 학교에 다니고 있는 학생을 가리킨다.

Das Untre so das Obre schließt er auf.

Wie er vor allen glüht und funkelt,

Kein Ruf, kein Ruhm hält weiter stand;

Selbst Faustus Name wird verdunkelt,

Er ist es, der allein erfand.   6655

FAMULUS

Verzeiht, hochwürdiger Herr! wenn ich Euch sage,

Wenn ich zu widersprechen wage:

Von allem dem ist nicht die Frage,

Bescheidenheit ist sein beschieden Teil.

Ins unbegreifliche Verschwinden   6660

Des hohen Manns weiß er sich nicht zu finden,

Von dessen Wiederkunft erfleht er Trost und Heil.

Das Zimmer, wie zu Doktor Faustus Tagen,

Noch unberührt seitdem er fern,

Erwartet seinen alten Herrn.   6665

Kaum wag' ich's, mich herein zu wagen.

Was muß die Sternenstunde sein? —

Gemäuer scheint mir zu erbangen;

Türpfosten bebten, Riegel sprangen,

Sonst kamt ihr selber nicht herein.   6670

낮은 곳을 여시고, 높은 곳도 여시고.

그 누구보다도 이글이글 활활 빛나시고,

어떤 명망도, 어떤 명성도 더 이상 맞서지 못해,

파우스트의 이름마저도 흐려지지,

그는, 홀로 발명하시는 분이지.   6655

조수

죄송하오나, 존경하옵는 선생님! 제가 한 말씀 드리자면,

감히 반박의 말씀을 드리자면

그 모든 건 문제가 아니고요,

겸손이야말로 그분의 천분(天分)이라는 겁니다.

그 높으신 박사님[149]이 불가사의하게   6660

사라지신 이래 그분은 어찌할 바를 모르십니다,

스승이 돌아오시는 게 위안이며 행복이라 기원하고 계십니다.

이 방은, 파우스트 박사님 시절 그대로

그분이 떠나신 때부터 손 하나 안 댄 채로,

옛 주인을 기다리고 있습니다.   6665

저는 감히 들어갈 엄두도 못 냅니다.

지금 별의 운세는 무엇일까요? ―

벽들이 두려워하는 것 같아 보이고

문설주가 떨렸습니다, 빗장이 터지고요,

여느 때라면 선생님조차 못 들어오셨을 텐데요.   6670

---

148 시몬 베드로(Simon Peter)의 바위 위에다 교회의 터를 놓으면서 그리스도가 베드로에게 "천국의 열쇠"를 주었다. 마태복음 16장 19절.

149 파우스트를 가리킨다.

MEPHISTOPHELES

Wo hat der Mann sich hingetan?

Führt mich zu ihm, bringt ihn heran.

FAMULUS

Ach! sein Verbot ist gar zu scharf,

Ich weiß nicht, ob ichs wagen darf.

Monatelang, des großen Werkes willen,   6675

Lebt' er im allerstillsten Stillen.

Der zarteste gelehrter Männer

Er sieht aus wie ein Kohlenbrenner,

Geschwärzt vom Ohre bis zur Nasen,

Die Augen rot vom Feuerblasen,   6680

So lechzt er jedem Augenblick;

Geklirr der Zange gibt Musik.

MEPHISTOPHELES

Sollt' er den Zutritt mir verneinen?

Ich bin der Mann, das Glück ihm zu beschleunen.

Der Famulus geht ab, Mephistopheles setzt sich gravitätisch nieder.

Kaum hab' ich Posto hier gefaßt   6685

Regt sich dort hinten, mir bekannt, ein Gast.

Doch diesmal ist er von den Neusten,

Er wird sich grenzenlos erdreusten.

BACCALAUREUS *den Gang herstürmend.*

Tor und Türe find ich offen!

Nun, da läßt sich endlich hoffen   6690

메피스토펠레스

그분은 어디로 가셨나?

나를 그분께로 인도하게, 그분을 모셔 오든지.

조수

아! 그분의 분부가 워낙 지엄해서요,

제가 감히 그래도 되는지 모르겠습니다.

여러 달째, 위업을 위해,   6675

지극한 고요 속에서 지내고 계십니다.

학자들 중에서도 가장 여리신 분,

그분이 화부(火夫) 같아 보입니다,

귀에서부터 코까지 검댕을 묻히고

두 눈은 불을 부느라 충혈되어 있고,   6680

그렇게 순간순간에 혈안이 되어 있으시지요.

집게 부딪치는 소리들이 음악이 되고요.

메피스토펠레스

내가 들어가는 걸 거부하신다고?

나는 행운을 그에게 좀 더 빨리 가져다줄 사람인데.

            조수 퇴장. 메피스토펠레스는 위엄 있게 자리에 앉는다.

여기서 내가 자리 잡자마자   6685

저 뒤에서, 안면 있는 손님 하나가 나타나네.

하지만 이번엔 최신 품종이 되어 나타나는군,

한정 없이 대담하게 굴겠는걸.

학사 *복도를 휘달려 오며.*

    대문, 방문 다 열려 있네!

    이제, 드디어 희망이 보이는군,   6690

Daß nicht, wie bisher, im Moder,

Der Lebendige wie ein Toter

Sich verkümmere, sich verderbe

Und am Leben selber sterbe.

Diese Mauern, diese Wände   6695

Neigen, senken sich zum Ende

Und wenn wir nicht bald entweichen

Wird uns Fall und Sturz erreichen.

Bin verwegen, wie nicht einer,

Aber weiter bringt mich keiner.   6700

Doch was soll ich heut erfahren!

War's nicht hier, vor so viel Jahren,

Wo ich, ängstlich und beklommen,

War als guter Fuchs gekommen?

Wo ich diesen Bärtigen traute,   6705

Mich an ihrem Schnack erbaute?

Aus den alten Bücherkrusten

Logen sie mir was sie wußten,

Was sie wußten, selbst nicht glaubten,

Sich und mir das Leben raubten.   6710

Wie? — Dort hinten in der Zelle

지금까지처럼, 곰팡이 속에서
산 사람이 죽은 사람처럼
오그라들고, 자신을 망치다가
삶 자체에 시달려 죽진 않겠구나.

이 담들, 이 벽들   6695
기울어지고, 끝에 가선 스르르 주저앉겠지,
하니 우리가 당장 피하지 않으면
다 무너지고 쏟아져서 우리를 덮칠걸.
나는 대담해, 여느 사람들과는 달라,
그러나 더는 못 들어가겠다.   6700

하지만 오늘 내가 무얼 경험하는가!
여기가 아니었던가, 참 여러 해 전에,
내가, 겁먹고 가슴 죄며,
순진한 신입생으로 찾아왔던 곳이?
이 수염 난 자들에게 나를 온통 맡기고,   6705
그들의 장난질에 감동했던 곳이?

케케묵은 책 껍데기에서 꺼낸 걸로
그들은 나를 속였지, 자기들이 아는 걸로,
그들이 안 것, 스스로 믿지는 않은 것이
그들 자신에게서 또 내게서 삶을 빼앗았지.   6710

어떻게냐고? ─ 방 안 저기 뒤쪽에

Sitzt noch einer dunkel-helle!

Nahend seh' ich's mit Erstaunen,

Sitzt er noch im Pelz, dem braunen;

Wahrlich, wie ich ihn verließ,   6715

Noch gehüllt im rauhen Vlies!

Damals schien er zwar gewandt,

Als ich ihn noch nicht verstand.

Heute wird es nichts verfangen,

Frisch an ihn herangegangen!   6720

Wenn, alter Herr, nicht Lethes trübe Fluten

Das schiefgesenkte, kahle Haupt durchschwommen,

Seht anerkennend hier den Schüler kommen,

Entwachsen akademischen Ruten.

Ich find' Euch noch, wie ich Euch sah;   6725

Ein anderer bin ich wieder da.

MEPHISTOPHELES

Mich freut, daß ich Euch hergeläutet.

Ich schätzt' Euch damals nicht gering;

Die Raupe schon, die Chrysalide deutet

Den künftigen bunten Schmetterling.   6730

Am Lockenkopf und Spitzenkragen

Empfandet Ihr ein kindliches Behagen. —

Ihr trugt wohl niemals einen Zopf? —

Heut schau ich Euch im Schwedenkopf.

아직도 한 사람이 앉아 있다, 어스름 속에!

다가가며 나, 놀라 바라보는데

그가 아직 털옷, 그 갈색 외투를 입고 앉아 있네,

정말이지 내가 그를 떠나던 때와 똑같이   6715

아직 거친 털가죽에 감싸여!

그 당시에야 그가 노련해 보였지,

그때만 해도 내가 뭘 몰랐으니.

오늘은 말려들지 않겠어,

씩씩하게 다가가고 있어!   6720

노선생님, 레테의 탁한 강물이

삐딱하게 기운 대머리를 적시지 않았다면,

여기 제자가 오는 것을 알아보시지요,

학계의 회초리를 벗어나 이렇게 컸습니다.

한데 선생님은 아직, 예전과 다름없으시군요.   6725

저는 딴 사람이 되어 돌아왔는데요.

메피스토펠레스

기쁘네, 내가 친 종소리를 자네가 듣고 오다니.

당시에도 난 자네를 과소평가하지 않았어.

애벌레 때 벌써, 그리고 고치 때

장래의 색색깔 나비가 보이지.   6730

곱슬머리와 레이스 옷깃에서

자네는 어린아이다운 편안함을 느꼈는데. ─

자네 머리를 묶은 적은 아마 없었지? ─

오늘은 스웨덴 식 머리[150]로군.

Ganz resolut und wacker seht Ihr aus,   6735

Kommt nur nicht absolut nach Haus.

BACCALAUREUS

Mein alter Herr! Wir sind am alten Orte,

Bedenkt jedoch erneuter Zeiten Lauf,

Und sparet doppelsinnige Worte;

Wir passen nun ganz anders auf.   6740

Ihr hänseltet den guten treuen Jungen,

Das ist Euch ohne Kunst gelungen,

Was heutzutage niemand wagt.

MEPHISTOPHELES

Wenn man der Jugend reine Wahrheit sagt

Die gelben Schnäbeln keineswegs behagt,   6745

Sie aber hinterdrein nach Jahren

Das alles derb an eigner Haut erfahren,

Dann dünkeln sie, es käm aus eignem Schopf;

Da heißt es denn: der Meister war ein Tropf.

BACCALAUREUS

Ein Schelm vielleicht! — denn welcher Lehrer spricht   6750

Die Wahrheit uns direkt ins Angesicht?

아주 단호하고 늠름해 보이는군   6735

절대적으로[151] 집으로 돌아가지만 말게.

학사

노선생님! 우리는 예전 그 장소에 있습니다,

하지만 새로워진 시대 흐름을 생각하셔서,

두 가지 의미를 담은 말은 삼가주십시오.

이제 우린 전혀 다르게 보고 있답니다.   6740

당신은 선하고 착실한 젊은이를 가지고 노셨죠.

아무 기술 없이 잘도 그러셨지만

요즈음에는 아무도 감히 못 그러죠.

메피스토펠레스

젊은이들에게 순수한 진리를 말해줘도,

애송이들은 전혀 마음에 들어하지 않는단 말이야,   6745

하지만 나중에, 세월이 지나서야 그들은

그 모든 걸 제 살갗으로 혹독하게 겪고

그제서야 착각하지, 그게 다 제 머리통에서 나왔다고.

그러면서 또 이러지, 스승은 멍청이였다고.

학사

어쩌면 사기꾼이라 하겠죠! 그도 그럴 것이, 어떤 선생이   6750

우리 면전에 대고 똑바로 진리를 말하겠어요?

---

150 짧게 깎은 머리, 즉 현대적인 머리 모양으로 스웨덴인들로부터 비롯되었다. 뒤로 묶어서 분가
루를 뿌렸던 18세기 헤어스타일을 대체하여 18세기 말쯤부터 군인, 대학생의 헤어스타일이
되었다. 학사는 최신 대학생 패션을 하고 있다.

151 '단호하고'(resolut)와 '절대적으로'(absolut)는 각운이 두 음절이나 맞아 강조되고 있다. 또한
'절대적'이라는 단어에서 당시 유행하던 철학에 대한 비판을 읽어낼 수 있다. '절대적'이라는
단어는 관념론 철학의 키워드의 하나였다.

Ein jeder weiß zu mehren wie zu mindern,

Bald ernst, bald heiter klug zu frommen Kindern.

MEPHISTOPHELES

Zum Lernen gibt es freilich eine Zeit,

Zum Lehren seid Ihr, merk' ich, selbst bereit. 6755

Seit manchen Monden, einigen Sonnen,

Erfahrungsfülle habt Ihr wohl gewonnen.

BACCALAUREUS

Erfahrungswesen! Schaum und Dust!

Und mit dem Geist nicht ebenbürtig.

Gesteht! was man von je gewußt 6760

Es ist durchaus nicht wissenswürdig···

MEPHISTOPHELES *nach einer Pause.*

Mich deucht es längst. Ich war ein Tor,

Nun komm' ich mir recht schal und albern vor.

BACCALAUREUS

Das freut mich sehr! Da hör' ich doch Verstand,

Der erste Greis, den ich vernünftig fand! 6765

MEPHISTOPHELES

Ich suchte nach verborgen-goldnem Schatze,

Und schauerliche Kohlen trug ich fort.

BACCALAUREUS

Gesteht nur, Euer Schädel, eure Glatze

Ist nicht mehr wert als jene hohlen dort?

어느 선생이든 부풀리거나 줄일 줄을 알지,

순진한 애들을 쥐락펴락하면서.

메피스토펠레스

배우는 데는 물론 때가 있고,

보아하니, 가르치는 데는 자네 자신이 준비되어 있군.　　　　　6755

몇 달째, 수년째,

충만한 체험을 얻은 것 같으이.

학사

체험이란 것! 거품이나 먼지죠!

정신과 동등하질 못해요.

인정하시죠! 사람이 자고로 알고 있던 것,　　　　　6760

그건 전혀 알 만한 가치가 없는 거죠…

메피스토펠레스 *잠시 쉰 후에.*

벌써부터 그렇게 생각했네. 내가 바보였어,

이젠 나 자신이 진부하고 멍청해 보이네.

학사

그것 참 기쁩니다! 똑똑한 말씀을 듣네요.

이렇게 분별 있는 노인은 처음 뵙습니다!　　　　　6765

메피스토펠레스

숨겨진 황금 보물을 찾았는데

캐낸 건 소름 끼치는 숯뿐이로군.

학사

인정 좀 하시죠, 댁의 대갈통, 댁의 대머리가

저기 저 텅 빈 해골¹⁵²보다 더 가치 있지는 않잖아요?

MEPHISTOPHELES *gemütlich.*

Du weißt wohl nicht, mein Freund, wie grob du bist?   6770

BACCALAUREUS

Im Deutschen lügt man, wenn man höflich ist.

MEPHISTOPHELES *der mit seinem Rollstuhle immer näher ins Proszenium rückt,*
zum Parterre.

Hier oben wird mir Licht und Luft benommen,

Ich finde wohl bei euch ein Unterkommen?

BACCALAUREUS

Anmaßlich find' ich, daß zur schlechtsten Frist

Man etwas sein will, wo man nichts mehr ist.   6775

Des Menschen Leben lebt im Blut, und wo

Bewegt das Blut sich wie im Jüngling so?

Das ist lebendig Blut in frischer Kraft,

Das neues Leben sich aus Leben schafft.

Da regt sich alles, da wird was getan,   6780

Das Schwache fällt, das Tüchtige tritt heran.

Indessen wir die halbe Welt gewonnen

Was habt Ihr denn getan? genickt, gesonnen,

Geträumt, erwogen, Plan und immer Plan.

Gewiß! das Alter ist ein kaltes Fieber   6785

메피스토펠레스 *느긋하게.*

자네 잘 모르나 본데, 이보게, 자기가 얼마나 막 나가고 있는지?   6770

학사

독일어로 예의 바르다는 건, 거짓말하고 있다는 거죠.[153]

메피스토펠레스 *바퀴 달린 의자에 앉아 점점 더 무대 전면으로, 1층 객석 쪽으로 다가오며.*

여기 높은 곳에서는 빛도 공기도 부족하네요,[154]

여러분 곁에 자리가 좀 있을까요?

학사

제가 보기엔, 사람들이 가장 나쁜 시점에,

더는 아무것도 아닐 때 무언가가 되고자 하는 건 주제넘은 짓이죠.   6775

인간의 생명은 핏속에 있는 거예요

젊은이의 몸속처럼 피가 약동하는 데가 어디 있나요?

그건 신선한 힘을 지닌 살아 있는 피예요,

새 생명은 생명으로부터 지어지는 것.

거기서 만물이 활기를 띠고, 거기서 무언가가 행해져,   6780

약한 것은 떨어져 나가고, 실한 것은 나아갑니다.

우리가 세계 절반을 얻는 동안

노인장은 무얼 하셨나? 꾸벅꾸벅 졸고, 생각했고,

꿈꾸었고, 숙고했고, 늘상 계획 또 계획만 하셨겠지.

확실히! 늙음은 차가운 열병,   6785

---

152 제1부 「밤」 장면을 상기시킨다. 664행.

153 "독일어로"라고 한 것과 관련하여 이런저런 유추의 해석이 있으나, '우리 말로' 정도의 일반적 의미로 볼 수 있다.

154 눈앞이 캄캄하고 숨이 막힌다는 뜻.

Im Frost von grillenhafter Not.

Hat einer dreißig Jahr vorüber,

So ist er schon so gut wie tot.

Am besten wär's, euch zeitig totzuschlagen.

MEPHISTOPHELES

Der Teufel hat hier weiter nichts zu sagen.   6790

BACCALAUREUS

Wenn ich nicht will, so darf kein Teufel sein.

MEPHISTOPHELES *abseits.*

Der Teufel stellt dir nächstens doch ein Bein.

BACCALAUREUS

Dies ist der Jugend edelster Beruf!

Die Welt, sie war nicht, eh' ich sie erschuf;

Die Sonne führt' ich aus dem Meer herauf;   6795

Mit mir begann der Mond des Wechsels Lauf;

Da schmückte sich der Tag auf meinen Wegen,

Die Erde grünte, blühte mir entgegen.

Auf meinen Wink, in jener ersten Nacht,

Entfaltete sich aller Sterne Pracht.   6800

Wer, außer mir, entband euch aller Schranken

Philisterhaft einklemmender Gedanken?

Ich aber frei, wie mir's im Geiste spricht,

Verfolge froh mein innerliches Licht,

망상에 찬 궁핍의 오한을 일으키지.

사람은 서른 살이 넘으면,

벌써 죽은 거나 다름없지.

최선책은 아마, 그대들을 제때 때려죽이는 것.

메피스토펠레스

악마도 여기선 더 할 말이 없겠군.   6790

학사

내가 원하지 않으면, 악마도 있을 수 없지.

메피스토펠레스 *곁으로 조금 떨어져서.*

악마가 네 다리부터 걸어 넘어뜨릴 거다.

학사

이건 젊음의 가장 고귀한 소명!155

세계, 그건 내가 창조하기 전에는 없었어.

태양은 내가 바다에서 꺼내 왔고,   6795

나와 더불어 달이 변화의 운행을 시작했지.

하루하루가 내가 가는 길 위에서 치장했고,

나를 마주 보며 대지는 푸르러졌고, 꽃 피웠지.

내 눈짓에 따라, 저 첫닐밤에,

모든 별들의 호화로움이 펼쳐졌지.   6800

나 말고 누가 당신네들을 모든 속물적으로

편협한 생각의 구속에서 풀어내 주었겠어?

하지만 난 자유롭게, 정신 속에서 뭔가가 말해주는 대로,

즐겁게 나의 내면의 빛을 따라서 가지,

---

155 Beruf: '직업', '소명'(Berufung)의 뜻이 함께 있다.

Und wandle rasch, im eigensten Entzücken,   6805

Das Helle vor mir, Finsternis im Rücken.

ab.

MEPHISTOPHELES

Original, fahr hin in deiner Pracht! —

Wie würde dich die Einsicht kränken:

Wer kann was Dummes, wer was Kluges denken

Das nicht die Vorwelt schon gedacht?   6810

Doch sind wir auch mit diesem nicht gefährdet,

In wenig Jahren wird es anders sein.

Wenn sich der Most auch ganz absurd gebärdet,

Es gibt zuletzt doch noch e' Wein.

Zu dem jüngern Parterre, das nicht applaudiert.

Ihr bleibt bei meinem Worte kalt,   6815

Euch guten Kindern laß ich's gehen;

Bedenkt: der Teufel, der ist alt,

So werdet alt, ihn zu verstehen!

하여, 오로지 나만의 황홀함에 휩싸여 썩썩 나아가지,   6805
밝음은 내 앞에, 암흑은 내 뒤에.

퇴장.

메피스토펠레스

별난 녀석이로군, 가거라, 제 잘난 맛에 취해! ─
통찰이 어떻게 네 마음을 상하게 하랴.
전대(前代)에 이미 생각하지 못한
어리석은 것, 똑똑한 것을 어느 누가 생각할 수 있겠나?   6810
하지만 이런 놈 때문에 우리가 위협받진 않아,
몇 년만 지나면 달라질 테니.
포도즙이 아주 어처구니없이 괴어 올라도
결국은 포도주가 되지.

박수를 안 치는 1층의 젊은 관객을 향하여.

자네들 내 말에 냉담한데,   6815
자네들 착한 애들은 봐주지.
생각해 보셔. 악마는 늙었다는 걸,
하니 자네들도 늙어보게, 악마를 이해하려거든!

Laboratorium

im Sinne des Mittelalters,

weitläufige unbehülfliche Apparate zu phantastischen Zwecken.

WAGNER *am Herde.*

Die Glocke tönt, die fürchterliche

Durchschauert die berußten Mauern.   6820

Nicht länger kann das Ungewisse

Der ernstesten Erwartung dauern.

Schon hellen sich die Finsternisse;

Schon in der innersten Phiole

Erglüht es wie lebendige Kohle,   6825

Ja wie der herrlichste Karfunkel,

Verstrahlend Blitze durch das Dunkel;

Ein helles weißes Licht erscheint!

O daß ich's diesmal nicht verliere! —

Ach Gott! was rasselt an der Türe?   6830

실험실

중세풍의,

공상적인 목적에 쓰이는 잡다하고 조잡한 기구들.

바그너 *화덕가에서.*

종이 울린다,[156] 무서운 종소리에

그을음 앉은 벽이 덜덜 떨린다.　　　　　　　　　　　　6820

더없이 진지한 이 기대의 불확실함도

이젠 얼마 남지 않은 것 같다.

벌써 어둠이 밝아온다.

벌써 플라스크 가장 안쪽에서

이글거리기 시작한다, 불붙은 석탄처럼　　　　　　　　6825

실로, 가장 찬란한 홍옥(紅玉)처럼

어둠을 뚫고 빛을 뿜으며 번갯불이.

한 줄기 환하고 흰 빛이 나타난다!

오 내가 이번에는 이걸 놓치지 않기를! ─

아 하느님! 왜 문이 덜그럭거리지?　　　　　　　　　　6830

156　앞 장면에서 메피스토펠레스가 울린 종. 마치 두 장면 사이에 다른 장면이 없었다는 듯 진행되
　　고 있다.

MEPHISTOPHELES *eintretend.*

Willkommen! es ist gut gemeint.

WAGNER *ängstlich.*

Willkommen! zu dem Stern der Stunde.

> *Leise.*

Doch haltet Wort und Atem fest im Munde,

Ein herrlich Werk ist gleich zustand gebracht.

MEPHISTOPHELES *leiser.*

Was gibt es denn?   6835

WAGNER *leiser.*

> Es wird ein Mensch gemacht.

MEPHISTOPHELES

Ein Mensch? Und welch verliebtes Paar

Habt ihr in's Rauchloch eingeschlossen?

WAGNER

Behüte Gott! wie sonst das Zeugen Mode war

Erklären wir für eitel Possen.

Der zarte Punkt aus dem das Leben sprang,   6840

Die holde Kraft die aus dem Innern drang

Und nahm und gab, bestimmt sich selbst zu zeichnen,

Erst Nächstes, dann sich Fremdes anzueignen,

메피스토펠레스 *들어서며.*

안녕하시오! 좋은 뜻으로 왔습니다.[157]

바그너 *불안해하며.*

안녕하시오! 행운의 시간[158]이라오.

낮은 소리로.

말소리도 숨소리도 죽이시오,

굉장한 작품이 곧 만들어질 참이오.

메피스토펠레스 *목소리를 한결 더 낮추어.*

대체 뭔데요?   6835

바그너 *더욱 목소리 낮추어.*

     인간이 만들어지고 있소.

메피스토펠레스

인간이? 그럼, 사랑에 빠진 어떤 한 쌍을

이 연기 구멍에다 가두어둔 거요?

바그너

신의 가호를! 이제까진 〔생식에 의한〕 잉태가 유행이었소만

우린 그것이 공허한 장난이라고 선언하오.

생명이 솟아 나오던 부드러운 점,[159]   6840

몸속에서 밀고 나오던, 또 주고받았던

아름다운 힘, 그 힘은 스스로의 모습을 결정하고

우선 제일 가까운 것, 다음으로는 낯선 것을 자기 것으로 만들죠,[160]

---

157 여기서는 특별한 의도를 나타내는 것이 아니라, 경계심을 풀고 안심시키는 인사의 말이다.

158 연금술사들의 작업이 성공하는 행운의 별자리가 이루어지는 시간을 뜻한다.

159 부화된 달걀에서 육안으로 보이는 현상의 하나인 "솟아 나오는 점"(springender Punkt, punctum saliens). 후에 심장이 되는 부분이다.

Die ist von ihrer Würde nun entsetzt;

Wenn sich das Tier noch weiter dran ergötzt,   6845

So muß der Mensch mit seinen großen Gaben

Doch künftig höhern, höhern Ursprung haben.

Zum Herd gewendet.

Es leuchtet! seht! — Nun läßt sich wirklich hoffen

Daß, wenn wir aus viel hundert Stoffen,

Durch Mischung — denn auf Mischung kommt es an,   6850

Den Menschenstoff gemächlich komponieren,

In einen Kolben verlutieren

Und ihn gehörig kohobieren,

So ist das Werk im stillen abgetan.

zum Herd gewendet.

Es wird! die Masse regt sich klarer,   6855

Die Überzeugung wahrer, wahrer:

Was man an der Natur Geheimnisvolles pries,

Das wagen wir verständig zu probieren,

Und was sie sonst organisieren ließ,

Das lassen wir kristallisieren.   6860

그 힘이 이제는 그 지위에서 강등당했습니다.

짐승이야 아직도 계속 그런 걸 즐기지만,   6845

인간은 그 위대한 재능으로써

장래에는 좀 더 높은, 더욱더 높은 근원에서 비롯되어야만 합니다.

화덕을 향해.

빛을 냅니다! 보세요! ─ 이제 정말로 희망이 보이네,

우리가 수백 가지 물질에서,

혼합을 통해 ─ 혼합이 중요해요,   6850

인간 물질을 최적으로 조합하여

플라스크에 담아 밀봉하고

그것을 적절히 증류하면,

그러면 작품이 조용히 이루어진 것.

화덕을 향해.

이뤄진다! 덩어리가 더 맑게 솟는다,   6855

확신이 더욱 진실하게, 더욱 진실하게 되는구나.

자연의 신비로움이라 찬양했던 것,

그걸 이제 우리는 과감히 지력(知力)으로 시험한다,

또 어느 때는 유기적으로 조직되던 것,

그걸 이제 우리는 결정(結晶)시켜 만든다.   6860

---

160 위의 '점'에서, 무생명으로부터 생명으로 넘어가는 전이 과정을 볼 수 있다는 것이 당시의 일
    반적 생각이었다. 나중에 호문쿨루스도 자신을 위한 그런 '점'을 찾는다.(바다에서 찾지만 실
    패한다.) 이 구절은 그 당시의 세계관에 따른, 생명이 이루어지는 여섯 단계(점-생명-내면의
    힘-주고받기-특징적 모습 취하기-가까운 것과 낯선 것 취하기)를 나타내고 있다고 해설자들
    은 본다.

MEPHISTOPHELES

Wer lange lebt, hat viel erfahren,

Nichts Neues kann für ihn auf dieser Welt geschehn.

Ich habe schon in meinen Wanderjahren,

Kristallisiertes Menschenvolk gesehn.

WAGNER *bisher immer aufmerksam auf die Phiole.*

Es steigt, es blitzt, es häuft sich an,   6865

Im Augenblick ist es getan.

Ein großer Vorsatz scheint im Anfang toll,

Doch wollen wir des Zufalls künftig lachen,

Und so ein Hirn, das trefflich denken soll,

Wird künftig auch ein Denker machen.   6870

Entzückt die Phiole betrachtend.

Das Glas erklingt von lieblicher Gewalt,

Es trübt, es klärt sich; also muß es werden!

Ich seh' in zierlicher Gestalt

Ein artig Männlein sich gebärden.

Was wollen wir, was will die Welt nun mehr?   6875

Denn das Geheimnis liegt am Tage.

Gebt diesem Laute nur Gehör,

Er wird zur Stimme, wird zur Sprache.

HOMUNKULUS *in der Phiole zu Wagner.*

Nun Väterchen! wie stehts? es war kein Scherz.

메피스토펠레스

오래 살다 보면 많은 걸 경험합니다,

그런 사람이 보기에는 이 세상에 새로운 일이라곤 일어나지 않죠,

나는 내 방랑 시절에 이미,

결정(結晶)으로 이루어진 인간 족속을 보았어요.

바그너 *지금까지 계속 플라스크를 주목하며.*

솟는다, 번득인다, 쌓인다,   6865

이제 곧 이루어질 것이다.

위대한 결의[161]는 시초에는 미친 짓으로 보이지만

장래에는 우리, [생식의] 우연을 비웃으련다,

탁월하게 생각하도록 된 이런 두뇌도

장래에는 한 사상가가 만들어낼 게다.   6870

플라스크를 관찰하며 황홀해서.

사랑스러운 힘에 의해 유리가 소리를 울린다,

흐려진다, 맑아진다. 그러니까 분명 이루어지겠다!

보인다, 우아한 형태로

귀여운 작은 사람 하나가 몸짓한다.

우리가 무얼, 세상이 무얼, 이제 더 비라랴?   6875

비밀이 밝혀졌는데.

이 소리에 귀 기울이시오,

소리가 목소리가 되고, 언어가 될 거요.

호문쿨루스 *플라스크 속에서 바그너에게.*

아빠! 안녕? 이게 장난이 아니었군요.

---

161 인간을 만들겠다는 결의.

Komm, drücke mich recht zärtlich an dein Herz,   6880
Doch nicht zu fest, damit das Glas nicht springe.

Das ist die Eigenschaft der Dinge:
Natürlichem genügt das Weltall kaum,
Was künstlich ist, verlangt geschloßnen Raum.

zu Mephistopheles.

Du aber, Schalk, Herr Vetter, bist du hier?   6885
Im rechten Augenblick? ich danke dir.
Ein gut Geschick führt dich zu uns herein;
Dieweil ich bin, muß ich auch tätig sein.
Ich möchte mich sogleich zur Arbeit schürzen,
Du bist gewandt, die Wege mir zu kürzen.   6890

WAGNER

Nur noch ein Wort! Bisher mußt' ich mich schämen,
Denn alt und jung bestürmt mich mit Problemen.
Zum Beispiel nur: noch niemand konnt' es fassen,
Wie Seel' und Leib so schön zusammenpassen,
So fest sich halten, als um nie zu scheiden,   6895
Und doch den Tag sich immerfort verleiden.
Sodann —

MEPHISTOPHELES

Halt ein! ich wollte lieber fragen:

자아, 저를 아주 다정히 품에 안아주세요,   6880

하지만 너무 꽉은 말고요, 유리가 깨지지 않게요.

그건 사물들의 특성이죠.

자연적인 것에는 우주도 충분치 않지만

인공적인 것은, 제한된 공간을 요한답니다.

메피스토펠레스에게.

심술쟁이,[162] 사촌 님, 아저씨도 여기 있군요?   6885

때맞춰 좋은 순간에? 감사해요.

운이 좋아 아저씨가 우리에게로 들어올 수 있었네요,

나도 이젠 존재하니까, 나도 활동해야만 해요.

즉시 일할 채비를 하고 싶어요,

아저씨는 노련하시죠, 지름길을 알려주세요.   6890

바그너

한 마디만 더! 지금껏 나는 부끄러워해야만 했다,

늙은이 젊은이 할 것 없이 문제를 들고 내게 몰려왔으니까.

예를 들자면, 아직 아무도 알아내지 못한 것인데,

영혼과 육신이 어떻게 그렇게 아름답게 한데 꼭 맞는지,

결코 나누어지지 않고, 그렇게 서로를 단단히 붙들고 있는지,   6895

하지만 또한 평생 줄곧 서로 못 견뎌하는지.

그다음엔 ―

메피스토펠레스

　　　멈추시오! 난 차라리 이렇게 물어볼 테요.

---

162 「천상의 서곡」에서 주님이 메피스토펠레스를 그렇게 지칭했는데, 여기서는 호문쿨루스가 그
　　　사실을 아는 듯 그를 '심술쟁이'라고 부르고 있다.

Warum sich Mann und Frau so schlecht vertragen?

Du kommst, mein Freund, hierüber nie ins Reine.

Hier gibts zu tun, das eben will der Kleine.   6900

HOMUNKULUS

Was gibt's zu tun?

MEPHISTOPHELES *auf eine Seitentüre deutend.*

Hier zeige deine Gabe!

WAGNER *immer in die Phiole schauend.*

Fürwahr, du bist ein allerliebster Knabe.

Die Seitentür öffnet sich, man sieht Faust

auf dem Lager hingestreckt.

HOMUNKULUS *erstaunt.*

Bedeutend! —

Die Phiole entschlüpft aus Wagners Händen,

schwebt über Faust und beleuchtet ihn.

Schön umgeben! — Klar Gewässer

Im dichten Haine! Fraun, die sich entkleiden;

Die allerliebsten! — Das wird immer besser.   6905

Doch eine läßt sich glänzend unterscheiden,

Aus höchstem Helden-, wohl aus Götterstamme;

Sie setzt den Fuß in das durchsichtige Helle;

왜 남자와 여자의 화합이 그렇게나 잘 안 되는지?

이보시오, 이 문제는 선생이 결코 말끔하게 해결하지 못하오.

여기 할 일이 있는데, 그걸 바로 저 작은 아이가 하려 하네.　　　　6900

호문쿨루스

할 게 뭐가 있죠?

메피스토펠레스 *옆문을 가리키며.*

　　　　　여기서 너의 재능을 보여라!

바그너 *내내 플라스크를 들여다보며.*

정말이지, 너는 더할 나위 없이 사랑스러운 소년이다.

　　　　　옆문이 열리고, 침상에 몸을 뻗고 누워 있는
　　　　　　　　파우스트가 보인다.

호문쿨루스 *놀라서.*

의미심장하네![163]

　　　　　플라스크가 바그너의 두 손을 빠져나와,

　　　　　파우스트 위에서 떠돌며 그를 조명한다.

　　　아름답게 에워씌였네! — 맑은 물

울창한 숲속에! 옷을 벗는 여인들.

더없이 사랑스러운 여인들! — 점점 더 보기 좋아지네.　　　　6905

그런데 한 여인이 남달리 빛나네,

최고 영웅의 혈통, 아마도 신들의 혈통이겠지.

그녀가 투명하게 맑은 물에 발을 담근다.

163　호문쿨루스는 이어지는 대화에서 파우스트가 꿈속에서 보는 바를 묘사한다.

Des edlen Körpers holde Lebensflamme

Kühlt sich im schmiegsamen Kristall der Welle. —   6910

Doch welch Getöse rasch bewegter Flügel,

Welch Sausen, Plätschern wühlt im glatten Spiegel?

Die Mädchen fliehn verschüchtert; doch allein

Die Königin sie blickt gelassen drein,

Und sieht mit stolzem weiblichem Vergnügen   6915

Der Schwäne Fürsten ihrem Knie sich schmiegen,

Zudringlichzahm. Er scheint sich zu gewöhnen. —

Auf einmal aber steigt ein Dunst empor,

Und deckt mit dichtgewebtem Flor

Die lieblichste von allen Szenen.   6920

MEPHISTOPHELES

Was du nicht alles zu erzählen hast!

So klein du bist, so groß bist du Phantast.

Ich sehe nichts —

HOMUNKULUS

        Das glaub ich. Du aus Norden,

Im Nebelalter jung geworden,

Im Wust von Rittertum und Pfäfferei,   6925

Wo wäre da dein Auge frei!

Im Düstern bist du nur zu Hause.

umherschauend.

Verbräunt Gestein, bemodert, widrig,

Spitzbögig, schnörkelhaftest, niedrig! —

고귀한 육신의 우아한 생명의 불꽃이

찰랑거리는 수정 물결 속에서 서늘해진다. ―   6910

하지만 빠르게 날개 치는 이 요란한 소리,

이 무슨 쏴아쏴아, 철벙철벙 소리가 잔잔한 수면을 뒤흔드나?

처녀들은 겁에 질려 달아나고. 하지만 혼자서

여왕, 그녀는 태연히 들여다본다,

자랑스러운 여성의 즐거움으로 본다,   6915

백조들의 왕이 그녀의 무릎에 착 몸 붙이는 것을,

들이대면서도 온순하게. 그가 능숙해지는 것 같다. ―

그러나 갑자기 한 가닥 연무가 솟아

촘촘한 베일이 되어 덮어버리는구나,

모든 장면 중 가장 사랑스러운 이 장면을.   6920

메피스토펠레스

너는 못 하는 이야기가 없구나!

이렇게 작은데 이렇게 대단하구나, 너라는 공상가는.

내 눈엔 아무것도 안 보이는데 ―

호문쿨루스

그러시겠죠. 당신은 북방에서 나서,

안개 같은 시대에 젊은 시절을 보냈죠,

그 기사들과 성직자들의 혼잡한 세상,   6925

그런 곳 그 어디에서 당신 눈이 트였겠어요!

음침한 곳만이 당신의 집이지요.

두리번거리며.

갈색으로 변한 돌, 곰팡이 슬고, 꺼림칙하고,

뾰족뾰족한 아치 같고, 꼬불꼬불 당초 문양을 하고, 낮은! ―

Erwacht uns dieser, gibt es neue Not,   6930

Er bleibt gleich auf der Stelle tot.

Waldquellen, Schwäne, nackte Schönen,

Das war sein ahnungsvoller Traum;

Wie wollt' er sich hierher gewöhnen!

Ich, der Bequemste, duld' es kaum.   6935

Nun fort mit ihm!

MEPHISTOPHELES

        Der Ausweg soll mich freuen.

HOMUNKULUS

Befiehl den Krieger in die Schlacht,

Das Mädchen führe du zum Reihen,

So ist gleich alles abgemacht.

Jetzt eben, wie ich schnell bedacht,   6940

Ist klassische Walpurgisnacht;

Das Beste, was begegnen könnte.

Bringt ihn zu seinem Elemente.

MEPHISTOPHELES

Dergleichen hab ich nie vernommen.

HOMUNKULUS

Wie wollt' es auch zu euren Ohren kommen?   6945

Romantische Gespenster kennt ihr nur allein,

Ein echt Gespenst, auch klassisch hat's zu sein.

MEPHISTOPHELES

Wohin denn aber soll die Fahrt sich regen?

이분이 깨어나면, 새로운 어려움이 닥쳐요.   6930
그 자리에서 금방 죽을 거예요.
숲속 샘물들, 백조들, 벌거벗은 미인들,
그런 게 그의 예감에 찬 꿈이었어요.
그런 그가 어떻게 여기에 적응하겠어요!
어디든 편안한 저도 견디기 어려운데.   6935
이제 그와 함께 떠납시다!

메피스토펠레스

                그런 돌파구라면야 기뻐해야지.

호문쿨루스

전사(戰士)는 전장으로 가라 명령하세요,
처녀들은 윤무(輪舞)로 인도하고요,
그러면 금방 모든 게 정리됩니다.
지금은 마침, 얼른 생각해 보니   6940
고전적 발푸르기스의 밤이군요.
잡을 수 있는 최상의 기회네요.
이분을 그가 있을 곳으로 데려가죠.

메피스토펠레스

그런 건 들어본 적 없는데.

호문쿨루스

그런 게 어떻게 아저씨 귀에까지 들어가겠어요?   6945
당신이 잘 아는 건 오직, 낭만주의적 유령들뿐이죠,
진짜 유령은, 고전적이기도 해야 하는데.

메피스토펠레스

하지만 어디로 가야 하나?

Mich widern schon antikische Kollegen.

HOMUNKULUS

Nordwestlich, Satan, ist dein Lustrevier; 6950

Südöstlich diesmal aber segeln wir —

An großer Fläche fließt Peneios frei,

Umbuscht, umbaumt, in still- und feuchten Buchten,

Die Ebne dehnt sich zu der Berge Schluchten, —

Und oben liegt Pharsalus, alt und neu. 6955

MEPHISTOPHELES

O weh! hinweg! und laßt mir jene Streite

Von Tyrannei und Sklaverei beiseite.

Mich langeweilt's; denn kaum ist's abgetan,

So fangen sie von vorne wieder an;

Und keiner merkt: er ist doch nur geneckt 6960

Vom Asmodeus, der dahinter steckt.

고대[164]의 동료들이라니, 난 벌써부터 싫다.

호문쿨루스

그대의 놀이터는, 사탄이여, 북서쪽에 있지요.   6950

하지만 우린 이번에 동남쪽으로 항해해 간답니다 ―

넓은 평야에는 페네이오스 강[165]이 유유히 흘러요,

조용하고 축축한 만(灣) 안에서 덤불과 나무에 에워싸여.

넓은 벌판이, 산골짜기까지 뻗어 있어요, ―

또 상류에는 파르살루스 벌[166]이 펼쳐져 있고요, 오래되고도 새롭게.   6955

메피스토펠레스

아아! 넘어가자! 저 다툼들일랑

전제정 치하와 노예 상태의 다툼들[167]일랑 옆으로 밀쳐놓자.

지루하다, 그런 다툼은 끝나는가 하면,

처음부터 다시 시작하니까.[168]

하여 아무도 알아차리지 못하지. 배후에 있는   6960

아스모데우스[169]에게 우롱당했을 뿐이란 걸.

---

164 그리스 로마 시대를 가리킨다. 악마라는 표상은, 그 다신교 세계와는 다른 북방 기독교권의 소
산이다.

165 현재의 그리스 북부 핀두스 산에서 발원하여 올림포스 산과 오사 산 사이를 흘러가는 강물.

166 파르살루스 벌은 기원전 48년에 카이사르와 폼페이우스 간의 결전이 벌어진 곳으로 유명하
다. 메피스토펠레스는 금방 사정을 알고 다음 대사에서 이 (삼두정치의) 집정관과 황제편 사
이의 전투를 언급한다.

167 "전제정 치하"는 카이사르, 폼페이우스, 크라수스의 삼두정치 때의 전제정을 말하고 "노예 상
태"는 카이사르의 군사독재 하에서의 노예 상태를 말한다.

168 공화파 브루투스와 카시우스가 기원전 44년에 첫 삼두정치를 마감하고 전권을 쥐었던 카이사
르를 암살하자 다음 해에 다시 두 번째 삼두정치(옥타비아누스, 안토니우스와 레피두스의)가
시작된다.

169 Asmodeus: '결혼의 악마'(Eheteufel) 아스모디의 라틴어 이름. 음심을 불어넣는 악령으로 토비
아서에서는 결혼 초야에 사라의 신랑 일곱을 죽인다. 여기서 이 악마의 이름이 나오는 배경에

Sie streiten sich, so heißt's, um Freiheitsrechte,

Genau besehn, sind's Knechte gegen Knechte.

HOMUNKULUS

Den Menschen laß ihr widerspenstig Wesen,

Ein jeder muß sich wehren wie er kann,   6965

Vom Knaben auf, so wird's zuletzt ein Mann.

Hier fragt sich's nur wie dieser kann genesen?

Hast du ein Mittel, so erprob' es hier,

Vermagst du's nicht, so überlaß es mir.

MEPHISTOPHELES

Manch Brockenstückchen wäre durchzuproben,   6970

Doch Heidenriegel find' ich vorgeschoben.

Das Griechenvolk, es taugte nie recht viel!

Doch blendet's euch mit freiem Sinnen-Spiel,

Verlockt des Menschen Brust zu heitern Sünden;

Die unsern wird man immer düster finden.   6975

Und nun, was soll's?

HOMUNKULUS

           Du bist ja sonst nicht blöde;

그들은 자유를 얻고자 싸웠다고들 하지,

자세히 보면, 그건 노예 대 노예의 싸움일 뿐.

호문쿨루스

인간이란 원래 그렇게 반항적이니 내버려 두세요,

누구든 자신을 지켜야 해요, 할 수 있는 한,   6965

소싯적부터요, 그렇게 해서 마침내 어른이 되는 거죠.

여기서 문제는 오직, 이분이 어떻게 치유되겠는가? 하는 것뿐.

방법이 있거든, 여기서 시험해 보시죠,

그럴 수 없으면, 저한테 맡기시고요.

메피스토펠레스

이런저런 브로켄 짓거리[170]를 해볼 수는 있겠다만,   6970

하지만 이교도들의 빗장이 걸려 있구나.

그리스 민족, 한번도 쓸모 있었던 적이 없는 민족이야!

하지만 자유로운 관능의 유희로 너희를 현혹하지,

인간의 마음을 즐거운 죄악으로 유혹하지.

우리네 죄악은 사람들이 점점 음침하다고 느끼게 되고.   6975

한데 이제, 어떡하지?

호문쿨루스

　　　　　평소에는 당신 어벙하지 않잖아요.

는 카토가 탄식했던 최고 권력자들의 정치와 결혼의 유착이 있다.(카이사르는 폼페이우스를
얻기 위해 이미 케피오의 신부였던 딸 율리아를 폼페이우스와 약혼시키고, 케피오에게는 폼페
이우스의 딸을 주겠다고 약속한다. 폼페이우스의 딸도 이미 정혼처가 있었다. 그 직후에는 카
이사르 자신이 피조스의 딸과 결혼하고 피조스를 장래의 총통으로 정한다. 옥타비아누스와 안
토니우스의 싸움에서도 이집트 여왕 클레오파트라가 결정적인 역할을 한다.)

170 Brockenstückchen: 북방 브로켄 산에서 악마가 보여준 것들. Stück에서 '드라마 작품'을 읽을
수도 있다.

Und wenn ich von thessalischen Hexen rede,

So denk' ich, hab' ich was gesagt.

MEPHISTOPHELES *lüstern.*

Thessalische Hexen! Wohl! das sind Personen

Nach denen hab' ich lang' gefragt.   6980

Mit ihnen Nacht für Nacht zu wohnen

Ich glaube nicht, daß es behagt;

Doch zum Besuch! Versuch!

HOMUNKULUS

     Den Mantel her,

Und um den Ritter umgeschlagen!

Der Lappen wird euch, wie bisher,   6985

Den einen mit dem andern tragen,

Ich leuchte vor.

WAGNER *ängstlich.*

   Und ich?

HOMUNKULUS

    Eh nun

Du bleibst zu Hause, Wichtigstes zu tun.

Entfalte du die alten Pergamente,

내가 테살리아의 마녀들[171] 이야길 꺼내면,

그땐 내가 할 말을 다 한 거라고 생각해요.

메피스토펠레스 *음탕하게.*

테살리아의 마녀들! 좋지! 그거야말로

내가 오래 찾던 이들이네.   6980

매일 밤을 그들과 함께 지내는 거야

기분 좋을 것 같진 않다만.

하지만 한번 찾아가 보는 것쯤은! 해보지!

호문쿨루스

　　　　　　　　　　　외투를 주세요,

그리고 저 기사님[172]에게 둘러줘요!

그 옷이 그대들을, 지금까지처럼,   6985

두 분 다 함께 실어 갈 거예요,

저는 불빛을 밝히며 앞서죠.

바그너 *불안하게.*

　　　　　　　그럼 나는?

호문쿨루스

　　　　　　　　　에 그런데,

아빠는 그냥 집에 계세요, 제일 중요한 일을 하시면서.

낡은 양피지 두루마리를 펼치시고,

171　그리스 북부 에게 해에 면해 있는 테살리아 지방의 마녀들은 수치심 없는 패륜으로 악명 높다. 달을 섬기며 남자들을 짐승으로 만든다고 한다. 플라톤의 「고르기아스 38」, 아리스토파네스의 「구름 7897」 등에 등장하고, 파우스트의 「고전적 발푸르기스의 밤」 장면에서는 라이에로 나타나 메피스토펠레스를 상대한다.

172　파리스에게 유괴될 위기에 처했던 헬레나를 기사처럼 구하려 한 파우스트를 가리킨다.

Nach Vorschrift sammle Lebens-Elemente   6990

Und füge sie mit Vorsicht eins ans andre.

Das W a s bedenke, mehr bedenke W i e.

Indessen ich ein Stückchen Welt durchwandre,

Entdeck' ich wohl das Tüpfchen auf das I.

Dann ist der große Zweck erreicht,   6995

Solch einen Lohn verdient ein solches Streben:

Gold, Ehre, Ruhm, gesundes langes Leben

Und Wissenschaft und Tugend — auch vielleicht.

Leb wohl!

WAGNER *betrübt.*

      Leb wohl! Das drückt das Herz mir nieder.

Ich fürchte schon ich seh dich niemals wieder.   7000

MEPHISTOPHELES

Nun zum Peneios frisch hinab,

Herr Vetter ist nicht zu verachten.

                         ad Spectatores.

Am Ende hängen wir doch ab

Von Kreaturen die wir machten.

처방에 따라 생명의 원소들을 모으시고   6990

그러고는 조심스럽게 하나를 다른 것에 합치세요.

무엇을 생각해 보시고, 어떻게를 더 많이 생각해 보시죠.

그사이 저는 세상을 조금 돌아다니며

아마 'i'자 위의 작은 점[173]은 찾겠죠.

그러면 위대한 목적[174]이 이루어진 거죠.   6995

그런 노력은 그런 보상을 받을 만합니다.

황금, 명예, 명성, 무병장수 같은 것요,

또 학문과 미덕 — 도 어쩌면.

안녕히 계세요!

바그너 *침울해져서.*

            잘 가거라! 이 말이 내 마음을 짓누르는구나.

벌써 겁이 난다, 너를 다시는 못 보게 될까 봐.   7000

메피스토펠레스

자 그럼 페네이오스 강으로 힘차게 내려가자,

사촌 님을 무시하면 안 된다.

                        관객석에다 대고.

결국 우리는, 우리가 만든 피조물에

의존하게 되는군요.

---

173 'i'자를 쓸 때 몸체를 쓰고 나서 위에 찍음으로써 자모를 완성하는 작은 점. 작지만 마무리가 되
    는 어떤 것을 나타낸다. 과감히 의역해 본다면 '화룡점정'(畫龍點睛)의 작은 점과 의미가 상통
    할 듯하다. 6840행의 "부드러운 점"과 연결해, 정신, 생명, 물질이 결합하는 점, 생명이 솟아 나
    오는 점으로 볼 수도 있다. 그럴 경우 역시 생명의 완성을 향한 기폭점이다.
174 진정한 유기적 생명이 되는 것을 말한다.

Klassische Walpurgisnacht

Pharsalische Felder.

Finsternis.

ERICHTHO

Zum Schauderfeste dieser Nacht, wie öfter schon,   7005

Tret' ich einher, Erichtho, ich, die düstere;

Nicht so abscheulich, wie die leidigen Dichter mich

고전적 발푸르기스의 밤[175]

파르살루스 벌.

암흑.

에리히토[176]

오늘 밤의 으스스한 잔치에, 자주 그래왔듯,   7005

나도 참석하지, 나, 에리히토, 음침한 여자.

불쾌한 시인놈들[177]이 도를 넘어 죄악시한 만큼 그렇게까지

---

175   브로켄 산에 마녀들이 모여 축제를 벌이는 제1부의 「발푸르기스의 밤」에 대응하는데, 무대가
       시공을 크게 뛰어넘어 고대 그리스이다. 그래서 '고전적' 발푸르기스의 밤이다. '고전적'이라
       함은 어떤 민족문화의 뛰어난 시대를 가리킬뿐더러 고대 그리스·로마로의 지향을 나타낸다.
       '정신의 정수'인 인조인간 호문쿨루스가 앞서 제1막 끝에서 쓰러진 파우스트의 꿈을 읽고 그
       를, 헬레나와 만날 수 있는 고전 세계로 데려가는 것이다. 기조가 된 것은, 테살리아인들의 언
       례 축제인 펠로리아(Peloria)이다. 지진으로 막힌 골짜기가 열려 페네이오스 강이 바다로 흘러
       감으로써 비옥해진 것을 기념하는 것이다.
       고대 그리스의 마녀 에리히토가 막을 여는데 첫 무대는 카이사르와 폼페이우스의 결전이 벌어
       졌던 파르살루스 벌판이며, 이후 이 넓은 벌을 구불구불 흐르다가 에게 해에 가 닿는 페네이오
       스 강의 상하류를 오르내리며 파우스트는 헬레나를, 호문쿨루스는 육체를 얻기 위한 이야기가
       펼쳐진다.
176   암흑의 마녀. 에리히토는, 나중에 제3막에서 헬레나가 그러듯, 고대 그리스 운율인 트리메터로
       이야기하고 있다.
177   루카누스, 오비디우스, 단테 등 많은 시인이 이 테살리아의 마녀를 불화의 신, 흡혈귀 등으로
       다루었다.

Im Übermaß verlästern⋯ Endigen sie doch nie,

In Lob und Tadel⋯ Überbleicht erscheint mir schon

Von grauer Zelten Woge weit das Tal dahin,   7010

Als Nachgesicht der sorg- und grauenvollsten Nacht.

Wie oft schon wiederholt' sich's! Wird sich immerfort

In's Ewige wiederholen⋯ Keiner gönnt das Reich

Dem andern; dem gönnt's keiner, der's mit Kraft erwarb

Und kräftig herrscht. Denn jeder, der sein innres Selbst   7015

Nicht zu regieren weiß, regierte gar zu gern

Des Nachbars Willen, eignem stolzem Sinn gemäß ⋯

Hier aber ward ein großes Beispiel durchgekämpft,

Wie sich Gewalt Gewaltigeren entgegenstellt,

Der Freiheit holder, tausendblumiger Kranz zerreißt,   7020

Der starre Lorbeer sich ums Haupt des Herrschers biegt.

Hier träumte Magnus früher Größe Blütentag,

Dem schwanken Zünglein lauschend wachte Cäsar dort!

Das wird sich messen. Weiß die Welt doch, wem's gelang.

Wachfeuer glühen, rote Flammen spendende,   7025

내가 역겹진 않아… 시인이란, 찬양이나 비난이나
그칠 줄을 모르지… 잿빛 막사들의 물결로
저기 멀리 골짜기가 벌써 빛바랜 듯 보이네,   7010
근심과 공포가 극에 달했던 저 밤의 잔상(殘像)[178]이구나.
이런 게 벌써 얼마나 자주 되풀이되었는지! 계속해서
영원까지 반복될 테지… 아무도 제국을
선뜻 남에게 내주지는 않아, 힘으로 빼앗아
힘으로 지배하는 자에게. 누구든 자신의 내면을   7015
다스릴 줄 모르는 자는 너무나도 안달했으니까,
이웃의 의지를, 자신의 오만한 뜻에 따라 다스리려고…
여기서 벌어졌던 전투로, 위대한 예(例)가 하나 생겨났지.
폭력이 더 큰 폭력에 맞서고
자유의 아리따운, 수천 송이 화관이 짓찢기고   7020
뻣뻣하던 월계수가 휘어져 지배자의 머리를 두르지.[179]
여기서 마그누스[180]는 옛 영화가 도래하는 날을 꿈꾸었고,
오락가락하는 저울침에 귀 기울이며 카이사르는 깨어 있었지, 저기서!
결판이 나지. 누가 승리했는지는 이제 세상이 다 알고.

화톳불이 이글거린다, 붉은 불꽃 날리며,   7025

---

178 에리히토가 보는 "잔상"(Nachgesicht)은 카이사르와 폼페이우스 간의 결전 전야를 가리킨다.
     에리히토의 이 독백 부분의 원문 시제는 미래, 현재, 과거가 뒤섞여 있다.
179 정치적으로 많은 당파로 분열되었던 로마 공화정의 정치적 풍경 속에서 차츰 카이사르와 폼페
     이우스, 크라수스가 부상해 기원전 60년부터는 삼두정치가 시작된다. 그 상황을 이 구절이 은
     연중 나타낸다. 카이사르는 대머리여서 즐겨 월계관을 썼다고 한다.
180 폼페이우스를 가리킨다.

Der Boden haucht vergoßnen Blutes Widerschein,

Und angelockt von seltnem Wunderglanz der Nacht,

Versammelt sich hellenischer Sage Legion.

Um alle Feuer schwankt unsicher oder sitzt

Behaglich alter Tage fabelhaft Gebild ⋯   7030

Der Mond, zwar unvollkommen, aber leuchtend hell,

Erhebt sich, milden Glanz verbreitend überall;

Der Zelten Trug verschwindet, Feuer brennen blau.

Doch über mir! welch unerwartet Meteor?

Es leuchtet und beleuchtet körperlichen Ball.   7035

Ich wittre Leben. Da geziemen will mirs nicht,

Lebendigem zu nahen, dem ich schädlich bin;

Das bringt mir bösen Ruf und frommt mir nicht.

Schon sinkt es nieder. Weich' ich aus mit Wohlbedacht!

entfernt sich.

Die Luftfahrer oben.

HOMUNKULUS

    Schwebe noch einmal die Runde   7040

    Über Flamm- und Schaudergrauen;

대지에는 쏟아진 피바다에 불빛 비쳐 번들거리고
밤의 희귀하고 기이한 광채에 이끌려,
그리스의 전설의 군단이 몰려들었다.
불가마다 불안하게 흔들흔들, 혹은 편안하게
처억 앉아 있다, 옛 전설 같은 모습이…   7030
달이, 보름달은 아니지만, 밝게 빛나며,
떠오른다, 은은한 광채를 온 사방에 퍼뜨리며,
막사들의 환영(幻影)은 사라진다, 불이 파르라니 타오른다.

하지만 내 머리 위! 이 무슨 난데없는 유성[181]인가?
빛을 내면서 둥근 몸체를 비추는구나.   7035
생명의 냄새가 난다. 산 것 가까이로 가는 건
나한테는 어울리지 않는 일, 산 것에게는 내가 해롭거든.[182]
그건 내 평판만 나쁘게 하고, 내게 아무 도움이 안 돼.
저 둥근 게 벌써 내려앉네, 난 물러나야지, 신중하게!

멀어진다.

공중을 나는 저들, 높은 곳에.[183]

호문쿨루스

한 바퀴 더 돌아봐요,   7040
활활 타는 불꽃과 소름 끼치는 무서움 위를.

---

181 호문쿨루스의 인도를 받은 파우스트와 메피스토펠레스.
182 에리히토는 사람과 어울리기를 피해 죽은 사람의 무덤에 거주한다고 한다.
183 이어지는 대화는 제1부의 「발푸르기스의 밤」과 대응된다.

Ist es doch in Tal und Grunde,

Gar gespenstisch anzuschauen.

MEPHISTOPHELES

Seh' ich, wie durchs alte Fenster,

In des Nordens Wust und Graus,   7045

Ganz abscheuliche Gespenster:

Bin ich hier wie dort zu Haus.

HOMUNKULUS

Sieh! da schreitet eine Lange,

Weiten Schrittes vor uns hin.

MEPHISTOPHELES

Ist es doch, als wär' ihr bange;   7050

Sah uns durch die Lüfte ziehn.

HOMUNKULUS

Laß sie schreiten! setz' ihn nieder,

Deinen Ritter, und sogleich

Kehret ihm das Leben wieder,

Denn er sucht's im Fabelreich.   7055

FAUST *den Boden berührend.*

Wo ist sie? —

HOMUNKULUS

Wüßten's nicht zu sagen,

Doch hier wahrscheinlich zu erfragen.

골짜기와 땅바닥은

아주 유령천지 같아 보이네요.

메피스토펠레스

오래된 창을 통해서 보는 것 같구나

북방의 황폐와 공포를 보았듯,   7045

몹시도 역겨운 유령들,

여기나 저기나 다 내 집 같구나.

호문쿨루스

보세요! 저기 키 큰 여자 하나가

성큼성큼 우리 앞을 걸어가요.

메피스토펠레스

저 여자 겁먹은 것 같잖아,   7050

우리가 공중을 나는 걸 보았겠지.

호문쿨루스

걸어가게 놔두세요! 그분이나 내려놓으시죠,

당신의 기사요, 그러면 곧

그이에게 생명이 되돌아올 거예요,

이야기 나라에서 생명을 찾는 사람이니까요.   7055

파우스트 땅바닥에 닿으며.

그녀184는 어디 있지? ―

호문쿨루스

답할 수는 없지만

여기서 수소문은 할 수 있을 거예요.

---

184 헬레나를 말한다.

In Eile magst du, eh' es tagt,

Von Flamm' zu Flamme spürend gehen:

Wer zu den Müttern sich gewagt   7060

Hat weiter nichts zu überstehen.

MEPHISTOPHELES

Auch ich bin hier an meinem Teil,

Doch wüßt' ich Besseres nicht zu unserm Heil

Als: jeder möge durch die Feuer

Versuchen sich sein eigen Abenteuer.   7065

Dann, um uns wieder zu vereinen,

Laß deine Leuchte, Kleiner, tönend scheinen.

HOMUNKULUS

So soll es blitzen, soll es klingen.

Das Glas dröhnt und leuchtet gewaltig.

Nun frisch zu neuen Wunderdingen!

FAUST *allein.*

Wo ist sie? — Frage jetzt nicht weiter nach⋯   7070

Wär's nicht die Scholle, die sie trug,

Die Welle nicht, die ihr entgegenschlug:

So ist's die Luft, die ihre Sprache sprach.

Hier! durch ein Wunder, hier in Griechenland!

Ich fühlte gleich den Boden, wo ich stand;   7075

Wie mich, den Schläfer, frisch ein Geist durchglühte,

So steh' ich, ein Antäus an Gemüte.

Und find' ich hier das Seltsamste beisammen,

서둘러, 날이 밝기 전에

모닥불에서 모닥불로 자취를 찾아 가보시죠.

어머니들에게로도 감히 나아갔던 사람이   7060

더 극복해야 할 건 아무것도 없어요.

메피스토펠레스

나도 여기서 내 몫의 일이 있다.

하지만 우리 모두를 위해서는 그게 가장 좋겠다.

각자 모닥불들 사이에서

자신의 모험을 해보고.   7065

그다음에, 다시 모이자,

네 불빛을, 작은 사람아, 소리 내며 빛나게 하라.

호문쿨루스

이렇게 번개 치라고요, 소리 내라고요.

           유리가 웅웅거리며 진동하고 세차게 빛을 낸다.

이제 힘차게, 새로운 경이를 향하여!

파우스트 *혼잣말로.*

그녀 어디 있지? ─ 지금 더는 묻지 않겠다…   7070

이 흙, 그녀가 디뎠던 것 이니리면,

이 파도, 그녀에게 밀려왔던 것 아니라면,

이 공기가 그녀의 언어를 담았던 공기일 것이다.

여기에! 기적에 의해 내가 와 있구나, 여기 그리스에!

내가 딛고 선 땅바닥을 방금 느껴보았다,   7075

잠자고 있는 나를 어떤 영이 힘차게 속속들이 달구어준 듯,

그렇게 내가 서 있다, 기분이 안타이오스[185]가 된 것 같다.

여기 가장 기이한 것들이 한데 모여 있네,

Durchforsch' ich ernst dies Labyrinth der Flammen.

entfernt sich.

이 불꽃의 미로를 진지하게 탐색해 봐야겠다.

멀어진다.

---

185 헤라클레스와 씨름했다는 거인. 땅의 아들로, 땅에 닿으면 기운이 되살아난다.

[Am oberen Peneios]

MEPHISTOPHELES *umherspürend.*

Und wie ich diese Feuerchen durchschweife,   7080

So find' ich mich doch ganz und gar entfremdet,

Fast alles nackt, nur hie und da behemdet:

Die Sphinxe schamlos, unverschämt die Greife,

Und was nicht alles, lockig und beflügelt,

Von vorn und hinten sich im Auge spiegelt···   7085

Zwar sind auch wir von Herzen unanständig,

Doch das Antike find' ich zu lebendig;

Das müßte man mit neustem Sinn bemeistern

Und mannigfaltig modisch überkleistern···

Ein widrig Volk! Doch darf mich's nicht verdrießen,   7090

[페네이오스 강 상류에서][186]

메피스토펠레스 *두리번두리번 자취를 찾으며.*

한데 이 모닥불들 사이로 돌아다니자니   7080

나 자신이 완전히 생소하게 느껴지는군,

거의 모두가 벌거벗었고, 그저 군데군데 천을 둘렀네.

스핑크스들은 부끄럼이 없고, 그라이프들은 염치를 모르네[187]

별별 것이 다, 곱슬머리에 날개 달린 채,

앞을 보나 뒤를 보나 눈에 비치네…   7085

우리도 정말이지 점잖지야 않지만

고진 세계는 생동감이 지니치네.

최신 감각으로 이걸 제압하고

유행에 따라 이것저것 덧발라야겠어…

꺼림칙한 백성들이다! 하지만 내가 마다해선 안 되지,   7090

---

186 괴테가 「고전적 발푸르기스의 밤」 안에서의 장소 변경을 소홀히 하여 편집자들이 그것을 추가
    했다. 함부르크 판에서 이해를 돕기 위해 삽입한 제목이어서 [ ]에 넣었다.

187 스핑크스는 사자 몸에 상체는 여성으로 가슴을 드러낸 짐승이고, 그라이프는 사자 몸에 독수
    리 상체를 한 짐승. 그라이프가 "몰염치"한 것은 땅속에 묻힌 보물을 지키고 있기 때문이라 한다.

Als neuer Gast anständig sie zu grüßen …

Glückzu den schönen Fraun, den klugen Greisen.

GREIF *schnarrend.*

Nicht Greisen! Greifen! — Niemand hört es gern

Daß man ihn Greis nennt. Jedem Worte klingt

Der Ursprung nach, wo es sich her bedingt: 7095

Grau, grämlich, griesgram, greulich, Gräber, grimmig,

Etymologisch gleicherweise stimmig,

Verstimmen uns.

MEPHISTOPHELES

Und doch, nicht abzuschweifen,

Gefällt das G r e i im Ehrentitel G r e i f e n.

GREIF *wie oben und immer so fort.*

Natürlich! Die Verwandtschaft ist erprobt, 7100

Zwar oft gescholten, mehr jedoch gelobt;

Man greife nun nach Mädchen, Kronen, Gold,

Dem Greifenden ist meist Fortuna hold.

새 손님으로서 점잖게 이들에게 인사하는 걸…

인사 드리오, 예쁜 아가씨들에게, 현명하신 그라이스[188]들께.

그라이프 *꽥꽥거리며.*

그라이스 아냐! 그라이프이지! — 누가 듣기 좋아하겠어,

자기를 그라이스라 부르면. 말 하나하나마다

그게 유래한 어원이 따라 울리잖아,   7095

그라우, 그렘리히, 그리스그람, 그로일리히, 그레버, 그리미히[189]

어원이 같은데[190] 죄다

우릴 불쾌하게 만드는 말들이지.

메피스토펠레스

　　　　　　　　　　하지만, 조금만 더 계속해 보자면

영예로운 칭호 *그라이펜*에 포함된 것이니, 그 *그라이*[191]가 마음에 드실 텐데요.

그라이프 *앞에서처럼 계속 그렇게 꽥꽥거린다.*

물론이지! 둘이 비슷하다는 건 검증을 받았어,   7100

자주 비난도 받지만, 그래도 칭찬을 더 받지.

아가씨를, 왕관을, 황금을 붙잡으시라.

붙잡는 자에게 포르투나[192]는 대개 호의를 갖게 마련.

188　Greis: '노파'라는 뜻. 그라이프(Greif)와 발음이 비슷하다.

189　그라이프의 '그라이'(grei)를 공유하는 단어들 'grau'(회색), 'grämlich'(언짢은), 'griesgram' (불평불만의), 'greulich'(극악한), 'Gräber'(무덤), 'grimmig'(잔인한)가 나열되고 있다. 의미의 효과적 전달을 위해, '그라이스'를 '노파'로 번역하고 이 단어들을 마찬가지로 '노(老)'자를 붙여 과감하게 "노색, 노추, 노욕, 노탐, 노회, 노망" 등으로 풀어 의역해 볼 수 있다.

190　소리가 같을 뿐 어원이 같지는 않다. 정확치 않은, 그라이펜들이 '꽥꽥'거리는 소리들이다.

191　'그라이펜'(Greifen)은 '그라이프'(Greif)의 복수이며 'greifen'이라는 동사와 대·소문자만 다르다. 동사 '그라이펜'은 '붙잡다'라는 뜻이다. 7102~03행의 '붙잡다'가 이 동사 greifen이다.

192　행운의 여신.

AMEISEN *von der kolossalen Art.*

Ihr sprecht von Gold, wir hatten viel gesammelt,

In Fels- und Höhlen heimlich eingerammelt; 7105

Das Arimaspen-Volk hat's ausgespürt,

Sie lachen dort, wie weit sie's weggeführt.

GREIFE

Wir wollen sie schon zum Geständnis bringen.

ARIMASPEN

Nur nicht zur freien Jubelnacht.

Bis morgen ist's alles durchgebracht, 7110

Es wird uns diesmal wohl gelingen.

MEPHISTOPHELES *hat sich zwischen die Sphinxe gesetzt.*

Wie leicht und gern ich mich hierher gewöhne,

Denn ich verstehe Mann für Mann.

SPHINX

Wir hauchen unsre Geistertöne

Und ihr verkörpert sie alsdann. 7115

Jetzt nenne dich, bis wir dich weiter kennen!

MEPHISTOPHELES

Mit vielen Namen glaubt man mich zu nennen —

Sind Briten hier? Sie reisen sonst so viel,

개미들 *거대한 종(種)의.*[193]

그대들 황금 이야기를 하는데, 우린 많이 모았다오,

바위 속, 동굴 속에서 남몰래 묻어두었다오.   7105

아리마스펜 족[194]이 그 낌새를 챘지

저기서 웃고 있네, 벌써 얼마나 멀리 그걸 훔쳐서 가져갔는지.

그라이프들

저들이 실토하게 만들겠다.

아리마스펜

다들 기뻐 날뛰는 이 밤만은 참으시죠.

내일이면 다 써버렸을 테니.   7110

이번에는 아마 우리가 성공할걸.

메피스토펠레스 *스핑크스들 사이로 자리 잡고 앉는다.*

이곳에 익숙해지기는 정말 쉽고도 즐겁네.

한 사람 한 사람 난 다 이해되니까.

스핑크스

우리야 유령 소리를 숨결로 내뱉지만

당신네들은 그걸 몸으로 체현하지.   7115

이름을 말해봐요, 우리가 당신을 좀 더 질 알도록!

메피스토펠레스

사람들은 여러 이름으로 날 부르지 ─

여기 영국 사람 있나요? 영국 사람들은 워낙 여행을 많이 하니,[195]

---

193 고대 전설에 의하면 이 거대한 개미는 지각 아래에서 금 조각들을 캐서 지하에 그들의 집을 짓
    는다고 한다. (헤로도토스 『역사』 4.27)
194 헤로도토스에 따르면 스키타이에서 온, 강도짓을 하는 외눈박이 괴물로 고래로 그라이프들과
    앙숙이라 한다. 그들의 보물을 뺏으려 하기 때문에.

Schlachtfeldern nachzuspüren, Wasserfällen,

Gestürzten Mauern, klassisch dumpfen Stellen; 7120

Das wäre hier für sie ein würdig Ziel.

Sie zeugten auch: Im alten Bühnenspiel

Sah man mich dort als old Iniquity.

SPHINX

Wie kam man drauf?

MEPHISTOPHELES

Ich weiß es selbst nicht wie.

SPHINX

Mag sein! Hast du von Sternen einige Kunde? 7125

Was sagst du zu der gegenwärt'gen Stunde?

MEPHISTOPHELES *aufschauend.*

Stern schießt nach Stern, beschnittner Mond scheint helle

Und mir ist wohl an dieser trauten Stelle,

Ich wärme mich an deinem Löwenfelle.

Hinauf sich zu versteigen, wär' zum Schaden, 7130

Gib Rätsel auf, gib allenfalls Scharaden.

SPHINX

Sprich nur dich selbst aus, wird schon Rätsel sein.

전쟁터들도 다 쫓아가 보고, 폭포수들이며

무너진 성벽들, 고전적으로 음침한 자리들은 다 가보니   7120

여기야말로 그들의 품격에 맞는 목적지 같은데.

영국인들은 증언도 해요. 옛 영국 연극에서는

내가 올드 이니퀴티로 나오거든요.[196]

스핑크스

어쩌다 그렇게 되었지?

메피스토펠레스

　　　　　어쩌다 그렇게 된 건지는 나도 몰라요.

스핑크스

그럴 수도 있지! 별들에게서 기별을 좀 받나요?   7125

현재 시각에 대해 뭐라고 말하겠어요?

메피스토펠레스 *위를 보며.*

별에 별이 쏜살같이 달리네, 조각달이 환히 빛나고,[197]

이 아늑한 곳에서 내가 편안하네요,

당신의 사자 가죽[198]에서 몸을 데우고.

위쪽으로 괜히 올라갔다간, 내 손해일 것 같네.   7130

수수께끼나 내보구려, 웬만하면 낱말 맞추기로 해줘요.

스핑크스

당신 자신 얘기나 해봐요, 그게 이미 수수께끼일 테니.

---

195 시간적으로는 맞지 않는다. 영국인들이 여행가로 명성을 높인 것은 18세기 말, 19세기 초이다.

196 '올드 이니퀴티'(old Iniquity)는 중세 후기 영국의 도덕극에 나오는 죄악, 악의 알레고리, 죄악
　　을 구현하는 인물. 이 인물은 셰익스피어의 『리처드 3세』 같은 후대 작품에서도 등장한다. 메
　　피스토펠레스의 본질이 잘 나타나는 핵심적인 구절의 하나이다.

197 별똥별이 떨어지고 보름달이 아닌 밤은 파르살루스 전투 기념일인 8월을 의미한다.

198 스핑크스의 하반신이 사자의 모습이므로.

Versuch einmal, dich innigst aufzulösen:

»Dem frommen Manne nötig wie dem bösen,

Dem ein Plastron, asketisch zu rapieren,   7135

Kumpan dem andern, Tolles zu vollführen,

Und beides nur, um Zeus zu amüsieren.«

ERSTER GREIF *schnarrend.*

Den mag ich nicht!

ZWEITER GREIF *stärker schnarrend.*

              Was will uns der?

BEIDE

Der Garstige gehöret nicht hier her!

MEPHISTOPHELES *brutal.*

Du glaubst vielleicht, des Gastes Nägel krauen   7140

Nicht auch so gut wie deine scharfen Klauen?

Versuchs einmal!

SPHINX *milde.*

            Du magst nur immer bleiben,

Wird dich's doch selbst aus unsrer Mitte treiben;

In deinem Lande tust dir was zu Gute,

Doch, irr' ich nicht, hier ist dir schlecht zu Mute.   7145

MEPHISTOPHELES

Du bist recht appetitlich oben anzuschauen,

한번 해봐요, 당신 자신을 풀어서 얘기해 봐요,

"경건한 남자에게나 악한 남자에게나 필요하다,

전자에겐 칼을 조금만 써서 가격할 상대방 가슴보호대¹⁹⁹로,   7135

후자에겐, 미친 짓을 완수해 줄 동료로.

그런데 제우스를 즐겁게 하자면 둘 다 필요하다."²⁰⁰

첫 번째 그라이프 *꽥꽥거리며.*

난 저자가 싫어!

두 번째 그라이프 *더 세게 꽥꽥거리며.*

저자, 우리한테서 뭘 바라는 거야?

둘이 함께

저 구역질 나는 녀석은 여기 있을 놈이 아니야!

메피스토펠레스 *거칠게.*

당신, 이 손님의 손톱은 당신의 날카로운 앞발톱만큼   7140

잘 긁어댈 줄 모른다고 믿는 거요?

한번 해보쇼!

스핑크스 *온화하게.*

계속 머무셔도 됩니다.

하시만 당신 스스로 우리한테시 달아나게 될걸요,

당신네 땅에선 당신 좋은 짓을 뭐든 하는데,

여기선, 내가 틀린 게 아니라면, 기분이 별로 좋지 않으시네.   7145

메피스토펠레스

당신은, 상반신을 보면 제대로 군침 도는데

---

199 펜싱 연습 시에 입는 가슴 보호대는, 상대방의 그곳을 찔러야 효율적이고 정확한 가격이므로,
    동시에 과녁이기도 하다.

200 명백하게 메피스토펠레스를 가리키는 수수께끼이다.

Doch untenhin die Bestie macht mir Grauen.

SPHINX

Du Falscher kommst zu deiner bittern Buße,

Denn unsre Tatzen sind gesund;

Dir mit verschrumpftem Pferdefuße   7150

Behagt es nicht in unserem Bund.

Sirenen präludieren oben.

MEPHISTOPHELES

Wer sind die Vögel, in den Ästen

Des Pappelstromes hingewiegt?

SPHINX

Gewahrt euch nur! Die Allerbesten

Hat solch ein Singsang schon besiegt.   7155

SIRENEN

  Ach was wollt ihr euch verwöhnen

  In dem Häßlich-Wunderbaren!

  Horcht, wir kommen hier zu Scharen

  Und in wohlgestimmten Tönen,

  So geziemet es Sirenen.   7160

SPHINXE *sie verspottend in derselben Melodie.*

하반신의 짐승이 좀 무섭군.

스핑크스

잘못 온 자가 이제 쓰라린 회개를 하시는구먼,

우리 앞발이야 건강하니까.

당신 쭈그러든 말발굽 가지고서는　　　　　　　　　　　　　　　7150

우리 사이에서 편치 않은 거예요.

　　　　　　　　세이렌들, 위에서 전주곡을 노래한다.[201]

메피스토펠레스

저건 무슨 새들이지, 강물처럼 늘어진

포플러 가지에 앉아 흔들거리고 있는데?

스핑크스

조심하세요! 더할 나위 없이 훌륭한 인물들[202]도

저런 노래에는 넘어갔거든.　　　　　　　　　　　　　　　　7155

세이렌들

　　아 너희 어찌, 추하고 기괴한 것들

　　가운데서 호강하려 하나!

　　귀 기울여라, 여기 우리가 떼 지어 온다,

　　잘 조율된 음(音)으로 노래하며.

　　그래야 마땅하지, 세이렌들은.　　　　　　　　　　　　　7160

스핑크스들 *세이렌들을 비웃느라 똑같은 멜로디로.*

201　세이렌은 새의 몸에 여자 머리를 한 물의 요정이다. 이 지문에서부터 시작해서, 앞으로 나오는
　　　세이렌의 대사는 다 노래이다. 전설에 따르면 세이렌들은 본디 요정이었다가 새로 변했는데,
　　　사공을 유혹하는 노래를 불러 배를 난파시킨다. 호메로스의 『오디세이아』에서 오디세우스는
　　　귀를 밀랍으로 막고 몸을 밧줄로 마스트에 묶어 세이렌의 유혹에 대응한다.
202　예컨대 오디세우스.

Nötigt sie, herabzusteigen!

Sie verbergen in den Zweigen

Ihre garstigen Habichtskrallen,

Euch verderblich anzufallen,

Wenn ihr euer Ohr verleiht.   7165

SIRENEN

Weg das Hassen! weg! das Neiden;

Sammeln wir die klarsten Freuden,

Unterm Himmel ausgestreut!

Auf dem Wasser, auf der Erd,

Sei's die heiterste Gebärde   7170

Die man dem Willkommnen beut.

MEPHISTOPHELES

Das sind die saubern Neuigkeiten

Wo aus der Kehle, von den Saiten,

Ein Ton sich um den andern flicht.

Das Trallern ist bei mir verloren,   7175

Es krabbelt wohl mir um die Ohren

Allein zum Herzen dringt es nicht.

SPHINXE

Sprich nicht vom Herzen! das ist eitel;

Ein lederner verschrumpfter Beutel

저들을 내려오게 하라!

저들은 나뭇가지들 속에 숨기고 있네,

흉측한 매발톱을.

기습하여 너희를 파멸시키지,

너희 귀만 기울이면.   7165

세이렌

미움 치워라! 치워라! 시샘.

우리는 가장 맑은 기쁨을 모은다,

하늘 아래 흩뿌려진!

물 위에서, 땅 위에서

가장 기분 좋은 몸짓이어라,   7170

반가운 이에게 몸 굽히는 건.

메피스토펠레스

그거 말끔한 신곡(新曲)²⁰³일세,

목구멍에서든, 현(絃)에서든, 나오는 소리는

하나가 다른 소리와 엮이네.

흥얼거림이 내게 남진 않아,   7175

귓전은 기분 좋게 간질간질한데

가슴으로 파고들진 않는군.

스핑크스

가슴 이야기는 말아요! 부질없이.

쭈그러든 가죽 주머니,

---

203 세이렌들이 부르는 노래는 새로운 것이 아니라, 오래된 그리스 음악이다. 칠현금이나 키타라
로 반주되는 선율적인 곡이기 때문에 근대의 귀로 듣기에는 새로운 것이다.

Das paßt dir eher zu Gesicht.   7180

FAUST *herantretend.*

Wie wunderbar! das Anschaun tut mir Gnüge,

Im Widerwärtigen große, tüchtige Züge.

Ich ahne schon ein günstiges Geschick;

Wohin versetzt mich dieser ernste Blick?

Auf Sphinxe bezüglich

Vor solchen hat einst Ödipus gestanden;   7185

Auf Sirenen bezügl.

Vor solchen krümmte sich Ulyß in hänfnen Banden;

Auf Ameisen bez.

Von solchen ward der höchste Schatz gespart;

Auf Greife bez.

Von diesen treu und ohne Fehl bewahrt.

Vom frischen Geiste fühl' ich mich durchdrungen,

Gestalten groß, groß die Erinnerungen.   7190

MEPHISTOPHELES

Sonst hättest du dergleichen weggeflucht,

Doch jetzo scheint es dir zu frommen;

Denn wo man die Geliebte sucht,

Sind Ungeheuer selbst willkommen.

FAUST *zu den Sphinxen.*

Ihr Frauenbilder müßt mir Rede stehn: 7195

Hat eins der Euren Helena gesehn?

그게 오히려 당신 얼굴에 딱 맞아요.   7180

파우스트 *다가서며.*

놀라워라! 보는 것만도 즐겁구나,

꺼림칙한 것 가운데 위대하고 실한 면모들이 있구나.

벌써 행운이 예감되는구나.

저 엄한 눈길이 나를 어디로 데려갈까?

                              스핑크스들을 향하며.

저들 앞에 언젠가 오이디푸스가 서 있었지.   7185

                              세이렌들 향하며.

저들 앞에서 오디세우스가 밧줄로 몸 동이고 웅크리고 있었지.

                              개미들을 향하며.

저들이 최고의 보물을 모았구나.

                              그라이프를 향하며.

이들이 충직하게 실수 없이 지켜냈구나.

맑은 정신이 나를 관통한 느낌일세.

자태들은 위대하고, 추억들도 위대하구나.   7190

메피스토펠레스

여느 때라면 당신 저런 것들을 저주하며 물리쳤으련만

지금은 제법 도움이 되나 보군.

애인을 찾아다니는 곳에서는

괴물들조차도 반가울 테니까.

파우스트 *스핑크스들에게.*

여인의 모습을 한 그대들은 분명 이야기해 줄 수 있을 것 같습니다.   7195

여러분 중 누가 헬레나를 보신 적이 있나요?

SPHINXE

Wir reichen nicht hinauf zu ihren Tagen,

Die letztesten hat Herkules erschlagen.

Von Chiron könntest dus erfragen;

Der sprengt herum in dieser Geisternacht, 7200

Wenn er dir steht, so hast du's weit gebracht.

SIRENEN

Sollte dir's doch auch nicht fehlen! ⋯

Wie Ulyß bei uns verweilte,

Schmähend nicht vorübereilte,

Wußt' er vieles zu erzählen; 7205

Würden alles dir vertrauen,

Wolltest du zu unsern Gauen

Dich ans grüne Meer verfügen.

SPHINX

Laß dich, Edler, nicht betrügen!

Statt daß Ulyß sich binden ließ, 7210

Laß unsern guten Rat dich binden;

Kannst du den hohen Chiron finden,

Erfährst du, was ich dir verhieß.

Faust entfernt sich.

스핑크스

우리는 헬레나 시대까지 거슬러 오르진 못해요.

마지막 스핑크스들을 헤라클레스가 쳐 죽였거든.[204]

케이론[205]한테 물어볼 수 있을 거예요.

케이론은 이 유령의 밤에 온 사방을 뛰며 돌아다니죠,   7200

케이론이 당신을 위해 멈추어 선다면, 그것만도 상당한 거예요.

세이렌들

그대도 놓치지 않으시길! …

오디세우스가 우리 곁에 머물렀을 때

굴욕 주며 서둘러 지나치지 않았을 때

그가 많은 이야길 들려주었어요.   7205

우리가 모든 것을 그대에게 털어놓을게요,

그대가 우리의 초원,

초록 바다에 와주시겠다면.

스핑크스

속지 마세요, 귀하신 분!

오디세우스는 밧줄로 자기 몸을 묶게 했지만   7210

당신은 그 대신 우리의 좋은 충고로 몸을 묶으세요.

고귀하신 케이론님을 찾아내실 수 있으면

알게 될 거예요, 내가 당신에게 예고한 것을.

파우스트, 멀어진다.

---

204 헤라클레스가 스핑크스를 죽였다는 이야기는 괴테가 만든 것이다.

205 반인반마인 켄타우로스. 아킬레우스며 헬레나의 쌍둥이 남자형제들인 카스토르와 폴룩스 같
은 그리스의 영웅들을 키웠다고 한다.

MEPHISTOPHELES *verdrießlich.*

Was krächzt vorbei mit Flügelschlag?

So schnell, daß man's nicht sehen mag,　　　　　　　　　　7215

Und immer eins dem andern nach,

Den Jäger würden sie ermüden.

SPHINX

Dem Sturm des Winterwinds vergleichbar,

Alcides Pfeilen kaum erreichbar:

Es sind die raschen Stymphaliden,　　　　　　　　　　　7220

Und wohlgemeint ihr Krächzegruß,

Mit Geierschnabel und Gänsefuß.

Sie möchten gern in unsern Kreisen

Als Stammverwandte sich erweisen.

MEPHISTOPHELES *wie verschüchtert.*

Noch andres Zeug zischt zwischen drein.　　　　　　　　7225

SPHINX

Vor diesen sei Euch ja nicht bange,

Es sind die Köpfe der lernäischen Schlange,

Vom Rumpf getrennt, und glauben was zu sein.

Doch sagt, was soll nur aus Euch werden?

메피스토펠레스 *지긋지긋해하며.*

뭐가 날개 치며 지나가면서 깍깍거리나?

잘 보이지도 않게 그렇게나 빨리   7215

하나하나 계속 연이어.

사냥꾼도 지쳐버리게 하겠구나.

스핑크스

겨울바람의 폭풍에나 비할 수 있는,

알키데스[206]의 화살도 맞힐 수 없는

날쌘 슈팀팔리데[207]들이죠,   7220

저들의 까악까악 인사는 호의를 담고 있어요.

부리는 독수리, 발은 거위.

저들은 우리 사이에서 뿌리가 같은

친척이라고 증명하고 싶어 하죠.

메피스토펠레스 *겁먹은 듯.*

그 사이에서 또 다른 물건 하나가 싯싯거리네.   7225

스핑크스

이것들 앞에서 두려워 말아요,

레르나의 뱀대가리들[208]이랍니다,

몸통에서 떨어져 나왔는데도, 아직도 자기가 뭔 줄 알아요.

하지만 말해보세요, 그대는 뭐가 될 건데요?

---

206 헤라클레스의 또 다른 이름이다.

207 슈팀팔로스(Stymphalos) 호수에 사는 거대한 맹금 조류. 헤라클레스가 죽였다. 헤라클레스가
      치른 열두 가지 고역의 하나이다.

208 그리스 신화에 나오는 머리 아홉 달린 뱀 히드라를 가리킨다. 아르고스 근처 레르나 호수에 살고
      있다. 아홉 개의 머리 중 하나는 불멸이고, 나머지도 하나가 잘리면 그 자리에서 둘이 돋아난다.

Was für unruhige Gebärden?   7230

Wo wollt Ihr hin? Begebt Euch fort! ···

Ich sehe, jener Chorus dort

Macht Euch zum Wendehals. Bezwingt Euch nicht,

Geht hin! begrüßt manch reizendes Gesicht.

Die Lamien sinds, lustfeine Dirnen,   7235

Mit Lächelmund und frechen Stirnen,

Wie sie dem Satyrvolk behagen;

Ein Bocksfuß darf dort alles wagen.

MEPHISTOPHELES

Ihr bleibt doch hier? daß ich euch wiederfinde.

SPHINXE

Ja! Mische dich zum luftigen Gesinde.   7240

Wir, von Ägypten her, sind längst gewohnt

Daß unsereins in tausend Jahre thront.

Und respektiert nur unsre Lage,

So regeln wir die Mond- und Sonnentage.

    Sitzen vor den Pyramiden,   7245

    Zu der Völker Hochgericht;

    Überschwemmung, Krieg und Frieden —

    Und verziehen kein Gesicht.

왜 이렇게 좌불안석이죠?   7230

어디로 가려고요? 얼른 가보셔요! …

저기 저 합창대가 보이네, 쟤들이

그대를 목돌리기 새[209]로 만든 거였군. 억지로 참지 말고

가보셔! 매력적인 얼굴들에 반갑게 인사하셔요.

라미에[210]들이지, 음탕한 창녀들,   7235

미소 띤 입, 뻔뻔한 이마

사티로스 무리가 좋아하지요.

염소발은 저기서 무슨 짓이든 다 해봐도 되지요.

메피스토펠레스

그대들은 여기 그냥 있지? 내가 다시 찾아올 수 있도록.

스핑크스들

그럼요! 저 경박한 무리에 섞이셔요.   7240

우린, 오래전 이집트에서부터, 우리끼리

수천 년 동안 앉아서 통치하는 데 익숙하죠.

하니 우리가 있는 자리를 잘 보아주시길,

그렇게 우린 달과 해의 날들을 규제하거든요.[211]

　　　피라미드 앞에 앉아서   7245

　　　백성들의 드높은 판관이 되어

　　　홍수에도, 전쟁과 평화에도 ─

　　　얼굴 한번 찌푸리지 않죠.

---

209 목을 아주 잘 돌리는 새. 태도나 생각이 잘 바뀌는 사람에 대한 은유로 쓰인다.

210 인간의 살과 피를 탐한다는 아름다운 젊은 여인 모습의 요괴. 지나가는 이에게 아름다운 가슴
　　을 보인다고 한다.

211 예컨대 이집트 기자에 있는 거대한 스핑크스상은 천문학적으로 시간을 재기 위한 것이라고 한다.

[Am unteren Peneios]

Peneios umgeben von Gewässern und Nymphen.

PENEIOS

Rege dich, du Schilfgeflüster!

Hauche leise, Rohrgeschwister,   7250

Säuselt, leichte Weidensträuche,

Lispelt, Pappelzitterzweige

Unterbrochnen Träumen zu! ⋯

Weckt mich doch ein grauslich Wittern,

Heimlich allbewegend Zittern,   7255

Aus dem Wallestrom und Ruh.

FAUST *an den Fluß tretend.*

Hör' ich recht, so muß ich glauben:

Hinter den verschränkten Lauben

[페네이오스 강 하류에서]

페네이오스,[212] 물과 요정들에 에워싸여.

페네이오스

일어라, 너 갈대의 속삭임!

나지막이 내쉬어라, 갈대 오누이들,   7250

살랑거려라, 가벼운 버드나무 덤불들,

속삭여라, 포플러 떨리는 가지,

깨져버린 꿈들에게! …

하지만 날 깨우는 건 무서운 폭풍,

은밀히 모든 것을 움직이는 떨림,   7255

물결치는 강물과 고요로부디 깨운다.

파우스트 *물가로 가며.*

내가 제대로 듣는 거라면, 맞겠구나.

이 가지들의, 이 관목들의

---

212 파르살루스 벌판을 흐르는 강. 여기서는 강의 신 페네이오스로 의인화하여, 강가 자연의 살랑
    임을 듣고 있는 남성으로 그리고 있다. 여기서와 같이 강이 말을 하는 것은 고전문학에서도 발
    견된다. 호메로스의 『일리아스』에서는 스카만드로스 강이, 베르길리우스의 『아이네이스』에서
    는 티베르 강이 말을 한다.

Dieser Zweige, dieser Stauden

Tönt ein menschenähnlichs Lauten: 7260

Scheint die Welle doch ein Schwätzen,

Lüftlein wie — ein Scherzergötzen.

NYMPHEN *zu Faust.*

Am besten geschäh' dir,

Du legtest dich nieder,

Erholtest im Kühlen 7265

Ermüdete Glieder,

Genössest der immer

Dich meidenden Ruh;

Wir säuseln, wir rieseln,

Wir flüstern dir zu. 7270

FAUST

Ich wache ja! O laßt sie walten

Die unvergleichlichen Gestalten

Wie sie dorthin mein Auge schickt.

So wunderbar bin ich durchdrungen

Sind's Träume? Sind's Erinnerungen? 7275

Schon einmal warst du so beglückt.

Gewässer schleichen durch die Frische

Der dichten sanft bewegten Büsche,

Nicht rauschen sie, sie rieseln kaum;

Von allen Seiten hundert Quellen 7280

Vereinen sich im reinlich hellen

얽혀 있는 큰 잎들 뒤에서

들리는 게 사람 소리 같네.   7260

물결이 재잘거리는 것 같고

미풍이 — 깔깔거리는 것 같구나.

요정들 *파우스트에게.*

　　당신을 위해 제일 좋은 것은 이런 것,

　　몸을 뉘어

　　서늘한 곳에서   7265

　　지친 팔다리를 쉬세요,

　　늘 그대를 비켜 가는

　　휴식을 누려보셔요,

　　우리가 살랑살랑, 우리가 졸졸졸졸

　　우리가 당신에게 속삭여줄게요.   7270

파우스트

내가 깨어 있구나! 오 저들이 그들 마음껏 하게 하라,

비할 데 없는 저 모습들,

그들이 저기로 내 눈길을 끌어당긴다.

참으로 불가사의하게 무언가가 내게로 스며들었다.

이건 꿈인가? 추억들인가?   7275

언젠가 이미 네가 이렇게 행복했던 적 있지.

물이 가만히 흐르네,

부드럽게 흔들리는 울창한 수풀의 신선함을 가르며,

물은 쏴쏴거리지 않고, 거의 졸졸거리지도 않네.

사방에서 깨끗하고 맑은   7280

수백 개의 샘물이 합쳐지네,

Zum Bade flach vertieften Raum.

Gesunde junge Frauenglieder,

Vom feuchten Spiegel doppelt wieder

Ergetztem Auge zugebracht! 7285

Gesellig dann und fröhlich badend,

Erdreistet schwimmend, furchtsam watend;

Geschrei zuletzt und Wasserschlacht.

Begnügen sollt' ich mich an diesen,

Mein Auge sollte hier genießen, 7290

Doch immer weiter strebt mein Sinn.

Der Blick dringt scharf nach jener Hülle,

Das reiche Laub der grünen Fülle

Verbirgt die hohe Königin.

Wundersam! auch Schwäne kommen 7295

Aus den Buchten hergeschwommen,

Majestätisch rein bewegt.

Ruhig schwebend, zart gesellig,

Aber stolz und selbstgefällig

Wie sich Haupt und Schnabel regt ··· 7300

Einer aber scheint vor allen

Brüstend kühn sich zu gefallen,

몸 담글 만치 살짝 깊어진 웅덩이에서.
건강한 젊은 여인들의 몸,
거울 같은 수면에 비쳐, 둘이 되어,
흥겨운 내 눈을 즐겁게 하는구나!   7285
어울려 즐겁게 몸 씻으며
대담하게 헤엄치다가, 조심조심 걷다가.
마지막엔 외치며 물싸움을 하네.
이들로 나는 만족해야 하리,
내 눈은 여기서 즐겨야 하리,   7290
하지만 내 뜻이 점점 더 나아간다.
시선이 예리하게 저 장막을 꿰뚫는다.
빽빽한 초록빛 무성한 잎이
고귀한 여왕을 숨기고 있다.[213]

놀라워라! 백조들도 오네,   7295
만(灣)들로부터 헤엄쳐 오네,
위엄 있게, 맑게 흔들리며.
유유히 떠돌며, 나정히 어울리며,
하지만 으쓱해서, 스스로에 취해서
머리와 부리가 움직이는 모습…   7300
한데 무리 가운데서도 한 마리[214]
뻐기며 대담하게 뽐내는 것처럼 보이니

---

213 요정들의 여왕이자 헬레나의 어머니인 레다를 가리킨다. 이 부분은 파우스트의 꿈(6903~20)
    에서와 같이 제우스와 레다가 만나는 장면을 묘사하고 있는데 문체, 초점, 강조가 조금 다르다.
214 백조로 변신한 제우스.

Segelnd rasch durch alle fort;

Sein Gefieder bläht sich schwellend,

Welle selbst, auf Wogen wellend,   7305

Dringt er zu dem heiligen Ort ···

Die andern schwimmen hin und wider

Mit ruhig glänzendem Gefieder,

Bald auch in regem prächtigen Streit

Die scheuen Mädchen abzulenken,   7310

Daß sie an ihren Dienst nicht denken,

Nur an die eigne Sicherheit.

NYMPHEN

  Leget, Schwestern, euer Ohr

  An des Ufers grüne Stufe;

  Hör' ich recht, so kommt mir vor   7315

  Als der Schall von Pferdes Hufe.

  Wüßt' ich nur, wer dieser Nacht

  Schnelle Botschaft zugebracht.

FAUST

Ist mir doch, als dröhnt' die Erde

Schallend unter eiligem Pferde.   7320

  Dorthin mein Blick!

  Ein günstiges Geschick,

돛단배처럼 빠르게 모두를 뚫고 미끄러져 가네.

부풀어 오른 깃털을 더 부풀리며,

파도까지도, 물결에 물결을 일으키고,   7305

백조가 밀고 들어간다,[215] 신성한 곳으로…

다른 백조들은 깃털 은은히

반짝이며 이리저리 헤엄쳐 다니며

활발하고 요란하게 물싸움을 벌이네.

수줍은 처녀들의 관심을 돌려놓네,   7310

처녀들이 맡겨진 임무는 잊고

자신의 안전만 생각하게끔.[216]

요정들

> 귀를 대봐, 자매들아,
>
> 물가의 초록 계단에,
>
> 내가 제대로 들었다면, 들리는 게   7315
>
> 말발굽 소리 같은데.
>
> 누굴까, 누가 이런 밤중에
>
> 급한 소식을 가져올까.

파우스트

그렇다, 급한 말발굽 아래서

땅이 요란하게 울리는 것만 같다.   7320

> 저기로 나의 시선을!
>
> 자비로운 운명이,

---

215 레다와 백조로 변한 제우스의 교접이 암시되고 있다.

216 주인을 지키는 시녀로서의 의무감에서 여주인(레다)과 백조(제우스)의 정사를 일일이 지켜보지 않도록.

Soll es mich schon erreichen?

O Wunder ohne Gleichen!

Ein Reuter kommt herangetrabt, 7325

Er scheint von Geist und Mut begabt,

Von blendend-weißem Pferd getragen ⋯

Ich irre nicht, ich kenn' ihn schon,

Der Philyra berühmter Sohn! —

Halt, Chiron! halt! Ich habe dir zu sagen ⋯ 7330

CHIRON

Was gibt's? Was ist's?

FAUST

Bezähme deinen Schritt!

CHIRON

Ich raste nicht!

FAUST

So bitte! nimm mich mit!

CHIRON

Sitz auf! so kann ich nach Belieben fragen:

Wohin des Wegs? Du stehst am Ufer hier,

Ich bin bereit, dich durch den Fluß zu tragen ⋯ 7335

FAUST *aufsitzend.*

Wohin du willst. Für ewig dank' ichs dir ⋯

벌써 내게로 와 닿는 걸까?

오 비할 바 없는 기적!

기사 하나가 씽씽 달려오는데   7325

정신과 용기를 타고난 듯 보이네,

눈부시게 하얀 말에 실려…

내가 틀리지 않았다면, 누구인지 벌써 알겠다,

필리라[217]의 유명한 아들! —

멈추시오, 케이론이여! 할 말이 있다오…   7330

케이론

뭔가? 무슨 일이오?

파우스트

　　　　　　그대 걸음을 늦추어주오!

케이론

나는 쉬지 않아!

파우스트

　　　　　그럼 부디! 나를 데려가주오!

케이론

올라타세! 그렇게 하면 내가 마음대로 물어볼 수 있지.

행선지가 어디인가? 자네는 여기 물가에 서 있는데,

강물을 가르고 자네를 태워다 줄 용의가 있네.   7335

파우스트 *올라타면서.*

어디로 가시든, 영원히 감사 드립니다…

---

217 케이론의 어머니. 오케아노스(대양)와 테티스의 딸이고 테살리아 펠리온 산의 요정으로 거인
　　족 크로노스와의 사이에서 반인반마 케이론을 낳았다고 한다.

Der große Mann, der edle Pädagog,

Der, sich zum Ruhm, ein Heldenvolk erzog,

Den schönen Kreis der edlen Argonauten

Und alle, die des Dichters Welt erbauten.   7340

CHIRON

Das lassen wir an seinem Ort!

Selbst Pallas kommt als Mentor nicht zu Ehren;

Am Ende treiben sie's nach ihrer Weise fort

Als wenn sie nicht erzogen wären.

FAUST

Den Arzt, der jede Pflanze nennt,   7345

Die Wurzeln bis ins tiefste kennt,

Dem Kranken Heil, dem Wunden Lindrung schafft,

Umarm' ich hier in Geist- und Körperkraft!

CHIRON

Ward neben mir ein Held verletzt,

Da wußt' ich Hülf' und Rat zu schaffen;   7350

Doch ließ ich meine Kunst zuletzt

Den Wurzelweibern und den Pfaffen.

위대하신 분, 고귀한 교육자,

영웅들을 키워 명성 떨치신 분,

고귀한 아르고 호 선원들²¹⁸의 아름다운 무리를,

또 시인의 세계를 지은 모든 이들을 키우셨죠.   7340

케이론

그런 이야긴 그만두시게나!

팔라스조차도 멘토로서는 명예를 누리지 못하잖나.²¹⁹

다들 끝에 가서는 자기들 식으로 해버리고 마니,

마치 교육이라곤 받지 않았기라도 한 듯이 말이야.

파우스트

의사 선생님, 식물 하나하나를 이름 짓고   7345

뿌리들을 가장 깊은 곳까지 환히 알고

환자에게는 치유를, 상처에는 완화를 주신 분.

제가 여기서 심신의 온 힘을 다 모아 포옹합니다!

케이론

내 옆에서 어떤 영웅이 부상을 입으면

그땐 내가 도움과 방도를 마련할 줄 알았지.   7350

하지만 내 기술을 결국

약초꾼 아낙들과 성직자놈들에게 맡겼지.²²⁰

---

218 이아손을 따라 아르고 호에 타고 황금양의 모피를 찾아 떠난 용사들. 케이론은 이런 용감한 이
    들, 또 아킬레우스와 파리스 같은 여러 영웅들의 교육자로 나오는 지혜롭고 너그러운 반인반
    마의 존재이다.

219 팔라스는 지혜의 여신 아테나의 별칭이다. 아테나 여신은 『오디세이아』에서 오디세우스나 아
    들 텔레마코스의 멘토로 나타나 길을 가르쳐준다. 그 밖에도 자주 인간으로 나타나 충고를 주
    나, 인간들이 충고를 듣지 않아 노한다.

220 케이론은 신화에서 영웅들의 교육자일 뿐만 아니라 상처를 치료하는 의사 혹은 외과의이다. 그

FAUST

Du bist der wahre große Mann

Der Lobeswort nicht hören kann;

Er sucht bescheiden auszuweichen   7355

Und tut, als gäb' es seinesgleichen.

CHIRON

Du scheinest mir geschickt zu heucheln,

Dem Fürsten wie dem Volk zu schmeicheln.

FAUST

So wirst du mir denn doch gestehn:

Du hast die Größten deiner Zeit gesehn,   7360

Dem Edelsten in Taten nachgestrebt,

Halbgöttlich ernst die Tage durchgelebt.

Doch unter den heroischen Gestalten

Wen hast du für den Tüchtigsten gehalten?

CHIRON

Im hehren Argonautenkreise   7365

War jeder brav nach seiner eignen Weise,

Und nach der Kraft, die ihn beseelte,

Konnt' er genügen, wo's den andern fehlte.

Die Dioskuren haben stets gesiegt,

파우스트

그대는 진정 위대하신 분입니다,

칭찬의 말을 그냥 듣지 못하시네요.

겸손하게 뒤로 물러설 길을 찾으시며   7355

마치, 비견할 이가 있기라도 한 양 하시네요.

케이론

자네 노련하게 나를 놀리는 것 같은데,

제후에게나 백성에게나 아첨하겠구먼.

파우스트

그렇지만 결국 제게 털어놓으실 테죠,

당대의 가장 위대한 인물들을 보셨잖아요,   7360

위업에 있어서 가장 고귀한 사람을 따라 노력하셨고

반신(半神)으로,[221] 진지하게 평생을 사셨지요.

한데 그 영웅적인 인물들 중에서

누구를 가장 대단한 자로 치십니까?

케이론

늠름한 아르고 호 선원들은   7365

누구든 다들 자기 나름으로 훌륭해서,

그에게 힘을 실어준 권능에 따라서

딴 사람들에게는 없는 것을 충족할 수 있었지.

디오스쿠로이 쌍둥이[222]가 늘 승리했지,

런데 그 자신이, 학문은 최고로 고조되면 다시 쇠하기 때문에, 죽었다고 한다.

221 케이론은 아버지가 크로노스이지만, 어머니는 오케아노스의 딸 필리라이다. 크로노스는 필리
　　라를 만날 때 아내 레아가 두려워 말로 변신하였다고 한다. 시간을 질주하는 반인반마 케이론
　　의 이미지는 그 출생에 기반한다.

Wo Jugendfüll' und Schönheit überwiegt. 7370

Entschluß und schnelle Tat zu andrer Heil

Den Boreaden ward's zum schönen Teil;

Nachsinnend, kräftig, klug, im Rat bequem,

So herrschte Jason, Frauen angenehm.

Dann Orpheus, zart und immer still bedächtig, 7375

Schlug er die Leier allen übermächtig.

Scharfsichtig Lynceus, der, bei Tag und Nacht,

Das heilge Schiff durch Klipp' und Strand gebracht ⋯

Gesellig nur läßt sich Gefahr erproben:

Wenn einer wirkt, die andern alle loben. 7380

FAUST

Von Herkules willst nichts erwähnen?

CHIRON

O weh! errege nicht mein Sehnen ⋯

Ich hatte Phöbus nie gesehn,

Noch Ares, Hermes, wie sie heißen,

Da sah ich mir vor Augen stehn 7385

Was alle Menschen göttlich preisen.

젊음의 충만과 아름다움이 압도하는 곳에서는.   7370

남을 구하려는 결심과 빠른 행동,

그건 보레아스²²³ 후손들의 아름다운 몫이 되었지.

사려 깊게, 힘차게, 영리하게, 방책에 있어서 궁색하지 않게

그렇게 이아손²²⁴은 지배했고, 여자들도 좋아했고.

그다음은 오르페우스,²²⁵ 섬세하고 늘 조용히 사려 깊었고,   7375

칠현금을 탔지, 만인을 압도하며.

눈 밝기로는 린케우스²²⁶였지, 밤이나 낮이나

신성한 배를 절벽과 해안들 사이로 몰았지⋯

오직 서로 어울려 위험은 극복되지.

한 사람이 활동하면, 다른 이들은 모두 칭송했지.   7380

파우스트

헤라클레스에 대해서는 아무런 언급도 안 하십니까?

케이론

오 저런! 내 그리움을 불러일으키지 말게⋯

나는 포이보스를 본 적이 없네,

아레스도, 헤르메스도, 그들이 뭐라 불리든.

〔그러나〕 나는 눈앞에 〔그가〕 서 있는 걸 보았네,   7385

만인이 그를 신처럼 찬양하는 광경을.

---

222 헬레나의 쌍둥이 형제 카스토르와 폴룩스. 레다의 아들들.

223 그리스 신화에 등장하는 북풍의 신.

224 선원들을 이끌고 아르고 호를 타고 황금양 모피를 찾아 떠난 코린토스의 왕자.

225 이아손을 따라 아르고 호에 탄 시인.

226 눈이 밝아 파수꾼 역할을 한다. 『파우스트』에서도 제2부 제3막과 제5막에 파수꾼으로 등장한다.

So war er ein geborner König,

Als Jüngling herrlichst anzuschaun;

Dem ältern Bruder untertänig

Und auch den allerliebsten Fraun.　　　　　　　　7390

Den zweiten zeugt nicht Gäa wieder,

Nicht führt ihn Hebe himmelein;

Vergebens mühen sich die Lieder,

Vergebens quälen sie den Stein.

FAUST

So sehr auch Bildner auf ihn pochen,　　　　　　　　7395

So herrlich kam er nie zur Schau.

Vom schönsten Mann hast du gesprochen,

Nun sprich auch von der schönsten Frau!

CHIRON

Was! ⋯ Frauenschönheit will nichts heißen,

Ist gar zu oft ein starres Bild;　　　　　　　　7400

Nur solch ein Wesen kann ich preisen,

Das froh und lebenslustig quillt.

Die Schöne bleibt sich selber selig;

Die Anmut macht unwiderstehlich,

Wie Helena, da ich sie trug.　　　　　　　　7405

그토록 그는 타고난 왕이었지.

젊은이 때는 바라보기 지극히 찬란했고

형에게는 공손했지,

최고로 사랑스러운 여인들에게도 그랬고.   7390

이런 이는 가이아[227]가 다시 낳지 않아,

헤베[228]도 다시는 누굴 하늘로 인도하지 않아,

헛되이 노래들은 (그 모습 그리느라) 애쓰고 불렸지

헛되이 사람들은 (그 모습 그리느라) 돌을 괴롭혔지.[229]

파우스트

조각가들 제아무리 그를 새겨도,   7395

그 모습이 이렇듯 찬란히 드러난 적은 없었습니다.

가장 아름다운 남자 이야기를 하셨는데

이제는 가장 아름다운 여자 이야기도 하시지요!

케이론

뭐! … 여자들의 아름다움이라 할 만한 건 없어.

심지어 너무도 자주 하나의 굳어진 그림이 되지.   7400

내가 찬양할 수 있는 건, 오로지 이린 여인,

즐거움, 삶의 흥으로 흘러넘치는 존재일세.

미인이란 그 언제든 스스로 축복받은 이.

우아함은 사람을 맞설 수 없게 만들지,

내가 태워다주었을 때의 헬레나처럼 말이야.   7405

---

227 대지의 여신.
228 청춘의 여신. 헤라클레스가 신이 된 다음 그 아내가 된다.
229 시인들과 조각가들.

FAUST

Du trugst sie?

CHIRON

        Ja, auf diesem Rücken.

FAUST

Bin ich nicht schon verwirrt genug,

Und solch ein Sitz muß mich beglücken!

CHIRON

Sie faßte so mich in das Haar

Wie du es tust.

FAUST

        O ganz und gar   7410

Verlier' ich mich! Erzähle wie?

Sie ist mein einziges Begehren!

Woher? wohin? ach, trugst du sie?

CHIRON

Die Frage läßt sich leicht gewähren.

Die Dioskuren hatten jener Zeit,   7415

Das Schwesterchen aus Räuberfaust befreit.

Doch diese, nicht gewohnt, besiegt zu sein,

Ermannten sich und stürmten hinterdrein.

Da hielten der Geschwister eiligen Lauf

Die Sümpfe bei Eleusis auf;   7420

파우스트

그녀를 태워다주셨다고요?

케이론

　　　　　　　그래, 여기 이 등에다 태우고.

파우스트

벌써도 난 충분히 당황하지 않았던가,

〔이 자리가〕 그런 자리라니, 나는 행복하구나!

케이론

그녀도 그렇게 내 갈기를 잡았어,

지금 자네가 하고 있듯이.

파우스트

　　　　　　　오 송두리째　　　　　　　　　　　　　7410

제가 정신을 잃습니다! 이야기해 주세요, 어쨌다고요?

그녀는 저의 단 하나의 갈망입니다!

어디서? 어디로? 아, 그녀를 태워다주셨나요?

케이론

질문이 답하기 쉽군.

디오스구로이 쌍둥이가 그때　　　　　　　　　　7415

누이동생을 강도들의 손아귀에서 구해냈어.

하지만 강도들은, 져본 적이 별로 없어서

기를 쓰고 뒤쫓아 왔지.

그때 오누이들이 서둘러 달리던 걸음을

엘레우시스[230] 근처의 늪지가 멈추었지.　　　　　7420

230　아테네에서 북쪽으로 20킬로미터쯤 떨어진 곳. 엘레우시스 비밀 의식으로 유명한 곳이다.

Die Brüder wateten, ich patschte, schwamm hinüber;

Da sprang sie ab und streichelte

Die feuchte Mähne, schmeichelte

Und dankte lieblich-klug und selbstbewußt.

Wie war sie reizend! jung, des Alten Lust!   7425

FAUST

Erst sieben Jahr! ···

CHIRON

          Ich seh', die Philologen,

Sie haben dich so wie sich selbst betrogen.

Ganz eigen ist's mit mythologischer Frau,

Der Dichter bringt sie, wie er's braucht, zur Schau:

Nie wird sie mündig, wird nicht alt,   7430

Stets appetitlicher Gestalt,

Wird jung entführt, im Alter noch umfreit;

Gnug, den Poeten bindet keine Zeit.

FAUST

So sei auch sie durch keine Zeit gebunden!

Hat doch Achill auf Pherä sie gefunden,   7435

형제는 걸어서 물을 건너는데, 나는 풍덩풍덩 헤엄쳐 건넜지.

다 건너자 그녀가 뛰어내려서는 쓰다듬었지,

이 축축해진 갈기를, 아양 어린

감사를 전했지, 사랑스럽고도 똑똑하게 자신감에 차서.

얼마나 매력적이었는지! 어렸지, 늙은이도 욕심났지!　　　　　　　　7425

파우스트

겨우 일곱 살이었는데!…[231]

케이론

　　　　　　　　　　　　　내가 보기로는, 문헌학자들,[232]

그 사람들이 자네도, 그들 자신도 기만한 거야.

신화 속 여성에게는 전적으로 나름의 이야기가 있는데

시인이 그녀를, 자기 필요한 대로, 내보이거든.

그녀는 결코 어른이 되지 않아, 늙지 않는다고,　　　　　　　　7430

언제나 구미 당기게 하는 모습,

어려서 납치당하고, 나이 들어서도 온 사방에서 구혼을 받는다고,

요컨대, 시인은 시간에 얽매이지 않아.

파우스트

그렇게 그녀도 시간에 얽매이지 않는다지요!

하지만 아킬레우스가 페레[233]에서 그녀를 찾아냈지요,　　　　　　　　7435

231　최종 원고와 일부 발표된 초판 인쇄에서는 일곱 살로 나온다. 너무 어린 나이라는 에커만의 제
　　의로 열 살로 나이를 올렸다.(1830년 3월 17일자 괴테와의 대화) 함부르크 판에서는 열 살로,
　　프랑크푸르트 판에서는 다시 일곱 살로 고쳤다.

232　Philologen: 초고에서는 '신화학자'(Mythologen)로 되어 있었다.

233　테살리아에 있는 아킬레우스의 고향 아킬레오스에서 가까운 곳. 아킬레우스는 죽은 뒤 다시
　　헬레나와 결혼했다고 한다. 죽음에서 풀려나 그녀와 레우케 섬에서 살았다고 하는데, 괴테는
　　여기서 그 섬 대신 아킬레우스의 고향 마을에 가까운 도시 페레를 택했다.

Selbst außer aller Zeit. Welch seltnes Glück:
Errungen Liebe gegen das Geschick!
Und sollt i c h nicht, sehnsüchtigster Gewalt,
Ins Leben ziehn die einzigste Gestalt?
Das ewige Wesen, Göttern ebenbürtig,   7440
So groß als zart, so hehr als liebenswürdig?
Du sahst sie einst; h e u t hab' ich sie gesehn,
So schön wie reizend, wie ersehnt so schön.
Nun ist mein Sinn, mein Wesen streng umfangen,
Ich lebe nicht, kann ich sie nicht erlangen.   7445

CHIRON

Mein fremder Mann! als Mensch bist du entzückt,
Doch unter Geistern scheinst du wohl verrückt.
Nun trifft sich's hier zu deinem Glücke;
Denn alle Jahr, nur wenig Augenblicke,
Pfleg' ich bei Manto vorzutreten,   7450
Der Tochter Äskulaps; im stillen Beten
Fleht sie zum Vater: daß, zu seiner Ehre,
Er endlich doch der Ärzte Sinn verkläre,
Und vom verwegnen Totschlag sie bekehre …

모든 시간의 바깥에서. 얼마나 드문 행복입니까,

운명에 맞서 쟁취한 사랑이란!

그런데 *제*가, 가장 강한 그리움의 힘이 넘치는 제가,

되살려선 안 된단 말입니까, 세상천지 단 하나뿐인 그 모습을?

신들과 동등하게 태어나,[234] 그렇게나 위대하면서도 여리고,   7440

그렇게나 기품 있으면서도 사랑스러운 그 영원한 존재를?

예전엔 그대가 그녀를 보셨고, 오늘은 제가 그녀를 보았습니다.[235]

참으로 곱고 매력적이었어요, 간원했던 대로 아름다웠어요.

이제 제 뜻이, 제 존재가 혹독하게 사로잡혀 있습니다.

그녀를 얻을 수 없으면, 저는 살지 못합니다.   7445

케이론

이 낯선 사람아! 인간으로서야 자넨 매혹당한 사람이지.

하지만 영들 가운데서는 미친 걸로 보이네.

여기 자네에게 행운이 될 일이 생길 걸세

그럴 것이 해마다 아주 잠깐씩

나는 만토에게 가곤 하거든.   7450

아스클레피오스[236]의 딸 말일세, 조용히 기도하며

만토는 그 아버지에게 간청하지. 아버지의 명예를 위해,

어서 의사들의 마음을 밝혀, 그들이

사람을 함부로 죽이는 일이 없게 해달라고…

234　헬레나는 백조로 변한 제우스에 의해 잉태되었으므로.

235　파우스트가 꿈속에서 헬레나를 본 것을 말한다.

236　그리스 신화의 의신(醫神). 뱀이 감긴 지팡이를 상징물로 들고 있다. 아폴론의 아들로 케이론
　　이 키워주었다고 한다. 여기서 그의 딸로 설정된 만토는 신화에서는 의술이 뛰어난 테이레시
　　아스의 딸인데 괴테가 여기서 좀 더 높은 신의 딸로 설정하였다.

Die liebste mir aus der Sibyllengilde,   7455

Nicht fratzenhaft bewegt, wohltätig milde;

Ihr glückt es wohl, bei einigem Verweilen,

Mit Wurzelkräften dich von Grund zu heilen.

FAUST

Geheilt will ich nicht sein, mein Sinn ist mächtig;

Da wär' ich ja wie andre niederträchtig.   7460

CHIRON

Versäume nicht das Heil der edlen Quelle!

Geschwind herab! Wir sind zur Stelle.

FAUST

Sag an! Wohin hast du, in grauser Nacht,

Durch Kiesgewässer mich ans Land gebracht?

CHIRON

Hier trotzten Rom und Griechenland im Streite,   7465

Peneios rechts, links den Olymp zur Seite,

Das größte Reich, das sich im Sand verliert;

Der König flieht, der Bürger triumphiert.

Blick auf! hier steht, bedeutend nah,

Im Mondenschein der ewige Tempel da.   7470

내 눈엔 만토가 무녀들 무리 가운데서 가장 사랑스러운 여자지.   7455

볼썽사납게 나대지 않고, 자선을 베풀며 상냥하지,

그녀가 아마도 해낼 걸세, 그애 곁에 조금 머물면,

약초 뿌리의 힘으로 자네를 근본에서부터 고쳐줄 거란 말일세.

파우스트

전 치유되고 싶지 않아요, 제 감각은 강건합니다.

그러면 저도 그저 여느 사람들처럼 저급해지고 말 거라고요.   7460

케이론

귀한 원천이 베푸는 치료를 놓치지 말게!

얼른 내리게! 우리 다 왔네.

파우스트

알려주시죠! 어디로, 무시무시한 어둠 속에서

자갈 깔린 강물을 지나 저를 뭍의 어디로 데려오셨죠?

케이론

여기는 로마와 그리스[237]가 싸우며 맞섰던 곳,   7465

오른편엔 페네이오스 강, 왼편 곁으로는 올림포스 산,

가장 컸던 대제국이 쇠망하고 말았지.[238]

왕은 도망치고, 시민은 승리하고.

눈을 들게! 여길세, 의미심장하게[239] 가까이,

달빛 속에 영원한 신전이 저기 서 있네.   7470

---

237 괴테는 마케도니아를 그리스라고 하고 있다.

238 제3차 마케도니아 전쟁 중, 피드나 전투(기원전 168년)에서 로마 총독 아이밀리우스 파울루
    스가 마케도니아의 페르세우스 왕을 이김으로써 알렉산드로스 대왕이 건설한 제국의 마지막
    잔재가 로마 공화국으로 넘어갔다.

239 의미심장한(bedeutend): 괴테가 '매우'라는 의미로 노년에 자주 쓴 단어이다.

MANTO *inwendig träumend.*

Von Pferdes Hufe

Erklingt die heilige Stufe,

Halbgötter treten heran.

CHIRON

Ganz recht!

Nur die Augen aufgetan!   7475

MANTO *erwachend.*

Willkommen! ich seh', du bleibst nicht aus.

CHIRON

Steht dir doch auch dein Tempelhaus!

MANTO

Streifst du noch immer unermüdet?

CHIRON

Wohnst du doch immer still umfriedet,

Indes zu kreisen mich erfreut.   7480

MANTO

Ich harre, mich umkreist die Zeit.

Und dieser?

CHIRON

Die verrufene Nacht

Hat strudelnd ihn hierher gebracht.

Helenen, mit verrückten Sinnen,

만토 *안에서 꿈꾸듯.*

　　말발굽 소리에

　　신성한 계단이 울리네,

　　반신(半神)들이 다가오네.

케이론

　　아주 옳으이!

　　눈 좀 뜨시게!　　　　　　　　　　　　　　　　　7475

만토 *깨어나며.*

환영합니다! 아주 안 오진 않으시네.

케이론

자네의 신전 역시 변함없이 서 있군!

만토

여태도 쉼 없이 돌아다니시나요?

케이론

너는 늘 조용히 평화에 에워싸여 사는구나,

내가 돌아다니며 즐거워하는 동안.　　　　　　　　　7480

만토

저는 머물러 있죠, 시간이 저를 에워싸고 돌고요.[240]

한데 이 사람은?

케이론

　　　　　　악명 높은 밤이

소용돌이에 휩쓸어 그를 이리로 데려왔네.

헬레나를, 완전히 미쳐서,

240　케이론은 시간을 질주하는 반면, 만토가 있는 곳에선 시간이 정지되어 있다.

Helenen will er sich gewinnen 7485

Und weiß nicht wie und wo beginnen;

Asklepischer Kur vor andern wert.

MANTO

Den lieb' ich, der Unmögliches begehrt.

Chiron ist schon weit weg.

MANTO

Tritt ein, Verwegner, sollst dich freuen;

Der dunkle Gang führt zu Persephoneien. 7490

In des Olympus hohlem Fuß

Lauscht sie geheim verbotnem Gruß.

Hier hab' ich einst den Orpheus eingeschwärzt;

Benutz es besser, frisch! beherzt!

Sie steigen hinab.

헬레나를 얻겠다면서

어디에서 어떻게 시작할지조차 모르네.

그 누구보다도 아스클레피오스의 치료를 받을 만하네.

만토

불가능한 것을 갈망하는 이, 그를 제가 사랑합니다.

케이론은 벌써 꽤 멀어졌다.

만토

들어오세요, 대담한 분, 기뻐하세요,

이 어두운 통로가 페르세포네²⁴¹에게 가 닿습니다.   7490

올림포스의 움푹한 산자락 속에서

그녀는 금지된 인사에 남몰래 귀 기울이지요.

여기서 언젠가 내가 오르페우스도 숨겨 들여왔었죠.

그것을 더 잘 이용해 보세요,²⁴² 힘차게! 과감히!

두 사람이 내려간다.

---

241 명부(冥府)의 여왕. 농업의 여신 데메테르의 딸로 그 아름다움에 혹한 명부의 왕 하데스에게
     납치된다. 나중에 일 년의 절반은 어머니에게로 돌아와 있는다. 명부의 여신이지만 지상, 생명
     과 연결되어 있다. 만토는 지하세계 입구에 있는 페르세포네 신전을 지키는 무녀이다.
242 파우스트는, 죽은 아내 에우리디케를 찾아 명부로 갔던 오르페우스의 예를 따르고 있다. 그래
     서 뒤를 돌아보아 에우리디케를 다시금 놓친 오르페우스보다는 좀 "더 잘" 이용하라는 말이
     뒤따른 것이다.

[Am obern Peneios]

Wie zuvor.

SIRENEN

Stürzt euch in Peneios Flut!   7495

Plätschernd ziemt es da zu schwimmen,

Lied um Lieder anzustimmen,

Dem unseligen Volk zu gut.

Ohne Wasser ist kein Heil!

Führen wir mit hellem Heere   7500

Eilig zum Ägäischen Meere,

Würd' uns jede Lust zu Teil.

E r d b e b e n.

[페네이오스 강 상류에서] [243]

앞서와 같이.

세이렌들

뛰어들어라, 페네이오스의 그득한 물속으로!　　　　　　　7495
거기서 철벙거리며 헤엄치는 것,
노래에 노래들 부르기 시작하는 것이 어울리지,
축복받지 못한 무리에게조차 좋도록,
물 없이는 구원도 없다!
밝은 무리와 함께 우리는　　　　　　　　　　　　　　7500
서둘러 에게 해로 간다네.
우리에게 갖가지 홍이 주어질 거야.

지진.

---

243 파우스트가 만토와 함께 떠난 뒤, 장면의 무대가 메피스토펠레스가 앞서 신화의 짐승들을 만
　　났던 곳으로 되돌아간다. 세이렌들이, '물'의 창조적 힘이 기려지는 에게 해에서의 축제를 선
　　도하고 있다.

SIRENEN

Schäumend kehrt die Welle wieder,

Fließt nicht mehr im Bett darnieder;

Grund erbebt, das Wasser staucht, 7505

Kies und Ufer berstend raucht.

Flüchten wir! Kommt alle, kommt!

Niemand, dem das Wunder frommt.

Fort! ihr edlen frohen Gäste

Zu dem seeisch heitern Feste, 7510

Blinkend, wo die Zitterwellen,

Ufernetzend, leise schwellen;

Da, wo Luna doppelt leuchtet,

Uns mit heil'gem Tau befeuchtet.

Dort ein freibewegtes Leben, 7515

Hier ein ängstlich Erdeb-Beben;

Eile jeder Kluge fort!

Schauderhaft ist's um den Ort.

SEISMOS *in der Tiefe brummend und polternd.*

Einmal noch mit Kraft geschoben,

Mit den Schultern brav gehoben! 7520

So gelangen wir nach oben,

세이렌들

    거품 내며 물결 되돌아온다,

    더 이상 저 아래 강바닥 안에서 흐르지 않는다.

    바닥은 진동하고, 물은 요동치고,   7505

    자갈바닥과 강둑, 터지며 자욱하다.

    도망치자! 오라, 모두 오라!

    이 경이가 이로울 이는 없다.

    가자! 너희 즐거운 귀한 손님들,

    명랑한 바다의 축제로,   7510

    깜박거리며 떨리는 물결이

    해변을 적시며, 가만가만 부풀어 오르는 곳.

    저기, 루나가 두 곳에서[244] 빛나며

    우리를 신성한 이슬로 적시는 곳.

    저곳엔 자유롭게 생동하는 삶이,   7515

    이곳엔 불안한 지진이 있네.

    영리한 자 누구든 서둘러 가라!

    이 부근은 소름이 끼친다.

세이스모스[245] *깊은 곳에서 투닥투닥 와지끈.*

한 번 더 힘으로 밀어붙이고

어깨로 용감히 들어 올렸다!   7520

이렇게 우린 높은 곳에 이른다,

---

244 하늘에 뜬 달, 물 위에 비친 달.

245 지진의 영. 그리스어로 세이스모스는 지진. 포세이돈을 보좌한다.

Wo uns alles weichen muß.

SPHINXE

    Welch ein widerwärtig Zittern

    Häßlich grausenhaftes Wittern!

    Welch ein Schwanken, welches Beben,   7525

    Schaukelnd Hin- und Widerstreben!

    Welch unleidlicher Verdruß!

    Doch wir ändern nicht die Stelle,

    Bräche los die ganze Hölle.

    Nun erhebt sich ein Gewölbe   7530

    Wundersam. Es ist derselbe,

    Jener Alte, längst Ergraute,

    Der die Insel Delos baute,

    Einer Kreißenden zu Lieb'

    Aus der Wog' empor sie trieb.   7535

    Er, mit Streben, Drängen, Drücken,

    Arme straff, gekrümmt den Rücken,

    Wie ein Atlas an Gebärde,

    Hebt er Boden, Rasen, Erde,

    Kies und Grieß und Sand und Letten,   7540

만물이 우리를 피해야만 하는 곳이지.

스핑크스들

> 이 무슨 꺼림칙한 떨림,
> 흉측하게 무시무시한 풍우인가!
> 이 무슨 흔들림, 이 무슨 요동침인지,　　　　　　　　　7525
> 그네 타듯 이리 쏠리고 저리 쏠리네!
> 이 무슨 견딜 수 없는 고역인가!
> 하지만 우리는 요지부동이다,
> 지옥이 통째로 터져 나오더라도.

> 이제 둥근 천장이 솟는다,　　　　　　　　　　　　　7530
> 놀랍게도. 저건 바로 그분일세,
> 그 노인, 오래전 백발이 된 분,
> 델로스 섬을 세우신 이,²⁴⁶
> 해산의 진통을 겪는 한 여인을 위해
> 파고에서 섬을 띄워 올리신 이.　　　　　　　　　7535
> 그이, 애쓰고, 밀치고, 누르며
> 두 팔 빳빳이, 등 구부정히,
> 아틀라스²⁴⁷와도 같은 거동으로
> 들어 올린다, 땅바닥, 풀밭, 대지,
> 자갈과 쇄석, 모래와 진흙,²⁴⁸　　　　　　　　　　7540

---

246 아폴론과 아르테미스의 어머니 레토가 헤라의 질투로 해산할 곳이 없어 괴로워할 때 해신 포
　　세이돈이에게 해 한가운데다 델로스 섬을 띄워주어 아폴론과 아르테미스가 태어날 자리를 만
　　들어주었다고 한다.(헤로도토스 『역사』 7.29)
247 등덜미에 하늘을 짊어진 거인.

Unsres Ufers stille Betten.

So zerreißt er eine Strecke

Quer des Tales ruhige Decke.

Angestrengtest, nimmer müde,

Kolossale Karyatide; 7545

Trägt ein furchtbar Steingerüste,

Noch im Boden bis zur Büste;

Weiter aber soll's nicht kommen,

Sphinxe haben Platz genommen.

SEISMOS

Das hab' ich ganz allein vermittelt, 7550

Man wird mir's endlich zugestehn;

Und hätt' ich nicht geschüttelt und gerüttelt,

Wie wäre diese Welt so schön?

Wie ständen eure Berge droben

In prächtig-reinem Ätherblau, 7555

Hätt' ich sie nicht hervorgeschoben,

Zu malerisch-entzückter Schau!

Als, angesichts der höchsten Ahnen,

Der Nacht, des Chaos, ich mich stark betrug

Und, in Gesellschaft von Titanen, 7560

우리 강가의 고요한 바닥들을.

그렇게 그이가 한 구간을 짓찢네,

골짜기의 조용한 덮개를 가로질러.

최고로 힘 모으되, 절대로 지치지 않고

거대한 카리야티데,[249]   7545

무서운 석조물을 이고 있네,

가슴까지는 아직 땅속에,

더는 올라오면 안 되지,

스핑크스들이 자리를 차지하고 있으니.

세이스모스

그건 완전히 나 혼자서 성사시켰지,   7550

결국엔 모두들 인정해 줄 거야.

내가 뒤흔들어 대지 않았더라면

어떻게 세계가 이렇게 아름답겠나?

어떻게 너희의 산들이, 저 위에

화사하게 맑은 정기의 푸르름 속에,   7555

내가 밀어 올려주지 않았더라면,

그림처럼 황홀한 모습으로 서 있겠나!

지고의 선조들을, 어둠을, 카오스를

마주 보며, 내가 힘쓰던 때였지[250]

또, 거인들과 어울려서   7560

---

248 자갈, 쇄석, 모래, 진흙: 굵은 것에서부터 섬세한 것으로 차례로 퇴적층을 보여준다.

249 지붕을 머리에 이면서 떠받드는 모습의 여인상 기둥.

250 그리스 신화에서는 어둠과 카오스로부터 세계가 생성되었다. 세이스모스는 거인족에 속하고
     대지를 만드는 힘을 가졌는데 그 부모가 어둠과 카오스이다.

Mit Pelion und Ossa als mit Ballen schlug.

Wir tollten fort in jugendlicher Hitze,

Bis überdrüssig noch zuletzt

Wir dem Parnaß, als eine Doppelmütze,

Die beiden Berge frevelnd aufgesetzt ⋯   7565

Apollen hält ein froh Verweilen

Dort nun mit seliger Musen Chor.

Selbst Jupitern und seinen Donnerkeilen

Hob ich den Sessel hoch empor.

Jetzt so, mit ungeheurem Streben,   7570

Drang aus dem Abgrund ich herauf

Und fordre laut, zu neuem Leben,

Mir fröhliche Bewohner auf.

SPHINXE

Uralt, müßte man gestehen

Sei das hier Emporgebürgte,   7575

Hätten wir nicht selbst gesehen

Wie sich's aus dem Boden würgte.

Bebuschter Wald verbreitet sich hinan,

Noch drängt sich Fels auf Fels bewegt heran;

펠리온과 오사[251]를 가지고 공놀이 하던 때였지.

우리는 젊음의 열기에 휩싸여 날뛰어 대다가

마침내 싫증이 나서 마지막으로

파르나소스 산에다 쌍으로 된 모자[252]를 씌워주었지,

산 두 개를 외람되게 처억 하니 올려주었지…   7565

아폴론이 즐겁게 머물고 있었어,

거기서, 축복받은 뮤즈의 합창대와 함께.

유피테르와 그 천둥 쐐기를 위해서도

내가 그 옥좌를 들어 올려주었지.[253]

지금도 이렇게, 무시무시한 용틀임으로   7570

심연에서부터 밀고 올라와

즐거운 거주민들에게 큰 소리로 권하네,

새로운 인생을 가지라고.

스핑크스들

태곳적부터 있었던 거라고 하지 않을 수 없을걸,

여기에서 방금 치솟아 오른 산들을 두고.   7575

만약 우리 자신이 보지 않았더라면,

그게 땅바닥에서부터 쥐어짜듯 솟는 걸.

덤불 우거진 숲이 여기까지 퍼져 오고

아직 바위에 바위, 움직이면서 밀려와요.

---

251 그리스 북동쪽 테살리아에 있는 산들. 거인들은 오사 산을 올림포스 산 위로 올리고 펠리온 산
     을 오사 산 위로 올려 하늘을 재려 했다고 한다.

252 아폴론과 뮤즈들의 거처인 파르나소스 산에는 쌍둥이 봉우리가 있다.

253 유피테르는 로마 신화의 최고신. 그리스 신화의 제우스에 해당한다. 천둥과 벼락의 신이기도
     하다. 여기서 그의 "옥좌"란 올림포스 산이다.

Ein Sphinx wird sich daran nicht kehren: 7580

Wir lassen uns im heiligen Sitz nicht stören.

GREIFE

> Gold in Blättchen, Gold in Flittern
>
> Durch die Ritzen seh ich zittern;
>
> Laßt euch solchen Schatz nicht rauben;
>
> Imsen, auf! es auszuklauben. 7585

CHOR DER AMEISEN

> Wie ihn die Riesigen
>
> Emporgeschoben,
>
> Ihr Zappelfüßigen
>
> Geschwind nach oben!
>
> Behendest aus und ein! 7590
>
> In solchen Ritzen
>
> Ist jedes Bröselein
>
> Wert zu besitzen.
>
> Das Allermindeste
>
> Müßt ihr entdecken, 7595
>
> Auf das geschwindeste
>
> In allen Ecken.
>
> Allemsig müßt ihr sein,
>
> Ihr Wimmelscharen;
>
> Nur mit dem Gold herein! 7600

〔하지만〕 어떤 스핑크스도 아랑곳하지 않을 거예요,   7580
신성한 자리에 있는 우릴 방해하진 못해요.

그라이프들

> 종잇장 같은 황금, 반짝이는 황금
> 틈새들 속에서 어른거리네.
> 이런 보물을 도둑맞지 말라,
> 개미들아,[254] 일어나라! 저걸 골라 빼내거라.   7585

개미들의 합창

> 거인들이 그것을
> 들어 올린 것처럼,
> 바둥거리는 발 달린 너희,
> 얼른 위로!
> 잽싸게 들락날락!   7590
> 그런 틈 속에는
> 잔부스러기 하나하나가
> 소유할 가치가 있네.
> 아무리 작은 것이라도,
> 너희는 찾아내야 하리   7595
> 최대한 재빨리
> 구석구석 샅샅이.
> 한껏 바지런해야 한다, 너희
> 너희 바글거리는 무리,
> 금만 들여와라!   7600

---

254 이 개미들은 자기들보다 큰 피그미들을 위해 금을 모아야 한다.

Den Berg laßt fahren.

GREIFE

Herein! Herein! Nur Gold zu Hauf,

Wir legen unsre Klauen drauf;

Sind Riegel von der besten Art,

Der größte Schatz ist wohlverwahrt.   7605

PYGMÄEN

Haben wirklich Platz genommen,

Wissen nicht, wie es geschah;

Fraget nicht, woher wir kommen:

Denn wir sind nun einmal da!

Zu des Lebens lustigem Sitze   7610

Eignet sich ein jedes Land;

Zeigt sich eine Felsenritze,

Ist auch schon der Zwerg zur Hand.

Zwerg und Zwergin, rasch zum Fleiße,

Musterhaft ein jedes Paar;   7615

Weiß nicht, ob es gleicher Weise

Schon im Paradiese war.

Doch wir findens hier zum besten,

Segnen dankbar unsern Stern;

Denn im Osten wie im Westen   7620

산은 놔두어라.

그라이프들

들여와! 들여와! 황금만 무더기로,

우리는 매서운 앞발을 그 위에 올려놓지.

그건 최고의 빗장,

최고의 보물이 잘 지켜지고 있어.   7605

피그미들[255]

우리가 정말로 자릴 얻었네,

어떻게 그렇게 되었는진 몰라도.

우리가 어디서 왔는지 묻진 마라,

우리도 일단 여기 있으니까!

생명의 즐거운 자리가 되는 데는   7610

어느 땅이든 적합하지.

바위틈 하나가 보이면

난쟁이도 벌써 당도해 있죠.

남자 난쟁이, 여자 난쟁이, 재빠르고 열심이고

어느 쌍이나 모범적이죠.   7615

낙원에서 이미

똑같이 그랬는지 그건 몰라요.

하지만 우린 여기가 제일이라

우릴 지켜주는 별에 감사하며 축복하지요.

동쪽에서건 서쪽에서건   7620

---

255 그리스 전설에 의하면 피그미들은 오케아누스 해변에 사는데 매년 백로들과 전쟁을 치른다.
이 인물들은 앞서 제2부 제1막의 카니발 장면에 나오는 지신(地神) 그놈(Gnom)을 연상시킨다.

Zeugt die Mutter Erde gern.

DAKTYLE

Hat sie in einer Nacht

Die Kleinen hervorgebracht:

Sie wird die Kleinsten erzeugen,

Finden auch ihresgleichen.   7625

PYGMÄEN-ÄLTESTE

Eilet, bequemen

Sitz einzunehmen!

Eilig zum Werke;

Schnelle für Stärke!

Noch ist es Friede;   7630

Baut euch die Schmiede,

Harnisch und Waffen

Dem Heer zu schaffen.

Ihr Imsen alle,

Rührig im Schwalle,   7635

Schafft uns Metalle!

Und ihr Daktyle,

Kleinste, so viele,

Euch sei befohlen,

어머니 대지는 즐겨 생명을 낳으니까요.

다크틸로이들[256]

어머니 대지가 하룻밤 사이에

작은 이들을 낳았다면,

그녀, 가장 작은 이들도 낳을 거예요,

그들과 비슷한 이들이 생겨날 거예요.   7625

피그미 노장들

서둘러, 편안한

자리를 잡아라!

서둘러 작업하라.

강하지 못한 대신 잽싸게!

아직은 평화롭지만,   7630

대장간을 지어라,

갑옷과 무기를

군대에게 만들어주어라.

너희 개미들은 모두

무리 지어 바지런히 일히거라!   7635

금속을 모아 오거라!

그리고 너희 다크틸로이들

가장 작은 이들은, 그렇게나 여럿이니,

너희는 명령을 듣거라,

---

256 그리스 신화에 나오는, 피그미보다 더 작은 족속. '손가락'을 뜻하는 그리스어 '다크틸로스'에
서 비롯한 이름이다. 이들은 철(鐵)과 제련 기술을 발견한 존재들인데, 그들보다 좀 더 큰 피그
미를 위해 일해야 한다.

Hölzer zu holen! 7640

Schichtet zusammen

Heimliche Flammen,

Schaffet uns Kohlen.

GENERALISSIMUS

Mit Pfeil und Bogen

Frisch ausgezogen! 7645

An jenem Weiher

Schießt mir die Reiher,

Unzählig niesende,

Hochmütig brüstende

Auf einen Ruck! 7650

Alle wie Einen;

Daß wir erscheinen

Mit Helm und Schmuck.

IMSEN UND DAKTYLE

Wer wird uns retten!

Wir schaffen's Eisen, 7655

Sie schmieden Ketten.

Uns loszureißen,

Ist noch nicht zeitig,

Drum seid geschmeidig.

장작을 가져오너라!   7640

장작을 한데 쌓아

남몰래 불을 피워라,

우리에게 숯을 마련해 다오.

피그미 사령관[257]

화살과 활로

힘차게 한껏 당겼다!   7645

저 연못가에서

백로들을 쏘아라,

저 무수히 둥지 트는 것들,

자랑스레 뻐기는 것들

일격에!   7650

하나인 양 모조리.

우리가 나타나신다,

투구 쓰고 장신구 걸치고.

개미들과 다크틸로이들

누가 우리를 구하랴!

우리는 철(鐵)을 마련하고   7655

저들은 사슬을 만들어낸다.

아직은 우리가 일을 뿌리칠

때가 아니다,

하니 고분고분 말 들으리.

---

257 전투적으로 일하는 난쟁이 족속이 평화로운 백로를 공격한다. 백로를 죽여 그 깃털을 투구 장
식에 쓰려고 한다.

DIE KRANICHE DES IBYKUS

Mordgeschrei und Sterbeklagen, 7660

Ängstlich Flügelflatterschlagen,

Welch ein Ächzen, welch Gestöhn

Dringt herauf zu unsern Höhn!

Alle sind sie schon ertötet,

See von ihrem Blut gerötet. 7665

Mißgestaltete Begierde

Raubt des Reihers edle Zierde.

Weht sie doch schon auf dem Helme

Dieser Fettbauch-Krummbein-Schelme.

Ihr Genossen unsres Heeres, 7670

Reihenwanderer des Meeres,

Euch berufen wir zur Rache

In so nahverwandter Sache;

Keiner spare Kraft und Blut,

Ewige Feindschaft dieser Brut! 7675

Zerstreuen sich krächzend in den Lüften.

MEPHISTOPHELES *in der Ebne.*

이비코스의 학(鶴)들[258]

살해의 외침과 죽음의 탄식   7660
두려워 푸드득거리는 날개 침,
이 무슨 끔찍한 비명이, 이 무슨 신음이
우리 사는 높은 곳까지 밀고 올라오는가!
모두 벌써 죽임당했다,
그들이 흘린 피의 호수가 붉어졌다.   7665
비뚤어진 욕심이
백로의 고귀한 장식을 강탈하는구나.
투구에 벌써 깃털이 나부끼고 있다
이 배불뚝이-안짱다리-악당들의 투구에.
너희 우리 무리의 동지들,   7670
줄지어 날아가는 바다의 방랑자여,
우리가 복수를 청하며 너희를 소환하노라,
참으로 가까운 친척의 일이다.
아무도 힘과 피를 아끼지 말라,
저 족속을 향한 영원한 적개심을!   7675

공중에서 우짖으며 흩어진다.

메피스토펠레스 *평원에서.*[259]

---

258 쉴러가 쓴 동명의 발라데 작품(1788)의 내용을 담고 있다. 이비코스라는 고대 그리스 시인이
    연극 공연에 가던 중에 노상에서 강도에게 살해당하는데, 나중에 연극에서 범인이 호명되자
    학 떼가 나타나 범인이 폭로되었다는 내용이다.
259 장면의 무대가 조금 옮겨진 것으로 보인다. 새로 생긴 산 표면으로부터 평지로 내려왔고 독자/
    관객은 여기서 라미에들을 뒤쫓고 있는 메피스토펠레스를 만난다.(페네이오스 강 상류, 7235
    행에서 시작된 일이다.) 메피스토펠레스는 라미에를 뒤쫓으며 제1부 「발푸르기스의 밤」의 무
    대였던 브로켄 산을 생각하고 있다.

Die nordischen Hexen wußt' ich wohl zu meistern,

Mir wird's nicht just mit diesen fremden Geistern.

Der Blocksberg bleibt ein gar bequem Lokal,

Wo man auch sei, man findet sich zumal.

Frau I l s e wacht für uns auf ihrem S t e i n,   7680

Auf seiner H ö h' wird H e i n r i c h munter sein,

Die S c h n a r c h e r schnauzen zwar das E l e n d an,

Doch alles ist für tausend Jahr getan.

Wer weiß denn hier nur, wo er geht und steht,

Ob unter ihm sich nicht der Boden bläht? ···   7685

Ich wandle lustig durch ein glattes Tal

Und hinter mir erhebt sich auf einmal

Ein Berg, zwar kaum ein Berg zu nennen,

Von meinen Sphinxen mich jedoch zu trennen

Schon hoch genug — Hier zuckt noch manches Feuer   7690

Das Tal hinab und flammt ums Abenteuer ···

Noch tanzt und schwebt mir lockend, weichend vor,

Spitzbübisch gaukelnd, der galante Chor.

Nur sachte drauf! Allzugewohnt ans Näschen,

북방의 마녀들이야 내가 잘 다뤘지만,

이 낯선 영들과는 딱 그렇게 되질 않네

브로켄 산은 예나 지금이나 아주 편안한 곳이지,

어디에 있든, 우선 정신을 차려야지.

일제 부인은 우리를 위해서 그녀의 *바위* 위에서 지키고,[260]   7680

*하인리히*도 자신의 고원에서 쾌활해질 거고,[261]

*코 고는 자*들은 엘렌트[262]를 향해 호통을 치지만

하지만 그 모든 게 수천 년 동안 행해진 일.

한데 여기선 도무지 모르겠네, 내가 가는 곳, 서 있는 곳에서

발밑의 바닥이 부풀어 오르는지 어떤지를?…   7685

나는 평탄한 골짜기를 신나게 거니는데

내 뒤에서 불쑥 산이 솟지.

산이라고 부르기도 어렵긴 하지만,

나를 내 스핑크스들로부터 갈라놓을 만큼은

벌써 충분히 높네 — 여기서 아직 이런저런 불이 넘실넘실   7690

골짜기를 따라 내려가다가 이 기이한 현상[263]을 에워싸고 활활 타오르네…

아직도 내 앞을 춤추며 떠도네, 유혹하며, 물러나며[264]

장난꾸러기같이 현혹하며, 매력적인 합창대기.

살짝 그 위를 보자! 군것질이 너무나 습관이 돼서

---

260 일제슈타인(Ilsestein)은 브로켄 산 북동쪽의 지명. 여자 이름인 '일제'(Ilse)와 '바위'(Stein)로
     나누어 썼다.

261 브로켄 산 위의 고원 '하인리히의 고원'(Heinrichshöhe)을 역시 풀어서 썼다.

262 "코골이 절벽"(Schnarcherklippen)을 의인화했다.(이 절벽에 대해서는 제1부의 각주 161 참조).
     그리고 엘렌트(Elend)는 브로켄 산 입구에 있는 마을의 이름인데 '비참'이라는 뜻이다.

263 Abenteuer: '모험'이라는 뜻이지만 여기서는 불쑥 산이 솟아오른 기이한 현상을 가리킨다.

264 라미에들.

Wo es auch sei, man sucht was zu erhaschen.   7695

LAMIEN *Mephistopheles nach sich ziehend.*

    Geschwind, geschwinder!

    Und immer weiter!

    Dann wieder zaudernd,

    Geschwätzig plaudernd.

    Es ist so heiter   7700

    Den alten Sünder

    Uns nachzuziehen,

    Zu schwerer Buße.

    Mit starrem Fuße

    Kommt er geholpert,   7705

    Einhergestolpert;

    Er schleppt das Bein,

    Wie wir ihn fliehen,

    Uns hinterdrein!

MEPHISTOPHELES *stillstehend.*

    Verflucht Geschick! Betrogne Mannsen!   7710

    Von Adam her verführte Hansen!

    Alt wird man wohl, wer aber klug?

어디서든 간에, 얼른 낚을 걸 찾게 되네.   7695

라미에들[265] *메피스토펠레스를 자기 쪽으로 잡아끌며.*

　　　빨리, 더욱 빨리!

　　　또 계속 나아가라!

　　　그다음엔 다시 망설이며,

　　　수다스럽게 재잘거리며.

　　　참 유쾌해요,   7700

　　　늙은 죄인을

　　　우리한테로 끌어와

　　　무겁게 속죄하게 하는 건.

　　　굳어버린 발로[266]

　　　저이 비틀비틀 오네,   7705

　　　비트적거리며 따라오네,

　　　다리 질질 끌며,

　　　우리는 피하는 대로,

　　　우리를 뒤따라오네!

메피스토펠레스 *멈추어 서며.*

　　　빌어먹어라, 운명! 우롱이나 당하는 님징네들!   7710

　　　아담 때부터 유혹당한 얼간이들![267]

　　　나이는 잘도 처먹으면서, 누가 똑똑해져야 말이지?

265　각주 210 참조. 처음 만났던 스핑크스들과는 달리 라미에들은 계속 움직이고, 계속 모습이 바
　　뀌면서 도망치듯 유혹하고 있다. 「발푸르기스의 밤」의 마녀들과 같은 역할이다.

266　메피스토펠레스가 말발굽을 달고 있음을 시사한다.

267　뱀이 아담을 유혹했었는데, 여기서는 거꾸로 메피스토펠레스가 사랑을 통해 유혹당하고 있다.
　　독백이 이어진다.

Warst du nicht schon vernarrt genug!

Man weiß, das Volk taugt aus dem Grunde nichts,
Geschnürten Leibs, geschminkten Angesichts.

Nichts haben sie Gesundes zu erwidern,
Wo man sie anfaßt, morsch in allen Gliedern.
Man weiß, man sieht's, man kann es greifen,
Und dennoch tanzt man, wenn die Luder pfeifen!

LAMIEN *innehaltend.*

Halt! er besinnt sich, zaudert, steht;
Entgegnet ihm, daß er euch nicht entgeht!

MEPHISTOPHELES *fortschreitend.*

Nur zu! und laß dich ins Gewebe
Der Zweifelei nicht törig ein;
Denn wenn es keine Hexen gäbe,
Wer Teufel möchte Teufel sein!

LAMIEN *anmutigst.*

Kreisen wir um diesen Helden;
Liebe wird in seinem Herzen
Sich gewiß für eine melden.

MEPHISTOPHELES

Zwar bei ungewissem Schimmer
Scheint ihr hübsche Frauenzimmer,
Und so möcht' ich euch nicht schelten.

EMPUSE *eindringend.*

7715

7720

7725

7730

이미 너는 충분히 우롱당하지 않았더냐?

다들 알지, 저런 무린, 근본에서부터 아무짝에도 쓸모없지,
띠 두른 몸, 분 바른 얼굴의 무리.   7715
대응할 온전한 건 하나도 지니고 있지 않지,
어디를 붙잡아 봐도, 팔다리가 죄다 썩었어.
다들 알지, 뻔히 보지, 그걸 잡을 수 있지,
그런데도 춤추지, 그 더러운 계집들이 휘파람 불면!

라미에들 *멈추며.*

정지! 이이가 제정신을 차리네, 머뭇거리며 서 있네.   7720
너희들을 벗어나진 못한다고 그에게 응수해 줘!

메피스토펠레스 *계속 걸어가면서.*

해보셔! 그리고 어리석게 의심 따위의
올가미에 걸려들진 마셔.
만약 마녀들이 없다면,
어느 악마가 악마이고 싶겠나!   7725

라미에들 *지극히 우아하게.*

우리 이 영웅을 감싸고 돌자,
사랑이 그의 가슴속에서
분명 생겨날 거야, 우리 중 하나를 위해.

메피스토펠레스

불확실한 어스름 녘이지만
너희 예쁜 여자들은 빛이 나지,   7730
그러니 너희를 욕하고 싶진 않네.

엠푸사 [268] *밀고 들어오며.*

Auch nicht mich! als eine solche

Laßt mich ein in eure Folge.

LAMIEN

Die ist in unserm Kreis zuviel,

Verdirbt doch immer unser Spiel.   7735

EMPUSE *zu Mephistopheles.*

Begrüßt von Mühmichen Empuse,

Der Trauten mit dem Eselsfuße;

Du hast nur einen Pferdefuß

Und doch, Herr Vetter, schönsten Gruß!

MEPHISTOPHELES

Hier dacht' ich lauter Unbekannte,   7740

Und finde leider Nahverwandte;

Es ist ein altes Buch zu blättern:

Vom Harz bis Hellas immer Vettern!

EMPUSE

Entschieden weiß ich gleich zu handeln,

In vieles könnt' ich mich verwandeln;   7745

Doch Euch zu Ehren hab' ich jetzt

Das Eselsköpfchen aufgesetzt.

MEPHISTOPHELES

Ich merk', es hat bei diesen Leuten

저한테도 욕하지 마세요! 저이들 중 하나로

나도 여러분의 대열에 넣어주세요.

라미에들

쟤는 우리 패 안에 들이기 힘들어,

노상 우리 놀이를 망치거든.   7735

엠푸사 *메피스토펠레스에게.*

사촌여동생 엠푸사의 인사를 받으세요,

당나귀발을 가진, 당신과 남 같지 않은 여자예요.

당신은 한쪽만 말발이시죠,

그래도, 사촌오라버니, 최고로 예쁜 인사를 올려요!

메피스토펠레스

여긴 죄다 모르는 이들뿐이라고 생각했는데   7740

유감스럽게도 가까운 친척들도 있네,

옛날 책을 넘겨봐야겠어,

하르츠에서 헬라스까지 어디에든 사촌들이 있다니!

엠푸사

나는 단호하게 금방 행동할 줄 알아요.

나는 많은 것으로 모습 바꿀 줄도 알아요.   7745

하지만 지금은, 당신께 경의를 표하느라,

작은 당나귀머리를 얹어놓았어요.

메피스토펠레스

알아차리거니와, 이들에게선

---

268 변신 능력이 있는 괴녀 유령. 갖가지로 모습을 바꾸어 여행객들에게 나타난다고 한다. 여기서
   괴테는 이 괴녀를 메피스토펠레스의 말발굽에 어울리게 당나귀로 나타나게 한다.

Verwandtschaft Großes zu bedeuten;

Doch mag sich, was auch will eräugnen, 7750

Den Eselskopf möcht' ich verleugnen.

LAMIEN

Laß diese Garstige, sie verscheucht,

Was irgend schön und lieblich deucht;

Was irgend schön und lieblich wär'

Sie kommt heran, es ist nicht mehr! 7755

MEPHISTOPHELES

Auch diese Mühmchen zart und schmächtig,

Sie sind mir allesamt verdächtig;

Und hinter solcher Wänglein Rosen

Fürcht' ich doch auch Metamorphosen.

LAMIEN

Versuch es doch! sind unsrer viele. 7760

Greif zu! Und hast du Glück im Spiele,

Erhasche dir das beste Los.

Was soll das lüsterne Geleier?

Du bist ein miserabler Freier,

Stolzierst einher und tust so groß! — 7765

Nun mischt er sich in unsre Scharen;

Laßt nach und nach die Masken fahren

Und gebt ihm euer Wesen bloß.

MEPHISTOPHELES

Die Schönste hab' ich mir erlesen ···

친족이라는 게 큰 의미가 있나 보군.

하지만, 무슨 일이든, 일어날 테면 일어나라지,   7750

당나귀 대가리야 거절하고 싶지만.

라미에들

이 못생긴 여자는 그냥 두세요, 이 여자는 썩 쫓아버린답니다,

예쁘고 사랑스럽다고 생각되는 그 어떤 것들도요.

예쁘고 사랑스러운 그 어떤 것들도

이 여자가 오면, 다 사라지고 말아요!   7755

메피스토펠레스

곱고 날씬한 이 사촌누이들마저도

내게는 모조리 수상쩍어 보여

저런 장밋빛 뺨 뒤에

또 무슨 별별 변형이 있을지 겁나네.

라미에들

그래도 해봐요! 우린 수(數)가 많아요.   7760

붙들어요! 당신은 놀이에서 운이 좋으니

최고의 제비를 얼른 뽑으세요.

음탕한 사실을 늘어놓아 봤지 무슨 소용 있어요?

그대는 보잘것없는 구혼자인데,

으쓱거리며 따라오면서 그렇게나 잘난 척하는군요! —   7765

이젠 그가 우리 무리에 섞이네.

차츰차츰 가면들을 떨쳐버리고

너희의 본색을 드러내주거라.

메피스토펠레스

제일 예쁜 여자를 골랐다…

sie umfassend.

O weh mir! welch ein dürrer Besen! 7770

eine andere ergreifend.

Und diese? ··· Schmähliches Gesicht!

LAMIEN

Verdienst du's besser? dünk' es nicht.

MEPHISTOPHELES

Die Kleine möcht' ich mir verpfänden ···

Lacerte schlüpft mir aus den Händen!

Und schlangenhaft der glatte Zopf. 7775

Dagegen faß' ich mir die Lange ···

Da pack' ich eine Thyrsusstange!

Den Pinienapfel als den Kopf.

Wo will's hinaus? ··· Noch eine Dicke,

An der ich mich vielleicht erquicke; 7780

Zum letztenmal gewagt! Es sei!

Recht quammig, quappig, das bezahlen

Mit hohem Preis Orientalen ···

Doch ach! der Bovist platzt entzwei!

그녀를 안으며.

으악! 이 무슨 비쩍 마른 빗자루야!　　　　　　　　　　　7770

다른 여자를 붙잡으며.

그럼 이 여자는? … 얼굴이 영 아니잖아.

라미에들

더 나은 걸 바랄 공로가 있어요? 헛꿈 꾸지 말아요.

메피스토펠레스

작은 여자를 담보로 잡고 싶은데…

도마뱀[269]이 두 손 안에서 미끄러져 빠져나가네!

매끄럽게 땋은 머리가 뱀 같구나.　　　　　　　　　　　7775

그 대신 키 큰 여자를 잡으니…

티르수스 봉(棒)[270]을 잡은 거였네!

머리는 그 솔방울이고.

이게 어디까지 가려나?… 뚱뚱한 여자로 하나만 더,

어쩌면 이번엔 기분 좀 풀 수 있을지도.　　　　　　　　　7780

마지막으로 과감히! 잡는다!

제대로 말랑말랑 포동포동하군, 이건 오리엔트

장사치들이 높은 값을 치르겠는길…

한데 아! 꿀주머니 버섯[271]이 둘로 쪼개져버렸네!

269　도마뱀은 (『베네치아 경구』(67~70)에서처럼) 이탈리아어 'Lacerte'로 쓰고 있다. "도마뱀"이
　　　나 이어지는 "티르수르 봉"(Thyrsusstange), "꿀주머니 버섯"(Bovist) 모두 창녀들에 대한 표현
　　　이다.
270　솔방울을 단 목각 음경. 디오니소스 경배에 쓰이는 도구이다.
271　원어 Bovist는 악마버섯, 마녀버섯으로 알려진 갈색 버섯. 꿀주머니를 누르면 갈색 먼지를 날
　　　리며 터진다.

LAMIEN

Fahrt auseinander, schwankt und schwebet   7785

Blitzartig, schwarzen Flugs umgebet

Den eingedrungnen Hexensohn!

Unsichre, schauderhafte Kreise!

Schweigsamen Fittichs, Fledermäuse!

Zu wohlfeil kommt er doch davon.   7790

MEPHISTOPHELES *sich schüttelnd.*

Viel klüger, scheint es, bin ich nicht geworden;

Absurd ist's hier, absurd im Norden,

Gespenster hier wie dort vertrackt,

Volk und Poeten abgeschmackt.

Ist eben hier eine Mummenschanz   7795

Wie überall, ein Sinnentanz.

Ich griff nach holden Maskenzügen

Und faßte Wesen, daß mich's schauerte ···

Ich möchte gerne mich betrügen,

Wenn es nur länger dauerte.   7800

sich zwischen dem Gestein verirrend.

Wo bin ich denn? Wo will's hinaus?

Das war ein Pfad, nun ist's ein Graus.

Ich kam daher auf glatten Wegen,

라미에들

흩어져라, 흔들거려라, 날아올라라,   7785

번개같이, 검은 비행으로 에워싸라,

우리를 침입한 마녀의 아들을!

뭐가 뭔지 모르겠는, 소름 끼치게 에워싼 무리!

소리 없는 날개들, 박쥐들!

하지만 저놈 너무도 쉽게 빠져나가네.   7790

메피스토펠레스 *몸을 털며.*

내가 영 똑똑해지질 못했던 것 같군,

여긴 어처구니가 없구나, 북쪽에서도 어처구니없었지,

유령이란 여기서나 저기서나 불쾌해,

백성들, 시인들은 멋대가리 없고 말이야.

때마침 여기서는 가장행렬이 열렸고   7795

온 사방에서 그렇듯, 관능의 춤이로군.

아리따운 가장행렬을 향해 손 뻗었는데

붙잡힌 건, 죄 소름 끼치는 것들일세 …

나도 기꺼이 속아주고 싶다만,

좀 너 오래만 계속된다면.   7800

바위들 사이에서 길 잃으며.[272]

여기가 도대체 어디지? 어떻게 되는 거지?

오솔길이더니 이젠 자갈밭일세.

평탄한 길로 왔는데

---

272 메피스토펠레스가 평지의 경계를 넘어 핀두스 산의 바위와 절벽을 오르고 있다. 테살리아 서
    부에 있는 핀두스 산은 북쪽에서 남쪽으로 달린다.

Und jetzt steht mir Geröll entgegen.

Vergebens klettr' ich auf und nieder, 7805

Wo find ich meine Sphinxe wieder?

So toll hätt ich mirs nicht gedacht

Ein solch Gebirg in einer Nacht.

Das heiß ich frischen Hexenritt!

Die bringen ihren Blocksberg mit. 7810

OREAS *vom Naturfels.*

Herauf hier! Mein Gebirg ist alt,

Steht in ursprünglicher Gestalt.

Verehre schroffe Felsensteige,

Des Pindus letztgedehnte Zweige.

Schon stand ich unerschüttert so, 7815

Als über mich Pompejus floh.

Daneben das Gebild des Wahns

Verschwindet schon beim Krähn des Hahns.

Dergleichen Märchen seh' ich oft entstehn

Und plötzlich wieder untergehn. 7820

MEPHISTOPHELES

Sei Ehre dir, ehrwürdiges Haupt!

지금은 자갈들이 나를 막고 있구나.

기어 올라가고 기어 내려와 봐도 허사일세,   7805

어디서 내 스핑크스들을 다시 찾을까?

이렇게까지 미쳐 있으리라고는 생각지 못했는데,

이런 산이 하룻밤 사이에 생겨났다니.

이런 걸 나는 상쾌한 마녀 비행[273]이라 부르지!

마녀들이 브로켄 산을 함께 가져온 게야.   7810

오레아스[274] *자연석으로부터.*

여기로 올라와요! 내 산은 오래되었어요,

그 원초적 모습으로 서 있지.

존중하셔요, 가파른 돌길을,

핀두스 산의 마지막으로 뻗어 나온 가지.

난 끄떡없이 이렇게 서 있었지,   7815

예전 폼페이우스가 나를 넘어 도망쳤을 때[275]도.

그 곁에 솟아 있는 망상(妄想)의 허상(虛像),[276]

닭 울음만 들려도 벌써 사라진다.

이 같은 옛날이야기는 자주 생겨나고

생겼다간 금방 또 없어지는 걸 나는 보고 있지.   7820

메피스토펠레스

존경을 그대에게, 존경할 만한 산봉우리여!

---

273 마녀가 빗자루를 타고 달리고 나는 일.

274 산의 요정.

275 플루타르코스에 의하면, 파르살루스 벌의 전투에서 패한 폼페이우스는, 테살리아의 도시들인 라리사와 템페를 거쳐 바다로 도주했다.

276 화산처럼 갑자기 솟은 듯했던, 세이스모스가 만든 산을 뜻한다. 모든 미신의 유령이 그렇듯 첫 닭 울음에 사라진다.

Von hoher Eichenkraft umlaubt;

Der allerklarste Mondenschein

Dringt nicht zur Finsternis herein. —

Doch neben am Gebüsche zieht 7825

Ein Licht, das gar bescheiden glüht.

Wie sich das alles fügen muß!

Fürwahr, es ist Homunkulus!

Woher des Wegs, du Kleingeselle?

HOMUNKULUS

Ich schwebe so von Stell' zu Stelle 7830

Und möchte gern im besten Sinn entstehn,

Voll Ungeduld, mein Glas entzwei zu schlagen;

Allein, was ich bisher gesehn

Hinein da möcht' ich mich nicht wagen.

Nur, um dir's im Vertraun zu sagen: 7835

Zwei Philosophen bin ich auf der Spur,

Ich horchte zu, es hieß: Natur, Natur!

Von diesen will ich mich nicht trennen,

Sie müssen doch das irdische Wesen kennen;

Und ich erfahre wohl am Ende 7840

큰 참나무 힘으로 넓은 잎을 둘렀구나.

더없이 맑은 달빛도

암흑에로 비쳐 들진 못하네. ─

하지만 잡목숲 곁으로 불빛 하나   7825

스친다, 아주 자그맣게 타오르며.

이 모든 일이 어떻게 된 것인지!

저건 분명, 호문쿨루스야!

어디서 오는 겐가, 작은 친구?

호문쿨루스

전 이렇게 여기저기로 떠돌아다녀요,   7830

최상의 의미에서 생성되고 싶거든요,[277]

너무 애가 타서 내가 담겨 있는 유리를 때려 부술 지경이에요.

하지만, 지금까지 제가 본 것,

그 안으로는 들어가고 싶지 않네요.

다만, 당신을 믿고 털어놓자면   7835

전 철학자 두 분[278]의 자취를 쫓고 있어요,

귀 기울이고 있죠, 자연, 자연! 하는 소리가 들리네요

이분들로부터 떨어지지 않겠이요,

이분들은 분명 지상의 존재에 대해 훤하실 거예요,

하니 끝에 가서 분명 듣게 되겠죠,   7840

---

277 호문쿨루스는 고도의 지력을 갖추고 있으나 유리관에 들어 있고 육신이 없는 미흡한 존재이
    다. 그래서 보다 높은 완전한 존재가 되려는 열망을 드러내고 있다. 다음에서 그가 찾는 철학
    자들도 생성을 논한 학자들이다. 호문쿨루스뿐만 아니라 막 전체에서 많은 존재가 나름의 (보
    다 나은) 생성을 추구하고 있다.

278 고대 그리스의 자연철학자들. 화성론을 주장한 아낙사고라스와 수성론을 주장한 탈레스.

Wohin ich mich am allerklügsten wende.

MEPHISTOPHELES

Das tu auf deine eigne Hand.

Denn wo Gespenster Platz genommen,

Ist auch der Philosoph willkommen.

Damit man seiner Kunst und Gunst sich freue,　　　　　　　7845

Erschafft er gleich ein Dutzend neue.

Wenn du nicht irrst, kommst du nicht zu Verstand!

Willst du entstehn, entsteh auf eigne Hand!

HOMUNKULUS

Ein guter Rat ist auch nicht zu verschmähn.

MEPHISTOPHELES

So fahre hin! Wir wollen's weiter sehn.　　　　　　　7850

trennen sich.

ANAXAGORAS *zu Thales.*

Dein starrer Sinn will sich nicht beugen,

Bedarf es Weitres, dich zu überzeugen?

THALES

Die Welle beugt sich jedem Winde gern,

Doch hält sie sich vom schroffen Felsen fern.

ANAXAGORAS

Durch Feuerdunst ist dieser Fels zu Handen.　　　　　　　7855

THALES

Im Feuchten ist Lebendiges erstanden.

HOMUNKULUS *zwischen beiden.*

제가 어디로 향하는 것이 가장 현명할지.

메피스토펠레스

그런 건 네 힘으로 하거라.

유령들이 자리 차지한 곳에서는

철학자도 환영받으니까.

제 재주와 총애를 세상이 기뻐하라고   7845

철학자는 금방 한 다스씩 새로운 걸 만들어내지,

방황하지 않으면, 제 정신에 못 이르는 법!

생성되려거든, 네 힘으로 생성되거라!

호문쿨루스

좋은 충고는 역시 물리칠 수가 없군요.

메피스토펠레스

그럼 가거라! 우리 또 보자.   7850

헤어진다.

아낙사고라스 *탈레스에게.*

그대의 굳은 뜻은 굽힐 줄을 모르는구려,

그대를 확신시키려면 뭐가 더 필요할까요?

탈레스

파도는 바람 하나하나에 기꺼이 굽히지요.

하지만 깎아지른 절벽으로부터는 거리를 두지요.

아낙사고라스

불의 연기로 이 바위는 이루어졌어요.   7855

탈레스

수분 가운데서 생명이 생성되었지요.

호문쿨루스 *두 사람 사이에서.*

Laßt mich an eurer Seite gehn.

Mir selbst gelüstet's, zu entstehn!

ANAXAGORAS

Hast du, o Thales, je in einer Nacht,

Solch einen Berg aus Schlamm hervorgebracht?   7860

THALES

Nie war Natur und ihr lebendiges Fließen

Auf Tag und Nacht und Stunden angewiesen;

Sie bildet regelnd jegliche Gestalt,

Und selbst im Großen ist es nicht Gewalt.

ANAXAGORAS

Hier aber war's! Plutonisch grimmig Feuer,   7865

Äolischer Dünste Knallkraft ungeheuer,

Durchbrach des flachen Bodens alte Kruste

Daß neu ein Berg sogleich entstehen mußte.

THALES

Was wird dadurch nun weiter fortgesetzt?

Er ist auch da, und das ist gut zuletzt.   7870

Mit solchem Streit verliert man Zeit und Weile

Und führt doch nur geduldig Volk am Seile.

ANAXAGORAS

Schnell quillt der Berg von Myrmidonen,

두 분 곁에서 따라가게 해주세요.

저 자신도 생성되고 싶거든요!

아낙사고라스

그대가, 오 탈레스여, 언제 하룻밤에

저런 산을 진흙탕에서 만들어낸 적이 있소?   7860

탈레스

자연은 결코, 또 그 살아 있는 흐름은 결코,

낮과 밤과 시간에 얽매이지 않아요.

그것은 원칙에 따라 하나하나의 모습들을 빚지요,

하여 위대한 것 가운데서도 폭력이 없어요.

아낙사고라스

하지만 여기선 그랬소! 플루톤의 노한 불,   7865

아이올로스의 연기가 발휘하는 무시무시한 폭발력이,[279]

평지의 오래된 지각(地殼)을 깨뜨려

새롭게 산 하나가 금방 생겨날 수 밖에 없었지요.

탈레스

그런데 그걸 통해 이제 뭐가 계속되겠소?

산은 있는 거고, 그걸로 끝이지요.   7870

그런 다툼으로는 시간과 여유만 잃지요

참을성 많은 백성들만 줄타기하게 하는 거고요.

아낙사고라스

산은 빠르게 솟습니다,

---

279 화산 폭발시 발생하는 불과 바람을, 신화적으로 지하의 신 플루톤과 바람의 신 아이올로스로
     설명하고 있다.

Die Felsenspalten zu bewohnen,

Pygmäen, Imsen, Däumerlinge, 7875

Und andre tätig kleine Dinge.

zum Homunkulus.

Nie hast du Großem nachgestrebt,

Einsiedlerisch-beschränkt gelebt;

Kannst du zur Herrschaft dich gewöhnen,

So laß ich dich als König krönen. 7880

HOMUNKULUS

Was sagt mein Thales?

THALES

Will's nicht raten;

Mit Kleinen tut man kleine Taten,

Mit Großen wird der Kleine groß.

Sieh hin! die schwarze Kranich-Wolke!

Sie droht dem aufgeregten Volke 7885

Und würde so dem König drohn.

Mit scharfen Schnäbeln, krallen Beinen,

Sie stechen nieder auf die Kleinen;

Verhängnis wetterleuchtet schon.

바위틈에 살고 있는 미르미돈들에[280] 힘입어

피그미들, 개미들, 다크틸로이들   7875

그 밖의 다른 조그만 것들이 활동하지요.[281]

                        호문쿨루스에게.

넌 한번도 큰 것을 따르려 해보지 않았지,

은둔자처럼 협소하게 살았구나.

그런 네가 어찌 지배에 익숙할 수 있겠느냐,

익숙하다면야 내가 널 왕으로 봉해주겠다만.   7880

호문쿨루스

탈레스 선생님은 무슨 말씀을 하시려나요?

탈레스

                        그런 건 난 권하지 않겠다.

작은 이들과는 작은 행동을 하게 되고

큰 이들과 함께하면 작은 이가 커지지.

저길 보거라! 구름같이 몰려든 검은 학의 무리!

저것이 흥분한 저 작은 이들을 위협하고 있다[282]   7885

왕에게도 저렇게 위협할 것이다.

날카로운 부리, 매서운 나리들을 가지고

저것들이 작은 이들 위로 내리꽂히니

벌써 번갯불이 밝히듯 불행한 운명이 드러나는구나.

---

280 개미족의 용사들. 트로이에서 아킬레우스 아래서 싸웠던 전사들이기도 한데 제우스가 개미
    (myrmekes)에서 만들어냈다고 한다.

281 아낙사고라스는 세이스모스가 만들어낸 산 주변에서 움직이는 형상들을 다시 소개하고 있다.
    두 가지 개미 부류들은 금을 캐내고 피그미와 다크틸로이들은 백로들과 전투를 한다.

282 피그미들과의 전투에서 패한 백로들을 위해 복수하려 나타난 학들.

Ein Frevel tötete die Reiher,   7890

Umstellend ruhigen Friedensweiher.

Doch jener Mordgeschosse Regen,

Schafft grausam-blut'gen Rache-Segen,

Erregt der Nahverwandten Wut,

Nach der Pygmäen frevlem Blut.   7895

Was nützt nun Schild und Helm und Speer?

Was hilft der Reiherstrahl den Zwergen?

Wie sich Daktyl und Imse bergen,

Schon wankt, es flieht, es stürzt das Heer.

ANAXAGORAS *nach einer Pause feierlich.*

Konnt' ich bisher die Unterirdischen loben,   7900

So wend' ich mich in diesem Fall nach oben ···

Du! droben ewig unveraltete,

Dreinamig-Dreigestaltete,

Dich ruf' ich an bei meines Volkes Weh,

Diana, Luna, Hekate!   7905

Du Brust-Erweiternde, im Tiefsten-sinnige,

Du ruhig-scheinende, gewaltsam-innige,

Eröffne deiner Schatten grausen Schlund,

Die alte Macht sei ohne Zauber kund!

Pause.

악행이 백로들을 죽였었지,   7890

고요한 평화의 늪을 뒤집어 놓으며

하지만 비처럼 퍼붓는 살육의 화살들이

잔인하게 유혈적인 복수의 축복을 이루어낸다,

피그미들의 사악한 피를 향한

근친들의 분노를 불러일으킨다.

이제 방패며 투구며 창이 무슨 소용인가?   7895

백로들의 깃털이 난쟁이들에게 무슨 도움이 되랴?

다크틸로이들과 개미들이 어떻게 몸 숨기랴,

벌써 흔들린다, 도망친다, 군대가 무너진다.

아낙사고라스 *좀 뜸을 들인 다음에 장중하게.*

내가 지금껏 지하의 것들을 찬양할 수 있었다면   7900

이번에는 위를 향하오…

그대! 저 위의 영원히 늙지 않으시는 이,

세 개의 이름, 세 개의 형상을 가지신 이,

제 백성의 괴로움 곁으로 오시라 그대를 제가 부릅니다,

디아나, 루나, 헤카테[283]여!   7905

그대, 가슴을 넓혀주시는 이, 가장 깊은 곳에서 생각하시는 이,

그대, 고요히 빛나시는 이, 힘 있고 열렬하신 이

그대 그늘의 무서운 심연을 열어,

오래된 권능을, 마법 없이, 알리소서!

휴지.

---

283 디아나, 루나, 헤카테 모두 달의 여신. 아낙사고라스는 달을 세 가지 이름으로 부르고 있다.

Bin ich zu schnell erhört?   7910

Hat mein Flehn

Nach jenen Höhn

Die Ordnung der Natur gestört?

Und größer, immer größer nahet schon

Der Göttin rundumschriebner Thron,   7915

Dem Auge furchtbar, ungeheuer!

Ins Düstre rötet sich sein Feuer ···

Nicht näher! drohend-mächtige Runde!

Du richtest uns und Land und Meer zu Grunde!

So wär' es wahr, daß dich thessalische Frauen,   7920

In frevlend magischem Vertrauen

Von deinem Pfad herabgesungen?

Verderblichstes dir abgerungen? ···

Das lichte Schild hat sich umdunkelt,

Auf einmal reißt's und blitzt und funkelt,   7925

Welch ein Geprassel! Welch ein Zischen!

Ein Donnern, Windgetüm dazwischen! —

Demütig zu des Thrones Stufen! —

Verzeiht! Ich hab' es hergerufen.

Wirft sich aufs Angesicht.

THALES

Was dieser Mann nicht alles hört' und sah!   7930

나의 소청을 너무 빨리 들어주셨나?   7910
나의 간원이,
저 높은 곳을 향한 간원이
자연의 질서에 거슬렸나?

하여 더 크게, 점점 더 크게 벌써 다가온다,
여신의 둥그러니 선명한 옥좌가   7915
눈에, 무섭게, 어마어마하게!
침침함 속으로 그 불 붉어진다…
더 가까이 오지는 마라! 위협하는 힘찬 일주(一週)여!
그대가 우리를, 또 땅과 바다를 멸망시킨다!

이러니 사실인 것 같구나, 테살리아 여자들이   7920
사악한 마법에 기대어
노래 불러 그대를 궤도에서 벗어나게 했다는 것이?
그대에게 참담하게 멸망당했다는 것이?…
환하던 원반(圓盤)이 어둠에 휩싸이고
갑자기 짓찢기며 번썩이며 섬광 뿜는다,   7925
이 무서운 파열음! 이 무서운 파찰음!
그 사이사이로 한 차례씩 지나가는 천둥, 광풍! ─
옥좌의 계단에 겸허히 아룁니다! ─
용서하십시오! 제가 그걸 청했습니다.

똑바로 앞으로 쓰러진다.

탈레스

이 사람이 그 모든 것 가운데 듣고 보지 않은 게 무엇이겠나!   7930

Ich weiß nicht recht, wie uns geschah;

Auch hab' ich's nicht mit ihm empfunden.

Gestehen wir, es sind verrückte Stunden,

Und Luna wiegt sich ganz bequem

An ihrem Platz, so wie vordem. 7935

HOMUNKULUS

Schaut hin nach der Pygmäen Sitz,

Der Berg war rund, jetzt ist er spitz.

Ich spürt' ein ungeheures Prallen,

Der Fels war aus dem Mond gefallen,

Gleich hat er, ohne nachzufragen, 7940

So Freund als Feind gequetscht, erschlagen.

Doch muß ich solche Künste loben,

Die schöpferisch, in einer Nacht,

Zugleich von unten und von oben,

Dies Berggebäu zustand gebracht. 7945

THALES

Sei ruhig! Es war nur gedacht.

Sie fahre hin die garstige Brut!

Daß du nicht König warst, ist gut.

Nun fort zum heitern Meeresfeste,

Dort hofft und ehrt man Wundergäste. 7950

entfernen sich.

나는 우리에게 무슨 일이 벌어진 건지조차 잘 모르겠는데,

그와 함께 느끼지도 못했고.

고백하거니와, 지금은 광란의 시간이네,

그런데 루나, 이젠 아주 편안히 흔들리고 있네,

그녀의 자리에서, 이전과 다름이 없네.   7935

호문쿨루스

저기 피그미들 있던 자리를 봐요,

산이 둥그렜는데 지금은 뾰족해요.

나는 무시무시한 충돌이 일어난 걸 느꼈어요,

달에서 저 바위가 떨어졌어요,

바위가, 친구든 적이든 가리지 않고   7940

으깨버렸어요, 때려죽였어요.

하지만 저런 기술들이야 찬양해야죠,

창조적으로, 하룻밤 만에

밑에서부터 또 위에서부터 동시에

이 산을 지어 올린 기술을요.   7945

탈레스

조용히 하기라! 그건 그저 생각 속 일일 뿐.[284]

가버리거라, 저 역겨운 족속은!

네가 저들의 왕이 아니었어서 다행이다.

이제는 가자, 유쾌한 바다의 축제로,

거기선 놀라운 손님들을 기다리고 존중한다네.   7950

떠난다.

---

284 그런 화성론적 이론은 망상일 뿐, 지표 생성의 현실과 아무런 관련이 없다는 뜻이다.

MEPHISTOPHELES *an der Gegenseite kletternd.*

Da muß ich mich durch steile Felsentreppen,

Durch alter Eichen starre Wurzeln schleppen!

Auf meinem Harz der harzige Dunst

Hat was vom Pech, und das hat meine Gunst;

Zunächst dem Schwefel··· Hier, bei diesen Griechen   7955

Ist von dergleichen kaum die Spur zu riechen;

Neugierig aber wär' ich, nachzuspüren

Womit sie Höllenqual und Flamme schüren.

DRYAS

In Deinem Lande sei einheimisch klug,

Im fremden bist du nicht gewandt genug.   7960

Du solltest nicht den Sinn zur Heimat kehren,

Der heiligen Eichen Würde hier verehren.

MEPHISTOPHELES

Man denkt an das, was man verließ;

Was man gewohnt war, bleibt ein Paradies.

Doch sagt: was in der Höhle dort,   7965

Bei schwachem Licht, sich dreifach hingekauert?

메피스토펠레스 *맞은편에서 기어오르며.*

여기선 가파른 바위계단을, 늙은 참나무들

굳은 뿌리를 헤치며 나아가야 하는구나!

내게 묻은 송진[285] 위에선 송진의 매캐함에

역청 같은 냄새가 섞여 있어, 그건 내가 아끼는 것이지,

무엇보다 아끼는 건 유황… 여기, 이 그리스인들에게서는   7955

그런 비슷한 기미를 냄새 맡을 수가 없네.

궁금하구나, 알아봐야겠네,

지옥의 고통, 지옥의 불길을 여기 사람들은 무얼로 지피는 건지.

드리아스[286]

당신네 나라에서야 그곳 사람답게 영리하셨겠죠,

낯선 땅에선 충분히 노련하지 못하시네요.   7960

감각을 고향으로 돌려서는 안 돼요,

여기 있는 신성한 참나무[287]의 기품을 기려야죠.

메피스토펠레스

누구나 두고 온 것들을 생각하게 마련이지,

익숙했던 건 낙원으로 남는 법이고.

하지만 밀해주쇼, 지기 동굴 속에서,   7965

빛도 약한데 뭐가 세 겹으로 쭈그리고 앉아 있는 거요?

---

285 Harz: 보통명사로는 '송진'이지만 고유명사로는 '하르츠 산맥'을 가리킨다. 마녀들의 잔치
    '발푸르기스의 밤'이 열리는 브로켄 산이 그 가운데 있다. 마녀들과 메피스토펠레스의 한 본거
    지이다. 따라서 이 구절은 '내 고향 하르츠 산맥에서는'으로도 옮길 수 있다.

286 그리스 신화에 나오는 나무의 요정.

287 참나무는 북방의 나무, 특히 독일을 상징하는 나무이다. 그런데 독일이 아니라 '여기' 즉 그리
    스에 있는 참나무를 기리라고 한다.

DRYAS

Die Phorkyaden! Wage dich zum Ort,

Und sprich sie an, wenn dich nicht schauert.

MEPHISTOPHELES

Warum denn nicht! — Ich sehe was, und staune.

So stolz ich bin, muß ich mir selbst gestehn: 7970

Dergleichen hab' ich nie gesehn,

Die sind ja schlimmer als Alraune ⋯

Wird man die urverworfnen Sünden

Im mindesten noch häßlich finden,

Wenn man dies Dreigetüm erblickt?   7975

Wir litten sie nicht auf den Schwellen

Der grauenvollsten unsrer Höllen.

Hier wurzelt's in der Schönheit Land,

Das wird mit Ruhm antik genannt ⋯

Sie regen sich, sie scheinen mich zu spüren,   7980

Sie zwitschern pfeifend, Fledermaus-Vampyren.

[EINE DER] PHORK[YADEN]

Gebt mir das Auge, Schwestern, daß es frage,

Wer sich so nah an unsre Tempel wage.

MEPHISTOPHELES

Verehrteste! Erlaubt mir, euch zu nahen

드리아스

포르키아스 세 자매[288]예요! 용기 내어 그곳으로 가서

말을 걸어보세요, 소름이 끼치지 않는다면요.

메피스토펠레스

왜 못하겠나! ─ 뭔가 보이는데, 놀랍구나.

나야 썩 자부심 있지, 그래도 털어놓지 않을 수 없네.   7970

저런 건 한번도 본 적이 없어,

정말이지 알라우네보다도 더 고약하군…

그 옛날부터 비난받아 왔던 죄악들쯤이야

어디 추하게 느껴지겠나?

이 세 덩어리 괴물을 보면 말이야.   7975

우리의 지옥들 중에서도 가장 끔찍한 지옥

그 문턱에서도, 이런 것들은 용납하지 않았는데

여기 아름다움의 나라에 저런 게 뿌리박고 있다니,

그런 것이 명성 떨치며 고전이라 불리다니…

이것들이 움직인다, 나를 감지하는 것 같다,   7980

이것들이 뭐라고 찍찍거린다, 박쥐흡혈귀들일세.

포르키이스 [세 자매 중 하나]

눈을 내게 다오, 자매들아, 물어봐야지,

누가 이렇게 가까이 우리의 성소(聖所)에 감히 다가오는지.

메피스토펠레스

존경하는 분들! 허락해 주시게, 그대들에게 다가가

---

288 괴물 모습을 한 고대의 마녀들이다. 해신 포르키스의 딸들로, 세 자매가 눈 하나, 이빨 하나를
    같이 쓴다. 이들은 제3막에서 메피스토펠레스와 결합하여 '포르키아스'라는 이중인물로 등장
    한다.

Und euren Segen dreifach zu empfahen.   7985

Ich trete vor, zwar noch als Unbekannter

Doch, irr' ich nicht, weitläufiger Verwandter.

Altwürdige Götter hab' ich schon erblickt,

Vor Ops und Rhea tiefstens mich gebückt,

Die Parzen selbst, des Chaos, eure Schwestern,   7990

Ich sah sie gestern — oder ehegestern;

Doch euresgleichen hab' ich nie erblickt,

Ich schweige nun und fühle mich entzückt.

PHORKYADEN

Er scheint Verstand zu haben, dieser Geist.

MEPHISTOPHELES

Nur wundert's mich, daß euch kein Dichter preist.   7995

Und sagt: wie kam's, wie konnte das geschehn?

Im Bilde hab' ich nie euch Würdigste gesehn;

Versuch's der Meißel doch, euch zu erreichen,

Nicht Juno, Pallas, Venus und dergleichen.

그대들이 내리는 삼중의 축복을 받고 싶소.   7985

내가 아직 미지의 인물로서 앞으로 나서오,

하지만, 내가 틀리지 않았다면, 먼 친척이오.

오랜 위엄을 가진 신들은 내가 벌써 본 적이 있소,

옵스와 레아[289] 앞에서 나는 깊이 몸 숙였지,

그대들의 자매들인 카오스의 여신 파르케들[290]조차,   7990

어제 보았다오 — 아니면 그저께일지도.

하지만 그대들 비슷한 건 아직 한번도 못 봤어요,

말을 잇지 못할 따름이오, 황홀하오.

포르키아스 세 자매

이 정령, 분별은 있는 것 같군.

메피스토펠레스

그대들을 어떤 시인도 찬양하지 않는 것이 이상할 뿐이오   7995

말해보시오, 어떻게 된 거요, 어떻게 그럴 수 있지?

그림으로도, 지극히 기품 있는 그대들을 나는 한번도 못 보았으니.

석공의 끌이, 유노, 팔라스, 베누스[291] 같은 이들만 말고

그대들에게도 닿도록 해보시게.

---

289 로마 신화의 씨 뿌리기와 거두기의 여신 옵스와 그리스의 여신 레아는 자주 동일시되었다.

290 파르케는 운명의 여신. 여기서는 메피스토펠레스가 포르키아스들의 환심을 사기 위해 신화를 왜곡하고 있다. 운명의 여신들은 밤의 딸들이며 카오스의 손녀들. 포르키아스들은 해신 포르키스의 딸들이자, 해신 폰토스의 손녀들인데, 폰토스는 카오스의 증손자. 따라서 파르케들과 포르키아스 세 자매가 "자매"라는 건 의도적인 왜곡이다.

291 유노, 팔라스, 베누스는 미의 경쟁에서 파리스를 판정자로 내세웠던 아름다운 여신들. 여기서는 포르키아스 세 자매를 치켜세우느라 폄하되고 있다.(유노는 로마 신화의 최고 여신으로, 그리스 신화의 헤라에 해당한다.)

PHORKYADEN

Versenkt in Einsamkeit und stillste Nacht   8000

Hat unser Drei noch nie daran gedacht!

MEPHISTOPHELES

Wie sollt' es auch? da ihr, der Welt entrückt,

Hier niemand seht und niemand euch erblickt.

Da müßtet ihr an solchen Orten wohnen

Wo Pracht und Kunst auf gleichem Sitze thronen,   8005

Wo jeden Tag, behend, im Doppelschritt,

Ein Marmorblock als Held ins Leben tritt.

Wo —

PHORKYADEN

　　　Schweige still und gib uns kein Gelüsten!

Was hülf' es uns, und wenn wir's besser wüßten?

In Nacht geboren, Nächtlichem verwandt,   8010

Beinah uns selbst, ganz allen unbekannt.

MEPHISTOPHELES

In solchem Fall hat es nicht viel zu sagen,

Man kann sich selbst auch andern übertragen.

Euch dreien g'nügt ein Auge, g'nügt ein Zahn,

Da ging' es wohl auch mythologisch an,   8015

In zwei die Wesenheit der drei zu fassen,

Der Dritten Bildnis mir zu überlassen,

Auf kurze Zeit.

포르키아스 세 자매

고독과 가장 고요한 어둠 속에 가라앉아 있다 보니   8000

우리 셋은 아직 한번도 그런 생각은 못했네!

메피스토펠레스

어찌 안 그러리요? 그대들은, 세상에서 물러나,

여기서 아무도 구경 못 하고, 세상 아무도 그대들을 구경 못 하는데,

그대들이야말로 저런 곳에서 살아야 하는데,

호사와 예술이 같은 옥좌에 앉은 곳,   8005

날마다, 재빠르게, 두 배로 빠른 걸음으로,

대리석 토막이 영웅이 되어 세상으로 나오는 곳.

저곳 ―

포르키아스 세 자매

　　　　입 다물어요, 우리한테 욕망을 불러일으키지 말아요!

설령 우리가 형편을 더 잘 알았다 한들 그게 무슨 도움이 되겠어요?

어둠 속에서 태어나, 어두운 것들과 친척이 되어   8010

우리 자신도 우리를 거의 모르고, 세상 모두가 우릴 몰라요.

메피스토펠레스

그런 경우에는 할 말이 별로 없지만,

자기 자신을 남들에게 맡길 수도 있죠.

그대들 셋은 눈 하나로 족하고, 이빨 하나로 족하죠.

그러니 신화적으로 문제 될 게 없지,

둘 안에 셋의 본질을 담는 게.   8015

세 번째 모습은 내게 맡기세요.

잠시 동안요.

EINE

Wie dünkt's euch? ging' es an?

DIE ANDERN

Versuchen wir's! — doch ohne Aug' und Zahn.

MEPHISTOPHELES

Nun habt ihr grad das Beste weggenommen;   8020

Wie würde da das strengste Bild vollkommen?

EINE

Drück du ein Auge zu, 's ist leicht geschehn,

Laß alsofort den einen Raffzahn sehn,

Und im Profil wirst du sogleich erreichen,

Geschwisterlich vollkommen uns zu gleichen.   8025

MEPHISTOPHELES

Viel Ehr'! Es sei!

PHORKYADEN

Es sei!

MEPHISTOPHELES *als Phorkyas im Profil.*

Da steh' ich schon,

Des Chaos vielgeliebter Sohn!

PHORKYADEN

Des Chaos Töchter sind wir unbestritten.

MEPHISTOPHELES

Man schilt mich nun, o Schmach, Hermaphroditen.

PHORKYADEN

Im neuen Drei der Schwestern welche Schöne!   8030

하나

　　　　어떻게 생각해? 그래도 될까?

다른 둘

해보자! ── 하지만 눈이랑 이빨은 빼고.

메피스토펠레스

그러면 그대들은 바로 그 최상의 것을 빼버리는 겁니다.　　　　8020

그래서야 어떻게 가장 정확한 모습이 완성되겠습니까?

하나

한쪽 눈을 감아주세요, 그럼 쉽게 되지요,

당장 송곳니 하나를 내보여주세요,

그러면 옆모습은 금방

우리와 자매간처럼 완전히 똑같아질 거예요.　　　　8025

메피스토펠레스

큰 영예입니다! 그렇게 하지요!

포르키아스 세 자매

　　　　　　그러세요!

메피스토펠레스 *옆모습이 포르키아스로 변한다.*

　　　　　　　여기 내가 벌써 서 있습니다,

혼돈의 큰 사랑을 받는 아들로!

포르키아스 세 자매

우리야 혼돈의 딸들이지요, 반박의 여지 없이.

메피스토펠레스

사람들이 이제 나를 자웅동체라고 욕하겠구나, 오 치욕이다.

포르키아스 세 자매

새로운 세 자매, 미인일세!　　　　8030

Wir haben zwei der Augen, zwei der Zähne.

MEPHISTOPHELES

Vor aller Augen muß ich mich verstecken,

Im Höllenpfuhl die Teufel zu erschrecken.

ab.

우리는 이제 눈이 둘, 이빨이 둘이다.[292]

메피스토펠레스

만인의 눈을 피해 이제 몸을 숨겨야겠다,

지옥의 웅덩이에서 악마들을 놀래주어야지.

퇴장.

---

292 남성인 메피스토펠레스가 포르키아스 세 자매와 결합하면서 자웅동체가 되었고, 이때 자기의
   눈 하나, 이 하나를 빌려주었다.

[Felsbuchten des ägäischen Meers]

Mond im Zenit verharrend.

SIRENEN *auf den Klippen umher gelagert, flötend und singend.*

Haben sonst bei nächtigem Grauen

Dich thessalische Zauberfrauen   8035

Frevelhaft herabgezogen,

Blicke ruhig von dem Bogen

Deiner Nacht auf Zitterwogen

Mildeblitzend Glanzgewimmel,

Und erleuchte das Getümmel   8040

Das sich aus den Wogen hebt.

Dir zu jedem Dienst erbötig,

Schöne Luna, sei uns gnädig!

NEREIDEN UND TRITONEN *als Meerwunder.*

Tönet laut in schärfern Tönen,

[에게 해의 바위 만(灣)]²⁹³

달이 중천에 머무르고 있다.

세이렌들 *절벽 위 여기저기 진을 치고, 피리를 불며 노래를 하며.*²⁹⁴

여느 때는, 무서운 밤에

테살리아의 마녀들이 그대를   8035

무엄하게 끌어내렸지만

이젠 그대의 어둠의 둥근 천장으로부터

평온히 내려다보시라, 떨리는 물결 위

부드럽게 반짝이는 빛무리를.

비추어주시라, 파도에서   8040

솟구쳐 나오는 이 빈집한 무리를.

그대에게 온갖 봉사를 다할 각오가 되어 있느니,

아름다운 루나여, 우리에게 자비로우시라!

네레이스들과 트리톤들²⁹⁵ *바다의 경이로서.*

날카로운 음(音)으로 크게 울려라,

---

293 이어지는 바다 잔치는 "고전적 발푸르기스의 밤"에서 전개되는 신화적 과정들의 절정이다. 매우 확장된 시간(신화의 고대-기독교 등장 이후)의 한 순간으로 그려진다.

294 세이렌들이 이 장면에서 잔치의 음악적 연속성을 제공함으로써 중심 역할을 하고 있다.

Die das breite Meer durchdröhnen, 8045

Volk der Tiefe ruft fortan!

Vor des Sturmes grausen Schlünden

Wichen wir zu stillsten Gründen,

Holder Sang zieht uns heran.

Seht, wie wir im Hochentzücken 8050

Uns mit goldenen Ketten schmücken,

Auch zu Kron' und Edelsteinen

Spang- und Gürtelschmuck vereinen!

Alles das ist eure Frucht.

Schätze, scheiternd hier verschlungen, 8055

Habt ihr uns herangesungen,

Ihr Dämonen unsrer Bucht.

SIRENEN

Wissen's wohl, in Meeresfrische

Glatt behagen sich die Fische,

Schwanken Lebens ohne Leid; 8060

Doch, ihr festlich regen Scharen,

Heute möchten wir erfahren,

Daß ihr mehr als Fische seid.

드넓은 바다를 속속들이 진동시켜라,   8045
심해의 백성이 잇따라 부르고 있다!
폭풍의 무서운 수렁을 피해
가장 안정된 터로 물러났는데
아리따운 노래, 우리를 끌어당긴다.

보아라! 한껏 매혹된 우리가   8050
황금 목걸이로 치장한 것을,
왕관이며 보석들에
팔찌며 허리띠 장신구를 더한 것을!
모든 건 너희가 거둔 것.
〔배들이〕 좌초하며 여기서 삼켜진 보물들을   8055
너희가 노래 불러 우리에게 가져다주었구나,
너희 우리 만(灣)의 악령들아.

세이렌들

우린 잘 알지, 바다의 신선함 속에서
평탄하고 편안하게 지내지, 저 고통 없이
흐느적기리며 살고 있는 물고기들.   8060
하지만! 너희, 잔칫날에 흥분한 무리들아,
오늘은 우리, 경험하고 싶다,
너희가 물고기보다 낫다는 걸.

---

295 트리톤은 해신 포세이돈의 소생들. 포세이돈의 나팔처럼 뿔고동을 불어 쉼 없는 파도를 지휘
     한다고 한다.

NEREIDEN UND TRITONEN

> Ehe wir hieher gekommen
>
> Haben wir's zu Sinn genommen,   8065
>
> Schwestern, Brüder, jetzt geschwind!
>
> Heut bedarf's der kleinsten Reise,
>
> Zum vollgültigsten Beweise:
>
> Daß wir mehr als Fische sind.
>
> > *entfernen sich.*

SIRENEN

> Fort sind sie im Nu!   8070
>
> Nach Samothrace grade zu,
>
> Verschwunden mit günstigem Wind.
>
> Was denken sie zu vollführen
>
> Im Reiche der hohen Kabiren?
>
> Sind Götter! Wundersam eigen,   8075
>
> Die sich immerfort selbst erzeugen
>
> Und niemals wissen, was sie sind.

> Bleibe auf deinen Höhn,
>
> Holde Luna, gnädig stehn;
>
> Daß es nächtig verbleibe,   8080

네레이스들과 트리톤들

　　우리가 이리로 오기 전에

　　우린 벌써 유념하고 있었지.　　　　　　　　　8065

　　자매들아, 형제들아, 어서 서둘러라

　　오늘은 가장 짧은 여행을 가보자,

　　남김없이 유효하게 증명하러 가자,

　　우리가 물고기보다 낫다는 걸.

　　　　　　　　　　　멀어진다.

세이렌들

　　저들이 순식간에 떠나는구나!　　　　　　　　8070

　　곧장 사모트라케를 향해,

　　순풍과 더불어 사라졌다.

　　무얼 완수할 생각일까,

　　드높은 카비리[296]의 제국에서?

　　그들은 신들이다! 놀랍게 나름으로,　　　　　　8075

　　자꾸자꾸 자기 자신을 낳는 신들,

　　그러면서도 자기가 무언지 결코 모르는구나.

　　머무시라, 그대 계신 높은 곳에

　　아리따운 루나여, 자비롭게 멈추어 계시라,

　　밤이 계속 머물도록　　　　　　　　　　　8080

---

296 원래는 에게 해 북동부 사모트라케 섬에서 섬기는 페니키아의 신들이라고 한다. 그리스 신화
　　에서는 (데메테르, 헤카테, 아프로디테로 추정되는) 어머니들을 섬기는 신들로 나온다. 여기
　　괴테에게서는 ─ 당대 학자들(쉘링, 크로이처)의 영향을 받아 ─ 생성과 연관되는 해신(海神)
　　들로 나타난다. 세이렌들과는 정반대로, 조난당한 사람들을 돕는다.

Uns der Tag nicht vertreibe!

THALES *am Ufer zu Homunkulus.*

Ich führte dich zum alten Nereus gern;

Zwar sind wir nicht von seiner Höhle fern,

Doch hat er einen harten Kopf,

Der widerwärtige Sauertopf.   8085

Das ganze menschliche Geschlecht

Macht's ihm, dem Griesgram, nimmer recht.

Doch ist die Zukunft ihm entdeckt,

Dafür hat jedermann Respekt,

Und ehret ihn auf seinem Posten;   8090

Auch hat er manchem wohlgetan.

HOMUNKULUS

Probieren wir's und klopfen an!

Nicht gleich wird's Glas und Flamme kosten.

NEREUS

Sind's Menschenstimmen, die mein Ohr vernimmt?

Wie es mir gleich im tiefsten Herzen grimmt!   8095

Gebilde, strebsam, Götter zu erreichen,

Und doch verdammt sich immer selbst zu gleichen.

Seit alten Jahren konnt' ich göttlich ruhn,

Doch trieb mich's an, den Besten wohlzutun;

Und schaut' ich dann zuletzt vollbrachte Taten,   8100

So war es ganz, als hätt' ich nicht geraten.

낮이 우리를 몰아내지 않도록!

탈레스 *물가에서 호문쿨루스에게.*

기꺼이 늙은 네레우스에게로 널 데려가련다,

그의 동굴이 여기서 멀진 않다만

그는, 굳어빠진 머리통,

고약하고 괴팍한 자이지.   8085

전체 인간 족속이

그에겐, 그 까다로운 사람에겐, 한번도 마음에 든 적이 없어.

하지만 그는 미래를 벌써 아는 이.

그래서 누구나 존경심을 가지고

그를 그 자리에 모시고 경의를 표하지   8090

그 역시 여러 사람에게 자선을 베풀었고.

호문쿨루스

시험 삼아 문 두드려보지요!

곧바로 유리 깨지고 불 꺼지진 않겠지요.

네레우스

내 귀에 들리는 게 인간의 목소리인가?

금방 내 가슴이 속속들이 노여워진다!   8095

신들에게 닿아보겠다고 애쓰는 저 온갖 군상(群像),

하지만 늘 제 자신이나 닮도록 저주받았지.

옛날부터 나는 그저 신으로 머물 수도 있었지만

뭔가가 나를 몰아갔어, 훌륭한 이들에게 친절을 베풀고 싶은 충동이.

한데 마지막에 가서 다 해놓은 일을 보노라면   8100

완전히, 내가 아무런 충고도 해주지 않은 거나 다를 바 없지.

THALES

Und doch, o Greis des Meers, vertraut man dir,

Du bist der Weise, treib uns nicht von hier!

Schau diese Flamme, menschenähnlich zwar,

Sie deinem Rat ergibt sich ganz und gar.   8105

NEREUS

Was Rat! Hat Rat bei Menschen je gegolten?

Ein kluges Wort erstarrt im harten Ohr.

So oft auch Tat sich grimmig selbst gescholten,

Bleibt doch das Volk selbstwillig wie zuvor.

Wie hab' ich Paris väterlich gewarnt,   8110

Eh sein Gelüst ein fremdes Weib umgarnt.

Am griechischen Ufer stand er kühnlich da,

Ihm kündet' ich, was ich im Geiste sah:

Die Lüfte qualmend, überströmend Rot,

Gebälke glühend, unten Mord und Tod: 8115

Troja's Gerichtstag, rhythmisch festgebannt,

Jahrtausenden so schrecklich als gekannt.

Des Alten Wort, dem Frechen schien's ein Spiel,

Er folgte seiner Lust, und Ilios fiel —

Ein Riesenleichnam, starr nach langer Qual,   8120

탈레스

하지만, 오 바다의 노인이시여, 모두가 그대를 믿습니다.

그대는 현자이십니다, 우리를 여기서 몰아내지 마십시오!

이 불꽃[297]을 보십시오, 인간 비슷하기는 합니다만,

전적으로 그대의 충고를 따를 각오입니다.   8105

네레우스

무슨 충고! 인간들한테 언제 충고가 먹힌 적 있나?

현명한 말도 딱딱한 귀 안에서는 굳어버리지.

아무리 자주 자신들의 행동을 화내며 자책해도

그 족속은 그전이나 다름없이 고집이 세지.

파리스한테는 내 얼마나 아버지처럼 경고를 했던가   8110

그의 욕망이 남의 여자를 낚기 전에.[298]

저기 그리스 해안에 그가 대담무쌍하게 서 있었는데

내 마음속에서 보이는 것을 그에게 알려주었지.

층층공중에 연기 치솟고, 사방에 넘쳐흐르는 붉음,

활활 타는 대들보들, 그 아래는 살인과 죽음.   8115

트로이의 심판의 날은, 운율로 단단히 적혀,

수천 년을 두고, 그 처참함이 알려지리라.

늙은이의 말이 그 무례한 자에게는 한낱 장난이었지,

자기 욕망을 따랐고, 해서 일리오스[299]는 패망했지 ―

긴 고통 끝에 굳어버린, 하나의 거대한 시체,   8120

---

297 호문쿨루스를 가리킨다.

298 파리스가 헬레나를 탈취한 일을 이야기하고 있다.

299 트로이의 다른 이름. 호메로스의 『일리아스』, 『오디세이아』에서 트로이를 '일리오스'라고 불렀다. '태양'이라는 뜻의 그리스어이다.

Des Pindus Adlern gar willkommnes Mahl.

Ulyssen auch! sagt' ich ihm nicht voraus

Der Circe Listen, des Zyklopen Graus?

Das Zaudern sein, der Seinen leichten Sinn,

Und was nicht alles! Bracht' ihm das Gewinn?   8125

Bis vielgeschaukelt ihn, doch spät genug,

Der Woge Gunst an gastlich Ufer trug.

THALES

Dem weisen Mann gibt solch Betragen Qual,

Der gute doch versucht es noch einmal.

Ein Quentchen Danks wird, hoch ihn zu vergnügen,   8130

Die Zentner Undanks völlig überwiegen.

Denn nichts Geringes haben wir zu flehn:

Der Knabe da wünscht weislich zu entstehn.

NEREUS

Verderbt mir nicht den seltensten Humor!

Ganz andres steht mir heute noch bevor.   8135

Die Töchter hab' ich alle herbeschieden,

핀두스의 독수리들에겐 아주 반가운 식사.[300]

오디세우스 역시! 내가 그에게 예언해 주지 않았던가,

키르케[301]의 간계들을, 키클롭스[302]의 잔혹함을?

그의 우유부단함, 그 부하들의 경박한 생각,

모두 내가 말해주지 않았던가! 그 말이 그에게 득이 되었던가?　　　　8125

오래 뒤흔든 후에야 비로소, 하지만 상당히 늦게서야

파도의 호의가 손님을 잘 맞아주는 물가로 그를 실어다주었지.[303]

탈레스

현명한 이에게 그런 처신은 고통을 주지요.

하지만 그 선한 사람은 또 한 번 시도하지요.

한 근 감사면 그를 지극히 즐겁게 하고　　　　8130

만 근 배은망덕도 완전히 눌러버릴 거예요.

우리가 지금 간청하는 것도 결코 사소한 일이 아니니까요.

여기 이 아이[304]는 현명하게도 생성되기를 소망하고 있습니다.

네레우스

모처럼 즐거운 내 기분을 망치지 말게!

오늘은 완전히 다른 일이 있다네.　　　　8135

딸들을 모두 여기로 불렀단 말일세.

300　패망한 도시 트로이를 의인화하여 사체로 묘사하고 있다.

301　마법을 쓰는 여신. 그리스 신화에서 마녀의 대명사로 간주된다. 귀향하던 오디세우스의 부하
　　　들을 돼지로 만들었다.

302　외눈박이 거인 괴물. 오디세우스의 부하들을 잡아먹었으나, 그에게 눈을 찔려 그 외눈을 잃
　　　었다.

303　오디세우스의 조난과 페아켄 섬 도착을 이야기하고 있다. 그러나 오디세우스에게 네레우스가
　　　조언을 했다는 것은 괴테의 창의적 기술이다.

304　호문쿨루스를 가리킨다.

Die Grazien des Meeres, die Doriden.

Nicht der Olymp, nicht euer Boden trägt

Ein schön Gebild, das sich so zierlich regt.

Sie werfen sich, anmutigster Gebärde,   8140

Vom Wasserdrachen auf Neptunus Pferde,

Dem Element aufs zarteste vereint,

Daß selbst der Schaum sie noch zu heben scheint.

Im Farbenspiel von Venus Muschelwagen

Kommt Galatee, die Schönste, nun getragen,   8145

Die, seit sich Kypris von uns abgekehrt,

In Paphos wird als Göttin selbst verehrt.

Und so besitzt die Holde lange schon,

Als Erbin, Tempelstadt und Wagenthron.

Hinweg! Es ziemt in Vaterfreudenstunde   8150

Nicht Haß dem Herzen, Scheltwort nicht dem Munde.

Hinweg zu Proteus! Fragt den Wundermann:

바다의 그라치에,³⁰⁵ 도리데들³⁰⁶ 말이네.

올림포스는, 그대들의 땅은, 저런 참으로 사랑스럽게

생동하는 아름다운 모습을 낳지 못하지.

그 아이들은 몸을 던져, 우아한 몸짓으로   8140

수룡으로부터 넵투누스의 말등으로 올라타지,

물과 가장 사랑스럽게 결합하여,

물거품까지도 그애들을 더 들어 올려주는 듯 보이지.

베누스의 조개수레의 영롱한 색색깔 가운데서

제일 예쁜 애, 갈라테아³⁰⁷가 이제 실려 오는군,   8145

키프로스가 우리로부터 등 돌린 이래³⁰⁸

파포스에서는 여신 자체로 추앙받는 아이지.

해서 이 아리따운 아이는, 신전도시와 수레옥좌를

벌써 오래전부터 상속받아 소유하고 있지.

물러가게! 아비의 기쁨의 시간에는   8150

가슴에 증오가, 입에 비난의 말이 어울리지 않아.

물러가게, 프로데우스³⁰⁹에게로! 그 놀라운 이에게 묻게.

---

305 우미를 상징하는 세 자매 여신.

306 도리스의 딸들, 즉 네레우스 자신과 그 아내 도리스 사이에서 난 50명의 딸들, 네레이스들을
     말한다.

307 베누스(아프로디테) 대신, 그 여신을 승계한 인물로 설정되어 있다.

308 키프로스는 아프로디테(베누스) 여신의 섬으로 알려져 있고 그 주도 파포스에는 아프로디테
     신전이 있다. '등 돌리다'라는 표현에는 기독교와 더불어 신화의 세계를 떠나는 흐름이 암시되
     어 있다.

309 또 하나의 "바다의 노인" 프로테우스는 자신의 모습을 바꾸는 것으로 유명하다. 호메로스에서

Wie man entstehn und sich verwandlen kann.

entfernt sich gegen das Meer.

THALES

Wir haben nichts durch diesen Schritt gewonnen,

Trifft man auch Proteus, gleich ist er zerronnen;   8155

Und steht er euch, so sagt er nur zuletzt,

Was staunen macht und in Verwirrung setzt.

Du bist einmal bedürftig solchen Rats,

Versuchen wir's und wandlen unsres Pfads!

entfernen sich.

SIRENEN *oben auf den Felsen.*

Was sehen wir von weiten   8160

Das Wellenreich durchgleiten?

Als wie nach Windes Regel

Anzögen weiße Segel,

So hell sind sie zu schauen,

Verklärte Meeresfrauen···   8165

Laßt uns herunterklimmen,

Vernehmt ihr doch die Stimmen.

NEREIDEN UND TRITONEN

Was wir auf Händen tragen

Soll allen euch behagen.

Chelonen's Riesen-Schilde   8170

어떻게 하면 생성되고 모습을 바꿀 수 있는지.

바다를 향해 멀어진다.

탈레스

우린 헛걸음을 했구나,

프로테우스는 만나더라도, 금방 사라지고 만다네.   8155

너를 위해 멈추어 있을 때조차도, 말은 마지막에나 하는데

놀라게 하고 혼란스럽게 하는 말이지.

너는 그런 충고도 한 번은 필요할 테니

가보자꾸자, 우리의 발길을 돌려보자!

멀어진다.

세이렌들 *바위 위 높은 곳에서.*

저게 무얼까, 멀리서부터   8160

거대한 파도를 뚫고 미끄러져 오는 것이?

마치 바람이 조종하는 대로

흰 돛들이 이끌려오는 듯,

바라보기 참으로 환하네,

맑은 바다 여인들.   8165

우리 기어 내려가보자

그 목소리 들어보자.

네레이스들과 트리톤들

우리가 두 손에 받쳐 든 것,

너희 모두를 즐겁게 할걸.

켈로네³¹⁰의 거대한 거북 등딱지   8170

이미 그렇고, 여기에서도 프로테우스는 끊임없이 바뀌고 변화하는 자연의 힘을 대변하고 있다.

Entglänzt ein streng Gebilde,

Sind Götter, die wir bringen;

Müßt hohe Lieder singen.

SIRENEN

Klein von Gestalt,

Groß von Gewalt, 8175

Der Scheiternden Retter,

Uralt verehrte Götter.

NEREIDEN UND TRITONEN

Wir bringen die Kabiren,

Ein friedlich Fest zu führen;

Denn wo sie heilig walten, 8180

Neptun wird freundlich schalten.

SIRENEN

Wir stehen euch nach,

Wenn ein Schiff zerbrach,

Unwiderstehbar an Kraft

Schützt ihr die Mannschaft. 8185

NEREIDEN UND TRITONEN

Drei haben wir mitgenommen,

근엄한 모습은 빛을 발하지.

우리가 모셔 오는 이들, 신들이거든.

너희는 고아한 노래를 불러야 해.

세이렌들

모습은 작은데

힘은 위대하네   8175

조난자들의 구조자,

태곳적부터 존경받는 신들.

네레이스들과 트리톤들

우리는 카비리들을 모셔 온다,

평화로운 축제를 이끌려고

그들이 신성하게 주재하는 곳에선   8180

넵투누스가 다정히 처신하실 테니까.

세이렌들

우리는 그대한텐 당해내지 못하죠,[311]

배 한 척이 난파하면

그 무엇도 당해낼 수 없는 힘으로

그대들이 배 탄 사람들을 보호하지요.   8185

네레이스들과 트리톤들

세 분을 우리는 모셔 왔어,[312]

---

310 헤르메스가 바다거북이로 바꾸어버린 요정. 카비리들을 거대한 거북 등딱지에 실어 나른다.

311 조난자들을 돕는 해신 카비리의 모습이 부각된다.

312 카비리의 셋, 일곱, 여덟 등 불특정한 숫자가 이어진다. "자꾸자꾸 자기 자신을 낳"기 때문에
   (8076행) 그 수를 명확히 알 수 없다. 사모트라케, 페니키아의 비의(祕儀)의 대상이었던 그들
   은 여기서도 신비에 가득하고 목소리 없는 경배의 대상으로 그려진다. 여덟 번째는 특히 신비

Der vierte wollte nicht kommen,

Er sagte, er sei der Rechte

Der für sie alle dächte.

SIRENEN

Ein Gott den andern Gott   8190

Macht wohl zu Spott.

Ehrt ihr alle Gnaden,

Fürchtet jeden Schaden.

NEREIDEN UND TRITONEN

Sind eigentlich ihrer Sieben.

SIRENEN

Wo sind die drei geblieben?   8195

NEREIDEN UND TRITONEN

Wir wüßten's nicht zu sagen,

Sind im Olymp zu erfragen;

Dort west auch wohl der Achte,

An den noch niemand dachte.

In Gnaden uns gewärtig,   8200

Doch alle noch nicht fertig.

Diese Unvergleichlichen

Wollen immer weiter,

네 번째 분은 오시려 하지 않았어,

그는 말했어, 자기야말로 진정한 신

그들 모두를 위해 생각하는 이라고.

세이렌들

한 신이 다른 신을   8190

조롱하는 것 같네.

그 모든 은총을 존중하라,

해(害) 하나하나를 두려워하라.

네레이스들과 트리톤들

그들은 원래 일곱 분이지.

세이렌들

셋은 어디 있나?   8195

네레이스들과 트리톤들

우린 몰라,

올림포스에서 수소문해야지.

거기 아마, 아직 아무도 생각지 않은

여덟 번째도 있을걸.

우리에게 호의를 가지셨지,   8200

하지만 모두 다 완성되어 있진 않고.

이 비할 데 없는 이들,

점점 더 원하고,

로웠다고 한다. 8204~05행의 "도달할 수 없는 것을 향한/ 그리움으로, 허기에 시달리는 이
들"이라는 특징에서 호문쿨루스와의 유비를 찾아볼 수 있다.

Sehnsuchtsvolle Hungerleider

Nach dem Unerreichlichen. 8205

SIRENEN

Wir sind gewohnt,

Wo es auch thront,

In Sonn' und Mond

Hinzubeten; es lohnt.

NEREIDEN UND TRITONEN

Wie unser Ruhm zum höchsten prangt 8210

Dieses Fest anzuführen!

SIRENEN

Die Helden des Altertums

Ermangeln des Ruhms,

Wo und wie er auch prangt;

Wenn sie das goldne Vlies erlangt, 8215

Ihr die Kabiren.

wiederholt als Allgesang.

Wenn sie das goldne Vlies erlangt,

Wir! ihr! die Kabiren.

Nereiden und Tritonen ziehen vorüber.

HOMUNKULUS

Die Ungestalten seh ich an

Als irden-schlechte Töpfe, 8220

도달할 수 없는 것을 향한

그리움으로, 허기에 시달리는 이들.   8205

세이렌들

우리는 익숙하다,

어느 곳의 옥좌에 앉아 계시든

햇빛 속에서 달빛 속에서

기도를 올리는 데. 보답이 따르지.

네레이스들과 트리톤들

우리 명성을 최고로 드높이는 일이죠,   8210

이 잔치를 이끄는 건!

세이렌들

고대의 영웅들도

그 명성이 빛바래죠,

어디에서 얼마나 그 명성이 찬란하든.

그들이 황금 양모피를 가져왔다면   8215

그대들은 카비리를 모셔 왔거든요.

전원이 노래를 반복한다.

그들이 황금 양모피를 가져왔다면

우리는! 그대들은! 카비리를 모셔 왔거든요.

네레이스들과 트리톤들이 지나간다.

호문쿨루스

형상없는 저들이 제게는

불량한 흙항아리들[313]로 보입니다.   8220

Nun stoßen sich die Weisen dran

Und brechen harte Köpfe.

THALES

Das ist es ja, was man begehrt,

Der Rost macht erst die Münze wert.

PROTEUS *unbemerkt.*

So etwas freut mich alten Fabler!   8225

Je wunderlicher, desto respektabler.

THALES

Wo bist du, Proteus?

PROTEUS *bauchrednerisch, bald nah, bald fern.*

                    Hier! und hier!

THALES

Den alten Scherz verzeih' ich Dir;

Doch einem Freund nicht eitle Worte!

Ich weiß, du sprichst vom falschen Orte.   8230

PROTEUS *als aus der Ferne.*

Leb wohl!

THALES *leise zu Homunkulus.*

                    Er ist ganz nah. Nun leuchte frisch,

Er ist neugierig wie ein Fisch;

Und wo er auch gestaltet stockt,

Durch Flammen wird er hergelockt.

이제 현명한 이들이 거기에 덤벼들어

딱딱한 머리를 깨부수는군요.

탈레스

이건 실로, 모두가 갈망하던 것,

녹이 슬어야 동전이 비로소 가치 있지.

프로테우스 *모습을 드러내지 않고.*

저런 게 나, 늙은 이야기꾼을 기쁘게 하지!   8225

기이하면 기이할수록 그만큼 더 존중할 만하지.

탈레스

어디에 있나, 프로테우스?

프로테우스 *복화술로, 때로는 가까이서, 때로는 멀리서.*

　　　　　　여기! 아니 여기!

탈레스

자네가 오래 해오던 장난은 너그러이 봐주겠어.

하지만 친구에게 빈말은 안 되지!

자네가 소리 나는 곳과는 다른 곳에서 말한다는 건 내가 알아.   8230

프로테우스 *먼 곳에서부터인 듯.*

살 있게!

탈레스 *낮게 호문쿨루스에게.*

　　　　그는 아주 가까운 곳에 있는 거야. 이제 힘차게 빛을 밝히게,

그는 물고기처럼 호기심이 많거든.

그가 어디에 모습 갖춰 멈추어 있든

불꽃으로 그를 유인할 수 있어.

---

313 이집트-페니키아 전통에서는 카비리들이 흙항아리로 표시되었다.

HOMUNKULUS

Ergieß' ich gleich des Lichtes Menge, 8235

Bescheiden doch, daß ich das Glas nicht sprenge.

PROTEUS *in Gestalt einer Riesen -Schildkröte.*

Was leuchtet so anmutig schön?

THALES *den Homunkulus verhüllend.*

Gut! Wenn du Lust hast, kannst dus näher sehn.

Die kleine Mühe laß dich nicht verdrießen,

Und zeige dich auf menschlich beiden Füßen. 8240

Mit unsern Gunsten seis, mit unserm Willen,

Wer schauen will, was wir verhüllen.

PROTEUS *edel gestaltet.*

Weltweise Kniffe sind dir noch bewußt.

THALES

Gestalt zu wechseln, bleibt noch deine Lust.

> *hat den Homunkulus enthüllt.*

PROTEUS *erstaunt.*

Ein leuchtend Zwerglein! Niemals noch gesehn! 8245

THALES

Es fragt um Rat und möchte gern entstehn.

Er ist, wie ich von ihm vernommen,

Gar wundersam nur halb zur Welt gekommen.

Ihm fehlt es nicht an geistigen Eigenschaften,

Doch gar zu sehr am greiflich Tüchtighaften. 8250

Bis jetzt gibt ihm das Glas allein Gewicht,

호문쿨루스

금방 엄청난 빛을 쏟아낼게요,   8235

하지만 유리를 터뜨리지 않도록 조심하면서요.

프로테우스 *거대한 거북이의 모습으로.*

뭐가 이렇게 우아하고 아름답게 빛나는 거지?

탈레스 *호문쿨루스를 가리며.*

좋네! 내킨다면, 좀 더 가까이서 볼 수 있네.

작은 수고를 마다하지 말고

인간처럼 두 발로 서서 모습을 보이게.   8240

우리의 호의, 우리의 뜻과 함께해야지,

우리가 가려둔 것을 보겠다는 이라면.

프로테우스 *고귀한 모습이 되어.*

능란한 술책을 자네는 여전히 잘 아는군.

탈레스

모습 바꾸기가 자네는 아직도 재미있나 보군.

호문쿨루스를 드러낸다.

프로테우스 *놀라.*

빛을 내는 소인(小人)이라! 아직 한번도 본 적 없네!   8245

탈레스

이 애는 충고를 구하네, 생성되고 싶어 하네.

이 애는, 내가 애한테서 들은 바로는,

참으로 놀랍게도, 반쪽짜리로 세상에 왔어.

그에게는 정신적 특성들이 부족하지 않지,

하지만 붙잡을 수 있는 실한 것이 전혀 없어.   8250

지금까지 그에게 무게를 주는 건 저 유리뿐.

Doch wär' er gern zunächst verkörperlicht.

PROTEUS

Du bist ein wahrer Jungfern-Sohn,

Eh du sein solltest bist du schon!

THALES *leise.*

Auch scheint es mir von andrer Seite kritisch,   8255

Er ist, mich dünkt, hermaphroditisch.

PROTEUS

Da muß es desto eher glücken,

So wie er anlangt, wird sichs schicken.

Doch gilt es hier nicht viel Besinnen,

Im weiten Meere mußt du anbeginnen!   8260

Da fängt man erst im kleinen an

Und freut sich, Kleinste zu verschlingen,

Man wächst so nach und nach heran

Und bildet sich zu höherem Vollbringen.

HOMUNKULUS

Hier weht gar eine weiche Luft,   8265

Es grunelt so, und mir behagt der Duft!

PROTEUS

Das glaub ich, allerliebster Junge!

Und weiter hin wirds viel behäglicher,

하지만 이 애는 몸을 좀 가졌으면 하네.

프로테우스

넌 진짜 순결한 처녀의 아들이로구나,

존재해야 하기도 전에, 넌 벌써 존재하는구나!

탈레스 *낮은 목소리로.*

다른 측면에서도 내게는 수상해 보인다네,   8255

이 애는, 내 생각으로, 자웅동체야.[314]

프로테우스

그럼 분명 그만큼 더 빨리 성공하겠네.

어떤 상태가 되든, 그애는 잘 적응할 거야.

하지만 여기선 생각을 많이 할 필요가 별로 없겠군,

너는 넓은 바다에서 시작해야 한다!   8260

거기서 우선 작은 것에서부터 시작한다,

가장 작은 것을 삼키면 즐겁지,

그렇게 차츰차츰 커가면서

보다 높은 완성을 향해 이루어나가지.

호문쿨루스

여긴 아주 부드러운 마람이 부네요,   8265

이렇게나 푸르르고, 향기가 유쾌해요!

프로테우스

그런 것 같구나, 더없이 사랑스러운 아이야!

한데 앞으로는 훨씬 더 유쾌해질 게다,

---

314 순수한 정신의 정수인 호문쿨루스는 남녀로 성이 나누어지기 이전의 존재이고 어느 쪽이든 될
수 있는 잠재력이 있는 모호한 존재이기도 하다.

Auf dieser schmalen Strandeszunge

Der Dunstkreis noch unsäglicher; 8270

Da vorne sehen wir den Zug,

Der eben herschwebt, nah genug.

Kommt mit dahin!

THALES

    Ich gehe mit.

HOMUNKULUS

Dreifach merkwürdiger Geisterschritt!

Telchinen von Rhodus auf Hippokampen und Meerdrachen,

Neptunens Dreizack handhabend.

CHOR

Wir haben den Dreizack Neptunen geschmiedet 8275

Womit er die regesten Wellen begütet.

Entfaltet der Donnrer die Wolken, die vollen,

Entgegnet Neptunus dem greulichen Rollen;

Und wie auch von oben es zackig erblitzt,

Wird Woge nach Woge von unten gespritzt; 8280

Und was auch dazwischen in Ängsten gerungen,

Wird, lange geschleudert, vom Tiefsten verschlungen;

이 좁고 길다란 해변에는
아직 연무가 말할 수 없이 짙은데도   8270
저 앞에 행렬이 보이는구나,
지금 막 떠오고 있구나, 상당히 가깝게.
저기로 함께 가자꾸나!

탈레스

나도 함께 갑시다.

호문쿨루스

기이한 정령 셋의 행차네요!

로도스 출신 텔키네스[315]들이 말의 몸과 물고기의 꼬리를 지닌 괴물 그리고
해룡을 타고, 넵투누스의 삼지창을 손에 쥐고.

합창

우린 삼지창을 벼려서 넵투누스에게 주었지.   8275
이걸로 그가 심히 요동치는 파도도 제압해 버리지.
뇌우의 신이 구름을, 물 가득 머금은 구름을 펼치면
넵투누스가 무시무시하게 천둥 소리에 응수하지.
위로부터 번쩍번쩍 번개 치는 대로
밑에서 파도에 파도를 내뿜지,   8280
그 사이에서 불안에 사로잡혀 씨름하는 것은,
내동댕이쳤다가, 가장 깊은 곳으로 삼켜버리지.

---

315 로도스 섬의 원주민. 기술이 뛰어나 넵투누스의 삼지창을 만들고, 태양신의 신상(神像)을 세
    웠다. 로도스는 태양신의 섬이다.

Weshalb er uns heute den Zepter gereicht,

Nun schweben wir festlich, beruhigt und leicht.

SIRENEN

Euch, dem Helios Geweihten, 8285

Heitern Tags Gebenedeiten,

Gruß zur Stunde, die bewegt

Lunas Hochverehrung regt!

TELCHINEN

Allieblichste Göttin am Bogen da droben!

Du hörst mit Entzücken den Bruder beloben. 8290

Der seligen Rhodus verleihst du ein Ohr,

Dort steigt ihm ein ewiger Päan hervor.

Beginnt er den Tagslauf und ist es getan,

Er blickt uns mit feurigem Strahlenblick an.

Die Berge, die Städte, die Ufer, die Welle 8295

Gefallen dem Gotte, sind lieblich und helle.

Kein Nebel umschwebt uns, und schleicht er sich ein,

Ein Strahl und ein Lüftchen, die Insel ist rein!

Da schaut sich der Hohe in hundert Gebilden,

Als Jüngling, als Riesen, den großen, den milden. 8300

Wir ersten, wir waren's, die Göttergewalt

Aufstellten in würdiger Menschengestalt.

그 때문에 오늘은 그분이 그 왕홀을 우리에게 건넸네,

이제 우린 잔치에 어울리게 둥둥 뜨네, 안심하고 또 가볍게.

세이렌들

그대들, 헬리오스³¹⁶께 헌신하는 이들에게,   8285

맑은 날의 축복받은 이들³¹⁷에게,

인사를 드립니다.

격앙되어 루나를 높이 경배할 이 시간에!

텔키네스들

저 높은 곳 아치 위의 가장 사랑스러운 여신이여!

오라버니가 칭송받는 것을 그대 황홀하게 듣습니다.   8290

축복받은 로도스 섬에 그대가 귀를 기울이셨고,

하여 그곳에서는 영원한 헬리오스 찬가가 솟습니다.

신께선 일과를 시작하고, 그것이 완수되면

불 같은 빛줄기 시선으로 우리를 보십니다.

산들, 도시들, 해변들, 파도들   8295

신의 마음에 들죠, 사랑스럽고 맑고.

어떤 안개도 우릴 휘감지 않고, 안개가 낀다 해도.

한 줄기의 빛과 한 숨결의 미풍으로, 섬은 순수합니다!

저기 높으신 분이 그의 수백 가지 모습을 하고서 나타나시죠,

젊은이로, 거인으로, 위대하신 이로, 온화하신 이로.   8300

신의 힘을 품위 있는 인간의 모습으로

세웠던 건, 우리가 최초였습니다.

---

316 그리스 신화에 나오는 태양신. 달의 여신 루나가 그의 누이동생이다.

317 원어 Gebenedeite는 일차적으로 '성모 마리아'라는 뜻이다. 하지만 여기서는 태양신에게 스스로를 바친 텔키네스들을 지칭하고 있다.

PROTEUS

Laß du sie singen, laß sie prahlen!

Der Sonne heiligen Lebestrahlen

Sind tote Werke nur ein Spaß.   8305

Das bildet, schmelzend, unverdrossen;

Und haben sie's in Erz gegossen,

Dann denken sie, es wäre was.

Was ist's zuletzt mit diesen Stolzen?

Die Götterbilder standen groß, —   8310

Zerstörte sie ein Erdestoß;

Längst sind sie wieder eingeschmolzen.

Das Erdetreiben, wie's auch sei,

Ist immer doch nur Plackerei;

Dem Leben frommt die Welle besser;   8315

Dich trägt ins ewige Gewässer

Proteus-Delphin.

er verwandelt sich.

Schon ists getan!

Da soll es dir zum schönsten glücken:

Ich nehme dich auf meinen Rücken,

Vermähle dich dem Ozean.   8320

프로테우스

저들이 노래하게 두라, 자랑하게 두라!

태양의 신성한 생명의 빛줄기에게

생기 없는 작품은 그저 장난.   8305

끈기 있게 빚고 녹이고,

거푸집에 청동 부어 만든 거죠,

그다음에는 생각하지요, 그게 그 무엇인지.

이런 으스댐은 결국 무엇인가?

신상(神像)들이 위대하게 서 있었으나─   8310

대지의 타격이 일격에 짓부수어

오래전에 신들은 다시 녹여졌다.[318]

지상이 하는 일이란, 어쨌든 간에,

늘 신산고초에 지나지 않을 뿐.

파도가 삶에는 더 도움 되지,   8315

너를 영원한 물로 날라주마,

프로테우스-돌고래가.

　　　　　　　　　　　　　　　그기 모습을 비꾼다.

　　　　　벌써 되었구나!

이제 너도 가장 아름답게 성공해야겠지.

너를 내 등에 태워주마,

너를 대양(大洋)과 혼인시켜 주마.   8320

---

318 로도스 섬은 기원전 233년 지진으로 파괴되었다. 그때 부서진 금속은 녹여서 팔려나갔다. 프로테우스가 부르는 이 노래는 태양신을 기리는 송시이다.

THALES

Gib nach dem löblichen Verlangen,

Von vorn die Schöpfung anzufangen,

Zu raschem Wirken sei bereit!

Da regst du dich nach ewigen Normen,

Durch tausend, abertausend Formen,   8325

Und bis zum Menschen hast du Zeit.

Homunkulus besteigt den Proteus-Delphin.

PROTEUS

Komm geistig mit in feuchte Weite,

Da lebst du gleich in Läng' und Breite,

Beliebig regest du dich hier;

Nur strebe nicht nach höheren Orden,   8330

Denn bist du erst ein Mensch geworden,

Dann ist es völlig aus mit dir.

THALES

Nachdem es kommt; 's ist auch wohl fein,

Ein wackrer Mann zu seiner Zeit zu sein.

PROTEUS *zu Thales.*

So einer wohl von deinem Schlag!   8335

탈레스

칭찬받아 마땅한 그 갈망에 선선히 따르라

처음부터 창조를 시작하려는 그 갈망에!

신속히 작용할 준비를 하라!

이제 너, 영원한 규범에 따라 생동하리니,

천 가지, 만 가지 형태를 거치리,   8325

하여 인간이 되기까지는 시간이 걸릴 것이다.[319]

호문쿨루스가 프로테우스-돌고래의 등에 올라탄다.

프로테우스

가자, 정령이 되어 함께 드넓은 물속으로 가자,

거기서 넌 곧 종횡무진하며 살게 되리라.

마음껏 여기서 활동하거라

다만 더 높은 무리에 끼려고만 하지 마라.   8330

우선 한 인간이 되고 난 다음에는

네 일은 모두 끝난 거니까.

탈레스

어떻게 되느냐에 따라 다르겠지, 참 멋지긴 할 거야,

당대의 늠름한 사내가 되는 건 말이야.

프로테우스 *탈레스에게.*

그런 이가 있다면 아마도 자네 같은 자이겠네!   8335

---

319 여기서 탈레스는 자연의 진화 과정을 "변형/변모"(Metamorphosis)의 단계들을 통해서 설명
하고 있는데, 그것에 대해 괴테는 시인으로서 또 자연과학자로서 전적으로 동의했다.

Das hält noch eine Weile nach;

Denn unter bleichen Geisterscharen

Seh' ich dich schon seit vielen hundert Jahren.

SIRENEN *auf den Felsen.*

Welch ein Ring von Wölkchen ründet

Um den Mond so reichen Kreis? 8340

Tauben sind es, liebentzündet,

Fittiche, wie Licht so weiß.

Paphos hat sie hergesendet,

Ihre brünstige Vogelschar;

Unser Fest, es ist vollendet, 8345

Heitre Wonne voll und klar!

NEREUS *zu Thales tretend.*

Nennte wohl ein nächtiger Wanderer

Diesen Mondhof Lufterscheinung;

Doch wir Geister sind ganz anderer

Und der einzig richtigen Meinung: 8350

Tauben sind es, die begleiten

Meiner Tochter Muschelpfad,

Wunderflugs besondrer Art,

Angelernt vor alten Zeiten.

그 친구, 한동안은 더 존속하겠군.

퇴색해 버린 영들의 무리들 가운데서

자네만은 내가 벌써 수백 년째 보고 있으니까.

세이렌들 *바위 위에서.*

> 웬 구름 고리가 달 둘레에
>
> 저리 두툼한 원을 그리나?　　　　　　　　　　8340
>
> 사랑에 불붙은 비둘기들[320]일세,
>
> 날개들, 빛처럼 희구나,
>
> 파포스가 이들을, 그녀의
>
> 발정난 새 떼를 보냈구나
>
> 우리의 축제, 완성되었구나,　　　　　　　　　　8345
>
> 유쾌한 기쁨, 가득하고 맑아라!

네레우스 *탈레스에게로 다가서며.*

> 어느 밤의 산책자는 이 달무리를 아마도
>
> 공기의 현상이라고 불렀다지.
>
> 하지만 우리 영들은 전혀 의견이 달라,
>
> 유일하게 옳은 의견이지.　　　　　　　　　　8350
>
> 네 딸의 조개수레가 가는 길을
>
> 동행하는 건 비둘기들,
>
> 그 특별한 경이로운 비행은
>
> 옛 시대로부터 배워온 것이지.

---

320 비둘기는 아프로디테(베누스)의 새. 아프로디테를 섬기는 파포스에서는 이 새들이 여신의 수
　레를 끄는데, 여기서는 여신의 후계자인 갈라테아가 조개수레를 타고 물을 건너기 때문에, 새
　들이 전령의 역할, 호위의 역할을 하고 있다.

THALES

Auch ich halte das fürs Beste, 8355

Was dem wackern Mann gefällt,

Wenn im stillen, warmen Neste

Sich ein Heiliges lebend hält.

PSYLLEN UND MARSEN *auf Meerstieren, Meerkälbern und Widdern.*

In Cyperns rauhen Höhle-Grüften,

Vom Meergott nicht verschüttet, 8360

Vom Seismos nicht zerrüttet,

Umweht von ewigen Lüften,

Und, wie in den ältesten Tagen,

In still-bewußtem Behagen,

Bewahren wir Cypriens Wagen, 8365

Und führen, beim Säuseln der Nächte,

Durch liebliches Wellengeflechte,

Unsichtbar dem neuen Geschlechte,

Die lieblichste Tochter heran.

Wir leise Geschäftigen scheuen 8370

Weder Adler noch geflügelten Leuen,

Weder Kreuz noch Mond,

Wie es oben wohnt und thront,

Sich wechselnd wegt und regt,

탈레스

나도 그걸 최상으로 칩니다,   8355

늠름한 남자의 마음에 드는 것이죠,

그 고요하고 따뜻한 둥지 속에

신성(神性)이 하나만 살아 있으면요.

프실레와 마르시들 [321] *바다소, 바다송아지와 바다양의 등에 타고.*

키프로스의 거친 동굴 구덩이들 속에서   8360

해신(海神)에 의해 파묻히지 않고,

세이스모스에 의해 뒤흔들리지 않고,

영원한 공기에 둘러싸여

또, 아주 오래전의 나날들에 그랬던 것처럼

고요히 의식된 쾌적함 속에서

우리는 키프리아[322]의 수레를 지킵니다,   8365

밤들이 살랑일 때

사랑스럽게 짜인 물결들을 가르고

새로운 족속에게 보이지 않게

가장 사랑스러운 따님을 이리로 인도합니다.

우리 조용히 일만 하는 이들은 두려워하지 않이요,   8370

독수리도 날개 달린 사자도

십자가도 달도,

저 높은 곳에서 거하며 통치하는 이

서로 번갈아가며 활동하며

---

321 고대 키프로스의 원주민들. 여기서는 마침 바다가 축제를 위한 축복으로 잔잔하기 때문에 풍랑
    을 일으키는 넵투누스나 지진을 일으키는 세이스모스의 힘, 즉 자연의 파괴력을 벗어나 있다.

322 아프로디테의 별칭. 아프로디테의 신전이 키프로스에 있어서 붙여진 이름이다.

Sich vertreibt und totschlägt,   8375

Saaten und Städte niederlegt.

Wir, so fortan,

Bringen die lieblichste Herrin heran.

SIRENEN

    Leicht bewegt, in mäßiger Eile,

    Um den Wagen, Kreis um Kreis,   8380

    Bald verschlungen Zeil' an Zeile

    Schlangenartig reihenweis,

    Naht euch, rüstige Nereiden,

    Derbe Frau'n, gefällig wild,

    Bringet, zärtliche Doriden,   8385

    Galateen, der Mutter Bild:

    Ernst, den Göttern gleich zu schauen,

    Würdiger Unsterblichkeit,

    Doch wie holde Menschenfrauen

    Lockender Anmutigkeit.   8390

DORIDEN *im Chor an Nereus vorbeiziehend, sämtlich auf Delphinen.*

    Leih uns, Luna, Licht und Schatten,

    Klarheit diesem Jugendflor;

    Denn wir zeigen liebe Gatten

    Unserm Vater bittend vor.

              zu Nereus.

    Knaben sinds, die wir gerettet   8395

    Aus der Brandung grimmem Zahn,

서로 몰아대고 때려죽이고   8375

곡식들과 도시들을 때려누이더라도.

우리는, 그렇게 계속해서,

가장 사랑스러운 여주인을 모시고 옵니다.

세이렌들

가볍게 움직이고, 절도 있게 서둘러

수레 주위에 원에 원 그리고   8380

신속히 얽히고설킨 대열에 대열 만들며

뱀처럼 구불구불 줄지어,

너희 다가오라, 힘찬 네레이스들아,

호감 주는 야성의 여인들아,

모셔 와라, 고운 도리데들아,   8385

갈라테아를, 어머니의 모습을 모셔 와라.

신들과 닮아 엄숙하고

기품 있는 불멸의 그녀,

하지만 우아한 인간 여인처럼

유혹적인 우아함을 지닌 그녀.   8390

도리데들 *합창대를 이루어 네레우스 곁을 지나치며, 전부 돌고래 등에 타고.*

빛과 그림자를, 루나여, 우리에게 빌려주세요,

맑음을 이 젊음의 꽃들에게.

우리는 사랑하는 남편들을

우리 아버지께 부탁하며 보여드릴 거니까요.

네레우스에게.

우리가 구해낸 청년들이어요.   8395

부서지는 파도의 성난 이빨에서 구해냈죠,

Sie, auf Schilf und Moos gebettet,

Aufgewärmt zum Licht heran,

Die es nun mit heißen Küssen

Treulich uns verdanken müssen; 8400

Schau' die Holden günstig an!

NEREUS

Hoch ist der Doppelgewinn zu schätzen:

Barmherzig sein, und sich zugleich ergetzen.

DORIDEN

Lobst du, Vater, unser Walten,

Gönnst uns wohlerworbene Lust, 8405

Laß uns fest, unsterblich halten

Sie an ewiger Jugendbrust.

NEREUS

Mög't euch des schönen Fanges freuen,

Den Jüngling bildet euch als Mann;

Allein ich könnte nicht verleihen 8410

Was Zeus allein gewähren kann.

Die Welle, die euch wogt und schaukelt,

Läßt auch der Liebe nicht Bestand,

Und hat die Neigung ausgegaukelt

So setzt gemächlich sie ans Land. 8415

그들을, 갈대와 이끼 위에 누이고,

몸을 녹여 빛 쐬어주었죠

이제 이들 뜨거운 입맞춤으로

충실하게 우리에게 감사해야죠,　　　　　　　　　　　8400

이 아리따운 이들을 너그럽게 봐주세요!

네레우스

일거양득은 높이 평가해야지.

자비를 베풀며, 동시에 즐기는 것.

도리데들

저희 마음대로 한 일을, 아버지, 칭찬하시겠죠.

유쾌히 얻은 즐거움을 저희에게 허락하시겠죠,　　　　8405

저들을 불사의 몸으로 만들어주세요,

저들을 영원한 청춘의 가슴에 꼭 껴안도록.

네레우스

그 아름다운 포획물을 너희가 기뻐하길,

젊은이를 너희의 남자로 만들렴.

하지만 너희의 청은 내가 들어줄 수 없겠구나,　　　　8410

그건 제우스만이 해줄 수 있는 일.[323]

너희를 흔들고 그네 태우는 파도가

사랑에도 지속을 허락하지는 않을 터,

사랑이 그 현혹을 다하거든

편안히 그들을 다시 육지에 데려다 놓거라.　　　　　8415

323　불사의 몸으로 만들어주는 일을 말한다.

DORIDEN

Ihr, holde Knaben, seid uns wert,

Doch müssen wir traurig scheiden;

Wir haben ewige Treue begehrt,

Die Götter wollens nicht leiden.

DIE JÜNGLINGE

Wenn ihr uns nur so ferner labt,   8420

Uns wackre Schiffer-Knaben;

Wir haben's nie so gut gehabt

Und wollen's nicht besser haben.

Galatee auf dem Muschelwagen nähert sich.

NEREUS

Du bist es, mein Liebchen!

GALATEE

O Vater! das Glück!

Delphine, verweilet! mich fesselt der Blick.   8425

NEREUS

Vorüber schon, sie ziehen vorüber

In kreisenden Schwunges Bewegung;

Was kümmert sie die innre herzliche Regung!

Ach, nähmen sie mich mit hinüber!

도리데들

　　그대들, 아름다운 청년들, 우리에게 소중한데,

　　하지만 우린 슬프게 헤어져야 하는구나.

　　우리는 영원한 변함없음을 갈망했는데

　　신들이 그걸 용납하지 않는구나.

젊은이들

　　그대들이 계속해서 그렇게 우리의,　　　　　　　　　8420

　　우리 늠름한 선원들의 기운을 북돋워주었으면.

　　우리 여지껏 이렇게 즐거웠던 적 없고

　　이보다 더한 행복은 바라지 않는데.

　　　　　　갈라테아가 조개수레를 타고서 다가온다.[324]

네레우스

　　너로구나, 나의 귀염둥이!

갈라테아

　　　　　　　　　　아 아버지! 어찌나 좋은지!

　　돌고래야, 멈추어라! 저 눈길이 나를 붙잡는구나.　　8425

네레우스

　　벌써 지나간다, 그들이 지나간다,

　　빙글빙글 돌며 뛰어오르며.

　　그들이 어찌 내면의 진심 어린 솟구침을 마음 쓰랴!

　　아, 저들이 나를 함께 데려갔으면 좋겠구나!

324　갈라테아의 현현/출현은 이 축제의 정점을 이룬다.

Doch ein einziger Blick ergötzt 8430

Daß er das ganze Jahr ersetzt.

THALES

Heil! Heil! aufs neue!

Wie ich mich blühend freue,

Vom Schönen, Wahren durchdrungen ···.

Alles ist aus dem Wasser entsprungen!! 8435

Alles wird durch das Wasser erhalten!

Ozean, gönn' uns dein ewiges Walten.

Wenn Du nicht Wolken sendetest,

Nicht reiche Bäche spendetest,

Hin und her nicht Flüsse wendetest, 8440

Die Ströme nicht vollendetest:

Was wären Gebirge, was Ebnen und Welt?

Du bist's, der das frischeste Leben erhält.

ECHO *Chorus der sämtlichen Kreise.*

Du bists, dem das frischeste Leben entquellt.

NEREUS

Sie kehren schwankend fern zurück, 8445

Bringen nicht mehr Blick zu Blick;

In gedehnten Kettenkreisen

Sich festgemäß zu erweisen,

Windet sich die unzählige Schar.

Aber Galateas Muschelthron 8450

Seh' ich schon und aber schon.

하지만 단 한 번만으로도 눈길이 즐겁다,　　　　　　　8430
　　그게 온 한 해를 보상해 주는구나.

탈레스

만세! 만세! 다시 한 번 만세!
내가 꽃 피어나듯 즐겁구나,
아름다움이, 진실함이 스며들어…
모든 것이 물에서 비롯되었구나!!　　　　　　　8435
모든 것이 물에 의해 유지되는구나!
대양이여, 그대의 영원한 주재(主宰)를 우리에게 허하라.
그대가 구름을 보내지 않았다면
풍요로운 개울들을 선사하지 않았다면,
이리저리 강물들을 굽이치게 하지 않았다면,　　　　　8440
그 흐름들을 완성하지 않았다면,
산이 무엇이며, 벌판이며 세상이 무엇이 되었으랴?
가장 신선한 생명을 유지케 하는 것이 그대로구나.

메아리 *전체 무리의 합창.*

가장 신선한 생명이 샘솟게 하는 것이 그대로구나.

네레우스

그들이 흔들리며 멀리 되돌아가는구나,　　　　　　　8445
이젠 시선에 시선을 주지 않는구나,
퍼져나가는 원들의 사슬을 이루며
잔치에 걸맞게 한껏 자신을 내보이려
헤아릴 수 없는 무리가 둥글게 도는구나.
하지만 갈라테아의 조개옥좌가　　　　　　　　　　8450
벌써, 아, 벌써 보인다.

Er glänzt wie ein Stern

Durch die Menge;

Geliebtes leuchtet durchs Gedränge,

Auch noch so fern   8455

Schimmert's hell und klar,

Immer nah und wahr.

HOMUNKULUS

In dieser holden Feuchte

Was ich auch hier beleuchte,

Ist alles reizend schön.   8460

PROTEUS

In dieser Lebensfeuchte

Erglänzt erst deine Leuchte

Mit herrlichem Getön.

NEREUS

Welch neues Geheimnis in Mitte der Scharen

Will unseren Augen sich offengebaren?   8465

Was flammt um die Muschel, um Galatees Füße?

Bald lodert es mächtig, bald lieblich, bald süße,

Als wär' es von Pulsen der Liebe gerührt.

별처럼 반짝이는구나,

무리를 뚫고서.

밀려든 무리 사이로 사랑하는 아이가 빛을 발하는구나,

저 멀리에서도 아직   8455

빛을 낸다, 환하고 맑게,

언제까지나 가깝게 진실하게.

호문쿨루스

　　이 아리따운 물속에서는

　　내가 여기서 무얼 조명하든

　　모든 게 매력적으로 아름답네.   8460

프로테우스

　　이 생명의 물 속에서는

　　네가 비추는 불도 비로소 제 빛을 내는구나,

　　장려한 음(音)까지 내는구나.[325]

네레우스[326]

무슨 새로운 비밀이 무리 한가운데서

우리 눈에 계시되려는가?   8465

조개를, 갈라테아의 두 발을 에워싸고 불꽃 이는 저게 무엇일까?

때로는 세차게 활활 타오른다, 때로는 사랑스럽게, 때로는 감미롭게,

마치 사랑의 맥박이 닿은 듯.

325　먼 바다에서 나오는 프로테우스와 호문쿨루스의 이 마지막 발언에서 잔치의 서정성, 음악성이
　　한껏 고조된다.

326　네레우스의 발언과 이어지는 탈레스의 발언은 질문 하나 대답 하나로 이루어졌는데, 신화의
　　아버지 격인 인물인 "바다의 노인"이 일어나고 있는 일의 의미를 인간 철학자에게 묻고 있다.

THALES

Homunkulus ist es, von Proteus verführt ···

Es sind die Symptome des herrischen Sehnens,   8470

Mir ahnet das Ächzen beängsteten Dröhnens;

Er wird sich zerschellen am glänzenden Thron;

Jetzt flammt es, nun blitzt es, ergießet sich schon.

SIRENEN

Welch feuriges Wunder verklärt uns die Wellen,

Die gegeneinander sich funkelnd zerschellen?   8475

So leuchtet's und schwanket und hellet hinan:

Die Körper, sie glühen auf nächtlicher Bahn,

Und ringsum ist alles vom Feuer umronnen;

So herrsche denn Eros, der alles begonnen!

Heil dem Meere! Heil den Wogen!   8480

Von dem heiligen Feuer umzogen;

Heil dem Wasser! Heil dem Feuer!

Heil dem seltnen Abenteuer!

탈레스

호문쿨루스로구나, 프로테우스에게 꾀여 이끌려 간…

저건 압도적인 그리움의 증상이다   8470

불안한 굉음으로 울리는 신음이 느껴지네,

빛나는 옥좌에 부딪쳐, 산산이 깨지나 보다.

불꽃 일고 번개 인다, 벌써 쏟아져버리는구나.[327]

세이렌들

웬 경이로운 불이 우리의 파도를 비추나,

서로 맞서 섬광을 내며 부서지는 파도를?   8475

저리도 빛나고, 흔들리고, 이쪽을 밝히네.

몸들이 이글거린다, 어둠의 궤도 위에서

사방 만물이 불길에 에워싸여 흐른다.[328]

이렇게 지배하라 에로스[329]여, 만물을 시작하신 이!

　　바다 만세! 파도 만세![330]   8480

　　신성한 불길에 둘러싸여.

　　물 만세! 불 만세!

　　진귀한 모험[331] 만세!

327　갈라테아의 조개수레에 부딪쳐 플라스크 유리가 깨져버린 호문쿨루스의 최후가 묘사된다.

328　세이렌들이, 호문쿨루스의 자기 희생의 미스터리에 응답하면서 격앙된 찬가의 형식으로 출제를 닫고 있다. 그들이 받아들이며 묘사하고 있는 것은, 바닷속에서 생명이 창조해 내는 상반된 두 가지의 — 불과 물의, 정신과 물질의 — 섞임과 결합이다.

329　훗날 신화를 이루는 장난꾸러기 큐피드가 아니라, (플라톤의 향연에 나오는 다이몬도 아니라) 훨씬 고대의 개념, 즉 혼돈에서 생명과 빛을 만들어낸 근원적인 창조적 힘이다. 호문쿨루스는 여기서 에로스, 즉 사랑에 추동된 정신의 구현이다.

330　호문쿨루스의 불꽃으로의 비산(飛散) 이후에 '만세'로 번역된 것은 모두 '온전한', '건강한', 안전', '무사'를 뜻하는 단어 '하일'(Heil)이다.

331　파우스트가 가는 길들이 시사된다.

ALL-ALLE!

Heil den mildgewogenen Lüften!

Heil geheimnisreichen Grüften! 8485

Hochgefeiert seid allhier,

Element' ihr alle vier!

모두 – 모두![332]

　　부드럽고 상냥한 바람 만세!

　　비밀로 가득 찬 동굴들 만세!　　　　　　　　　　8485

　　이곳의 모두에게 지극한 경하를,

　　원소들, 너희 사대원소 모두에게!

332　그저 축제 참석자들만이 아니라 고대 헬라스의 전체 코스모스가 한목소리로 합창하는 것으로
　　　가정되어 있다.

제3막

Dritter Akt

Vor dem Palaste des Menelas zu Sparta

Helena tritt auf

und Chor gefangener Trojanerinnen

Panthalis, Chorführerin.

HELENA

Bewundert viel und viel gescholten, Helena,

Vom Strande komm' ich, wo wir erst gelandet sind,

Noch immer trunken von des Gewoges regsamem   8490

Geschaukel, das vom phrygischen Blachgefild uns her

Auf sträubig-hohem Rücken, durch Poseidons Gunst

Und Euros Kraft, in vaterländische Buchten trug.

Dort unten freuet nun der König Menelas

Der Rückkehr samt den tapfersten seiner Krieger sich.   8495

스파르타의 메넬라오스 궁전 앞

헬레나 등장하고[333]

포로가 되어 온 트로이 여인들의 합창대

합창대장인 판탈리스.

헬레나

경탄도 많이, 비난도 많이 받은, 헬레나예요.

해안에서 오는 참이에요, 거기로 상륙했지요,

아직도 그네처럼 출렁거리는 파도에 취해 있어요,   8490

그 파도, 프리기아 벌[334]에서부터 우리를 말갈기같이

높은 물등에 태워, 실어다주었지요, 포세이돈의 호의로

에우로스[335]의 힘으로, 조국의 만(灣)에, 와 닿았네요.[336]

저기 아래선 이제 메넬라오스[337] 왕이 귀환을 기뻐하고 있지요

그의 전사들 중 가장 용감한 이들과 더불어서요.   8495

---

333 고대 그리스의 인물인 헬레나는 고대 그리스 운율인 트리메터(Trimeter) 시행으로 말한다. 원
    문이 그리스 비극의 번역문처럼 읽힌다. 트리메터는 한 행이 세 부분으로 나누어지는 특징이
    있어 여기서 그 특징을 살려보려 노력하였다.

334 트로이 부근의 평야.

335 동남풍의 신.

336 헬레나가 트로이로부터의 항해를 마치고 이제 도착했다고 이야기하고 있지만, 동시에 그녀는
    지하세계로부터 불려 나온 것이기도 해서 두 가지 여정이 중첩되어 표현되고 있다.

337 헬레나는 메넬라오스와 결혼했다. 메넬라오스는 아가멤논의 동생.

Du aber heiße mich willkommen, hohes Haus,

Das Tyndareos, mein Vater, nah dem Hange sich

Von Pallas' Hügel wiederkehrend aufgebaut

Und, als ich hier mit Klytämnestren schwesterlich,

Mit Kastor auch und Pollux fröhlich spielend wuchs,   8500

Vor allen Häusern Spartas herrlich ausgeschmückt.

Gegrüßet seid mir, der ehrnen Pforte Flügel ihr,

Durch euer gastlich ladendes Weiteröffnen einst

Geschah's, daß mir, erwählt aus vielen, Menelas

In Bräutigamsgestalt entgegenleuchtete.   8505

Eröffnet mir sie wieder, daß ich ein Eilgebot

Des Königs treu erfülle, wie der Gattin ziemt.

Laßt mich hinein! und alles bleibe hinter mir,

Was mich umstürmte bis hieher, verhängnisvoll.

Denn seit ich diese Schwelle sorgenlos verließ,   8510

Cytherens Tempel besuchend, heiliger Pflicht gemäß,

Mich aber dort ein Räuber griff, der phrygische,

하지만 너는, 나를 환영하라, 드높은 집이여,

내 아버지 틴다레오스³³⁸가 팔라스의 언덕으로부터

돌아오시며 가까운 비탈에다 지으신 이 집,

나 여기에서 클리타임네스트라³³⁹와 자매로,

카스토르, 폴룩스³⁴⁰와 함께 즐겁게 뛰놀며 자라났지,   8500

스파르타의 그 어느 집보다도 더 찬란하게 꾸며진 집.

너희 두 짝 청동 문아, 잘들 있었느냐,

손님을 청하며 너희, 언젠가 활짝 열렸을 때, 그 가운데로,

그런 일이 있었지, 많은 사람들 중 선택되어, 메넬라오스가 나를 향해

신랑의 모습으로 빛을 내며 오던 일.   8505

나를 위해 네 두 날개를 다시 열어다오, 내가 급한

왕명을 충직히, 아내로서 마땅하게, 이행하도록.

나를 들여보내 다오! 여기로 다시 오기까지, 숙명적으로

내게 닥쳤던 모든 것, 그건 모두 다, 내 뒤에 있거라.

내가 이 문지방을 근심 없이 떠났던 때 이래로,   8510

신성한 의무에 따라, 키테라의 신전³⁴¹을 찾았다가

거기서 도둑이, 그 프리기아 도둑³⁴²이, 나를 잡아갔던 때 이래로

---

338 스파르타의 왕 틴다레오스는 레다의 남편이니 헬레나의 아버지이기도 하다. 헬레나는 백조로
     변한 제우스가 레다와 결합해서 태어났고, 쌍둥이 남동생들, 카스토르와 폴룩스 역시 알에서
     태어났다고 한다.

339 헬레나의 언니. 트로이 전쟁 때 그리스 진영 연합군의 지휘자였던 미케네의 아가멤논의 왕비
     가 되었고, 후에 트로이에서 돌아온 아가멤논 왕을 살해한다.

340 헬레나의 쌍둥이 남동생들.

341 그리스 남부 키테라 섬에 있는 아프로디테의 신전. 거기서 헬레나가 제물을 드렸는데, 파리스
     가 그녀를 보고 트로이로 납치했다고 한다.

342 프리기아 출신인 파리스를 가리킨다.

Ist viel geschehen, was die Menschen weit und breit

So gern erzählen, aber der nicht gerne hört

Von dem die Sage wachsend sich zum Märchen spann.   8515

CHOR

Verschmähe nicht, o herrliche Frau,

Des höchsten Gutes Ehrenbesitz!

Denn das größte Glück ist dir einzig beschert,

Der Schönheit Ruhm, der vor allen sich hebt.

Dem Helden tönt sein Name voran,   8520

Drum schreitet er stolz,

Doch beugt sogleich hartnäckigster Mann

Vor der allbezwingenden Schöne den Sinn.

HELENA

Genug! mit meinem Gatten bin ich hergeschifft

Und nun von ihm zu seiner Stadt vorausgesandt;   8525

Doch welchen Sinn er hegen mag, errat' ich nicht.

Komm' ich als Gattin? komm' ich eine Königin?

Komm' ich ein Opfer für des Fürsten bittern Schmerz

Und für der Griechen lang' erduldetes Mißgeschick?

Erobert bin ich; ob gefangen, weiß ich nicht!   8530

Denn Ruf und Schicksal bestimmten fürwahr die Unsterblichen

Zweideutig mir, der Schöngestalt bedenkliche

많은 일이 일어났으니. 사람들이 널리 사방에서
참 즐겨 이야기하는 것, 그러나 당사자는 듣고 싶지 않은 일들.
그런 풍문에서 자라나 실 잣듯 이야기가 지어졌지.   8515

합창대[343]

　　펌하하지 마세요, 찬란한 여인이여,
　　지고의 선(善)의 영예로운 소유를!
　　지대한 행운이 그대에게만 주어졌으니까요,
　　만인 앞에서 드높이 울리는 아름다움의 명성이요.
　　영웅에게는 그의 이름이 앞서서 울리죠,   8520
　　그래서 그가 자랑스럽게 활보하는 겁니다.
　　하지만 가장 완고한 사람조차도, 만인을 제압하는
　　아름다운 여인 앞에서는 곧바로 뜻을 굽히고 맙니다.

헬레나

그만하면 됐다! 나는 남편과 함께 배를 타고 왔다,
한데 남편은 자신의 도시로 나를 먼저 보냈다.   8525
그러나 어떤 뜻을 그가 품었는지, 그건 짐작치 못하겠다.
내가 아내로 온 건지? 왕비로 온 건지?
아니면 제후들이 겪은 혹독한 고통과 그리스인들이 오래
견뎌온 불운에 대한 희생제물로 온 건지?
나는 정복당했다, 사로잡힌 것인지도, 모르겠다!   8530
평판과 운명을 규정하는 건 정말이지 불멸의 존재들인데
그게 나에 대해서는 양의적이라서, 아름다운 자태의 수상쩍은

343　합창대가 부르는 노래는 원문이 그리스 비극의 합창과 같은 운율로 되어 있다. 독일 드라마에
　　는 없는 운율이다. 여기서 합창대는 트로이의 여인들, 즉 헬레나와 마찬가지로 그리스의 인물
　　들이다.

Begleiter, die an dieser Schwelle mir sogar

Mit düster drohender Gegenwart zur Seite stehn.

Denn schon im hohlen Schiffe blickte mich der Gemahl   8535

Nur selten an, auch sprach er kein erquicklich Wort.

Als wenn er Unheil sänne, saß er gegen mir.

Nun aber, als des Eurotas tiefem Buchtgestad

Hinangefahren der vordern Schiffe Schnäbel kaum

Das Land begrüßten, sprach er, wie vom Gott bewegt: 8540

Hier steigen meine Krieger, nach der Ordnung, aus,

Ich mustere sie, am Strand des Meeres hingereiht

Du aber ziehe weiter, ziehe des heiligen

Eurotas fruchtbegabtem Ufer immer auf,

Die Rosse lenkend auf der feuchten Wiese Schmuck,   8545

Bis daß zur schönen Ebene du gelangen magst,

Wo Lakedämon, einst ein fruchtbar weites Feld,

Von ernsten Bergen nah umgeben, angebaut.

Betrete dann das hochgetürmte Fürstenhaus

Und mustere mir die Mägde, die ich dort zurück   8550

Gelassen, samt der klugen alten Schaffnerin.

Die zeige dir der Schätze reiche Sammlung vor,

Wie sie dein Vater hinterließ und die ich selbst

동반자들이 이 문턱에서 나를 음침하게

위협하는 존재로 내 곁에 있구나.

텅 빈 배 안에서부터 이미 남편이 내게 눈길 주는 일이   8535

드물었고, 기운 나게 하는 말 한마디 없었으니까.

불행한 일이라도 생각하는 듯, 그는 나와 마주 앉아 있었지.

한데, 에우로타스 만(灣)의 깊숙한 해변에서

앞서가던 배들의 뱃머리가 육지에 반갑게

닿자마자, 그가 말했다, 신이 그 마음을 움직인 듯,   8540

"여기서 나의 전사들이 질서 있게 하선할 거요

나는 그들을 해변에 줄 세워 사열(査閱)하겠소.

하니 당신은 계속 가시오, 열매들 늘어진

신성한 에우로타스 강가를 계속 따라 올라가시오.

준마를 몰아, 수려하고 촉촉한 풀밭을,   8545

당신이 닿고 싶은, 아름다운 평원까지 내쳐 가시오.

예전에 라케다이몬[344]이, 험준한 산에 에워싸인

드넓은 비옥한 벌판을 개척했던 곳으로.

그다음엔 탑 높이 솟은 왕궁으로 들어가서

나를 위해, 내가 거기 남겨둔 시녀들을,   8550

영리한 늙은 시녀장[345]과 함께 점검하시오.

시녀장에겐 수북하게 수집해 놓은 보물들을 보여달라고 하시오,

당신 아버지께서 남기신 것과, 또 내가 직접

---

344 고대 스파르타의 다른 이름. 제우스의 아들이며 스파르테의 남편인 라케다이몬이 스파르타에
     는 자신의 이름을 붙이고, 도시 스파르타에는 아내의 이름을 주었다.

345 포르키아스-메피스토, 즉 포르키아스 자매들과 결합한 메피스토펠레스가 여기서 시녀장으로
     등장한다.

In Krieg und Frieden, stets vermehrend, aufgehäuft.

Du findest alles nach der Ordnung stehen; denn 8555

Das ist des Fürsten Vorrecht, daß er alles treu

In seinem Hause, wiederkehrend, finde, noch

An seinem Platze jedes, wie er's dort verließ.

Denn nichts zu ändern hat für sich der Knecht Gewalt.

CHOR

> Erquicke nun am herrlichen Schatz, 8560
>
> Dem stets vermehrten, Augen und Brust;
>
> Denn der Kette Zier, der Krone Geschmuck,
>
> Da ruhn sie stolz, und sie dünken sich was;
>
> Doch tritt nur ein und fordre sie auf,
>
> Sie rüsten sich schnell. 8565
>
> Mich freuet, zu sehn Schönheit in dem Kampf
>
> Gegen Gold und Perlen und Edelgestein.

HELENA

Sodann erfolgte des Herren ferneres Herrscherwort:

Wenn du nun alles nach der Ordnung durchgesehn,

Dann nimm so manchen Dreifuß, als du nötig glaubst 8570

Und mancherlei Gefäße, die der Opfrer sich

Zur Hand verlangt, vollziehend heiligen Festgebrauch.

Die Kessel, auch die Schalen, wie das flache Rund,

Das reinste Wasser aus der heiligen Quelle sei

전쟁시에도 또 평화시에도, 항시 늘리며, 쌓아놓은 것들이오.

당신은 모든 것이 잘 정돈되어 있는 걸 보게 될 거요, 그럴 것이,   8555

그것이 제후의 특권이니까,

집으로 돌아오면서 자기 집에서 모든 것이 충직하게

제자리에, 그가 두고 갔던 그 자리에 있는 것을 확인하는 것 말이오.

그 무엇도 하인의 힘이 제 마음대로 바꿀 수는 없으니까."

합창대

찬란한 보물, 항시 늘어나는 보물을 보고   8560

눈과 가슴을 상쾌하게 하세요.

목걸이의 치장, 왕관의 장식

자랑스레 박혀 있죠, 좀 으스대기도 하죠.

하지만 들어서세요, 그리고 청하기만 하세요,

다들 재빨리 채비를 할 거예요.   8565

미인이 우위를 다투는 걸 보면 즐겁지요,

황금과 진주, 보석들과 다투는 거요.

헬레나

그다음엔 왕의 어명이 더 따랐다

"당신이 모든 것이 정돈된 것을 살펴보고 나면

그다음으로는, 필요하다고 생각되는 삼발이 향로 여러 개와   8570

이것저것 그릇들을 꺼내시오, 제물 드리는 사람이

신성한 축제의 의식에 쓰고자, 마련해 달라 청하는 것들 말이오.

솥, 또 접시들도, 그리고 우묵한 둥근 쟁반.[346]

신성한 샘에서 길어 온 가장 정한 정화수를 커다란

---

346 희생제물을 담는 용도로 쓰이는 가장자리가 올라간 둥그런 그릇.

In hohen Krügen, ferner auch das trockne Holz,   8575

Der Flammen schnell empfänglich, halte da bereit;

Ein wohlgeschliffnes Messer fehle nicht zuletzt;

Doch alles andre geb ich deiner Sorge hin.

So sprach er, mich zum Scheiden drängend; aber nichts

Lebendigen Atems zeichnet mir der Ordnende   8580

Das er, die Olympier zu verehren, schlachten will.

Bedenklich ist es; doch ich sorge weiter nicht

Und alles bleibe hohen Göttern heimgestellt,

Die das vollenden, was in ihrem Sinn sie deucht,

Es möge gut von Menschen oder möge bös   8585

Geachtet sein; die Sterblichen, wir ertragen das.

Schon manchmal hob das schwere Beil der Opfernde

Zu des erdgebeugten Tieres Nacken weihend auf,

Und konnt' es nicht vollbringen, denn ihn hinderte

Des nahen Feindes oder Gottes Zwischenkunft.   8590

CHOR

    Was geschehen werde, sinnst du nicht aus,

    Königin, schreite dahin

    Guten Muts!

    Gutes und Böses kommt

    Unerwartet dem Menschen;   8595

    Auch verkündet, glauben wir's nicht.

    Brannte doch Troja, sahen wir doch

    Tod vor Augen, schmählichen Tod;

물동이에 담고, 잘 마른 장작도   8575
얼른 불이 붙도록, 잘 마련해 놓고
마지막으로, 날을 잘 세운 칼도 빠뜨리지 않도록 하시오.
그 밖의 모든 건 당신이 알아서 살피도록 맡기오."
그렇게 말씀하셨다, 나를 재촉하여 보내면서, 하지만 아무것도
살아 숨 쉬는 것에 대해서는 왕의 지시 말씀이 없으셨다,   8580
그분이, 올림포스의 신들을 위해 도살하려는 것 말이다.
이상한 일이다. 하지만 더 근심하지는 않겠노라,
만사, 높은 신들께서 정하신 그대로일지니라,
그 뜻 가운데서 생각하신 바를 다 완성하시는 그분들.
인간과 관련해서는 좋게도 혹은 나쁘게도   8585
유의해 놓으셨으리. 필멸의 존재, 우린 그걸 견뎌야 하고.
벌써 여러 번, 제물 드리는 사람이 무거운 도끼를
땅바닥에 웅크린 짐승의 덜미를 향해 축성하며 쳐들었는데도
내려치지 못한 일이 있었지, 그를
바짝 다가온 적이, 혹은 신의 개입이 제지했기에.   8590

합창대

　무슨 일이 일어날까, 온갖 생각을 하지는 마세요,
　왕비시여, 썩썩 걸어가십시오,
　좋은 마음으로!
　길흉화복은
　인간에게 예기치 않게 닥칩니다.   8595
　미리 알려준대도, 우리가 그걸 믿지 않고요.
　트로이가 불탔을 때, 우린
　죽음을 눈앞에서 보았지요, 치욕스러운 죽음을.

Und sind wir nicht hier

Dir gesellt, dienstbar freudig,   8600

Schauen des Himmels blendende Sonne

Und das Schönste der Erde

Huldvoll, dich, uns Glücklichen.

HELENA

Sei's, wie es sei! Was auch bevorsteht, mir geziemt

Hinaufzusteigen ungesäumt in das Königshaus,   8605

Das, lang' entbehrt und viel ersehnt und fast verscherzt,

Mir abermals vor Augen steht, ich weiß nicht wie.

Die Füße tragen mich so mutig nicht empor

Die hohen Stufen, die ich kindisch übersprang.

[ab.]

CHOR

    Werfet, o Schwestern, ihr   8610

    Traurig gefangenen,

    Alle Schmerzen ins Weite;

    Teilet der Herrin Glück,

    Teilet Helenens Glück,

    Welche zu Vaterhauses Herd,   8615

    Zwar mit spät zurückkehrendem

    Aber mit desto festerem

    Fuße freudig herannaht.

    Preiset die heiligen,

한데 우린 지금 여기

그대와 함께 있잖아요, 섬기며 즐겁게,   8600

하늘의 눈부신 태양을,

그리고 지상의 가장 큰 아름다움인

그대를 경의에 차 바라보고, 행복한 저희를 보잖아요.

헬레나

되는 대로이게 하라! 무엇이 날 기다리든, 내게 합당한 건

지체 없이 이 왕궁으로 오르는 일.   8605

오랫동안 떠나 있으면서 많이도 그리워했던, 하마터면 잃을 뻔했던 집,

다시 내 눈앞에 서 있구나, 어찌할 바를 모르겠다.

두 발이 나를 그리 유쾌히 들어 올려주질 않는구나

나 어린아이였을 적엔 뛰어올라 다니던 이 높은 계단으로.

[퇴장].

합창대

던져라, 오 자매들아, 너희   8610

슬프게 사로잡혀 온 이들아,

모든 고통을 멀리 던져라.

여주인의 행복을 나누어라,

헬레나의 행복을 나누어라,

아버지 집의 화덕에로   8615

비록 늦게 돌아왔지만

그만큼 더 단호한

걸음으로 기쁘게 다가오신다.

찬양하라 신성하신,

Glücklich herstellenden   8620

Und heimführenden Götter!

Schwebt der Entbundene

Doch wie auf Fittichen

Über das Rauhste, wenn umsonst

Der Gefangene sehnsuchtsvoll   8625

Über die Zinne des Kerkers hin

Armausbreitend sich abhärmt.

Aber sie ergriff ein Gott,

Die Entfernte;

Und aus Ilios Schutt   8630

Trug er hierher sie zurück,

In das alte, das neugeschmückte

Vaterhaus,

Nach unsäglichen

Freuden und Qualen,   8635

Früher Jugendzeit

Angefrischt zu gedenken.

PANTHALIS *als Chorführerin.*

Verlasset nun des Gesanges freudumgebnen Pfad

Und wendet nach der Türe Flügeln euren Blick.

Was seh' ich, Schwestern? Kehret nicht die Königin,   8640

행복하게 치유해 주시고   8620
고향으로 인도해 주시는 신들을!
풀려난 자는 둥실 떠오른다,
어쨌든 날개에 실린 듯
가장 험한 것 위로, 그동안
사로잡힌 자는 헛되이 그리움에 차서   8625
감옥의 성가퀴 너머로
두 팔 활짝 뻗치며 괴로움에 여윈다.

하지만 한 신이 그녀를 붙잡는다,
멀리 떠나셨던 이를.
일리오스[347]의 폐허로부터   8630
그녀를 여기로 다시 실어 오셨다,
새로 치장한 오래된
아버지 집으로,
말할 수 없는
기쁨과 고통 뒤에   8635
옛 젊은 시절을
생생히 생각하라고.

판탈리스 *합창대장으로서.*

이젠 노래의 기쁨에 에워싸인 오솔길에서 떠나세요
문의 양 날개로 그대 눈길을 돌리세요.
이 무슨 광경인가, 자매들아? 왕비께서   8640

---

347   헬레나의 납치로 벌어졌던 전쟁과 트로이/일리오스의 멸망을 그린 서사시가 『일리아스』이다.

Mit heftigen Schrittes Regung wieder zu uns her?

Was ist es, große Königin, was konnte dir

In deines Hauses Hallen, statt der Deinen Gruß,

Erschütterndes begegnen? Du verbirgst es nicht;

Denn Widerwillen seh' ich an der Stirne dir,   8645

Ein edles Zürnen, das mit Überraschung kämpft.

HELENA *welche die Türflügel offen gelassen hat, bewegt.*

Der Tochter Zeus' geziemet nicht gemeine Furcht

Und flüchtig-leise Schreckenshand berührt sie nicht;

Doch das Entsetzen, das, dem Schoß der alten Nacht,

Von Urbeginn entsteigend, vielgestaltet noch   8650

Wie glühende Wolken aus des Berges Feuerschlund,

Herauf sich wälzt, erschüttert auch des Helden Brust.

So haben heute grauenvoll die Stygischen

Ins Haus den Eintritt mir bezeichnet, daß ich gern

Von oft betretner, langersehnter Schwelle mich,   8655

Entlaßnem Gaste gleich, entfernend scheiden mag.

Doch nein! gewichen bin ich her ans Licht, und sollt

Ihr weiter nicht mich treiben, Mächte, wer ihr seid.

Auf Weihe will ich sinnen, dann gereinigt mag

Des Herdes Glut die Frau begrüßen wie den Herrn.   8660

황급한 걸음으로 우리에게 되돌아오시지 않는가?

무슨 일인가요, 위대하신 왕비님, 무엇이 그대에게

그대 집의 홀에서, 그대 하인들의 인사 대신

무슨 충격적인 것이 닥쳤나요? 숨기시진 못합니다,

그대 이마에 거리낌이 어려 있네요,   8645

충격과 싸우고 있는 고귀한 분노가 역력하네요.

헬레나 *두 문을 열어둔 채, 격앙되어.*

제우스의 딸에게 천박한 두려움은 온당치 않다,

스쳐 가는 가벼운 충격의 손길이 그녀를 건드리진 못한다.

하지만, 태초부터의 오랜 어둠의 품에서 솟으며,

이글거리는 구름처럼 갖가지 모습으로   8650

불의 골짜기에서 솟으며 굴러오는 경악은

영웅의 가슴조차 뒤흔든다.

오늘 집으로 들어서는 내 발걸음을 명부(冥府)의 신들이

어찌나 끔찍하게 그려주었는지,[348] 난 그저,

그렇게 자주 밟았던, 오래 그리워했던 문턱을,   8655

쫓겨난 객(客)처럼, 스스로 떠나 멀리 가버리고 싶구나.

하지만 아니다! 나는 빛 가까이로 물러났으니 너희,

나를 더 밀어내진 말아라, 그대들 힘들이여, 그대들이 누구이든 간에.

축성을 드려야겠다, 그러면 정화(淨化)되어

화덕의 이글거림이, 여주인을 환영하겠지, 주인을 맞이하듯.   8660

---

348 이미 명부를 떠났기 때문이다. 명부의 문턱을 넘어 나왔으나 현실의 궁전 문턱을 다시 넘어 들
     어가기 어려운 상황이 그려져 있다.

CHORFÜHRERIN

Entdecke deinen Dienerinnen, edle Frau,

Die dir verehrend beistehn, was begegnet ist.

HELENA

Was ich gesehen, sollt ihr selbst mit Augen sehn,

Wenn ihr Gebilde nicht die alte Nacht sogleich

Zurückgeschlungen in ihrer Tiefe Wunderschoß.   8665

Doch daß ihrs wisset, sag' ichs euch mit Worten an:

Als ich des Königshauses ernsten Binnenraum,

Der nächsten Pflicht gedenkend, feierlich betrat,

Erstaunt' ich ob der öden Gänge Schweigsamkeit.

Nicht Schall der emsig Wandelnden begegnete   8670

Dem Ohr, nicht raschgeschäftiges Eiligtun dem Blick,

Und keine Magd erschien mir, keine Schaffnerin

Die jeden Fremden freundlich sonst begrüßenden.

Als aber ich dem Schoße des Herdes mich genaht,

Da sah ich, bei verglommner Asche lauem Rest,   8675

Am Boden sitzen welch verhülltes großes Weib,

Der Schlafenden nicht vergleichbar, wohl der Sinnenden.

Mit Herrscherworten ruf' ich sie zur Arbeit auf,

Die Schaffnerin mir vermutend, die indes vielleicht

Des Gatten Vorsicht hinterlassend angestellt;   8680

Doch eingefaltet sitzt die Unbewegliche;

Nur endlich rührt sie auf mein Dräun den rechten Arm,

Als wiese sie von Herd und Halle mich hinweg.

합창대장

당신의 시녀들에게 털어놓으세요, 고귀한 여인이시여,

무슨 일이 닥치든, 존경하며 그대 편에 서는 이들입니다.

헬레나

내가 본 걸 너희도 직접 눈으로 보아야 해,

그것의 모습을 해묵은 어둠이 즉시

그 심연의 불가해한 수렁 속으로 되삼켜 버리지 않는다면.   8665

하지만 너희가 알도록, 내가 너희에게 말로 해보마.

내가 궁전의 근엄한 내실로, 다음 의무를

생각하며, 엄숙하게 들어섰을 때,

황량한 통로의 정적이 나를 몹시 놀라게 했다.

바지런히 오가는 사람들의 소리 하나 귀에 들리지 않았고   8670

몹시 분주한 바쁨 하나 눈길에 마주쳐 오지 않았다,

하녀 하나, 시녀장 하나 내게 나타나지 않았다,

여느 때는 누구든, 낯선 사람까지도 반기던 사람들인데.

하지만 화덕 가까이로 갔을 때,

거기서 보았다, 불기 사그러든 재의 미지근한 잔불가에,   8675

바닥에 뭔가 뒤집어쓴 커다란 여자가 앉아 있는 걸,

자는 사람 같지는 않았고, 아마도 생각하고 있는 사람 같았어.

지배자의 말투로 내가, 일을 하라고 명하니,

추측하건대 시녀장일 그 여자는, 그사이 어쩌면

왕께서 신중히 고용해 남겨두고 간 사람이런만,   8680

주름진 옷에 싸여 꿈쩍도 않고 앉아 있었어.

나의 협박에야 마침내 오른팔을 드는데

흡사 나를 화덕과 홀에서 내쫓을 기세였지.

Ich wende zürnend mich ab von ihr und eile gleich

Den Stufen zu, worauf empor der Thalamos   8685

Geschmückt sich hebt und nah daran das Schatzgemach;

Allein das Wunder reißt sich schnell vom Boden auf,

Gebietrisch mir den Weg vertretend, zeigt es sich

In hagrer Größe, hohlen, blutig-trüben Blicks,

Seltsamer Bildung, wie sie Aug und Geist verwirrt.   8690

Doch red' ich in die Lüfte; denn das Wort bemüht

Sich nur umsonst, Gestalten schöpferisch aufzubaun.

Da seht sie selbst! sie wagt sogar sich ans Licht hervor!

Hier sind wir Meister, bis der Herr und König kommt.

Die grausen Nachtgeburten drängt der Schönheitsfreund   8695

Phöbus hinweg in Höhlen, oder bändigt sie.

Phorkyas auf der Schwelle zwischen den Türpfosten auftretend.

CHOR

>Vieles erlebt' ich, obgleich die Locke

>Jugendlich wallet mir um die Schläfe!

>Schreckliches hab' ich vieles gesehen,

>Kriegrischen Jammer, Ilios Nacht,   8700

>Als es fiel.

>Durch das umwölkte, staubende Tosen

>Drängender Krieger hört ich die Götter

격분해서 내가 몸을 홱 돌려 급히

계단으로 가는데, 거기서 불쑥 침실이,   8685

치장된 침실이, 또 그 가까이에 보물의 방이 솟는 거야.

그런데 그 기이한 것이 땅바닥에서 빠르게 우뚝 일어났어,

내 길을 떠억 막아서며 모습을 나타내더군,

비쩍 마른 큰 키에, 퀭한, 핏발이 선 흐린 눈길로

눈과 정신을 어지럽히는 기괴한 모습이었어.   8690

한데 내가 허공에다 대고 말하고 있는 것 같구나, 애를 써도 말은

헛될 뿐, 그 모습은 형언되질 않는구나.

너희들이 직접 보거라! 그 여자가 감히 밝은 빛 속으로 나오고 있다!

여기서는 우리가 주인인데, 성주이고 왕이신 분이 오시기까지는.

저런 끔찍한 어둠의 태생들은, 아름다움의 벗이신   8695

포이보스께서 동굴로 밀어 넣든지, 제압해 두시는데.

포르키아스가 문기둥 사이 문지방을 올라서며 등장한다.

합창대

난 많은 것을 겪었어요, 비록 곱슬머리

귀밑에 드리워 젊게 너울거리지만요!

끔찍한 것을 많이도 보았죠,

전쟁의 비참, 무너지던   8700

일리오스의 밤.

밀려오는 전사들의 먼지 구름 자욱한

노호(怒號)를 뚫고 들리네, 신들이

Fürchterlich rufen, hört' ich der Zwietracht

Eherne Stimme schallen durchs Feld,   8705

Mauerwärts.

Ach! sie standen noch, Ilios

Mauern, aber die Flammenglut

Zog vom Nachbar zum Nachbar schon

Sich verbreitend von hier und dort   8710

Mit des eignen Sturmes Wehn

Über die nächtliche Stadt hin.

Flüchtend sah ich durch Rauch und Glut

Und der züngelnden Flamme Loh'n

Gräßlich zürnender Götter Nahn,   8715

Schreitend Wundergestalten

Riesengroß, durch düsteren

Feuerumleuchteten Qualm hin.

Sah' ichs, oder bildete

Mir der angstumschlungene Geist   8720

Solches Verworrene? sagen kann

Nimmer ich's, doch daß ich dies

Gräßliche hier mit Augen schau

Solches gewiß ja weiß ich;

Könnt' es mit Händen fassen gar   8725

무섭게 부르는 소리, 들리네, 다툼의
엄중한 목소리 전장(戰場)을 가로지르며   8705
방벽 쪽으로 울리는 소리.

아, 일리오스의 성벽들은
아직 서 있는데, 화염의 이글거림이
이웃에서 이웃으로 벌써 번져갔지,
여기에서 저기로   8710
불의 폭풍을 휘몰아치며
밤의 도시 위로 퍼져나갔지.

도망치며 보았다, 연기와 화염을 뚫고
혀를 날름거리는 불길을 뚫고
무섭게 노한 신들의 곁   8715
거인처럼 거대한, 음침한
불길에 에워싸인 연기를 뚫고
활보하는 기이한 형상들.

내가 그걸 본 걸까, 아니면
불안에 휘감긴 정신이 내게   8720
그 혼란을 그려줬던 것일까? 그건
결코 말할 수가 없어, 하지만 여기 이
끔찍함은 내가 내 눈으로 보고 있네,
확실하게 내가 아네,
두 손으로 잡을 수도 있을 것 같네,   8725

Hielte von dem Gefährlichen

Nicht zurücke die Furcht mich.

Welche von Phorkys

Töchtern nur bist du?

Denn ich vergleiche dich   8730

Diesem Geschlechte.

Bist du vielleicht der graugebornen,

Eines Auges und eines Zahns

Wechselsweis teilhaftigen

Graien eine gekommen?   8735

Wagest du Scheusal

Neben der Schönheit

Dich vor dem Kennerblick

Phöbus zu zeigen?

Tritt du dennoch hervor nur immer   8740

Denn das Häßliche schaut Er nicht,

Wie sein heilig Auge noch

Nie erblickte den Schatten.

Doch uns Sterbliche nötigt, ach,

공포가 나를, 그 무서운 것으로부터
물러나도록 붙잡지 않는다면.

포르키스의 딸들³⁴⁹ 중
너는 누구이냐?
너를 그 족속과   8730
비교해 보게 되는구나.
너, 아마도 우중충히 태어난 것들,
눈 하나, 이빨 하나를
번갈아 나눠 가지는 저
괴녀(怪女)의 하나³⁵⁰로 여기 온 것이겠지?   8735

너, 아름다움 곁의
끔찍한 추물(醜物), 감히
만물을 환히 꿰뚫으시는 포이보스의
눈길 앞으로 모습을 보이느냐?
그렇지만 그저 나오너라.   8740
추함은 그분이 보시지 않으니까,
그 신성한 눈은 아직 한번도
이런 그림자를 보신 적이 없으니까.

하지만 우리 필멸의 존재들은, 아,

---

349 해신 포르키스는 폰토스와 가이아의 딸인 케토와 결합해 포르키아스 세 자매를 낳았다.
350 앞의 「[페네이오스 강 상류에서]」에서 포르키아스 세 자매와 결합한 메피스토펠레스.

Leider trauriges Mißgeschick   8745
Zu dem unsäglichen Augenschmerz,
Den das Verwerfliche, ewig-unselige
Schönheitliebenden rege macht.

Ja, so höre denn, wenn du frech
Uns entgegenest, höre Fluch,   8750
Höre jeglicher Schelte Drohn
Aus dem verwünschenden Munde der Glücklichen
Die von Göttern gebildet sind.

PHORKYAS

Alt ist das Wort, doch bleibet hoch und wahr der Sinn:
Daß Scham und Schönheit nie zusammen, Hand in Hand,   8755
Den Weg verfolgen über der Erde grünen Pfad.
Tief eingewurzelt wohnt in beiden alter Haß,
Daß wo sie immer irgend auch des Weges sich
Begegnen, jede der Gegnerin den Rücken kehrt.
Dann eilet jede wieder heftiger, weiter fort,   8760
Die Scham betrübt, die Schönheit aber frech gesinnt,
Bis sie zuletzt des Orkus hohle Nacht umfängt,
Wenn nicht das Alter sie vorher gebändigt hat.
Euch find ich nun, ihr Frechen, aus der Fremde her
Mit Übermut ergossen, gleich der Kraniche   8765
Laut-heiser klingendem Zug, der über unser Haupt,
In langer Wolke, krächzend sein Getön herab

유감스럽게도 서글픈 불운으로 안 볼 수 없어   8745
눈이 말할 수 없이 아프다.
이 혐오스러운 것, 영원히 축복받지 못한 것이
아름다움을 사랑하는 이들의 눈을 아프게 하네.

그렇다, 그러니 듣거라, 만약 네가 뻔뻔하게도
우리에게 대꾸를 한다면, 저주를 듣거라,   8750
신들이 빚어놓으신
행복한 이들의 저주하는 입에서 나온
온갖 비난과 위협을 듣거라.

포르키아스

이 오래된 말, 하지만 그 뜻이 여전히 높고 진실하군요,
부끄러움과 아름다움이 결코 함께, 손에 손 잡고   8755
대지의 초록 오솔길을 넘어가는 법은 없다는 말.
그 둘 가운데는, 해묵은 미움이 깊이 뿌리박고 살아서,
하여 그들이 그 어딘가 길에서 서로
마주치면, 제각기 적수에게 등을 돌린다는 말.
그다음에는 제각기 다시 격렬하게, 가던 길 내쳐 가죠,   8760
부끄러움은 마음 흐려져서, 하지만 아름다움은 뻔뻔하게,
마침내 명부의 휑한 어둠이 그들을 사로잡을 때까지요,
그에 앞서 노령(老齡)이 그들을 제어하지 않으면요.
이제 너희들을 보니, 뻔뻔한 너희들, 낯선 곳에서 왔건만
오만으로 똘똘 뭉쳐, 목쉰 소리 시끄러운   8765
학들의 행렬 같구나, 우리 머리 위에서
긴 구름 떼 이루어 끽끽 그 요란한 소리를 내려

Schickt, das den stillen Wandrer über sich hinauf

Zu blicken lockt; doch ziehn sie ihren Weg dahin,

Er geht den seinen; also wirds mit uns geschehn. 8770

Wer seid denn ihr, daß ihr des Königes Hochpalast

Mänadisch wild, Betrunknen gleich, umtoben dürft?

Wer seid ihr denn, daß ihr des Hauses Schaffnerin

Entgegenheulet, wie dem Mond der Hunde Schar?

Wähnt ihr, verborgen sei mir, welch Geschlecht ihr seid, 8775

Du kriegerzeugte, schlachterzogne junge Brut?

Mannlustige du, so wie verführt verführende,

Entnervend beide, Kriegers auch und Bürgers Kraft!

Zu Hauf euch sehend, scheint mir ein Zikaden-Schwarm

Herabzustürzen, deckend grüne Feldersaat. 8780

Verzehrerinnen fremden Fleißes! Naschende

Vernichterinnen aufgekeimten Wohlstands ihr,

Erobert, marktverkauft, vertauschte Ware du!

HELENA

Wer gegenwarts der Frau die Dienerinnen schilt,

Der Gebietrin Hausrecht tastet er vermessen an; 8785

Denn ihr gebührt allein, das Lobenswürdige

Zu rühmen, wie zu strafen, was verwerflich ist.

Auch bin des Dienstes ich wohl zufrieden, den sie mir

쏟아, 조용한 방랑자가 눈길을 위로
돌리게끔 하는 무리 말이다. 그러나 학들이야 제 갈 길을 가지,
방랑자도 제 갈 길을 가고, 그러니까 우리도 그러겠지.　　　　　　8770

너희들 도대체 누구냐, 드높은 어전을
마이나데[351]들같이 거칠게, 술 취한 여자들같이, 휘젓고 다니다니?
너희들 도대체 누구냐, 이 집의 시녀장에게
맞서서, 개 떼가 달 보고 짖듯, 요란히 짖어대다니?
너희 망상에 빠져 있느냐, 너희가 어느 족속인지 내가 모르리라고,　　8775
너, 전쟁이 낳아놓고 싸움이 길러낸 어린 새끼들을?
남자나 탐내는 너, 또 유혹당하고 유혹하는 여자 너,
두 가지, 전사의 힘 또 시민의 힘을 두루 탕진시키며!
너희를 무더기로 보고 있자니, 꼭 메뚜기 떼가
초록 곡식밭들 뒤덮으며 쏟아져 내리는 것 같구나.　　　　　　　8780
남의 노고를 먹어치우는 것들! 야금거리며
싹튼 번영을 다 망쳐버리는 계집들, 너희들,
정복당하고, 장터에서 팔리고, 맞바꾸어지는 물건 너!

헬레나

여주인 면전에서 그 하녀들을 욕하는 자는
명령권자가 집에서 가지는 권리를 주제넘게 침범하는 것.　　　　8785
오로지 그녀에게만 마땅히 주어졌느니, 칭찬할 만한 것을
칭찬하고, 비난해야 할 것을 벌하는 권리는.
또한 나는, 저들이 내게 해준 봉사에 아주 만족하는 바이다. 저때,

351　술의 신 바쿠스를 추종하는 무녀들. 취하여 무리를 지어 따라다닌다.

Geleistet, als die hohe Kraft von Ilios

Umlagert stand und fiel und lag; nicht weniger   8790

Als wir der Irrfahrt kummervolle Wechselnot

Ertrugen, wo sonst jeder sich der Nächste bleibt.

Auch hier erwart' ich Gleiches von der muntern Schar;

Nicht, was der Knecht sei, fragt der Herr, nur, wie er dient.

Drum schweige du und grinse sie nicht länger an.   8795

Hast du das Haus des Königs wohl verwahrt bisher,

Anstatt der Hausfrau, solches dient zum Ruhme dir;

Doch jetzo kommt sie selber, tritt nun du zurück,

Damit nicht Strafe werde statt verdienten Lohns.

PHORKYAS

Den Hausgenossen drohen bleibt ein großes Recht,   8800

Das gottbeglückten Herrschers hohe Gattin sich

Durch langer Jahre weise Leitung wohl verdient.

Da du, nun Anerkannte, neu den alten Platz

Der Königin und Hausfrau wiederum betrittst,

So fasse längst erschlaffte Zügel, herrsche nun,   8805

Nimm in Besitz den Schatz und sämtlich uns dazu.

Vor allem aber schütze mich, die ältere,

Vor dieser Schar, die neben deiner Schönheit Schwan,

Nur schlechtbefittigt, schnatterhafte Gänse sind.

일리오스의 드높은 힘이

포위당하고 함락되고 무너졌던 때, 그리고 못지않게,

우리가 탄 배가 길을 잃어 온갖 괴로운 고통을   8790

견뎌야 했던 때, 그 밖에는 누구든 제 몸 생각이나 겨우 하던 때의 봉사에.

같은 것을 나는 여기서도 이 명랑한 무리에게 기대하고 있노라,

하인이 누구냐고 주인은 묻지 않는다, 그가 어떻게 섬기는가를 물을 뿐.

그러니 너는 입 다물고 더는 저 애들을 두고 히죽거리지 말라.   8795

네가 지금껏, 여주인을 대신해서, 왕궁을

잘 돌보았다면, 그 점이야 칭찬할 만하다

하지만 지금은 여주인이 직접 나선다, 너는 이제 물러나도록 하라,

마땅히 받을 보수 대신 벌을 받지 않으려거든.

포르키아스

한 집에 함께 사는 사람들을 으르는 건 자고로 큰 권리죠,   8800

신의 축복을 받으신 지배자의 부인께서

긴 세월 동안 현명히 이끌어오셨으니 충분히 받으실 만한 권리죠.

그대가, 인정받으신 이가 이제, 새롭게 옛 자리,

왕비이자 안주인의 자리에 다시 오르시니,

벌써 오래전에 느슨해져버린 고삐를 잡으시지요, 이제 다스리시지요,   8805

보물이며 저희들도 모두 거두어주십시오.

또 무엇보다 이 늙은이, 저를 보호해 주십시오,

이 무리에게서. 그대 아름다움의 백조[352] 곁에서 이 무린

그저 흉하게 깃털 달린, 꽥꽥거리는 거위들이죠.

---

352 deiner Schönheit Schwan: '백조의 아름다움'이라 하지 않고 '그대 아름다움의 백조'라고 써서
      이어지는 '거위'와의 대비를 강조하고 있다. 백조로 변한 제우스와 레다의 결합으로 생겨난 헬
      레나의 태생도 은연중 암시되어 있다.

CHORFÜHRERIN

Wie häßlich neben Schönheit zeigt sich Häßlichkeit.　　　　8810

PHORKYAS

Wie unverständig neben Klugheit Unverstand.

　　　Von hier an erwidern die Choretiden, einzeln aus dem Chor heraustretend.

CHORETIDE 1

Von Vater Erebus melde, melde von Mutter Nacht.

PHORKYAS

So sprich von Scylla, leiblich dir Geschwisterkind.

CHORETIDE 2

An deinem Stammbaum steigt manch Ungeheu'r empor.

PHORKYAS

Zum Orkus hin! da suche deine Sippschaft auf.　　　　8815

CHORETIDE 3

Die dorten wohnen, sind dir alle viel zu jung.

PHORKYAS

Tiresias, den Alten, gehe buhlend an.

CHORETIDE 4

Orions Amme war dir Ur-Urenkelin.

합창대장

아름다움 곁에서 추함은 얼마나 추한지.　　　　　　　　　　　　8810

포르키아스

총명함 곁에서 우둔함은 얼마나 우둔한지.

여기서부터는 합창대원들이, 하나씩 합창대에서 나서며, 대꾸를 한다.

합창하는 여인 1

아비인 에레부스[353]에 대해 고하거라, 어미인 어둠에 대해 고하거라.

포르키아스

스킬라[354]에 대해 말하거라, 너의 친언니에 대해.

합창하는 여인 2

너희 족보에는 괴물도 상당히 올라갈걸.

포르키아스

너희나 명부로 가거라! 거기서 너네 일족을 찾을 게다.　　　　　8815

합창하는 여인 3

거기 사는 것들이야 너에 비하면 죄다 너무나도 젊지.

포르키아스

늙은이 테이레시아스[355]하고나 붙어먹으러 가거라.

합창하는 여인 4

오리온[356]의 유모가 너한테 고손녀(高孫女)였지.

353　지하세계의 가장 깊은 어둠. 이 여자를 혼돈의 자식에 비교함으로써 "카오스의 아들"인 메피
　　스토펠레스의 본질을 바로 맞추고 있다.

354　남자를 삼킨다는 머리 여섯 달린 여성 괴물.

355　제우스가 인간 목숨의 다섯 배를 주었다는 노인. 테베의 눈먼 예언자.

356　포세이돈의 아들인데 아르테미스에게 죽임을 당해서 제우스가 하늘의 별자리로 만들어주었다.

PHORKYAS

Harpyen, wähn' ich, fütterten dich im Unflat auf.

CHORETIDE 5

Mit was ernährst du so gepflegte Magerkeit?   8820

PHORKYAS

Mit Blute nicht, wonach du allzulüstern bist.

CHORETIDE 6

Begierig du auf Leichen, ekle Leiche selbst!

PHORKYAS

Vampyren-Zähne glänzen dir im frechen Maul.

CHORFÜHRERIN

Das deine stopf' ich, wenn ich sage, wer du seist.

PHORKYAS

So nenne dich zuerst; das Rätsel hebt sich auf.   8825

HELENA

Nicht zürnend, aber traurend schreit ich zwischen euch,

Verbietend solchen Wechselstreites Ungestüm;

Denn Schädlicheres begegnet nichts dem Herrscherherrn

Als treuer Diener heimlich unterschworner Zwist.

Das Echo seiner Befehle kehrt alsdann nicht mehr   8830

In schnell vollbrachter Tat wohlstimmig ihm zurück,

Nein, eigenwillig brausend tos't es um ihn her,

Den selbstverirrten, ins Vergeb'ne scheltenden.

포르키아스

하르피아이[357]가, 내 생각에, 오물을 먹여 너희를 키웠겠지.

합창하는 여인 5

너는 뭘 먹고 컸길래 그렇게 지독히 비쩍 말랐나?   8820

포르키아스

피를 먹진 않았지, 너야 거기에 혈안이 되어 있다만.

합창하는 여인 6

시체들을 탐하니, 너 자신 구역질 나는 시체로구나!

포르키아스

흡혈귀 이빨은 네 무례한 아가리 속에서 번쩍이는데.

합창대장

네 아가리는 내가 막게 되지, 네가 누구인지 내가 말하면.

포르키아스

그럼 네 이름을 먼저 말하거라, 수수께끼가 풀릴 게다.   8825

헬레나

격분한 것은 아니다만 슬퍼하면서 내가 너희들 사이로 들어선다,

그런 설왕설래 다툼의 소란을 금하며.

지배자에게 닥치는 해로운 일로는

충직한 신하들 사이의 은밀한 알력보다 더한 게 없다.

그렇게 되면 그가 내린 명령의 메아리는 더 이상   8830

재빠르게 완수된 행동 가운데서 듣기 좋은 소리로 돌아오지 않는다,

아니다, 제멋대로 들끓으며 그를 에워싸고 날뛴다,

어찌할 바를 몰라 헛되이 야단이나 치는 그를.

---

357 자기들이 삼킬 수 없는 건 모두 더럽힌다는, 불화를 부르는 유령들.

Dies nicht allein. Ihr habt in sittelosem Zorn

Unsel'ger Bilder Schreckgestalten hergebannt,   8835

Die mich umdrängen, daß ich selbst zum Orkus mich

Gerissen fühle, vaterländ'scher Flur zum Trutz.

Ist's wohl Gedächtnis? war es Wahn, der mich ergreift?

War ich das alles? Bin ich's? Werd ich's künftig sein,

Das Traum- und Schreckbild jener Städteverwüstenden?   8840

Die Mädchen schaudern, aber du, die älteste,

Du stehst gelassen; rede mir verständig Wort.

PHORKYAS

Wer langer Jahre mannigfaltigen Glücks gedenkt,

Ihm scheint zuletzt die höchste Göttergunst ein Traum.

Du aber, hochbegünstigt sonder Maß und Ziel,   8845

In Lebensreihe sahst nur Liebesbrünstige,

Entzündet rasch zum kühnsten Wagstück jeder Art.

Schon Theseus haschte früh dich, gierig aufgeregt,

Wie Herakles stark, ein herrlich schön geformter Mann.

HELENA

Entführte mich, ein zehenjährig schlankes Reh,   8850

Und mich umschloß Aphidnus Burg in Attika.

그뿐 아니다. 너희는 예의 없이 분노에 싸여

축복받지 못한 모습의 끔찍한 형상들을 불러냈다.   8835

이것들이 내 주위로 밀려와, 조국의 벌판에 있음에도 불구하고

나 자신이 명부로 채여 간 듯 느껴진다.

이건 기억일까? 나를 사로잡는 망상이었을까?

내가 [과거에] 그 모든 것이었나? [지금] 그것인가? 장래에 그것이 될 것인가,

도시들을 황폐케 한 저 여인[358]이라는 꿈속의 모습이자 끔찍한 모습인가? 8840

저 애들이 소름 끼쳐한다, 하지만 너, 가장 늙은 것,

넌 태연히 서 있구나, 분별 있는 말을 해보거라.

포르키아스

긴 세월의 다채로운 행복을 추억하는 사람에게는,

신의 지극한 호의가 결국 하나의 꿈처럼 보입니다.

하지만 그대, 각별하게도 한없이 높은 호의를 받아   8845

살아오면서 오로지 열렬한 사랑에 빠진 사람들만을 보았습니다.

그 어떤 대담한 모험에도 곧바로 달려들 사람들요.

일찍이 테세우스가 이미 그대를 잡아채 갔지요, 탐욕스럽게 흥분해서,

헤라클레스처럼 강하고, 찬란히 아름답게 빚어진 그 남자가요.

헬레나

나를 탈취했지, 열 살 먹은 날씬한 노루를,   8850

그리고 나를 아티카의 아피드누스 성에 가두었지.[359]

---

358 트로이 전쟁의 원인이 된 헬레나 자신을 가리킨다.

359 용사 테세우스는 아르테미스 신전에서 헬레나가 춤추는 것을 보고 혹해서 그녀를 납치하였는
     데, 너무 어려서 일단 친구 아피드누스의 성에다 가두어두었다고 한다. 아티카는 테세우스가
     통치한 아테네가 있는 지역.

PHORKYAS

Durch Kastor und durch Pollux aber bald befreit,

Umworben standst du ausgesuchter Helden-Schar.

HELENA

Doch stille Gunst vor allen, wie ich gern gesteh',

Gewann Patroklus, er, des Peliden Ebenbild.   8855

PHORKYAS

Doch Vaterwille traute dich an Menelas,

Den kühnen Seedurchstreicher, Hausbewahrer auch.

HELENA

Die Tochter gab er, gab des Reichs Bestellung ihm.

Aus ehlichem Beisein sproßte dann Hermione.

PHORKYAS

Doch als er fern sich Kretas Erbe kühn erstritt,   8860

Dir Einsamen da erschien ein allzuschöner Gast.

HELENA

Warum gedenkst du jener halben Witwenschaft?

Und welch Verderben gräßlich mir daraus erwuchs?

PHORKYAS

Auch jene Fahrt mir freigebornen Creterin

Gefangenschaft erschuf sie, lange Sklaverei.   8865

포르키아스

하지만 카스토르가 또 폴룩스가 곧 구해냈죠,

그대는 빼어난 영웅들의 무리로부터 구혼을 받았죠.

헬레나

하지만 〔나의〕 조용한 호의는 그 모두를 제치고, 기꺼이 고백하건대,

파트로클로스가 얻었지, 펠리데³⁶⁰를 빼닮은 그.   8855

포르키아스

하지만 아버지의 뜻이 그대를 메넬라오스와 혼인시켰지요,

대담하게 바다를 누빈 자, 가문을 이은 자이기도 하고요.

헬레나

아버지는 딸을 맡기시고, 제국의 통치도 그에게 맡기셨지.

그 결혼에서는 나중에 헤르미오네가 태어나고.

포르키아스

하지만 그가 대담하게 싸워 멀리 크레타의 상속까지 받아내려 했을 때   8860

외로운 이, 그대에게 너무나도 잘생긴 손님이 나타났죠.

헬레나

왜 너는 과부나 다름없던 저 시절을 생각케 하느냐,

그때 내게서 어떤 파멸의 근원이 끔찍하게 커갔는지를?

포르키아스

자유인으로 태어난 크레타 여인인 저를,

포로 상태로, 긴 노예 생활로 몰아넣은 저 항해도요.   8865

---

360 펠레우스와 테티스의 아들 아킬레우스. 호메로스도 아킬레우스를 자주 '펠리데'라 부른다. 펠레우스의 자식이라는 뜻이다.

HELENA

Als Schaffnerin bestellt' er dich sogleich hieher,

Vertrauend vieles, Burg und kühn erworbnen Schatz.

PHORKYAS

Die du verließest, Ilios umtürmter Stadt

Und unerschöpften Liebesfreuden zugewandt.

HELENA

Gedenke nicht der Freuden! allzuherben Leid's   8870

Unendlichkeit ergoß sich über Brust und Haupt.

PHORKYAS

Doch sagt man, du erschienst ein doppelhaft Gebild,

In Ilios gesehen und in Ägypten auch.

HELENA

Verwirre wüsten Sinnes Aberwitz nicht gar.

Selbst jetzo, welche denn ich sei, ich weiß es nicht.   8875

PHORKYAS

Dann sagen sie: aus hohlem Schattenreich herauf

Gesellte sich inbrünstig noch Achill zu dir;

Dich früher liebend gegen allen Geschicks Beschluß.

HELENA

Ich als Idol, ihm dem Idol verband ich mich.

Es war ein Traum, so sagen ja die Worte selbst.   8880

헬레나

시녀장으로 그가 너를 고용해 즉시 여기로 데려왔지,

많은 것을, 성(城)과 대담하게 얻어낸 보물을, 믿고 맡기며.

포르키아스

그대가 두고 떠나버린 것들이죠, 성탑으로 둘러진 도시 일리오스와

무궁무진한 사랑의 즐거움을 향해서요.

헬레나

즐거움을 입에 올리지 말라! 너무도 혹독한 고통이   8870

끝도 없이 가슴과 머리에 퍼부어졌느니라.

포르키아스

하지만 그대는 두 개의 모습으로 나타난다고 그러던데요.

일리오스에서도 보이고 이집트에서도 보였다고.[361]

헬레나

어찌할 바를 모르는 혼란스러운 마음을 흐트리지 말라.

지금에조차도 나는, 대체 어느 쪽이 나인지, 그걸 모르겠다.   8875

포르키아스

그런 말들 하지요. 저 깊은 그림자 나라에서 올라와

아킬레우스도, 열렬히 당신과 어울렸다고요.

일찍이 그대를 사랑했던 터라 모든 운명의 결정에 맞섰다고요.

헬레나

허상[362]인 나, 허상인 그와 하나 됐지.

그건 꿈이었어, 저 말 자체가 그렇게 말하지 않나.   8880

---

361 파리스가 데려간 건 그저 모습이고 진짜 헬레나는 이집트에 살았다는 이야기로, 고대 후기의
    전설이다. 이에 따라 에우리피데스가 그의 「헬레나」를 지었다.

362 독일어 Idol(그리스어 idolum): '모습', '우상', '허상', '유령'이라는 뜻.

Ich schwinde hin und werde selbst mir ein Idol.

sinkt dem Halbchor in die Arme.

CHOR

Schweige, schweige!

Mißblickende, Mißredende du!

Aus so gräßlichen einzahnigen

Lippen, was enthaucht wohl   8885

Solchem furchtbaren Greuelschlund.

Denn der Bösartige, wohltätig erscheinend,

Wolfesgrimm unter schafwolligem Vlies,

Mir ist er weit schrecklicher als des drei−

köpfigen Hundes Rachen.   8890

Ängstlich lauschend stehn wir da,

Wann? wie? wo nur brichts hervor

Solcher Tücke

Tiefauflauerndes Ungetüm?

Nun denn, statt freundlich mit Trost reich begabten   8895

Letheschenkenden, holdmildesten Worts

Regest du auf aller Vergangenheit

Bösestes mehr denn Gutes,

Und verdüsterst allzugleich

Mit dem Glanz der Gegenwart   8900

Auch der Zukunft

내가 사라진다, 내가 나 자신에게도 하나의 허상이 되는구나.

맥없이 쓰러져 합창대 한쪽의 품에 안긴다.

합창대

　　입 다물라, 입 다물어,

　　눈길 비뚤어진 여자, 말 비뚤어진 여자 너!

　　저렇게 끔찍한, 이빨 하나뿐인

　　입술에서, 무슨 입김이 뿜어져 나오는지,　　　　　　　　　8885

　　저런 무시무시한 공포의 목구멍에서.

　　악한 자는, 선행을 하는 듯 보이면서,

　　양털 가죽 아래에다 늑대의 분노를 숨기나니

　　대가리 셋 달린 지옥개의

　　아가리보다 훨씬 더 무섭네.　　　　　　　　　　　　　8890

　　겁먹은 채 귀 기울이며 우린 여기 서 있네.

　　언제? 어떻게? 어디서 그저 터져 나올까,

　　저런 간계를 품고

　　깊이 숨어 노리고 있는 괴물이?

　　이제, 다정하고 위로가 많이 담긴,　　　　　　　　　　8895

　　망각을 주는, 우아하고 부드러운 말 대신

　　너는, 선(善)은커녕

　　온갖 과거의 악(惡)을 불러내는구나

　　그러면서도 너무나도 동시에,

　　어둡게 하는구나, 현재의 빛나는 광채를　　　　　　　　8900

　　또 미래의

Mild aufschimmerndes Hoffnungslicht.

Schweige, schweige!

Daß der Königin Seele,

Schon zu entfliehen bereit,   8905

Sich noch halte, festhalte

Die Gestalt aller Gestalten,

Welche die Sonne jemals beschien.

Helena hat sich erholt und steht wieder in der Mitte.

PHORKYAS

Tritt hervor aus flüchtigen Wolken, hohe Sonne dieses Tags,

Die verschleiert schon entzückte, blendend nun im Glanze herrscht.   8910

Wie die Welt sich dir entfaltet schaust du selbst mit holdem Blick.

Schelten sie mich auch für häßlich, kenn ich doch das Schöne wohl.

HELENA

Tret ich schwankend aus der Öde, die im Schwindel mich umgab,

Pflegt ich gern der Ruhe wieder, denn so müd ist mein Gebein:

Doch es ziemet Königinnen, allen Menschen ziemt es wohl,   8915

Sich zu fassen, zu ermannen, was auch drohend überrascht.

PHORKYAS

Stehst du nun in deiner Großheit, deiner Schöne vor uns da,

Sagt dein Blick, daß du befiehlest; was befiehlst du? sprich es aus.

부드럽게 비쳐 오는 희망의 빛까지도.

입 다물라, 입 다물어,
벌써 떠날 채비를 마친
왕비님의 혼(魂)이   8905
스스로를 유지하시도록, 꽉 붙드시도록.
태양이 일찍이 비추인
모든 자태들 중의 자태를.

헬레나가 몸을 추슬러 다시 중앙에 서 있다.

포르키아스

스쳐 가는 구름 밖으로 나오라, 이 날의 드높은 태양이여,
너울에 가려져 황홀케 하더니, 이젠 눈부시게 광휘 속에 지배하는 태양.   8910
세계가 어떻게 그대 앞에 전개되는지, 그대가 직접 아리따운 시선으로 보라.
저들이 나를 추물이라 욕해도, 나는 아름다움을 잘 알고 있지.

헬레나

현기증 속에서 나를 에워쌌던 황량함[363]에서 허청허청 걸어나온다.
다시 쉬고만 싶구나, 뼛속까지 피로하구나.
하지만 왕비들에게 마땅한 건, 아마도 모든 인간에게 마땅한 건,   8915
어떤 것이 위협하며 놀래더라도, 자신을 추스르고 용기를 내는 것.

포르키아스

그대는 지금 그대의 위대함과 아름다움에 싸여 여기 우리 앞에 서 계시는데,
눈빛에서, 명할 것이 있다는 게 보입니다. 무얼 명하시려는지요? 말씀하세요.

---

363 "어머니들"의 나라의 황량함으로 해석된다. 쓰러진 헬레나는 그곳으로 돌아가고 있었다.

HELENA

Eures Haders frech Versäumnis auszugleichen, seid bereit,

Eilt, ein Opfer zu bestellen, wie der König mir gebot.   8920

PHORKYAS

Alles ist bereit im Hause, Schale, Dreifuß, scharfes Beil,

Zum Besprengen, zum Beräuchern; das zu Opfernde zeig an.

HELENA

Nicht bezeichnet' es der König.

PHORKYAS

                Sprachs nicht aus? O Jammerwort!

HELENA

Welch ein Jammer überfällt dich?

PHORKYAS

                  Königin, du bist gemeint!

HELENA

Ich?

PHORKYAS

    Und diese.

CHOR

            Weh und Jammer!

PHORKYAS

                    Fallen wirst du durch das Beil.   8925

HELENA

Gräßlich! doch geahnt, ich Arme!

헬레나

너희들의 다툼으로 무례하게 지체된 것을 만회하기 위해, 준비하거라,

서둘러 제물을 준비하거라, 왕께서 내게 명하신 대로.   8920

포르키아스

모든 것이 집 안에 준비되어 있습니다, 접시, 삼발이 향로, 날이 선 도끼,

제물을 정결케 할 것과 그을릴 것이요. 바칠 제물만 가리켜주시죠.

헬레나

그것에 대해선 왕께서 말씀이 없으셨다.

포르키아스

　　　　　　　　　　　　　　말씀이 없으셨다고요? 오 이 끔찍한 말!

헬레나

무엇이 그리 끔찍하다는 것이냐?

포르키아스

　　　　　　　　　　　　왕비님, 그렇다면 왕비님을 말씀하신 거죠!

헬레나

나를?

포르키아스

　　　그리고 이들을요.

합창대

　　　　　　아아, 비참해라!

포르키아스

　　　　　　　　　　그대를 가르며 떨어질 거요, 도끼날이. 8925

헬레나

끔찍하구나! 하지만 예감했다, 가엾은 나!

PHORKYAS

Unvermeidlich scheint es mir.

CHOR

Ach! Und uns? was wird begegnen?

PHORKYAS

Sie stirbt einen edlen Tod;

Doch am hohen Balken drinnen, der des Daches Giebel trägt,

Wie im Vogelfang die Drosseln, zappelt ihr der Reihe nach.

Helena und Chor stehen erstaunt und erschreckt,

in bedeutender, wohlvorbereiteter Gruppe.

PHORKYAS

Gespenster! --- Gleich erstarrten Bildern steht ihr da,   8930

Geschreckt, vom Tag zu scheiden, der euch nicht gehört.

Die Menschen, die Gespenster sämtlich gleich wie ihr,

Entsagen auch nicht willig hehrem Sonnenschein;

Doch bittet oder rettet niemand sie vom Schluß;

Sie wissen's alle, wenigen doch gefällt es nur.   8935

Genug, ihr seid verloren! Also frisch ans Werk.

Klatscht in die Hände; darauf erscheinen an der Pforte

vermummte Zwerggestalten, welche die ausgesprochenen

Befehle alsobald mit Behendigkeit ausführen.

Herbei, du düstres, kugelrundes Ungetüm,

Wälzt euch hieher, zu schaden gibt es hier nach Lust.

포르키아스

　　　　　　　　피할 수 없는 일로 보입니다만.

합창대

아! 그리고 우리도요? 무슨 일이 닥칠까?

포르키아스

　　　　　　　　왕비께선 고귀한 죽음을 맞는 거지.

하지만 너희들은, 저 안, 지붕의 박공을 받치는 높은 대들보에

올가미에 걸린 개똥지빠귀들처럼, 줄줄이 매달려서 바둥거릴 게야.

헬레나와 합창대는 놀라고 충격받아 서 있다,

의미심장하게 잘 준비된 그룹을 지어.

포르키아스

유령들아!--- 굳어버린 조각상들처럼 너희 거기 서 있구나,　　　　　8930

놀라서, 이제 너희 것이 아닌 밝은 빛을 떠나서.

인간들, 너희 같은 유령들 모조리,

고귀한 태양빛을 순순히 단념하지 못하지.

하지만 그 누구도 간청하거나 그들을 그 결말로부터 구해주지 않아.

그들도 모두 알아, 하지만 그걸 받아들이는 사람은 별로 없지.　　　　8935

요컨대, 너희는 망했어! 그러니까 난 힘내어 할 일 하겠다.

　　　　　　손뼉을 친다. 그러자 문간에

　　　　　복면을 한 난쟁이들이 나타나,

　　　　명령이 떨어지기만 하면 즉각즉각 해치운다.

너 음침한 애, 공처럼 둥근 괴물은, 이리로,

이리로 굴러오너라, 신나서 망쳐놓을 일이라면, 여기에 얼마든지 있다.

Dem Tragaltar, dem goldgehörnten, gebet Platz,

Das Beil, es liege blinkend über dem Silberrand, 8940

Die Wasserkrüge füllet, abzuwaschen gibt's

Des schwarzen Blutes greuelvolle Besudelung.

Den Teppich breitet köstlich hier am Staube hin,

Damit das Opfer niederkniee königlich

Und eingewickelt, zwar getrennten Haupts, sogleich 8945

Anständig würdig aber doch bestattet sei.

CHORFÜHRERIN

Die Königin stehet sinnend an der Seite hier,

Die Mädchen welken gleich gemähtem Wiesengras;

Mir aber deucht, der Ältesten, heiliger Pflicht gemäß,

Mit dir das Wort zu wechseln, Ur-Urälteste. 8950

Du bist erfahren, weise, scheinst uns gutgesinnt,

Obschon verkennend hirnlos diese Schar dich traf.

Drum sage, was du möglich noch von Rettung weißt.

PHORKYAS

Ist leicht gesagt: von der Königin hängt allein es ab,

Sich selbst zu erhalten, euch Zugaben auch mit ihr. 8955

Entschlossenheit ist nötig und die behendeste.

CHOR

Ehrenwürdigste der Parzen, weiseste Sibylle du,

Halte gesperrt die goldene Schere, dann verkünd' uns Tag und Heil;

Denn wir fühlen schon im Schweben, Schwanken, Bammeln unergetzlich

Unsere Gliederchen, die lieber erst im Tanze sich ergötzten, 8960

황금뿔 달린 이동식 제단을 자리 잡아 놓거라,

도끼는, 은으로 된 가장자리 위에 번쩍이게 걸쳐놓아라, 8940

물항아리를 채워라, 씻어낼 게 있다

검은 피로 잔인하게 더럽혀진 걸 씻어내야지.

양탄자는 여기 먼지구덩이에다 근사하게 펼쳐두거라,

희생제물이 왕비답게 무릎 꿇도록

그러고는 둘둘 말려, 머리통이 떨어지기는 했지만, 즉시 8945

격식 있고 품위 있게 장례 치르도록.

합창대장

왕비님이 생각에 잠겨 여기 한쪽에 서 계시고,

처녀들은 베어놓은 풀밭의 풀처럼 곧바로 시드는구나,

하지만 내가 가장 연장자이니, 내 생각에는, 신성한 의무에 따라,

너와 말을 나누어야 할 것 같다, 이 늙고 늙은 여인아. 8950

너는 경험이 많고, 현명하고, 우리를 좋게 생각하는 것 같구나,

비록 오해로 이 애들이 너에게 어리석게 응수했다만.

그러니 구원의 방도에 대해 아는 바 있거든, 말해다오.

포르키아스

말하기야 쉽지. 전적으로 왕비님께 달린 일이지,

그녀 자신이, 더불어 덤으로 너희들까지 목숨을 부지하는 건. 8955

결단이 필요하지, 그것도 즉각적인 결단이.

합창대

파르케들 중 가장 영예로운 신이여, 가장 현명한 무녀 그대여,

황금 가위는 접은 채로 그냥 두고, 우리에게 빛과 구원을 알려달라.

우린 벌써 느낀다, 공중에 매달려, 흔들거리며, 오락가락, 불쾌하게

우리의 작은 팔다리가 대롱거리는 걸, 그보다는 춤추며 즐거워야 하고 8960

Ruh'ten drauf an Liebchens Brust.

HELENA

Laß diese bangen! Schmerz empfind ich, keine Furcht;
Doch kennst du Rettung, dankbar sei sie anerkannt.
Dem Klugen, Weitumsichtigen zeigt fürwahr sich oft
Unmögliches noch als möglich. Sprich und sag es an.   8965

CHOR

Sprich und sage, sag uns eilig: wie entrinnen wir den grausen,
Garstigen Schlingen, die bedrohlich, als die schlechtesten Geschmeide,
Sich um unsere Hälse ziehen? Vorempfinden wir's, die Armen,
Zum Entatmen, zum Ersticken, wenn du, Rhea, aller Götter
Hohe Mutter, dich nicht erbarmst.   8970

PHORKYAS

Habt ihr Geduld, des Vortrags langgedehnten Zug
Still anzuhören? Mancherlei Geschichten sinds.

CHOR

Geduld genug! Zuhörend leben wir indes.

PHORKYAS

Dem, der zu Hause verharrend edlen Schatz bewahrt,
Und hoher Wohnung Mauern auszukitten weiß,   8975
Wie auch das Dach zu sichern vor des Regens Drang,
Dem wird es wohlgehn lange Lebenstage durch;

그다음엔 사랑하는 이의 품에서 쉬어야 할 팔다리인데.

헬레나

이들이 두려워하게 두라! 나는 고통을 느낀다, 공포가 아니라.

하지만 네가 구원의 방도를 안다면, 그걸 두루 알게 하면 고맙겠구나.

영리하고 두루 사려 깊은 이에게는 진실로 자주 불가능한 것도

가능한 것으로 나타나는 법. 말해서 알려보거라.   8965

합창대

말하거라, 어서 말해다오, 어떻게 우리가 이 무시무시하고

흉측한 올가미를 모면할 수 있느냐? 올가미가 위협적으로, 가장 끔찍한 장신구로

우리의 목에 둘리는구나. 벌써 느껴진다, 가엾은 우리.

목숨을 앗기나이다, 숨이 막히나이다, 그대, 모든 신들의 어머님

레아[364]여, 그대가 불쌍히 여기시지 않으면.   8970

포르키아스.

너희, 길게 늘어지는 사설에 잠잠히 귀 기울일

참을성이 있느냐? 갖가지 이야기가 있다.

헬레나

참을성은 충분히 있다! 귀 기울이는 동안에는 우리가 살아 있으니.

포르키아스

집을 굳게 지키며 귀한 보물을 간직하는 사람,

높은 집의 담벼락에 난 빈틈을 메울 줄 아는 사람,   8975

또한 빗물 스미지 않도록 지붕을 단속할 줄 아는 사람,

그는 한평생을 잘 지낼 것이다.

---

364 대지 가이아와 하늘 우라노스의 딸이며 시간 크로노스의 아내. 농업의 여신 데메테르, 해신 포
     세이돈, 명부의 신 하데스, 청춘의 여신 헤스티아, 올림포스의 주인 헤라와 제우스를 낳았다.

Wer aber seiner Schwelle heilige Richte leicht

Mit flüchtigen Sohlen überschreitet freventlich,

Der findet wiederkehrend wohl den alten Platz, 8980

Doch umgeändert alles, wo nicht gar zerstört.

HELENA

Wozu dergleichen wohlbekannte Sprüche hier?

Du willst erzählen; rege nicht an Verdrießliches.

PHORKYAS

Geschichtlich ist es, ist ein Vorwurf keineswegs.

Raubschiffend ruderte Menelas von Bucht zu Bucht, 8985

Gestad' und Inseln, alles streift er feindlich an,

Mit Beute wiederkehrend, wie sie drinnen starrt.

Vor Ilios verbracht' er langer Jahre zehn,

Zur Heimfahrt aber weiß ich nicht wie viel es war.

Allein wie steht es hier am Platz um Tyndareos 8990

Erhabnes Haus? wie stehet es mit dem Reich umher?

HELENA

Ist dir denn so das Schelten gänzlich einverleibt,

Daß ohne Tadeln du keine Lippe regen kannst?

PHORKYAS

So viele Jahre stand verlassen das Tal-Gebirg,

Das hinter Sparta nordwärts in die Höhe steigt, 8995

하지만 제 집 문지방의 신성한 경계선을 경솔히

발 가볍게 무례히 넘어서 나간 사람,[365]

그는 돌아오면, 옛 자리야 어쩌면 찾겠지만,   8980

모든 게, 아예 파괴되지는 않았더라도, 변한 것을 볼 것이다.

헬레나

뭣 하러 다 아는 그런 말을 여기서 하는 게지?

너는 이야기를 할 것이되, 불쾌한 일들을 환기시키진 마라.

포르키아스

역사적으로[366] 그렇다는 겁니다, 비난은 절대로 아닙니다.

약탈선을 몰아 메넬라오스는 노 저었죠, 만(灣)에서 만으로.   8985

해안이며 섬들, 모든 것을 그는 적의에 차 휩쓸고 갔습니다,

배 안을 그득 채워, 약탈물을 가지고 돌아오면서요.

일리오스를 얻기까지 그는 십 년이라는 긴 세월을 보냈습니다.

하지만 고향으로 돌아오는 데 몇 년이 걸렸는지는 제가 모르죠,

그러나 여기 틴다레오스의 숭고한 집   8990

주변 자리가 어떤지? 제국이 두루 어떤지? 그건 알죠.

헬레나

넌 그렇게 욕하는 게 아주 몸에 배어버려

비난하지 않고는 입술을 놀릴 수 없나 보구나?

포르키아스

그 많은 세월, 스파르타 뒤 북쪽으로

높이 솟아가는 골짜기 산맥은 버려져 있었죠,   8995

---

365 파리스를 따라 떠났던 헬레나를 뜻한다.

366 Geschichtlich: 독일어로 Geschichte는 '역사'와 '이야기'의 두 가지 의미를 가진다. 따라서 '역
     사적으로 그렇다'라는 번역뿐만 아니라 '이야기가 그렇다'라는 번역도 동시에 가능하다.

Taygetos im Rücken, wo als muntrer Bach

Herab Eurotas rollt und dann, durch unser Tal

An Rohren breit hinfließend, eure Schwäne nährt.

Dort hinten still im Gebirgtal hat ein kühn Geschlecht

Sich angesiedelt, dringend aus cimmerischer Nacht,   9000

Und unersteiglich feste Burg sich aufgetürmt,

Von da sie Land und Leute placken, wie's behagt.

HELENA

Das konnten sie vollführen? Ganz unmöglich scheint's.

PHORKYAS

Sie hatten Zeit, vielleicht an zwanzig Jahre sind's.

HELENA

Ist einer Herr? sind's Räuber viel, verbündete?   9005

PHORKYAS

Nicht Räuber sind es, einer aber ist der Herr.

Ich schelt' ihn nicht, und wenn er schon mich heimgesucht.

Wohl konnt' er alles nehmen, doch begnügt er sich

Mit wenigen Freigeschenken, nannt er's, nicht Tribut.

HELENA

Wie sieht er aus?

PHORKYAS

         Nicht übel! mir gefällt er schon.   9010

Es ist ein munterer, kecker, wohlgebildeter,

타이게토스367를 등지고서, 그곳은 즐거운 개울로
에우로타스가 떨어져 내리고 그다음에는, 우리 골짜기의
갈대들 곁에서 넓게 흘러가며, 그대들의 백조들을 먹여 살리는 곳이죠.
그곳 뒤쪽에 고요히 산골짜기에 대담한 족속 하나가,
키메라 같은 어둠에서 밀고 나오며, 터를 잡았고,   9000
오를 수 없이 단단한 성채가 솟아 있는데
거기서부터 그들이 땅이며 사람들을 괴롭혔지요, 내키는 대로.

헬레나

그런 걸 해낼 수 있었단 말이냐? 완전히 불가능해 보이는 일인데.

포르키아스

그들은 시간이 있었습니다, 아마 이십 년은 걸렸을 겁니다.

헬레나

대장이 있느냐? 강도들만 우글거리느냐, 동패들은?   9005

포르키아스

강도들은 아니지만, 그중 하나가 대장이지요.
저는 그를 욕하지 않습니다, 이미 그가 저를 한 번 습격했지만요,
그는 모든 것을 차지할 수 있었건만 얼마 안 되는 자발적인 선물로
만족했습니다, 그는 그걸 공물이라 부르지 않았습니다.

헬레나

그 사람 생김은 어떠냐?

포르키아스

　　　　　　　　나쁘지 않습니다! 제 마음에 들던걸요.   9010
명랑하고, 대담하고, 체격 좋은 사람이죠,

367　펠로폰네소스 반도 스파르타의 남쪽에 있는 산맥.

Wie unter Griechen wenig, ein verständger Mann.

Man schilt das Volk Barbaren, doch ich dächte nicht,

Daß grausam einer wäre, wie vor Ilios

Gar mancher Held sich menschenfresserisch erwies. 9015

Ich acht' auf seine Großheit, ihm vertraut ich mich.

Und seine Burg! die solltet ihr mit Augen sehn,

Das ist was anderes gegen plumpes Mauerwerk

Das eure Väter, mir nichts dir nichts, aufgewälzt,

Cyklopisch wie Cyklopen, rohen Stein sogleich 9020

Auf rohe Steine stürzend; dort hingegen, dort

Ist alles senk- und waagerecht und regelhaft.

Von außen schaut sie! himmelan sie strebt empor,

So starr, so wohl in Fugen, spiegelglatt wie Stahl.

Zu klettern hier — ja selbst der Gedanke gleitet ab. 9025

Und innen großer Höfe Raumgelasse, rings

Mit Baulichkeit umgeben, aller Art und Zweck.

Da seht ihr Säulen, Säulchen, Bogen, Bögelchen,

Altane, Galerien, zu schauen aus und ein,

Und Wappen.

CHOR

Was sind Wappen?

그리스 사람들 가운데는 잘 없는, 분별 있는 사람이죠.

그 백성을 야만족이라 욕들 합니다만, 제 생각엔 안 그런 것 같네요,

진짜 무서운 건, 일리오스 눈 앞에서

실로 적잖은 영웅들이, 식인종같이 굴었던 일 같은 거죠.   9015

저는 그의 웅대함을 존경해요, 그를 믿지요.

또 그의 성(城)! 그건 직접 두 눈으로 보셔야 해요.

그 성에 비하면 다른 성들은 그냥 아무렇게나 쌓은 돌담이죠

그대의 선조들이, 되는대로, 돌을 굴려 와서 쌓은.

키클롭스처럼, 키클롭스의 성벽[368]을 세우듯, 거친 돌을 그 자리에서   9020

거친 돌 위에다 내동댕이쳐 가면서요. 반면 그곳은, 그곳에선

모든 것이 수직이고 수평이고 규칙적입니다.[369]

바깥에서 그걸 보세요! 하늘가까지 치솟으려 합니다,

그렇게 단단한데도, 어찌나 이음새가 잘 맞는지, 거울처럼 매끈해서 강철 같아요.

여기를 기어오른다는 건 — 실로 생각 그 자체조차 미끄러져 떨어져요.   9025

그리고 안에는 큰 뜰들이 넉넉히 있는데, 사방으로

온갖 종류와 용도의 건물들이 에워싸고 있어요.

거기에는 큰 열주, 작은 열주, 큰 아치, 작은 아치들이 보여요,

발코니들, 회랑들은, 내다보고 들여다볼 수 있게 되어 있고요,

또 문장(紋章)들도.

합창대

> 문장이 뭐예요?

---

368 거친 돌을 되는대로 포개 쌓은 고대 그리스의 성벽. '키클롭스의 성벽'이라 불린다.
369 그와 대조적인 중세 유럽의 성벽 모습이 묘사된다.

PHORKYAS

                        Ajax führte ja   9030

Geschlungene Schlang' im Schilde, wie ihr selbst gesehn.

Die Sieben dort vor Theben trugen Bildnerei'n

Ein jeder auf seinem Schilde, reich bedeutungsvoll.

Da sah man Mond und Stern' am nächtigen Himmelsraum,

Auch Göttin, Held und Leiter, Schwerter, Fackeln auch,   9035

Und was Bedrängliches guten Städten grimmig droht.

Ein solch Gebilde führt auch unsre Heldenschar

Von seinen Ur-Urahnen her in Farbenglanz.

Da seht ihr Löwen, Adler, Klau' und Schnabel auch,

Dann Büffelhörner, Flügel, Rosen, Pfauenschweif,   9040

Auch Streifen, gold und schwarz und silbern, blau und rot.

Dergleichen hängt in Sälen Reih' an Reihe fort,

In Sälen, grenzenlosen, wie die Welt so weit;

Da könnt ihr tanzen!

CHOR

                   Sage, gibt's auch Tänzer da?

PHORKYAS

Die besten! goldgelockte, frische Bubenschar.   9045

Die duften Jugend! Paris duftete einzig so,

Als er der Königin zu nahe kam.

포르키아스

아이아스[370]가   9030

또아리 튼 뱀 그림을 방패에 새겨 넣었잖나, 너희들이 직접 본 대로.

거기 테베를 침략한 그 일곱 영웅도 그림을 새겼지,

각자가 자기 방패에다, 매우 의미심장하게.

그중엔 밤하늘의 달과 별이 있었고

또한 여신, 영웅들과 사다리가 있었고, 검과 횃불도 있었지   9035

또 좋은 도시들을 음험하게 위협하며 압박하는 것들도.

그런 그림들을 우리 영웅들의 무리도

그 선조들 때부터 화려한 색색으로 그려 넣었지.

거기에선 사자, 독수리, 앞발이며 부리도 보이지,

그다음엔 물소 뿔, 날개, 장미, 펼친 공작 꼬리.   9040

금색과 검정과 은색, 파랑과 빨강 줄무늬들도 보이고.

그런 것들이 홀들에 줄에 줄 지어 주욱 걸려 있지,

홀들에, 끝도 없는, 세계처럼 그렇게나 넓은 홀에.

거기서 너희들은 춤도 출 수 있어!

합창대

거기 춤출 남자도 있을까요?

포르키아스

최고의 남자들이 있지! 황금빛 곱슬머리에 싱싱한 남자애들의 무리가.   9045

젊음의 향기를 풍기지! 파리스가 유일하게 그렇게 향기 났었지,

그가 왕비님께 바짝 다가왔을 때.

---

370 『일리아스』에 등장하는 큰 용사. 헥토르와 싸운다.

HELENA

Du fällst

Ganz aus der Rolle; sage mir das letzte Wort!

PHORKYAS

Du sprichst das letzte, sagst mit Ernst vernehmlich Ja!

Sogleich umgeb᾿ ich dich mit jener Burg.

CHOR

O sprich   9050

Das kurze Wort und rette dich und uns zugleich.

HELENA

Wie? sollt᾿ ich fürchten, daß der König Menelas

So grausam sich verginge, mich zu schädigen?

PHORKYAS

Hast du vergessen, wie er deinen Deiphobus

Des totgekämpften Paris Bruder, unerhört   9055

Verstümmelte, der starrsinnig Witwe dich erstritt

Und glücklich kebste? Nas᾿ und Ohren schnitt er ab

Und stümmelte mehr so; Greuel war es anzuschaun.

HELENA

Das tat er jenem, meinetwegen tat er das.

PHORKYAS

Um jenes willen wird er dir das gleiche tun.   9060

Unteilbar ist die Schönheit; der sie ganz besaß

Zerstört sie lieber, fluchend jedem Teilbesitz.

헬레나

넌 완전히

네 역할에서 벗어나고 있구나, 결론을 말하거라!

포르키아스

결론은 그대가 말하세요, 진지하게 분명하게 '그러자!' 하고.

그럼 즉시 제가 그대를 저 성으로 감싸 보호해 드리겠어요.

합창대

오, 말씀하세요 9050

그 짧은 말씀 하셔서 그대를 또 우리를 동시에 구하세요.

헬레나

뭐라고? 내가 두려워해야 한단 말인가, 메넬라오스 왕께서

설마 그렇게나 잔인하게 나를 해치실까 봐?

포르키아스

잊었나요, 그가 당신의 데이포보스를,

전사한 파리스의 형을 전대미문으로   9055

토막 낸 것을, 고집을 부리며 싸워서 과부인 당신을 얻어내고

행복하게 첩으로 삼았던 그를? 코와 두 귀를 잘라내고

또 그보다 많은 것을 그렇게 토막 냈죠. 바라보기도 끔찍했죠.

헬레나

그가 그 사람한테 그렇게 한 건, 나 때문이었다.

포르키아스

그 사람 때문에 당신에게도 같은 짓을 할걸요.   9060

아름다움은 나눠 가질 수 없는 거랍니다. 그것을 온전히 소유했던 자,

차라리 그것을 파괴하지요, 일부만 소유하는 건 저주하면서.

Trompeten in der Ferne; der Chor fährt zusammen.

Wie scharf der Trompete Schmettern Ohr und Eingeweid
Zerreißend anfaßt, also krallt sich Eifersucht
Im Busen fest des Mannes, der das nie vergißt   9065
Was einst er besaß und nun verlor, nicht mehr besitzt.

CHOR

Hörst du nicht die Hörner schallen? siehst der Waffen Blitze nicht?

PHORKYAS

Sei willkommen, Herr und König, gerne geb ich Rechenschaft.

CHOR

Aber wir?

PHORKYAS

　　　Ihr wißt es deutlich, seht vor Augen ihren Tod,
Merkt den eurigen da drinne; nein, zu helfen ist euch nicht.   9070

Pause.

HELENA

Ich sann mir aus das Nächste, was ich wagen darf.
Ein Widerdämon bist du, das empfind' ich wohl,
Und fürchte, Gutes wendest du zum Bösen um.
Vor allem aber folgen will ich dir zur Burg;
Das andre weiß ich; was die Königin dabei   9075
Im tiefen Busen geheimnisvoll verbergen mag,

멀리서 트럼펫이 울린다. 합창대가 화들짝 놀란다.

트럼펫 소리가 너무나도 날카롭게 귀며 오장육부를
헤집고 파고들죠, 질투가 앞발톱을 세우는 거죠,
한때 그가 소유했지만 이제는 잃어버려 더 이상 소유가 아닌 것,　　9065
그걸 절대로 잊지 못하는 남자의 가슴속에서 단단히.

합창대

뿔피리 소리 들리지 않나? 무기들의 번쩍임 보이지 않나?

포르키아스

환영합니다, 주인이자 왕이신 분이시여, 기꺼이 제가 보고를 드리겠습니다.

합창대

그럼 우리는?

포르키아스

　　　　　너희들이 똑똑히 알잖나, 눈앞에 닥쳐 있는 왕비의 죽음을 보아라,
그 안에 너희의 죽음이 있음을 유념하라, 아니, 너흰 이미 끝장난 거야.　　9070

휴지.

헬레나

내가 곧바로 취할 수 있는 조처를 생각해 보았다.
너는 꺼림칙한 악령이다, 그건 잘 느낄 수 있다,
해서, 네가 좋은 일을 나쁜 일로 바꾸어놓을까 두렵구나.
하지만 우선은 내가 너를 따라 그 성으로 가겠다.
다른 것은 내가 알아서 하겠다. 그때에 왕비가　　9075
가슴속 깊이 비밀스럽게 숨기고 싶어 하는 것,

Sei jedem unzugänglich. Alte, geh voran.

CHOR

> O wie gern gehen wir hin,
>
> Eilenden Fußes;
>
> Hinter uns Tod,   9080
>
> Vor uns abermals
>
> Ragender Feste
>
> Unzugängliche Mauer.
>
> Schütze sie ebenso gut,
>
> Eben wie Ilios Burg,   9085
>
> Die doch endlich nur
>
> Niederträchtiger List erlag.

> *Nebel verbreiten sich, umhüllen den Hintergrund,*
>
> *auch die Nähe, nach Belieben.*

> Wie? aber wie?
>
> Schwestern, schaut euch um!
>
> War es nicht heiterer Tag?   9090
>
> Nebel schwanken streifig empor
>
> Aus Eurotas heil'ger Flut;
>
> Schon entschwand das liebliche
>
> Schilfumkränzte Gestade dem Blick,
>
> Auch die frei, zierlich-stolz   9095
>
> Sanfthingleitenden Schwäne

그것엔 누구도 범접하려 하지 말라. 할멈, 앞서거라.

합창대

오 우린 얼마나 기뻐하며 가는지요,

발걸음 서둘러.

우리 뒤에는 죽음이   9080

우리 앞에는 또다시

우뚝 솟은 성채의

접근할 수 없는 장벽.

왕비님을 잘 지켜다오,

일리오스의 성과 똑같이,   9085

그건 결국 저열한

간계가 쓰러뜨렸다마는.

안개가 퍼진다, 배경을 덮어버리고,

가까운 곳도 마구 감싼다.

뭐지? 어떻게 된 거지?

자매들아, 둘러보아라!

맑은 날이 아니었던가?   9090

안개가 뭉클뭉클 띠처럼 솟아오르네

에우로타스의 신성한 강물에서.

갈대 관(冠) 두른 고운 강변이

벌써 시야에서 사라졌네.

또 자유롭게, 우아하고 당당하게   9095

부드럽게 미끄러져가는 백조들도,

In gesell'ger Schwimmlust
Seh' ich, ach, nicht mehr!

Doch, aber doch
Tönen hör' ich sie,   9100
Tönen fern heiseren Ton!
Tod verkündenden, sagen sie;
Ach daß uns er nur nicht auch,
Statt verheißener Rettung Heil,
Untergang verkünde zuletzt;   9105
Uns, den Schwangleichen, lang–
Schön weißhalsigen, und ach!
Unsrer Schwanerzeugten.
Weh uns, weh, weh!

Alles deckte sich schon   9110
Rings mit Nebel umher.
Sehen wir doch einander nicht!
Was geschieht? gehen wir?
Schweben wir nur
Trippelnden Schrittes am Boden hin?   9115
Siehst du nichts? Schwebt nicht etwa gar
Hermes voran? Blinkt nicht der goldne Stab

서로 어울리며 헤엄을 즐기더니
이젠, 아, 더는 보이지 않는구나!

그래도, 하지만 그래도
그들의 소리 들린다,   9100
멀리서 목쉰 소리 들린다!
죽음을 알리는 거라고들 하지만.
아, 우리에게 저 소리가,
언약하는 구원의 은총인 대신
궁극에는 멸망의 통고가 되지 않길.   9105
우리, 백조 같은 사람들에게, 길고-
아름다운 흰 목 가진 사람들에게, 아!
백조가 낳으신, 우리의 그분에게.
가엾어라 우리, 아, 아!

벌써 온 사방   9110
모든 것이 안개에 뒤덮였구나.
우리끼리도 서로 보이질 않는다!
무슨 일이 일어나나? 우리가 가고 있는 건가?
우린 종종걸음으로 땅바닥을
둥둥 떠 가고 있을 뿐인가?   9115
넌 아무것도 안 보이니? 앞에서 둥둥
헤르메스³⁷¹라도 떠 가고 있는 것 같잖니? 황금지팡이가 번쩍이지 않니.

---

371 죽은 사람의 망령을 명부로 인도하는 신.

Heischend, gebietend uns wieder zurück

Zu dem unerfreulichen, grautagenden,

Ungreifbarer Gebilde vollen,   9120

Überfüllten, ewig leeren Hades?

Ja auf einmal wird es düster, ohne Glanz entschwebt der Nebel

Dunkelgräulich, mauerbräunlich. Mauern stellen sich dem Blicke,

Freiem Blicke starr entgegen. Ist's ein Hof? ist's tiefe Grube?

Schauerlich in jedem Falle! Schwestern ach! wir sind gefangen,   9125

So gefangen wie nur je.

우리더러 다시 돌아가라, 명령하며 요구하며,
저 불쾌한, 잿빛으로 뿌연,
붙잡을 수 없는 영상들로 가득한,   9120
넘치고 넘치건만, 영원히 텅 빈 하데스[372]로 가라 하며?

그래, 갑자기 침침해지고, 광채 없이 안개가 뭉글뭉글 물러나네
짙은 잿빛, 성벽 같은 갈색을 띠고. 성벽이 눈앞에 서네,
트인 시선에 떠억 마주 서네. 이건 궁정일까? 깊은 구덩이일까?
어찌 됐건 소름 끼치네! 자매들아, 아! 우린 이제 사로잡혔구나,   9125
이다지도 단단히 사로잡힌 적은 일찍이 없었는데.

---

372 지하세계, 명부.

[Innerer Burghof]

Umgeben von reichen phantastischen Gebäuden des Mittelalters.

CHORFÜHRERIN

Vorschnell und töricht, echt wahrhaftes Weibsgebild!

Vom Augenblick abhängig, Spiel der Witterung,

Des Glücks und Unglücks! Keins von beiden wißt ihr je

Zu bestehn mit Gleichmut. Eine widerspricht ja stets   9130

Der andern heftig, überquer die andern ihr;

In Freud und Schmerz nur heult und lacht ihr gleichen Ton's.

Nun schweigt! und wartet horchend, was die Herrscherin

Hochsinnig hier beschließen mag für sich und uns.

HELENA

Wo bist du, Pythonissa? heiße, wie du magst;   9135

Aus diesen Gewölben tritt hervor der düstern Burg.

Gingst etwa du, dem wunderbaren Heldenherrn

[성 안뜰]

많은 환상적인 중세 건물들에 에워싸인 곳.

합창대장

성급하고 어리석구나, 진정 여자들 그대로의 모습일세!

순간에 매여, 날씨의 유희,

행복과 불행의 유희! 둘 중 어느 것도 너희는 일찍이

평정심을 갖고 감당해 낼 줄을 모른다. 하나는 실로 언제든 격렬하게   9130

다른 이에게 말싸움을 걸고, 다른 하나는 그것에 응수하고,

기쁨 가운데서든 고통 가운데서든, 울부짖기와 웃기를 같은 음(音)으로 하느니.

이제 입 다물거라! 귀 기울이며 기다리거라, 여주인께서

높은 뜻으로 여기서, 스스로를 또 우리를 위해, 어떤 결정을 하실는지.

헬레나

어디 있나, 피토니사?[373] 네 이름이 뭐든.   9135

음산한 성의 이 둥근 천장에서 나아오라.

네가, 놀라운 영웅들의 주인에게

---

373 아폴론 신전을 지키며 예언을 들려주는 무녀. 여기서는 헬레나를 이끌어 왔던 포르키아스를
   이 이름으로 잘못 불렀다.

Mich anzukündigen, Wohlempfang bereitend mir,

So habe Dank und führe schnell mich ein zu ihm;

Beschluß der Irrfahrt wünsch' ich. Ruhe wünsch' ich nur.　　　　9140

CHORFÜHRERIN

Vergebens blickst du, Königin, allseits um dich her;

Verschwunden ist das leidige Bild, verblieb vielleicht

Im Nebel dort, aus dessen Busen wir hieher,

Ich weiß nicht wie, gekommen, schnell und sonder Schritt.

Vielleicht auch irrt sie zweifelhaft im Labyrinth　　　　9145

Der wundersam aus vielen einsgewordnen Burg,

Den Herrn erfragend fürstlicher Hochbegrüßung halb.

Doch sieh, dort oben regt in Menge sich allbereits

In Galerien, am Fenster, in Portalen rasch

Sich hin und her bewegend, viele Dienerschaft;　　　　9150

Vornehm-willkommnen Gastempfang verkündet es.

CHOR

　　Aufgeht mir das Herz! o, seht nur dahin,

　　Wie so sittig herab mit verweilendem Tritt

　　Jungholdeste Schar anständig bewegt

　　Den geregelten Zug. Wie? auf wessen Befehl　　　　9155

　　Nur erscheinen, gereiht und gebildet so früh,

　　Von Jünglingsknaben das herrliche Volk?

　　Was bewundr' ich zumeist? Ist es zierlicher Gang,

나를 알리고, 나를 훌륭히 맞이할 준비를 하러 갔다면
그런 거라면 고맙구나, 그리고 나를 속히 그에게로 안내하거라.
방황의 종결을 소망하노라. 안식을 소망할 뿐이다.   9140

합창대장

주위 온 사방을 둘러보셔도, 왕비시여, 허사입니다,
그 밉살스러운 화상³⁷⁴은 사라져버렸습니다, 어쩌면
저기 안개 속에 머물러 있겠네요, 그 안개의 품을 벗어나 우리가 이리로,
어떻게인지는 모르나, 왔지요, 빠르고 특별한 걸음으로.
어쩌면 그녀도 절망해서 미로 속을 헤매고 있을 겁니다,   9145
여러 채가 놀랍게도 하나로 합쳐지는 성채의 미로에서.
성주(城主)님께 친히 환영해 주실 수 있는지를 여쭈고자 찾아다니며.
하지만 보세요, 저기 높은 곳에, 벌써 다들 떼를 지어 부산합니다,
회랑들에서, 창가에서, 건물 전면에서 바삐
이리저리 움직이며, 많은 하인들이요.   9150
격조 있는 손님맞이를 알려주는군요.

합창대

　　기분이 좋아지네! 오, 저길 좀 보아라,
　　저리 단정하게, 여유 있는 걸음으로 내려오며
　　더없이 멋진 젊은이들의 무리가 품위 있게 움직이네
　　통솔이 잘된 행렬이구나. 어떻게? 누구의 명령에 따라   9155
　　줄 잘 지어서, 훈련된 모습으로 이렇게 일찍
　　풋풋한 소년병들의 멋진 부대가 나타나는가?
　　무엇이 가장 감탄스러운가? 그건 멋진 걸음걸이인가,

374　포르키아스를 가리킨다.

Etwa des Haupts Lockhaar um die blendende Stirn,

Etwa der Wänglein Paar, wie die Pfirsiche rot   9160

Und eben auch so weichwollig beflaumt?

Gern biss' ich hinein, doch ich schaudre davor

Denn in ähnlichem Fall, da erfüllte der Mund

Sich, gräßlich zu sagen! mit Asche.

    Aber die schönsten   9165

    Sie kommen daher;

    Was tragen sie nur?

    Stufen zum Thron,

    Teppich und Sitz,

    Umhang und zelt-   9170

    artigen Schmuck;

    Über überwallt er,

    Wolkenkränze bildend,

    Unsrer Königin Haupt;

    Denn schon bestieg sie   9175

    Eingeladen herrlichen Pfühl.

    Tretet heran

    Stufe für Stufe

    Reihet euch ernst.

    Würdig, o würdig, dreifach würdig   9180

    Sei gesegnet ein solcher Empfang!

    Alles vom Chor Ausgesprochene geschieht nach und nach.

어쩌면 눈부신 이마를 감싼 곱슬머리인가,
어쩌면 복숭아처럼 붉고   9160
저렇게 부드러운 솜털도 난 작은 두 뺨인가?
베어 물고 싶어라, 하지만 소름이 끼치네
비슷한 일이 있었는데, 입안이,
말하기도 끔찍하지만! 재로 채워졌기에.
　　하지만 가장 멋진 사람들,   9165
　　그들이 이쪽으로 오네
　　무얼 들고 오나
　　옥좌로 오르는 계단들,
　　양탄자와 좌석
　　휘장과 천막처럼   9170
　　생긴 장식,
　　풍성히 너울, 너울거리네,
　　구름 왕관들을 만들며,
　　우리 왕비님의 머리 위로.
　　벌써 왕비께선 청에 응해   9175
　　호화로운 푹신한 좌대로 오르셨거든.
　　다가오너라,
　　한 계단 한 계단
　　너희 엄숙하게 줄 서라.
　　품위 있게, 오 품위 있게, 세 배로 품위 있게   9180
　　이런 손님맞이에 축복 있으라!
　　　합창대가 입 밖에 낸 모든 말이 하나하나 실행된다.

Faust. Nachdem Knaben und Knappen in langem Zug herabgestiegen,

erscheint er oben an der Treppe in ritterlicher Hofkleidung des Mittelalters

und kommt langsam würdig herunter.

CHORFÜHRERIN *ihn aufmerksam beschauend.*

Wenn diesem nicht die Götter, wie sie öfter tun,

Für wenige Zeit nur wundernswürdige Gestalt

Erhabnen Anstand, liebenswerte Gegenwart

Vorübergänglich liehen, wird ihm jedesmal   9185

Was er beginnt, gelingen, sei's in Männerschlacht,

So auch im kleinen Kriege mit den schönsten Frau'n.

Er ist fürwahr gar vielen andern vorzuziehn,

Die ich doch auch als hochgeschätzt mit Augen sah.

Mit langsam-ernstem, ehrfurchtsvoll gehaltnem Schritt   9190

Seh ich den Fürsten; wende dich, o Königin!

FAUST *herantretend, einen Gefesselten zur Seite.*

Statt feierlichsten Grußes, wie sich ziemte,

Statt ehrfurchtsvollem Willkomm bring ich dir

In Ketten hart geschlossen solchen Knecht,

Der, Pflicht verfehlend, mir die Pflicht entwand.   9195

Hier kniee nieder, dieser höchsten Frau

Bekenntnis abzulegen deiner Schuld.

Dies ist, erhabne Herrscherin, der Mann

Mit seltnem Augenblitz vom hohen Turm

Umherzuschaun bestellt, dort Himmelsraum   9200

파우스트. 청년들과 시종들이 긴 열을 이루어 내려온 다음에,
그가 높은 곳 계단에, 중세 기사의 궁정복장 차림으로 나타나
천천히 품위 있게 내려온다.

합창대장 *파우스트를 주의 깊게 바라보며.*

만약 이분께 신들이, 종종 그러듯이,

그저 잠시 오로지 경이로운 자태,

고귀한 점잖음, 사랑스러운 현존만을

임시로 허락하신 게 아니라면, 이분은 매번   9185

시작하시는 일은 뭐든 성공하실 겁니다, 남자들의 싸움에서건

또 제일 고운 여자들과의 작은 전쟁에서건.

정말이지 많은 다른 사람들보다 더 뛰어난 분이군요,

제가 두 눈으로 보고 높이 평가한 분들보다도요.

뚜벅뚜벅 공손하고 절제된 걸음으로   9190

영주께서 저기 오시네요, 돌아보세요, 오 왕비님!

파우스트 *내려오며, 사슬로 묶인 자 하나를 곁에 데리고.*

최고로 장중한 인사 대신, 마땅히 그러해야 하나,

경외심에 찬 환영 대신, 제가 그대에게

사슬에 단단히 묶인 이 종을 데려옵니다,

이자가 제 의무를 소홀히 하여, 저도 제 의무를 다하지 못했습니다.   9195

여기 꿇어앉거라, 이 존귀한 여인께

네 죄를 아뢰어라.

이자는, 고귀하신 여왕이시여, 드물게도 눈이 밝아

높은 탑에서 두루 보라고

세워둔 자입니다, 거기서 넓은 하늘,   9200

Und Erdenbreite scharf zu überspähn,

Was etwa da und dort sich melden mag,

Vom Hügelkreis ins Tal zur festen Burg

Sich regen mag, der Herden Woge sei's,

Ein Heereszug vielleicht; wir schützen jene,   9205

Begegnen diesem. Heute, welch' Versäumnis!

Du kommst heran, er meldet's nicht; verfehlt

Ist ehrenvoller, schuldigster Empfang

So hohen Gastes. Freventlich verwirkt

Das Leben hat er, läge schon im Blut   9210

Verdienten Todes; doch nur du allein

Bestrafst, begnadigst, wie dir's wohlgefällt.

HELENA

So hohe Würde, wie du sie vergönnst,

Als Richterin, als Herrscherin, und wär's

Versuchend nur, wie ich vermuten darf;   9215

So üb' ich nun des Richters erste Pflicht

Beschuldigte zu hören. Rede denn.

TURMWÄCHTER, LYNKEUS

> Laß mich knieen, laß mich schauen,
>
> Laß mich sterben, laß mich leben,
>
> Denn schon bin ich hingegeben   9220

넓은 땅을 예리하게 살피라고요,

뭔가가 여기 그리고 저기 어디선가, 둥그런 언덕에서

골짜기 안 견고한 성채로 움직여

꼼짝이라도 하는지 보고하라고요, 가축 떼의 물결이든,

혹 군대의 행렬이든. 가축 떼는 우리가 지키고   9205

군대엔 대항을 하지요. 한데 오늘, 이 무슨 소홀함인지!

그대가 다가오시는데, 이 녀석이 보고를 하지 않아 그르쳐버렸지요,

이 존귀한 손님을 영예롭게, 지극히 마땅하게

맞이하지 못했습니다. 무엄하게도 죽음으로

속죄해야 할 짓을 저질렀으니, 벌써 죽임을 당해   9210

유혈 낭자히 누웠어야 마땅하겠지만, 하지만 오직 그대가

벌하시든지 사면하시든지 뜻대로 하십시오.

헬레나

그대가 흔쾌히 그 높은 권리,

심판자, 지배자로서의 권리를 주시니, 아마도

제가 짐작해 보자면, 그걸 행사해 봐야 할 것 같군요   9215

하니 제가 이제 판관의 첫 의무를 행하여,

죄인의 말을 듣겠습니다. 말해보거라.

망루지기, 린케우스[375]

　　무릎 꿇게 해주세요, 보게 해주세요,

　　죽게 해주세요, 살게 해주세요

　　전 벌써 바쳐진 몸이니까요,   9220

375　눈이 밝아 아르고 호에서도 파수병을 했고 여기서도 그렇다.(각주 226 참조) 그런데 린케우스
　　가 이제부터 하는 노래는 원문에서, 그리스 합창대가 부르던 짧더라도 고답한 그리스 운율의
　　노래들과 전혀 다른 낯선 운율로 이루어져 있다. 중세 독일 '연가'(Minnesang)의 운율이다.

Dieser gottgegebnen Frauen.

Harrend auf des Morgens Wonne,
Östlich spähend ihren Lauf,
Ging auf einmal mir die Sonne
Wunderbar im Süden auf.   9225

Zog den Blick nach jener Seite,
Statt der Schluchten, statt der Höh'n,
Statt der Erd- und Himmelsweite,
Sie, die Einzige, zu spähn.

Augenstrahl ist mir verliehen   9230
Wie dem Luchs auf höchstem Baum,
Doch nun mußt' ich mich bemühen
Wie aus tiefem, düstern Traum.

Wüßt' ich irgend mich zu finden?
Zinne? Turm? geschloßnes Tor?   9235

신이 내리신 이 여인께요.[376]

아침의 환희를 고대하며
그 행로를 동쪽으로 살피는데
갑자기 제게 해가 떠올랐어요
놀랍게도 남쪽에서요.   9225

시선을 그편으로 끌어당겼어요,
계곡들 대신, 언덕들 대신,
드넓은 땅, 드넓은 하늘 대신,
그녀, 유일무이한 분을 보라고요.

눈빛이 제게는 주어졌습니다,   9230
가장 높은 나무 위 살쾡이 같은 눈빛이
하지만 이제 저는 애써야만 했어요
깊은, 음산한 꿈을 벗어날 때처럼요.

저 자신이 어디에 있는지 알았겠습니까?
성가퀴인지? 망루인지? 닫힌 성문인지?   9235

---

376 이 부분에서 린케우스의 말은 원문에서 반복되는 단순한 어구 "laß mich"로 매우 강렬한 효과
를 내는데, 비교적 단순한 사람인 그가 빠져 있는 미에의 매혹을 극대화해서 전달한다.
더불어 각운이 절묘하다. "~ben" 혹은 "~en"으로 끝나는 각운은 행 끝에서만 맞추어지는 것
이 아니라 행 중간에도 맞추어지고(1~2행), 심지어 한 음절이 아니라 여러 음절이 겹치는 어
휘 구사는 노래에 큰 힘을 싣는다. 예컨대 린케우스를 수식하는 hingegeben(바쳐진)과 헬레나
를 수식하는 gottgegebnen(신이 내리신)은 주어가 다르건만 접두어 하나에만 차이를 둔(hin과
gott) 정교함을 보인다.

Nebel schwanken, Nebel schwinden,

Solche Göttin tritt hervor!

Aug' und Brust ihr zugewendet

Sog ich an den milden Glanz,

Diese Schönheit, wie sie blendet   9240

Blendete mich Armen ganz.

Ich vergaß des Wächters Pflichten,

Völlig das beschworne Horn,

Drohe nur, mich zu vernichten,

Schönheit bändigt allen Zorn.   9245

HELENA

Das Übel, das ich brachte, darf ich nicht

Bestrafen. Wehe mir! Welch streng Geschick

Verfolgt mich, überall der Männer Busen

So zu betören, daß sie weder sich

Noch sonst ein Würdiges verschonten. Raubend jetzt,   9250

Verführend, fechtend, hin und her entrückend;

Halbgötter, Helden, Götter, ja Dämonen,

Sie führten mich im Irren her und hin.

Einfach die Welt verwirrt ich, doppelt mehr,

Nun dreifach, vierfach bring' ich Not auf Not.   9255

Entferne diesen Guten, laß ihn frei;

Den Gottbetörten treffe keine Schmach.

안개가 너울거리고, 안개가 사라지면서
저런 여신이 걸어 나오는 거예요!

눈과 가슴을 그녀에게로 향하고
저는 온화한 광채를 허겁지겁 들이켰지요
이런 아름다움, 눈을 부시게 하기에   9240
가엾은 저는 완전히 눈멀었습니다.

저는 망루지기의 의무를 잊었습니다
호각(號角) 부는 걸 완전히 잊었어요,
저를 없애겠다 위협해 주세요,
아름다움은 모든 노여움을 제어합니다.   9245

헬레나

제가 초래한 재앙을, 제가
벌할 수는 없습니다. 저 자신이 비통하군요! 무슨 엄한 운명이
저를 따라다니는지, 사방에서 남자들의 가슴을
이다지 혹하게 하여, 그들이 자기 자신도
그 밖의 어떤 품위 있는 것도 지키지 못하게 했어요. 납치하는가 하면   9250
유혹하며, 싸우며, 이리저리로 피해 가며,
반신(半神)들, 영웅들, 신들, 실로 악령들까지도,
다들 방황하며 나를 이리저리 끌고 다녔지요.
한번, 내가 세상을 어지럽혔는데, 두 배로 더,
이젠 세 배, 네 배로 난경에 난경을 초래하네요.   9255
이 선한 사람을 물러나게 하세요, 그를 풀어주세요.
신에게 마음 혹한 사람[377]에게 치욕이 닥치지 않게 해주세요.

FAUST

Erstaunt, o Königin, seh' ich zugleich

Die sicher Treffende, hier den Getroffnen;

Ich seh' den Bogen, der den Pfeil entsandt,   9260

Verwundet jenen. Pfeile folgen Pfeilen

Mich treffend. Allwärts ahn' ich überquer

Gefiedert schwirrend sie in Burg und Raum.

Was bin ich nun? Auf einmal machst du mir

Rebellisch die Getreusten, meine Mauern   9265

Unsicher. Also fürcht' ich schon, mein Heer

Gehorcht der siegend unbesiegten Frau.

Was bleibt mir übrig, als mich selbst und alles,

Im Wahn das Meine, dir anheim zu geben.

Zu deinen Füßen laß mich, frei und treu,   9270

Dich Herrin anerkennen, die sogleich

Auftretend sich Besitz und Thron erwarb.

LYNKEUS *mit einer Kiste, und Männer, die ihm andere nachtragen.*

      Du siehst mich, Königin, zurück!

      Der Reiche bettelt einen Blick,

      Er sieht dich an und fühlt sogleich   9275

      Sich bettelarm und fürstenreich.

      Was war ich erst? was bin ich nun?

파우스트

놀랍군요, 오 왕비시여, 제가 동시에 봅니다

확실하게 명중시키시는 분과, 여기 명중당한 사람을.

저는 봅니다, 화살을 쏘아 보낸 활이,   9260

저자에게 상처를 입히는군요. 화살에 화살이 뒤따릅니다

〔이젠〕 저를 맞히면서. 온 사방으로 가로지르며

깃털 달고 성 안의 공간 전체를 윙윙거리며 날고 있는 것 같군요.

이제 나는 무엇인가? 갑자기 그대가 제

가장 충직한 부하들을 반도(叛徒)로 만들고, 제 성벽을   9265

위태롭게 만듭니다. 그러니까 저는 벌써, 제 군대가,

승리할 뿐 결코 함락되지 않는 이 여인에게 복종할까 겁납니다.

제게 뭐가 남았겠습니까, 저 자신과 모든 것을,

미망에 빠져 제 것이라 여겼던 것들을, 그대에게 드리는 것밖에.

그대 발치에 저를 있게 하십시오, 자유롭게 그리고 충직하게,   9270

그대를 여주인으로 받아들이게 하십시오, 그대는 나타나시자마자

곧바로 재산과 옥좌를 얻으셨습니다.

린케우스 궤짝을 들고, 남자들이 그의 뒤에서 다른 궤짝들을 날라 온다.

저를, 왕비시여, 돌아보십시오!

부자가 눈길 하나를 구걸하고 있습니다,

그 부자는 그대를 뵙고서 그 즉시 느낍니다,   9275

자신이 거지처럼 가난하고 또 제후처럼 부유하다고.

제가 처음에 무엇이었습니까? 제가 이제 무엇입니까?

---

377 헬레나의 신적 기원이, 즉 헬레나는 제우스의 딸임이 암시된다.

Was ist zu wollen? was zu tun?

Was hilft der Augen schärfster Blitz!

Er prallt zurück an deinem Sitz.   9280

Von Osten kamen wir heran,

Und um den Westen wars getan;

Ein lang und breites Volksgewicht,

Der erste wußte vom letzten nicht.

Der erste fiel, der zweite stand,   9285

Des dritten Lanze war zur Hand;

Ein jeder hundertfach gestärkt,

Erschlagne Tausend unbemerkt.

Wir drängten fort, wir stürmten fort,

Wir waren Herrn von Ort zu Ort;   9290

Und wo ich herrisch heut befahl

Ein andrer morgen raubt' und stahl.

Wir schauten, — eilig war die Schau;

Der griff die allerschönste Frau,

Der griff den Stier von festem Tritt,   9295

Die Pferde mußten alle mit.

Ich aber liebte, zu erspähn

무얼 원해야 할까요? 무얼 해야 할까요?
두 눈의 더없이 날카로운 안광이 무슨 소용입니까!
그대 앉으신 자리에 부딪쳐 되돌아오고 마는데.   9280

동쪽에서 우리는 여기로 왔습니다,
그리고 서쪽은 끝장이 났습니다.
길고도 넓은 보병의 대열,
맨 앞에 선 사람은 맨 끝에 선 사람에 대해 알지 못합니다.

첫째가 쓰러지자, 둘째가 일어섰고   9285
셋째의 손엔 창이 들려 있었습니다.
제각기 수백 배로 강해지고,
맞아 죽은 천 명은 눈에 띄지도 않습니다.

계속 밀고 나갔고, 계속 돌진했고
어느 곳에서든 우리가 지배자였습니다.   9290
한데 오늘 제가 지배자처럼 명령한 곳에서
내일 다른 사람이 약탈하고 도둑질합니다.

우리는 살펴보았습니다, — 서둘러 살폈지요.
어떤 자는 가장 아름다운 여인을 붙잡고,
어떤 자는 힘찬 걸음걸이의 숫소를 붙잡고,   9295
말들은 모두가 함께 잡아야 했습니다.

하지만 저는 탐지하기를 좋아했습니다

Das Seltenste, was man gesehn,
Und was ein andrer auch besaß,
Das war für mich gedörrtes Gras. 9300

Den Schätzen war ich auf der Spur,
Den scharfen Blicken folgt ich nur,
In allen Taschen blickt ich ein,
Durchsichtig war mir jeder Schrein

Und Haufen Goldes waren mein, 9305
Am herrlichsten der Edelstein:
Nun der Smaragd allein verdient,
Daß er an deinem Herzen grünt.

Nun schwanke zwischen Ohr und Mund
Das Tropfenei aus Meeresgrund; 9310
Rubinen werden gar verscheucht,
Das Wangenrot sie niederbleicht.

Und so den allergrößten Schatz
Versetz' ich hier auf deinen Platz,
Zu deinen Füßen sei gebracht 9315
Die Ernte mancher blut'gen Schlacht.

So viele Kisten schlepp' ich her,

사람들이 여지껏 보았던 가장 드문 것을요,
다른 사람도 소유하는 것,
그런 건 제게 말라버린 풀 같은 것이었죠.   9300

보물들을 저는 추적했습니다,
날카로운 제 눈길만 따라갔지요,
모든 주머니 속이 들여다보였죠,
모든 궤짝이 제겐 투명했고요.

하여 금덩이들은 제 차지였죠,   9305
온갖 휘황찬란한 것은 보석이죠.
이젠 에메랄드만이 쓰임새 있네요,
그것이 그대 가슴을 초록빛 되게 하네요.

이제 귀와 입 사이에 드리워 흔들리게 하십시오.
바다 밑에서 나온 물방울진주를요.   9310
루비들은 아주 쫓겨났어요,
뺨의 홍조가 그것들을 빛 바래게 하거든요.

그렇게 모든 최고의 보물들을
제가 여기 그대의 자리로 옮겨요.
그대 발치로 가져와요,   9315
많은 유혈 전투의 수확이지요.

참 많은 상자들을 끌고 왔지요,

Der Eisenkisten hab' ich mehr;

Erlaube mich auf deiner Bahn,

Und Schatzgewölbe füll' ich an.   9320

Denn du bestiegest kaum den Thron,

So neigen schon, so beugen schon

Verstand und Reichtum und Gewalt

Sich vor der einzigen Gestalt.

Das alles hielt ich fest und mein,   9325

Nun aber, lose, wird es dein.

Ich glaubt' es würdig, hoch und bar,

Nun seh' ich, daß es nichtig war.

Verschwunden ist, was ich besaß,

Ein abgemähtes, welkes Gras: 9330

O gib mit einem heitern Blick

Ihm seinen ganzen Wert zurück!

FAUST

Entferne schnell die kühn erworbne Last,

Zwar nicht getadelt, aber unbelohnt.

Schon ist Ihr alles eigen, was die Burg   9335

Im Schoß verbirgt, Besondres Ihr zu bieten

무쇠상자들은 더 많이 있습니다.
그대 가시는 길에 저를 허락해 주세요
보물창고를 제가 채워드리겠습니다.   9320

그대가 옥좌에 오르시자마자,
벌써 고개 숙이고, 벌써 허리 굽히니까요,
오성(悟性)과 부(富)와 권력, 그 모두 다
유일무이한 그대 자태 앞에.

이 모든 걸 저는 단단히 간직했었죠, 제 것이었죠,   9325
한데 이제는, 다 풀어놓아, 당신 것이 되어요,
가치 있고, 대단하며 값진 거라고 믿었는데,
이젠 알아요, 그게 아무것도 아니었다는 걸.[378]

제가 소유했던 것, 사라져버렸어요,
한 잎, 베어진 시든 풀잎이 되었습니다.   9330
오, 맑은 눈길을 한 번 주셔서
그것이 지녔던 가치를 그것에 돌려주세요!

파우스트

대담하게 얻어낸 짐을 어서 물리거라,
비난은 않겠다만, 보답도 없다.
모든 게 이미 그녀의 소유이다, 이 성(城)이   9335
그 품에 숨겨둔 것들은. 그러니 특별히 그녀에게 바친다는 것은

---

378 이 연은 바로 앞의 연과 위치가 바뀌지 않았나 하는 논평이 있다.

Ist unnütz. Geh und häufe Schatz auf Schatz
Geordnet an. Der ungeseh'nen Pracht
Erhabnes Bild stell' auf! Laß die Gewölbe
Wie frische Himmel blinken, Paradiese   9340
Von lebelosem Leben richte zu.
Voreilend ihren Tritten laß beblümt
An Teppich Teppiche sich wälzen; ihrem Tritt
Begegne sanfter Boden; ihrem Blick,
Nur Göttliche nicht blendend, höchster Glanz.   9345

LYNKEUS

      Schwach ist, was der Herr befiehlt,

      Tut's der Diener, es ist gespielt:

      Herrscht doch über Gut und Blut

      Dieser Schönheit Übermut.

      Schon das ganze Heer ist zahm,   9350

      Alle Schwerter stumpf und lahm,

      Vor der herrlichen Gestalt

      Selbst die Sonne matt und kalt,

      Vor dem Reichtum des Gesichts

      Alles leer und alles nichts.   9355

                   ab.

HELENA *zu Faust.*

Ich wünsche dich zu sprechen, doch herauf
An meine Seite komm! Der leere Platz

부질없는 일이다. 가서 보물에 보물을
쌓아올려 정리하라. 한번도 보지 못한 호화로움의
고귀한 광경을 만들어두어라! 둥근 천장이
맑은 하늘처럼 빛나게 하라, 낙원이   9340
생명 잃은 생명에서 설지어다.
그녀의 발걸음 발걸음마다 앞질러 꽃무늬
양탄자에 양탄자를 펼쳐라. 그녀의 발걸음을
부드러운 바닥이 만나게 하라. 그녀의 눈길을
최고의 광휘가 만나게 하라, 신 같은 그녀만은 눈부셔하지 않게.   9345

린케우스

　　사소하구나 성주께서 명령하시는 바,
　　하인이 행할 때, 그건 놀이나 다름없지.
　　하지만 재산도 생명도 이 아름다움의
　　높은 힘이 지배하고 있거든.
　　벌써 전체 군대가 온순해지고   9350
　　모든 검(劍)이 무뎌지고 마비되었으며
　　이 찬란한 자태 앞에서는
　　태양도 흐릿하고 차갑구나,
　　그 용모의 풍요 앞에서는
　　만물이 공허하고 만물이 무(無)로구나.   9355

퇴장.

헬레나 *파우스트에게.*

당신과 말씀 나누고 싶습니다, 올라서
제 곁으로 오십시오! 빈자리가

Beruft den Herrn und sichert mir den meinen.

FAUST

Erst knieend laß die treue Widmung dir

Gefallen, hohe Frau; die Hand, die mich   9360

An deine Seite hebt, laß mich sie küssen.

Bestärke mich als Mitregenten deines

Grenzunbewußten Reichs, gewinne dir

Verehrer, Diener, Wächter all' in Einem!

HELENA

Vielfache Wunder seh' ich, hör' ich an,   9365

Erstaunen trifft mich, fragen möcht' ich viel.

Doch wünscht' ich Unterricht, warum die Rede

Des Manns mir seltsam klang, seltsam und freundlich.

Ein Ton scheint sich dem andern zu bequemen,

Und hat ein Wort zum Ohre sich gesellt,   9370

Ein andres kommt, dem ersten liebzukosen.

FAUST

Gefällt dir schon die Sprechart unsrer Völker,

O so gewiß entzückt auch der Gesang,

Befriedigt Ohr und Sinn im tiefsten Grunde.

Doch ist am sichersten, wir übens gleich,   9375

Die Wechselrede lockt es, ruft's hervor.

주인을 부르고 있고 그래야 제 자리도 든든해집니다.

파우스트

우선 무릎 꿇어 충실한 헌신을 그대께

바치게 하십시오, 고귀한 여인이시여. 손에, 저를   9360

그대 곁으로 올리시는 손에 입맞춤하게 하십시오.

저를 그대의 한계를 모르는 제국[379]의

공동통치자로, 지지해 주십시오. 얻으십시오,

숭배자, 하인, 파수꾼 그 모두를 한 사람 안에서.

헬레나

여러 기적을 제가 보고, 제가 듣네요,   9365

참으로 놀랍군요, 묻고 싶은 게 많지만.

우선 알려주셨으면 좋겠어요, 왜 저 사람이 하는 말이

제게 기이하게 울리는지, 기이하면서도 다정하게 울리는지요.

소리 하나가 다른 소리에 응하는 것 같습니다,

또 말 하나가 귀에 들어오면,   9370

다른 말이 와서 처음 말을 애무하네요.[380]

파우스트

우리 백성들의 말투가 그대 마음에 드는군요

오 그럼 노래도 확실히 그대 마음을 사로잡겠네요,

귀와 감관을 가장 깊은 곳까지 만족시키겠네요.

하지만 가장 확실한 건, 우리가 그걸 바로 연습해 보는 겁니다,   9375

주고받는 말이 그것을 꾀어냅니다, 불러내고요.

---

379 미(美)의 제국.

380 여기서 괴테는 서구 시(詩) 운율의 역사적 근원을 시사하고 있다.

HELENA

So sage denn, wie sprech' ich auch so schön?

FAUST

Das ist gar leicht, es muß von Herzen gehn.

Und wenn die Brust von Sehnsucht überfließt,

Man sieht sich um und fragt —

HELENA

                          Wer mitgenießt.   9380

FAUST

Nun schaut der Geist nicht vorwärts, nicht zurück,

Die Gegenwart allein —

HELENA

                Ist unser Glück.

FAUST

Schatz ist sie, Hochgewinn, Besitz und Pfand;

Bestätigung, wer gibt sie?

HELENA

                Meine Hand.

CHOR

         Wer verdächt' es unsrer Fürstin   9385

헬레나

그럼 말해주세요, 어찌 하면 나도 그렇게 아름답게 말할 수 있나요?[381]

파우스트

그건 아주 쉬워요, 마음에서 우러나와야 하지요.

하여 가슴에 그리움이 넘쳐흐르면,

돌아보며 묻지요 ——

헬레나

　　　　　　누가 함께 즐길 건가를.　　　　　　　　　9380

파우스트

이제 정신은 앞도 뒤도 보지 않아요,

현재만이 ——

헬레나

　　　　우리의 행복이지요.

파우스트

보물이죠, 높은 소득이고, 소유이며 담보이죠.

보증, 그건 누가 주나요?

헬레나

　　　　　내 손이죠.

합창대

　　　　누가 의심하랴, 우리 왕비님도　　　　　　　　9385

---

381 이 질문에 파우스트가 각운을 맞추어 화답하고, 이어지는 대화에서, 지금까지 (음보를 헤아리
　　는) 고대 그리스 운율 트리메터로 이야기하던 헬레나도 (각운을 맞추는) 게르만 운율에 적응
　　하여 이야기한다. 이 운율의 화답이 두 사람의 결합을 언어적으로도 나타내고 있다. 운율의 결
　　합이 두 인물의 결합을 나타내는, 작품의 핵심적인 이 장면의 소재는 고대 페르시아의 옛 이야
　　기이다. 사산 왕조의 베람구어 왕과 그의 여자 노예에 관한 일화로 이 소재는 『서·동 시집』에
　　비교적 상세히 나온다.

Gönnet sie dem Herrn der Burg

Freundliches Erzeigen.

Denn gesteht, sämtliche sind wir

Ja Gefangene, wie schon öfter,

Seit dem schmählichen Untergang   9390

Ilios und der ängstlich –

labyrinthischen Kummerfahrt.

Fraun, gewöhnt an Männerliebe,

Wählerinnen sind sie nicht,

Aber Kennerinnen.   9395

Und wie goldlockigen Hirten

Vielleicht schwarzborstigen Faunen,

Wie es bringt die Gelegenheit,

Über die schwellenden Glieder

Vollerteilen sie gleiches Recht.   9400

Nah und näher sitzen sie schon

An einander gelehnet,

Schulter an Schulter, Knie an Knie,

Hand in Hand wiegen sie sich

Über des Throns   9405

Aufgepolsterter Herrlichkeit.

Nicht versagt sich die Majestät

Heimlicher Freuden

성의 영주께

다정한 표시 주실 거란 걸.

고백하거니와, 우린 모두가

정말이지 사로잡힌 사람들, 이미 종종

일리오스가 치욕적으로   9390

몰락한 이래, 두려운

미로 같은 근심의 뱃길에 오른 이래 그랬듯.

여자들은, 남자들의 사랑에 익숙하기에,

선택하는 사람은 아닙니다,

하지만 일가견이 있는 이들이죠.   9395

금빛 곱슬머리의 목동들에게든,

어쩌면 검은 털 난 파우누스들에게든,

기회만 오면,

포동포동한 팔다리를

똑같이 내주지요.   9400

가까이 더 가까이 두 사람은 앉아 있네요. 벌써

서로에게 기대고,

어깨에 어깨, 무릎에 무릎,

손에 손 서로를 흔들어주네요

옥좌의 푹신한   9405

호화로움 위에서.

전하께선 서슴지 않으시네요.

은밀한 기쁨을

> Vor den Augen des Volkes
>
> Übermütiges Offenbarsein. 9410

HELENA

Ich fühle mich so fern und doch so nah,

Und sage nur zu gern: Da bin ich! da!

FAUST

Ich atme kaum, mir zittert, stockt das Wort,

Es ist ein Traum, verschwunden Tag und Ort.

HELENA

Ich scheine mir verlebt und doch so neu, 9415

In dich verwebt, dem Unbekannten treu.

FAUST

Durchgrüble nicht das einzigste Geschick

Dasein ist Pflicht, und wärs ein Augenblick.

PHORKYAS *heftig eintretend.*

> Buchstabiert in Liebes-Fibeln,
>
> Tändelnd grübelt nur am Liebeln, 9420
>
> Müßig liebelt fort im Grübeln,
>
> Doch dazu ist keine Zeit.
>
> Fühlt ihr nicht ein dumpfes Wettern?

백성의 눈앞에서

대담하게 드러내기를.[382]   9410

헬레나

저 자신이 참 멀리 있는 듯도 하고 참 가까이 있는 듯도 하네요,

그저 말하고 싶네요. 여기 내가 있어요! 여기!라고.

파우스트

숨을 잘 못 쉬겠어요, 떨려요, 말이 막혀요,

이건 꿈입니다, 날과 장소가 사라졌어요

헬레나

나 자신이 다 산 것 같기도 하고 새로 사는 것 같기도 해요,   9415

그대 속으로 짜여 들어가, 그대 낯선 이에게 충실하네요.

파우스트

세상 단 한 번뿐인[383] 운명을 두고 너무 골똘히 생각 말아요,

존재하는 건 의무입니다, 비록 한순간이라 하여도.

포르키아스 *급히 들어서며.*

사랑의 입문서 속 글자를 하나하나 판독하고,

희롱하며 사랑놀음에나 몰두하고,   9420

한가롭게 골똘히 연애질을 계속하시는데,

하지만 그럴 시간이 없습니다.

무거운 뇌우의 기운을 느끼지 못하시나요?

---

382 파우스트와 헬레나의 운율을 통한 결합에 이어지는 합창대의 이 노래는, 신부에게 불러주는
   고대 그리스의 혼례축가(Hymenaeus) 형식의 차용이다. 파지 초고에 그렇게 명시되어 있기도
   하다. 특히 마지막 세 행에 이르면 공개적인 동침이 그려진다.
383 운명을 수식하는 "einzig"(하나뿐, 유일한)라는 형용사에, 단어의 뜻을 따르자면 쓸 수 없는 최
   상급 einzigst가 쓰였다.

Hört nur die Trompete schmettern,

Das Verderben ist nicht weit.   9425

Menelas mit Volkes-Wogen

Kommt auf euch herangezogen;

Rüstet euch zu herbem Streit!

Von der Siegerschar umwimmelt,

Wie Deiphobus verstümmelt   9430

Büßest du das Fraun-Geleit.

Bammelt erst die leichte Ware,

Dieser gleich ist am Altare

Neugeschliffnes Beil bereit.

FAUST

Verwegne Störung! widerwärtig dringt sie ein,   9435

Auch nicht in Gefahren mag ich sinnlos Ungestüm.

Den schönsten Boten, Unglücksbotschaft häßlicht ihn;

Du Häßlichste gar, nur schlimme Botschaft bringst du gern.

Doch diesmal soll dir's nicht geraten, leeren Hauchs

Erschüttere du die Lüfte. Hier ist nicht Gefahr,   9440

Und selbst Gefahr erschiene nur als eitles Dräun.

Signale, Explosionen von den Türmen, Trompeten und Zinken,

요란한 트럼펫 소리 좀 들어보시지요,

멸망이 멀지 않습니다.   9425

메넬라오스가 밀물 같은 보병을 이끌고

그대들에게로 다가오고 있어요.

격전을 위해 무장하세요!

승자들의 운집한 무리에 에워싸여,

데이포보스처럼 토막 나   9430

당신이 여인을 데려온 죗값을 치를 겁니다.[384]

가벼운 걸 우선 매달 거고,[385]

이이를 위해서도 마찬가지로 제단에

갈아놓은 도끼가 준비되어 있습니다.

파우스트

무엄한 방해다! 꺼림칙하게도 저 여자가 밀고 들어오는구나,   9435

위험 가운데라 할지라도 의미 없이 요란 떠는 건 내가 좋아하지 않는다.

불길한 전언은 가장 아름다운 사신(使臣)조차도 추하게 만드는 법이거늘.

가장 추한 여자 너는 나쁜 소식만 즐겨 가지고 오는구나.

하지만 이번에는 네가 원하는 대로 안 될 거다, 공허한 숨결로

너는 공기를 휘젓는데. 여기에 위험은 없다,   9440

위험이 있다 해도 그저 헛된 위협이리라.

신호들, 탑들의 폭발, 트럼펫들과 칭크[386]들,

---

384 포르키아스는 첫머리에서 했던 위협을 여기서 반복하고 있다.

385 합창대가 대들보에 매달릴 것이라는 뜻이다.(8928~29행 참조)『오디세이아』에서 아들 텔레
     마코스가 어머니에게 불충했던 시녀들을 그렇게 했다.

386 중세에서 바로크 시대까지 사용된 목관 취주 악기.

kriegerische Musik, Durchmarsch gewaltiger Heereskraft.

FAUST

Nein, gleich sollst du versammelt schauen

Der Helden ungetrennten Kreis:

Nur der verdient die Gunst der Frauen,

Der kräftigst sie zu schützen weiß.   9445

> *Zu den Heerführern, die sich von den Kolonnen*
>
> *absondern und herantreten.*

Mit angehaltnem stillen Wüten,

Das euch gewiß den Sieg verschafft,

Ihr, Nordens jugendliche Blüten,

Ihr, Ostens blumenreiche Kraft.

In Stahl gehüllt, vom Strahl umwittert,   9450

Die Schar, die Reich um Reich zerbrach,

Sie treten auf, die Erde schüttert,

Sie schreiten fort, es donnert nach.

An Pylos traten wir zu Lande,

Der alte Nestor ist nicht mehr,   9455

군악, 강력한 병력의 통과행진.

파우스트

아니, 당신은 당장, 집합한 사람들을 보셔야겠습니다,

일치단결된 영웅들의 무리를.

여성의 호의를 얻을 자격이 있는 자는

아주 힘 있게 여성을 지킬 줄 아는 자뿐입니다.　　　　　　9445

종대(縱隊) 행진에서 떨어져나와

다가오는 지휘관들에게.

억눌렸던 조용한 분노로써, 나아가라

그것이 너희에게 분명 승리를 가져오리니,

너희, 북쪽의 젊은 꽃들이여,

너희, 동쪽의 꽃다운 힘들이여.

강철에 감싸여, 광선에 에워싸여,　　　　　　　　　　　　9450

무리, 제국에 제국을 깨부수었던 무리,

그들이 등장한다, 땅이 뒤흔들린다,

그들이 진군한다, 천둥소리 뒤따른다.

필로스[387] 부근에서 우리는 상륙했다,

늙은 네스토르는 이젠 없다만,　　　　　　　　　　　　　　9455

387　펠로폰네소스 반도 서남쪽 끝의 큰 항구. 스파르타에 가까운 곳이고 트로이 전쟁에 참전해 활약했던 노장(老將) 네스토르의 도시였다.

Und alle kleinen Königsbande
Zersprengt das ungebundne Heer.

Drängt ungesäumt von diesen Mauern
Jetzt Menelas dem Meer zurück;
Dort irren mag er, rauben, lauern,   9460
Ihm war es Neigung und Geschick.

Herzoge soll ich euch begrüßen,
Gebietet Sparta's Königin,
Nun legt ihr Berg und Tal zu Füßen,
Und euer sei des Reichs Gewinn.   9465

Germane du! Corinthus Buchten
Verteidige mit Wall und Schutz,
Achaia dann mit hundert Schluchten
Empfehl' ich, Gote, deinem Trutz.

Nach Elis ziehn der Franken Heere,   9470

모든 작은 왕들의 도당들을
거칠 것 없는 군대가 깨뜨려버린다.

지체 없이 밀어붙여, 이 성벽들로부터
이제 메넬라오스를 바다로 다시 몰아내라.
거기서 길 잃고 강도짓하고 매복하겠지,   9460
그러는 게 그의 본디 성향이고 운명이니.

사령관들이여, 내가 너희를 환영하라고
스파르타의 왕비께서 명하신다,
이제 산과 골짜기를 그녀에게 바치거라,
얼을 나라가 너희의 것이 되게 하라.   9465

게르만인 그대! 코린토스의 만(灣)들을
보루와 참호로 방어하라,
그다음엔 수백 개의 협곡이 있는 아카이아[388]를
그대의 방어에 맡기노라, 고트인[389]이여.

엘리스를 향해 프랑켄 대군이 간다,   9470

---

388 코린토스와 그에 이어 등장하는 지명들, 아카이아, 엘리스, 메세네 ─ 스파르타가 수도인 라코
    니케도 메세네 안에 있다 ─, 아르골리스는, 각각 펠로폰네소스 반도의 북부, 북서부, 남서부,
    북동부 지역이다. 여기서 시계 반대 방향으로의 펠로폰네소스 반도 위의 지역 전체와 고대 그
    리스 제국들을 가리킨다.
389 게르만의 부족. 고딕 양식은 그들의 건축 양식이다. 이어지는 프랑켄인, 작센인, 노르만인도 다
    게르만의 부족들이다. 파우스트는 게르만 영주, 성주(城主)이다.

Messene sei der Sachsen Los,

Normanne reinige die Meere

Und Argolis erschaff' er groß.

Dann wird ein jeder häuslich wohnen,

Nach außen richten Kraft und Blitz;   9475

Doch Sparta soll euch überthronen,

Der Königin verjährter Sitz.

All-einzeln sieht sie euch genießen

Des Landes, dem kein Wohl gebricht;

Ihr sucht getrost zu ihren Füßen   9480

Bestätigung und Recht und Licht.

Faust steigt herab, die Fürsten schließen einen Kreis um ihn,

Befehl und Anordnung näher zu vernehmen.

CHOR

Wer die Schönste für sich begehrt,

Tüchtig vor allen Dingen

Seh er nach Waffen weise sich um;

Schmeichelnd wohl gewann er sich,   9485

Was auf Erden das Höchste;

Aber ruhig besitzt er's nicht:

Schleicher listig entschmeicheln sie ihm,

메세네는 작센인의 당첨이 되리라,
노르만인은 바다를 소탕하거라
그러면 아르골리스를 크게 얻으리라.

그다음엔 각자 정착하여 살 것이다,
밖으로는 국력과 위세를 떨라.   9475
그러나 여왕님의 고토(故土) 스파르타의
왕좌가 너희 위에 군림할지니.

그녀가 볼 것이다, 너희 모두가 제각기 즐기는 것을
어떤 평안도 깨지지 않는 이 땅을.
너희는 안심하고 그녀의 발치에서   9480
보증과 권리와 빛을 찾을 것이다.

파우스트가 내려온다. 제후들이 원을 그리며 그를 둘러싼다,
명령과 지시를 좀 더 가까이에서 들으려고.

합창대

최고로 아름다운 여인을 갈망하는 이,
만사에 앞서 유능하기를,
그이, 무기도 현명하게 돌아보기를.
그는 환심을 사서 잘 얻어냈다,   9485
지상 최고의 것을.
하지만 그걸 느긋이 소유하지는 못한다.
틈입자들이 간교하게 그녀를 그에게서 꾀어 가고

Räuber kühnlich entreißen sie ihm,
Dieses zu hinderen sei er bedacht.   9490

Unsern Fürsten lob' ich drum,
Schätz' ihn höher vor andern,
Wie er so tapfer klug sich verband
Daß die Starken gehorchend stehn
Jedes Winkes gewärtig.   9495
Seinen Befehl vollziehn sie treu,
Jeder sich selbst zu eignem Nutz
Wie dem Herrscher zu lohnendem Dank,
Beiden zu höchlichem Ruhmes-Gewinn.

Denn wer entreißet sie jetzt   9500
Dem gewaltgen Besitzer?
Ihm gehört sie, ihm sei sie gegönnt,
Doppelt von uns gegönnt, die er
Samt ihr zugleich innen mit sicherster Mauer
Außen mit mächtigstem Heer umgab.   9505

FAUST

Die Gaben, diesen hier verliehen —
An jeglichen ein reiches Land —
Sind groß und herrlich, laß sie ziehen!
Wir halten in der Mitte Stand.

강도들이 대담하게 그녀를 그에게서 채어 가니.
이를 막으려면, 그이 신중하기를.   9490

우리 성주님을 그래서 내가 찬양하지,
다른 누구보다 높이 평가하지,
그분이 그리 용감하고 현명하게 동맹을 맺어
강자들이 복종하며 서 있고
눈짓 하나에도 분부를 기다리니.   9495
그의 명령을 그들은 충실하게 완수하네,
각자 스스로에게는 자신의 이익이 주어지도록
지배자에게는 보답이 되는 감사가 주어지도록
둘 다에게 드높은 명성이라는 소득이 주어지도록.

그럴 것이 이제 누가 그녀를 앗아 가랴,   9500
막강한 소유주에게서?
그녀는 그의 것, 그녀 그에게 주어지라,
우리에 의해 갑절로 주어지라, 그가
그녀의 더불어 안으로는 가장 견고한 성벽으로써
밖으로는 가장 막강한 군대로써 감싼 우리에 의해.   9505

파우스트
여기 이들에게 주어질 하사품들은 ―
각자에게 기름진 땅 하나씩 ―
크고 찬란하거든, 그러니 나아가거라!
우리는 중앙에서 굳게 지키겠다.

Und sie beschützen um die Wette 9510
Ringsum von Wellen angehüpft,
Nichtinsel dich, mit leichter Hügelkette
Europens letztem Bergast angeknüpft.

Das Land, vor aller Länder Sonnen,
Sei ewig jedem Stamm beglückt, 9515
Nun meiner Königin gewonnen,
Das früh an ihr hinauf geblickt,

Als mit Eurotas Schilfgeflüster
Sie leuchtend aus der Schale brach,
Der hohen Mutter, dem Geschwister 9520
Das Licht der Augen überstach.

Dies Land, allein zu dir gekehret,
Entbietet seinen höchsten Flor;
Dem Erdkreis, der dir angehöret,
Dein Vaterland, o zieh es vor. 9525

Und duldet auch auf seiner Berge Rücken
Das Zackenhaupt der Sonne kalten Pfeil,

하여 저들은 경쟁하듯 지킨다,   9510
사방에서 파도가 뛰어올라도,
반도[390]여, 너를 지킨다, 가볍게 언덕들 이어지며
유럽의 마지막 산맥에 연결되는 너를.

이 땅, 모든 태양 같은 나라들에 앞서,
각각의 부족에게 영원히 복 있으라,   9515
이제 내 여왕의 것이 되었구나,
일찍이 그녀를 우러러보던 그 땅이.

에우로타스의 갈대 속삭임과 더불어,
그녀가 빛을 내며 알을 깨고 나왔을 때,[391]
고귀한 어머니, 형제자매들을   9520
그 두 눈의 눈빛이 압도했지.

이 땅, 오직 그대에게로만 향하며
최고의 꽃밭을 가져다주네,
그대가 소유한 온 세상보다 더,
그대의 조국을, 오 이 땅을 사랑하소서!   9525

그리고 그 산등성이들 위에서도
삐죽삐죽한 봉우리가 태양의 차가운 화살을 견뎌내고 있으니,

---

390 펠로폰네소스 반도. 스파르타, 코린토스, 올림피아 등을 포함하는 그리스의 동남쪽 부분.
391 헬레나의 탄생. 스파르타의 왕 틴다레오스의 아내 레다가 백조로 변신한 제우스와 정을 통해
    서 낳은 알에서 태어났다.

Läßt nun der Fels sich angegrünt erblicken,
Die Ziege nimmt genäschig kargen Teil.

Die Quelle springt, vereinigt stürzen Bäche,   9530
Und schon sind Schluchten, Hänge, Matten grün.
Auf hundert Hügeln unterbrochner Fläche
Siehst Wollenherden ausgebreitet ziehn.

Verteilt, vorsichtig abgemessen schreitet
Gehörntes Rind hinan zum jähen Rand;   9535
Doch Obdach ist den sämtlichen bereitet,
Zu hundert Höhlen wölbt sich Felsenwand.

Pan schützt sie dort, und Lebensnymphen wohnen
In buschiger Klüfte feucht erfrischtem Raum,
Und sehnsuchtsvoll nach höhern Regionen   9540
Erhebt sich zweighaft Baum gedrängt an Baum.

Alt-Wälder sind's! Die Eiche starret mächtig,
Und eigensinnig zackt sich Ast an Ast;
Der Ahorn mild, von süßem Safte trächtig,
Steigt rein empor und spielt mit seiner Last.   9545

Und mütterlich im stillen Schattenkreise
Quillt laue Milch bereit für Kind und Lamm;

이제 바위가 푸르게 보이게 하라,
염소가 빈약한 제 몫을 야금야금 뜯고 있다.

샘이 솟고, 합쳐져, 개울이 떨어진다,   9530
벌써 계곡들, 산비탈들, 초원들이 초록이다,
띄엄띄엄 이어지는 평지의 수많은 언덕들 위로
양 떼가 널리 흩어져가는 것을 보아라.

나누어져, 조심스럽게 따라 걷는다,
뿔 달린 소들이 깎아지른 가장자리를.   9535
하지만 그 모든 것들에게 피난처가 마련되어 있으니,
암벽이 휘어 수백 개의 동굴이 되었다.

거기선 판 신이 그들을 지켜주고, 생명의 요정들이
울창한 계곡 속 축축하고 신선한 공간에서 살고,
보다 높은 지대를 향한 그리움으로,   9540
가지 많은 나무에 나무들, 빼곡히 치솟는다.

태고의 숲들이다! 참나무가 우람하게 솟아
가지에 가지가 제멋대로 삐죽삐죽하다.
단풍나무는 온화하게, 달콤한 즙을 머금고
말쑥하게 뻗어 올라 제가 짊어진 것들과 유희한다.   9545

조용한 그늘 지역 안에서는 어머니처럼
따뜻한 젖이 솟는다, 아이와 양을 위해 준비된 것.

Obst ist nicht weit, der Ebnen reife Speise,
Und Honig trieft vom ausgehöhlten Stamm.

Hier ist das Wohlbehagen erblich, 9550
Die Wange heitert wie der Mund,
Ein jeder ist an seinem Platz unsterblich:
Sie sind zufrieden und gesund.

Und so entwickelt sich am reinen Tage
Zu Vaterkraft das holde Kind. 9555
Wir staunen drob; noch immer bleibt die Frage:
Ob's Götter, ob es Menschen sind?

So war Apoll den Hirten zugestaltet,
Daß ihm der schönsten einer glich;
Denn wo Natur im reinen Kreise waltet, 9560
Ergreifen alle Welten sich.
                              Neben ihr sitzend.
So ist es mir, so ist es dir gelungen,
Vergangenheit sei hinter uns getan;
O fühle dich vom höchsten Gott entsprungen,
Der ersten Welt gehörst du einzig an. 9565

Nicht feste Burg soll dich umschreiben!
Noch zirkt, in ewiger Jugendkraft

과일은 멀지 않은 곳에서, 평원의 무르익은 식사가 되고,
움푹 패인 나무줄기에서는 꿀이 뚝뚝 떨어진다.

여기서는 편안함이 유전된다,   9550
뺨이 상쾌하고 입도 그러하다,
각자가 제자리에서 불멸이니.
만인이 만족하고 건강하다.

하여 그렇게 맑은 날에 자라나
곱고 여리던 아이가 가장(家長)의 힘을 갖춘다.   9555
우리는 그걸 보고 놀라고, 이 의문만은 계속 남네.
이게 신들인가, 인간들인가?

그렇게 아폴론이 목자의 모습을 하고
가장 아름다운 이들 중의 하나가 그와 닮게 되었다.
자연이 순수한 순환 속에 주재하는 곳에서는   9560
모든 세계들이 서로를 사로잡지.
                    그녀의 곁에 앉으며.
이렇게 해서 제가, 이렇게 해서 당신이 해냈습니다.
과거를 이제, 뒤로 보내버립시다.
오 느껴보십시오, 그대 최고의 신에게서 태어났음을,
오로지 그대만이 최초의 세계에 속하십니다.   9565

탄탄한 성(城)도 그대를 가두어두어선 안 됩니다!
여전히 영원한 청춘의 힘으로 순환하고 있어요,

Für uns, zu wonnevollem Bleiben,

Arkadien in Spartas Nachbarschaft.

Gelockt, auf sel'gem Grund zu wohnen, 9570

Du flüchtetest ins heiterste Geschick;

Zur Laube wandeln sich die Thronen,

Arkadisch frei sei unser Glück!

우리를 위해서, 우리가 환희에 차 머물도록
아르카디아가, 스파르타의 이웃에서.

축복받은 땅에서 살라고 유혹받아,   9570
그대는 가장 밝은 운명 속으로 도피하신 겁니다.
옥좌가 정자로 변합니다,
우리의 행복, 아르카디아답게 자유롭기를!

[Schattiger Hain]

Der Schauplatz verwandelt sich durchaus. An eine Reihe

von Felsenhöhlen lehnen sich geschloßne Lauben.

Schattiger Hain bis an die rings umgebende Felsensteile hinan.

Faust und Helena werden nicht gesehen.

Der Chor liegt schlafend verteilt umher.

PHORKYAS

Wie lange Zeit die Mädchen schlafen, weiß ich nicht,

Ob sie sich träumen ließen was ich hell und klar   9575

Vor Augen sah, ist ebenfalls mir unbekannt.

Drum weck' ich sie. Erstaunen soll das junge Volk;

Ihr Bärtigen auch, die ihr da drunten sitzend harrt,

Glaubhafter Wunder Lösung endlich anzuschaun —

Hervor! hervor! Und schüttelt eure Locken rasch;   9580

Schlaf aus den Augen! Blinzt nicht so und hört mich an!

CHOR

Rede nur, erzähl', erzähle, was sich Wunderlichs begeben,

Hören möchten wir am liebsten, was wir gar nicht glauben können;

Denn wir haben Langeweile, diese Felsen anzusehn.

[그늘진 숲]

무대가 완전히 바뀐다. 줄지어 있는 동굴들에
문 닫힌 정자들이 기대어 있다.
그늘진 숲이 사방을 둘러싼 경사진 바위들까지 이어진다.
파우스트와 헬레나는 보이지 않는다. 합창대가 잠든 채
여기저기 나뉘어 누워 있다.[392]

포르키아스

얼마나 오래 저 처녀들이 자고 있는 건지 모르겠네,
쟤네들이, 내가 환히 똑똑하게   9575
눈앞에 보았던 것을, 꿈에서 보고 있는 것인지도 모르겠네.
그러니 깨우자. 이 어린 백성은 놀랄 거야.
그 아래 앉아서 기다리고만 있는 그대들 털보들도 그렇고,[393]
믿을 만한 기적들의 결말을 끈기 있게 보려고 기다리는 그대들 —
나오라! 나오라! 너희의 곱슬머리를 얼른 흔들어라.   9580
눈에서 잠을 털어내라! 그렇게 눈 깜빠거리지 말고 내 말 잘 들으라!

합창대

말 좀 해봐요, 얘기해, 얘기해 줘요, 무슨 놀라운 일이 있는지,
전혀 믿을 수 없는 이야기 듣기를 우리는 제일 좋아하지,
노상 바위들만 보고 있자니 심심하니까.

---

392 여기서 괴테는 특이하게 깊은 무대를 구상하고 있다.
393 느닷없이 관객을 향해 말하고 있다.

PHORKYAS

Kaum die Augen ausgerieben, Kinder, langeweilt ihr schon!   9585

So vernehmt: in diesen Höhlen, diesen Grotten, diesen Lauben

Schutz und Schirmung war verliehen, wie idyllischem Liebespaare,

Unserm Herrn und unsrer Frauen.

CHOR

                Wie, da drinnen?

PHORKYAS

                                Abgesondert

Von der Welt, nur mich, die eine, riefen sie zu stillem Dienste.

Hochgeehrt stand ich zur Seite, doch, wie es Vertrauten ziemet,   9590

Schaut' ich um nach etwas andrem. Wendete mich hier und dorthin,

Suchte Wurzeln, Moos und Rinden, kundig aller Wirksamkeiten,

Und so blieben sie allein.

CHOR

Tust du doch, als ob da drinnen ganze Weltenräume wären,

Wald und Wiese, Bäche, Seen; welche Märchen spinnst du ab!   9595

PHORKYAS

Allerdings, ihr Unerfahrnen! das sind unerforschte Tiefen:

Saal an Sälen, Hof an Höfen, diese spürt' ich sinnend aus.

Doch auf einmal ein Gelächter echot in den Höhlen-Räumen;

Schau' ich hin, da springt ein Knabe von der Frauen Schoß zum Manne

포르키아스

눈을 부비자마자, 얘들아, 벌써 심심하단 말이냐!³⁹⁴   9585

그럼 들어봐라. 이 암굴들 속, 이 동굴들 속, 이 정자들 속에서

보호받고 지켜지고 계셔, 목가(牧歌) 속 연인들처럼,

우리의 성주님과 우리의 왕비님이.

합창대

　　　　　　　　어떻게요, 저 안에서?

포르키아스

　　　　　　　　　　　　세상으로부터

격리되어, 오직 나, 한 사람만 조용히 시중들도록 부르셨다.

지극히 영광스러워하며 나는 곁을 지켰지, 하지만, 측근답게   9590

다른 뭔가를 찾아 둘러보고 다녔지. 몸을 여기저기로 향하며

뿌리들, 이끼들, 나무껍질들을 찾았지, 온갖 약효를 알고 있는.

그렇게 두 분은 단 둘이서만 남으셨지.

합창대

말하는 게 마치 저 안에 온 세계가 다 들어 있다는,

숲과 풀밭, 시내, 호수 들이 다 있다는 투인데,³⁹⁵ 무슨 동화를 지어내는 거예요! 9595

포르키아스

아무렴, 너희 미숙한 것들아! 그건 미답(未踏)의 깊이란다.

홀에 홀이, 뜰에 뜰이 연이어져, 이것들을 나는 신중히 탐색했지.

그런데 갑자기 동굴들의 공간에서 큰 웃음소리가 메아리쳤어.

그리로 보니, 거기 사내애 하나가 왕비의 품에서 나와 그 남편에게로 튀어 가는 거야,

---

394 합창대를 향한 말이기도 하지만 관객을 향한 말로도 들린다. "관객 모독"이다.

395 방대한 『파우스트』 제2부의 규모와 허구성에 대한 암시로 읽히기도 하는 구절이다.

Von dem Vater zu der Mutter; das Gekose, das Getändel,   9600
Töriger Liebe Neckereien, Scherzgeschrei und Lustgejauchze
Wechselnd übertäuben mich.

Nackt, ein Genius ohne Flügel, faunenartig ohne Tierheit,
Springt er auf den festen Boden; doch der Boden gegenwirkend
Schnellt ihn zu der luft'gen Höhe, und im zweiten, dritten Sprunge   9605
Rührt er an das Hochgewölb

Ängstlich ruft die Mutter: Springe wiederholt und nach Belieben,
Aber hüte dich, zu fliegen, freier Flug ist dir versagt.
Und so mahnt der treue Vater: In der Erde liegt die Schnellkraft,
Die dich aufwärts treibt; berühre mit der Zehe nur den Boden   9610
Wie der Erdensohn Antäus bist du alsobald gestärkt.
Und so hüpft er auf die Masse dieses Felsens, von der Kante
Zu dem andern und umher, so wie ein Ball geschlagen springt.

Doch auf einmal in der Spalte rauher Schlucht ist er verschwunden,
Und nun scheint er uns verloren. Mutter jammert, Vater tröstet,   9615
Achselzuckend steh ich ängstlich. Doch nun wieder welch Erscheinen.
Liegen Schätze dort verborgen? Blumenstreifige Gewande
Hat er würdig angetan.
Quasten schwanken von den Armen, Binden flattern um den Busen,
In der Hand die goldne Leier, völlig wie ein kleiner Phöbus   9620

아버지에게게서 어머니에게게로, 애무하고 장난치며,   9600
온갖 바보 같은 사랑의 놀림들, 농담 소리와 즐거운 외침
번갈아가며 내 귀를 먹먹하게 하네.
벌거벗은, 날개 없는 천사, 목신 파우누스 같지만 짐승티는 없고
단단한 땅 위로 튀어 오르는 거야, 땅은 반작용을 하며
그 애를 공중 높이로 쳐올리고, 하여 두 번째와 세 번째 도약에서   9605
그는 높은 천장에 닿았어.

불안하게 어머니가 외치지. 마음껏 뛰고 또 뛰어라,
하지만 날지는 않도록 조심해라, 넌 훨훨 날도록 생겨나진 않았어.
엄정한 아버지도 경고하지. 땅속에 탄력(彈力)이 들어 있다.
너를 위로 밀어 올리는 힘, 발끝이 땅에 닿기만 해도,   9610
너는 금방 땅의 아들 안타이오스처럼 강해진단다.
하니 그 아이가 이 바윗덩이 위로 뛰어오르는구나, 한 모서리에서
다른 모서리로, 이리저리, 공처럼 부딪치며 튀는구나.

하지만 갑자기 거친 계곡 틈에서 아이가 사라졌네,
우린 그 아이를 잃은 것 같았지. 어머니는 비탄하고, 아버지는 위로하고   9615
난 어깨 움찔하며 불안하게 서 있었어. 하지만 다시 놀라운 출현.
저기 보물들이 숨겨져 있었나? 아이가 꽃 줄무늬 의상을
기품 있게 걸쳤구나.
두 팔에서는 술장식이 달랑거리고, 가슴 둘레엔 띠가 펄렁거린다,
손에는 황금 칠현금을 들고, 완전히 어린 포이보스[396] 같구나   9620

---

396 포이보스(아폴론)는 음악의 신이기도 하며, 그가 들고 있는 칠현금은 음악의 상징이다.

Tritt er wohlgemut zur Kante, zu dem Überhang; wir staunen.

Und die Eltern vor Entzücken werfen wechselnd sich ans Herz.

Denn wie leuchtet's ihm zu Haupten? Was erglänzt, ist schwer zu sagen,

Ist es Goldschmuck, ist es Flamme übermächtiger Geisteskraft.

Und so regt er sich gebärdend, sich als Knabe schon verkündend   9625

Künftigen Meister alles Schönen, dem die ewigen Melodien

Durch die Glieder sich bewegen; und so werdet ihr ihn hören,

Und so werdet ihr ihn sehn zu einzigster Bewunderung.

CHOR

       Nennst du ein Wunder dies,

       Creta's Erzeugte?   9630

       Dichtend belehrendem Wort

       Hast du gelauscht wohl nimmer?

       Niemals noch gehört Ioniens,

       Nie vernommen auch Hellas

       Urväterlicher Sagen   9635

       Göttlich-heldenhaften Reichtum?

       Alles was je geschieht

       Heutigen Tages

       Trauriger Nachklang ist's

       Herrlicher Ahnherrntage   9640

       Nicht vergleicht sich dein Erzählen

       Dem, was liebliche Lüge

       Glaubhaftiger als Wahrheit

기분 좋게 모서리로 내딛고, 절벽으로 내딛네. 우린 놀라고.
부모는 황홀해서 번갈아 서로의 품에다 몸을 던지네.
그럴 것이, 어째 머리가 저리 빛나나? 뭐가 빛을 내는지 말하기 어렵네,
황금 장식인지, 압도적인 정신력이 내뿜는 불꽃인지.
하여 저렇게 움직이네, 소년인데 벌써부터   9625
장래에 모든 아름다움의 명인이 될 것을 알리며, 영원한 선율이
그 온몸을 흐르네, 하여 너희들 그 노래를 듣게 된다면
너희들 그 모습을 보게 된다면, 다시없이 감탄할 것이다.

합창대

> 너 이것을 기적이라 하느냐,
> 크레타에서 태어난 자야?   9630
> 시로 쓰여 가르침 담은 말엔
> 아마 넌 한번도 귀 기울인 적 없었을걸?
> 이오니아 말은 한번도 들어보지 못했을걸,
> 들어본 적 없을걸, 헬라스의
> 선조들의 설화,   9635
> 신들, 영웅들로 가득한 이야기도?
>
> 모든 건, 오늘날
> 일어나고 있는 모든 건
> 찬란했던 선인들의 나날의
> 서글픈 여운이지.   9640
> 네가 들려주는 이야기가 비교나 되겠나,
> 사랑스러운 거짓말[397]이
> 진실보다 더 믿을 만하게

Von dem Sohne sang der Maja.

Diesen zierlich und kräftig doch   9645
Kaum geborenen Säugling
Faltet in reinster Windeln Flaum,
Strenget in köstlicher Wickeln Schmuck
Klatschender Wärterinnen Schar
Unvernünftigen Wähnens.   9650
Kräftig und zierlich aber zieht
Schon der Schalk die geschmeidigen
Doch elastischen Glieder
Listig heraus, die purpurne
Ängstlich drückende Schale   9655
Lassend ruhig an seiner Statt.
Gleich dem fertigen Schmetterling
Der aus starrem Puppenzwang
Flügel entfaltend behendig schlüpft
Sonnedurchstrahlten Äther kühn   9660
Und mutwillig durchflatternd.

So auch er, der Behendeste,

마이아의 아들에 관해 노래하는 것에.³⁹⁸

이 사랑스럽고도 우람하지만   9645
갓 태어난 젖먹이를
가장 깨끗한 기저귀 보송보송 채워
값진 포대기의 장식으로 꼭꼭 여미네,
분별 없는 망상으로
재잘거리는 보모들의 무리가.   9650
하지만 힘세고 사랑스러운
그 장난꾸러기는 벌써 보드랍지만
탄력 있는 팔다리를
영리하게 빼내네, 답답하게 꼭 끼는
자색 강보는 그대로   9655
자기 자리에 놔두고.
딱딱한 고치의 억압을 방금
떨치고 나온 다 큰 나비와도 같네.
날개를 펴며 날쌔게 미끄러져 나오는 나비,
태양광 속속들이 스민 정기(精氣)를 가르며   9660
대담하게 마음껏 날개 쳐가며.

그렇게 그, 가장 날쌘 아이 또한

---

397 "사랑스러운 거짓말이/진실보다 더 믿을 만하게"라는 이 구절은 문학에 대한 정의로 자주 인
    용된다.
398 티탄 아틀라스의 딸 마이아가 제우스와의 사이에서 아들 헤르메스를 낳은 이야기를 말한다.
    헤르메스는 태어나자마자 요람에서 기어 나올 정도로 조숙했다.

Daß er Dieben und Schälken,

Vorteilsuchenden allen auch

Ewig günstiger Dämon sei,   9665

Dies betätigt er alsobald

Durch gewandteste Künste.

Schnell des Meeres Beherrscher stiehlt

Er den Trident, ja dem Ares selbst

Schlau das Schwert aus der Scheide;   9670

Bogen und Pfeil dem Phöbus auch,

Wie dem Hephästos die Zange;

Selber Zeus, des Vaters, Blitz

Nähm' er, schreckt' ihn das Feuer nicht;

Doch dem Eros siegt er ob   9675

In beinstellendem Ringerspiel,

Raubt auch Cyprien, wie sie ihm kos't,

Noch vom Busen den Gürtel.

Ein reizendes, reinmelodisches Saitenspiel erklingt aus der Höhle.

Alle merken auf und scheinen bald innig gerührt. Von hier an bis

zur bemerkten Pause durchaus mit vollstimmiger Musik.

도둑들과 악당들,

이득을 찾는 모든 이들에게까지

영원히 호의적인 수호령이 되겠지.   9665

저 아이는 그걸 금방

지극히 능숙한 기술들로 실행하는구나.

바다의 지배자에게서 잽싸게

삼지창을 훔치고, 아레스가 찬 칼도

영리하게 칼집에서 빼 온다,   9670

활과 화살을 포이보스에게서도 빼 오고,

헤파이스토스에게서 쇠집게를 훔친다.

아버지, 제우스의 번개까지도

가져오겠지, 불이 무섭지만 않다면.

에로스는   9675

다리걸기 씨름으로 이기고,

키프리아에게서도, 그녀가 그를 애무할 때,

가슴에서 허리띠를 훔쳐 온다.[399]

매력적인, 맑은 선율의 현악기 연주 소리가 동굴에서 울려 나온다.

모두가 주의 깊게 듣고 곧 깊이 감동받은 듯 보인다.

여기서부터 별도 표시된 휴지까지는 계속해서 풍부한[400] 음악.

---

399 어린 헤르메스는 도둑으로 유명한데 여기서 그것이 언급되고 있다. 헤르메스는 태어난 날 아
폴론의 소 떼를 훔치고 그에게 칠현금을 보상으로 주었다고 한다.

400 vollstimmig: 음역과 음향, 악기가 다양한. 이런 음악이 거의 장면 끝부분(9938행)까지 지속되
어서 이 장면은 음악극 같은 인상을 강하게 준다.

PHORKYAS

Höret allerliebste Klänge,

Macht euch schnell von Fabeln frei,   9680

Eurer Götter alt Gemenge

Laßt es hin, es ist vorbei.

Niemand will euch mehr verstehen,

Fordern wir doch höhern Zoll:

Denn es muß von Herzen gehen,   9685

Was auf Herzen wirken soll.

Sie zieht sich nach den Felsen zurück.

CHOR

Bist du, fürchterliches Wesen,

Diesem Schmeichelton geneigt,

Fühlen wir, als frisch genesen,

Uns zur Tränenlust erweicht.   9690

Laß der Sonne Glanz verschwinden,

Wenn es in der Seele tagt,

Wir im eignen Herzen finden

Was die ganze Welt versagt.

Helena, Faust, Euphorion in dem oben beschriebenen Kostüm.

포르키아스

　　저 너무나도 아름다운 음향들을 들으라,

　　얼른 동화에서 벗어나라,　　　　　　　　　　　　9680

　　너희의 신들의 낡아빠진 무리는,

　　보내버려라, 지나간 얘기다.

　　아무도 더는 너희를 이해하려 않지만

　　우리는 보다 높은 통행세를 요구한다.

　　가슴에 가 닿아야 할 것은　　　　　　　　　　　9685

　　가슴으로부터 나와야 하니까.

　　　　　　그녀가 바위를 향해 뒤로 물러난다.

합창대

　　너, 무서운 존재인 네가,

　　마음을 어루만지는 이 음(音)은 좋아하는구나.

　　우리는 느낀다, 방금 병에서 회복한 듯,

　　눈물 나게 우리 마음 부드러워졌음을.　　　　　　9690

　　태양의 광채는 사라지게 하라,

　　영혼 속에서 날이 밝아오면

　　우리가 자신의 가슴속에서 찾으리라,

　　온 세계도 주지 못하는 것을.

　　헬레나, 파우스트, 그리고 에우포리온이 앞에서 묘사한 의상을 입고.

EUPHORION

Hört ihr Kindeslieder singen,　　　　　　　9695

Gleich ist's euer eigner Scherz;

Seht ihr mich im Takte springen,

Hüpft euch elterlich das Herz.

HELENA

Liebe, menschlich zu beglücken,

Nähert sie ein edles Zwei,　　　　　　　9700

Doch zu göttlichem Entzücken

Bildet sie ein köstlich Drei.

FAUST

Alles ist sodann gefunden:

Ich bin dein, und du bist mein;

Und so stehen wir verbunden,　　　　　　　9705

Dürft es doch nicht anders sein!

CHOR

Wohlgefallen vieler Jahre

In des Knaben mildem Schein

Sammelt sich auf diesem Paare.

O, wie rührt mich der Verein!　　　　　　　9710

EUPHORION

Nun laßt mich hüpfen,

Nun laßt mich springen,

Zu allen Lüften

Hinauf zu dringen

에우포리온

동요 부르는 걸 들으시면   9695
그건 곧 두 분에게 나름의 재미죠.
내가 박자 맞추어 튀어 오르는 것을 보시면
두 분은 부모답게 가슴이 쿵쾅쿵쾅 뛰죠.

헬레나

사랑, 인간적인 행복을 누리라고,
그것은 고귀한 둘을 가까워지게 하지만   9700
신적인 즐거움을 위해서는
사랑이 귀한 셋을 만든다.

파우스트

모든 것을 이제 다 얻었으니
내가 그대 것이요, 그대는 내 것.
이렇게 우리 결합되어 있으니,   9705
절대 변할 수는 없어요!

합창대

긴 세월 누렸던 기쁨이
소년의 부드러운 모습 가운데서
이 한 쌍 위에 모아졌네
오, 이 결합은 얼마나 감동적인지!   9710

에우포리온

이제 나를 뛰어오르게 해주세요,
이제 나를 뛰어오르게 해주세요,
하늘 높이높이
솟구치려는 게

Ist mir Begierde   9715

Sie faßt mich schon.

FAUST

Nur mäßig! mäßig!

Nicht ins Verwegne,

Daß Sturz und Unfall

Dir nicht begegne,   9720

Zugrund uns richte

Der teure Sohn.

EUPHORION

Ich will nicht länger

Am Boden stocken;

Laßt meine Hände,   9725

Laßt meine Locken,

Laßt meine Kleider,

Sie sind ja mein.

HELENA

O denk'! o denke,

Wem du gehörest!   9730

Wie es uns kränke

Wie du zerstörest

Das schön errungene

Mein, Dein und Sein.

CHOR

Bald lös't, ich fürchte,   9735

나의 갈망이죠, 9715

갈망이 벌써 날 사로잡았어요.

파우스트

좀 적당히 해라! 적당히!

무모한 짓일랑 하지 마라

추락하거나 다치는 일이

네게 닥치지 않도록 9720

소중한 아들이

우리를 파멸시키지 않도록.

에우포리온

이제 더는

땅바닥에 붙들려 있지 않겠어요.

내 손을 놓아주세요, 9725

내 머리카락을 놓아주세요,

내 옷을 놓아주세요,

이건 다 내 거잖아요.

헬레나

오 생각해 보렴! 오 생각해,

네가 누구 자식인지! 9730

우릴 얼마나 마음 상하게 할지.

네가 부수기라도 한다면,

가장 아름답게 획득한

내 것, 네 것, 그의 것을.

합창대

두렵습니다만, 머지않아 9735

Sich der Verein!

HELENA UND FAUST

Bändige! bändige!

Eltern zu Liebe

Überlebendige,

Heftige Triebe!   9740

Ländlich im Stillen

Ziere den Plan.

EUPHORION

Nur euch zu Willen

Halt ich mich an.

Durch den Chor sich schlingend und ihn zum Tanze fortziehend.

Leichter umschweb' ich hie   9745

Muntres Geschlecht.

Ist nun die Melodie,

Ist die Bewegung recht?

HELENA

Ja, das ist wohlgetan,

Führe die Schönen an   9750

Künstlichem Reihn.

FAUST

Wäre das doch vorbei!

Mich kann die Gaukelei

Gar nicht erfreun.

저 결합이 해체되겠네!

헬레나와 파우스트

억눌러라! 억눌러!

부모를 위해서라도

과도히 생명 넘치는

격렬한 충동들을!   9740

시골에서처럼 조용히

벌판을 가꾸자꾸나.

에우포리온

오직 두 분의 뜻을 따라

제가 참아요.

　　요리조리 합창대를 뚫고 다니며 춤추자고 잡아끌며.

좀 더 가볍게 난 여기   9745

즐거운 사람들 가운데 떠다녀요.

선율이 있는데

이 동작이 맞나요?

헬레나

그래, 그렇게 하면 된다.

예쁜 여자들을 인도해   9750

멋진 대열을 만들거라.

파우스트

이런 짓 좀 끝났으면!

이런 눈속임이 난

전혀 즐겁질 않구나.

Euphorion und Chor tanzend und singend bewegen sich

in verschlungenem Reihen.

CHOR

Wenn du der Arme Paar   9755

Lieblich bewegest,

Im Glanz dein lockig Haar

Schüttelnd erregest,

Wenn dir der Fuß so leicht

Über die Erde schleicht,   9760

Dort und da wieder hin

Glieder um Glied sich ziehn,

Hast du dein Ziel erreicht

Liebliches Kind;

All' unsre Herzen sind   9765

All dir geneigt.

Pause.

EUPHORION

Ihr seid so viele

Leichtfüßige Rehe,

Zu neuem Spiele

Frisch aus der Nähe,   9770

Ich bin der Jäger

에우포리온과 합창대가 춤추며 노래하며
서로 얽힌 열을 이루어서 움직인다.

합창대

네가 두 팔을   9755
사랑스럽게 움직이면
광채에 싸여 네 곱슬머리를
늘어뜨리며 나부끼게 하면,
네 발이 그렇게나 가볍게
땅 위를 가만가만 가면,   9760
여기저기로 다시금
팔다리를 하나씩 뻗으면,
너는 네 목적을 이룬 것,
사랑스러운 아이야
우리 모두의 마음이   9765
온통 네게로 기울었단다.

휴지.

에우포리온

너희 참 많기도 한
발 가벼운 노루들.
새로운 놀이를 하려고
생기발랄하게 곁에서 나왔구나,   9770
나는 사냥꾼,

Ihr seid das Wild.

CHOR

Willst du uns fangen

Sei nicht behende,

Denn wir verlangen   9775

Doch nur am Ende

Dich zu umarmen

Du schönes Bild!

EUPHORION

Nur durch die Haine!

Zu Stock und Steine!   9780

Das leicht Errungene

Das widert mir,

Nur das Erzwungene

Ergetzt mich schier.

HELENA UND FAUST

Welch ein Mutwill! welch ein Rasen!   9785

Keine Mäßigung ist zu hoffen.

Klingt es doch wie Hörnerblasen

Über Tal und Wälder dröhnend,

Welch ein Unfug! welch Geschrei!

너희는 들짐승.

합창대

우릴 잡으려거든
너무 잽싸진 마라,
우리가 바라는 건   9775
다만, 결국
널 품에 안는 거니까.
너 아름다운 모습을.[401]

에우포리온

숲을 가로질러 가라!
그루터기와 돌을 향해!   9780
쉽게 정복한 것,
그런 건 싫어요,
강제로 얻어낸 것,
그것만이 날 실로 즐겁게 하죠.

헬레나와 파우스트

이 무슨 방자함인지! 이 무슨 미친 짓인지!   9785
절제라고는 도무지 바랄 수가 없구나.
뿔피리 소리 같은 것이 울려
골짜기와 숲을 진동시키네,
이 무슨 난동인가! 이 무슨 법석인가!

---

401 에우포리온의 앞 대사의 마지막 행 "너희는 들짐승"의 원문 "Ihr seid das Wild"와 이 합창대
    대사의 마지막 행 "너 아름다운 모습을"의 원문 "Du schönes Bild"는 각운이 맞아, 서로를 가
    리키는 말이 소리에서도 조응하고 있다.

CHOR *einzeln schnell eintretend.*

Uns ist er vorbeigelaufen,   9790

Mit Verachtung uns verhöhnend,

Schleppt er von dem ganzen Haufen

Nun die Wildeste herbei.

EUPHORION *ein junges Mädchen hereintragend.*

Schlepp' ich her die derbe Kleine

Zu erzwungenem Genusse.   9795

Mir zur Wonne, mir zur Lust

Drück' ich widerspenstige Brust,

Küß ich widerwärtigen Mund,

Tue Kraft und Willen kund.

MÄDCHEN

Laß mich los! In dieser Hülle   9800

Ist auch Geistes Mut und Kraft,

Deinem gleich ist unser Wille

Nicht so leicht hinweggerafft.

Glaubst du wohl mich im Gedränge?

Deinem Arm vertraust du viel!   9805

Halte fest, und ich versenge

Dich, den Toren, mir zum Spiel.

Sie flammt auf und lodert in die Höhe.

Folge mir in leichte Lüfte,

Folge mir in starre Grüfte,

Hasche das verschwundne Ziel.   9810

합창대 *하나씩 재빨리 들어오며.*

우릴 지나쳐 가버렸어요.   9790

우릴 멸시하며 비웃으면서

끌고 오네, 전체 무리 중에서

제일 야성적인 애를.

에우포리온 *어린 소녀 하나를 안아 들고 들어오며.*

제일 억센 작은 애를 끌고 와요

강제로 얻어내는 즐거움을 위해.   9795

희열에 차서, 욕망에 차서

이 뻗대는 가슴을 내리눌러요.

피하는 입에 입 맞추어요,

힘과 의지를 알려주는 거죠.

소녀

날 놔줘! 내 몸속에도   9800

영의 기운과 힘이 있어,

우리 의지도 네 의지처럼

그리 쉽게 낚아채지진 않아.

날 궁지에 몰았다고 믿는 거지?

네 팔힘을 너무 믿는구나!   9805

단단히 버티겠어, 그리고 널,

바보 같은 녀석을, 불로 그을려주겠어, 장난 삼아.

　　　그녀가 불꽃으로 타올라 공중으로 활활 타오른다.

날 따라와 봐, 가벼운 공기 속으로

날 따라와 봐, 딱딱한 구덩이 속으로

붙잡아 봐, 사라진 목표물을.   9810

EUPHORION *die letzten Flammen abschüttelnd.*

Felsengedränge hier

Zwischen dem Waldgebüsch,

Was soll die Enge mir,

Bin ich doch jung und frisch.

Winde, sie sausen ja,   9815

Wellen, sie brausen da

Hör' ich doch beides fern

Nah wär ich gern.

Er springt immer höher Fels auf.

HELENA, FAUST UND CHOR

Wolltest du den Gemsen gleichen?

Vor dem Falle muß uns graun.   9820

EUPHORION

Immer höher muß ich steigen,

Immer weiter muß ich schaun.

Weiß ich nun, wo ich bin!

Mitten der Insel drin,

Mitten in Pelops Land,   9825

Erde – wie seeverwandt.

CHOR

Magst nicht in Berg und Wald

에우포리온 *마지막 불꽃들을 털어내며.*

덤불숲 사이

여기 빼곡한 바위들,

협곡이 내게 무어겠나,

난 젊고 생생한데.

바람들, 씽씽 불잖아   9815

파도들, 쏴쏴 하잖아

하지만 둘 다 아득히 들리네

가까이 가고 싶구나.

      점점 더 높이 바위 위쪽으로 뛰어오른다.

헬레나, 파우스트 그리고 합창대

너 산양처럼 되려느냐?

네가 떨어질까 우린 무섭다.   9820

에우포리온

점점 더 높이 올라야겠어요,

점점 더 멀리 보아야겠어요.

    이제 알겠는걸요, 내가 어디 있는지!

    섬 한가운데죠,

    펠로프스의 땅[402] 한가운데,   9825

    땅과 바다가 한 핏줄인 곳.

합창대

    산과 숲 속에서

---

402 펠로폰네소스 반도를 가리킨다. 고대 그리스인들이 '영웅(pelops)의 섬(nesos)'이라고 한 데서
    이름이 유래했다.

Friedlich verweilen,

Suchen wir alsobald

Reben in Zeilen,   9830

Reben am Hügelrand;

Feigen und Apfelgold.

Ach in dem holden Land

Bleibe du hold!

EUPHORION

Träumt ihr den Friedenstag?   9835

Träume, wer träumen mag.

Krieg! ist das Losungswort.

Sieg! und so klingt es fort.

CHOR

Wer im Frieden

Wünschet sich Krieg zurück,   9840

Der ist geschieden

Vom Hoffnungsglück.

EUPHORION

Welche dies Land gebar

Aus Gefahr in Gefahr,

Frei, unbegrenzten Mut's,   9845

Verschwendrisch eignen Bluts,

Den nicht zu dämpfenden

Heiligen Sinn

Alle den Kämpfenden

평화롭게 머물면 안 되겠니,
우리는 이제 곧 따려 한단다,
줄지어 선 포도를   9830
언덕가에 늘어선 포도를.
무화과며 황금 같은 사과도.
이 아리따운 땅에, 아,
너도 아리땁게 머물렴!

에우포리온

평화의 날을 꿈꾸시나?   9835
꿈꾸고 싶은 사람은, 꿈꾸길.
전쟁! 이 나의 구호.
승리! 라고 잇달아 울리지.

합창대

평화 속에 있으면서
전쟁으로 돌아가기를 소망하는 사람,   9840
그는 희망이라는 행복과는
갈라선 사이.

에우포리온

이 땅이 낳은 이들
이 위험에서 벗어나 저 위험 속으로 들며
자유롭게, 한계 없는 용기로   9845
자신의 피를 아낌없이 쏟는 사람들,
그 억누를 수 없는
신성한 뜻을 위해
싸우는 모든 사람들에게

Bring es Gewinn! 9850

CHOR

Seht hinauf, wie hoch gestiegen!

Und er scheint uns doch nicht klein.

Wie im Harnisch, wie zum Siegen,

Wie von Erz und Stahl der Schein.

EUPHORION

Keine Wälle, keine Mauern, 9855

Jeder nur sich selbst bewußt;

Feste Burg, um auszudauern,

Ist des Mannes ehrne Brust.

Wollt ihr unerobert wohnen,

Leicht bewaffnet rasch ins Feld; 9860

Frauen werden Amazonen

Und ein jedes Kind ein Held.

CHOR

Heilige Poesie,

Himmelan steige sie,

Glänze, der schönste Stern, 9865

Fern und so weiter fern,

Und sie erreicht uns doch

Immer, man hört sie noch,

| | 승리를 가져오라! | 9850 |

합창대

올려다보아라, 얼마나 높이 올라갔는지!
하지만 작아 보이지는 않네.
무구를 쓴 듯, 승리를 향한 듯,
청동과 무쇠로 된 듯한 모습.

에우포리온

| 보루도 아니고, 성벽도 아니지, | 9855 |

누구나 자기 자신만을 의지하지.
끝까지 버티기 위해 세운 견고한 성채,
남자의 굳건한 가슴이지.
정복당하지 않고 살려거든 너희

| 가볍게 무장하고 얼른 전장으로, | 9860 |

여자들은 아마존 여전사가 되고
아이도 모두 다 영웅이 되고.

합창대

신성한 시(詩)여,[403]
하늘가까지 솟거라,

| 반짝여라, 가장 아름다운 별이여, | 9865 |

멀리 더 멀리멀리,
하여도 시는 우리에게 닿고
늘, 아직도 들린다,

---

403 괴테는 에우포리온을 시의 정신으로 의인화하려 했고, 그런 것이 합창대의 노래에서도 나타
난다.

Vernimmt sie gern.

EUPHORION

Nein, nicht ein Kind bin ich erschienen,　　　　　　　9870

In Waffen kommt der Jüngling an;

Gesellt zu Starken, Freien, Kühnen,

Hat er im Geiste schon getan.

Nun fort!

Nun dort　　　　　　　　　　　　　　　　　　　9875

Eröffnet sich zum Ruhm die Bahn.

HELENA UND FAUST

Kaum ins Leben eingerufen,

Heitrem Tag gegeben kaum,

Sehnest du von Schwindelstufen

Dich zu schmerzenvollem Raum.　　　　　　　　　　9880

Sind denn wir

Gar nichts dir?

Ist der holde Bund ein Traum?

EUPHORION

Und hört ihr donnern auf dem Meere?

Dort widerdonnern Tal um Tal,　　　　　　　　　　　9885

In Staub und Wellen, Heer dem Heere,

In Drang um Drang, zu Schmerz und Qual.

Und der Tod

Ist Gebot,

Das versteht sich nun einmal.　　　　　　　　　　　9890

사람들이 즐겨 듣는다.

에우포리온

아니, 난 아이의 모습이 아니야,　　　　　　　　　　9870

무장을 하고 청년으로 도착하는 거지,

강한 이들, 자유로운 이들, 대담한 이들과 어울려서,

마음으로는 벌써 다 이룬걸요.

자아 가자!

자아 저기　　　　　　　　　　　　　　　　　　9875

명성으로 향하는 길이 열리고 있다.

헬레나와 파우스트

태어나자마자

맑은 날빛에 주어지자마자,

넌, 현기증 나는 계단에 올라

고통 가득한 공간으로 가고 싶어 하는구나.　　　　　9880

그럼 우린

네게 아무것도 아니란 말이냐?

아리따운 우리의 결합이 한갓 꿈이란 말이냐?

에우포리온

대양에서 천둥 치는 소리 안 들리나요?

저기 골짜기에서 골짜기로 메아리치는 천둥소리,　　　9885

먼지와 파도 일으키며, 군대에 군대가

밀치고 또 밀치고 있잖아요, 괴롭고 고통스럽게.

그러니 죽음이

천명(天命)이어요,

그게 이제 자명하네요.　　　　　　　　　　　　　9890

HELENA, FAUST UND CHOR

> Welch Entsetzen! welches Grauen!
>
> Ist der Tod denn dir Gebot?

EUPHORION

> Sollt' ich aus der Ferne schauen,
>
> Nein! ich teile Sorg' und Not.

DIE VORIGEN

> Übermut und Gefahr,   9895
>
> Tödliches Los!

EUPHORION

> Doch! — und ein Flügelpaar
>
> Faltet sich los!
>
> Dorthin! Ich muß! ich muß!
>
> Gönn't mir den Flug!   9900

> *Er wirft sich in die Lüfte, die Gewande tragen ihn einen Augenblick,*
>
> *sein Haupt strahlt, ein Lichtschweif zieht nach.*

CHOR

> Ikarus! Ikarus!
>
> Jammer genug.

> *Ein schöner Jüngling stürzt zu der Eltern Füßen,*
>
> *man glaubt in dem Toten eine bekannte Gestalt zu erblicken;*

헬레나, 파우스트 그리고 합창대

> 이 무슨 경악인가! 이 무슨 끔찍함인가!
>
> 죽음이 네 천명이란 말이냐?

에우포리온

> 절더러 멀리서 보기만 하라고요,
>
> 아니요! 전 근심과 괴로움을 나누어 갖겠어요.

앞서의 사람들

> 지나친 자신과 위험한 모험은,   9895
>
> 치명적인 운명이다!

에우포리온

> 그렇기는 하지만! ── 날개 한 쌍,
>
> 펼쳐집니다!
>
> 저기로! 나는 가야 해요! 가야만 해요!
>
> 내가 날게 허락해 주세요!   9900

에우포리온이 공중으로 내닫는다, 옷이 그 몸을 한순간 실어준다,

그의 머리가 빛을 뿜는다, 별똥별 꼬리가 뒤에 끌린다.

합창대

> 이카로스! 이카로스![404]
>
> 이리 비참할 수가.

> *아름다운 젊은이가 부모의 발치에 떨어진다,*
>
> *죽은 이의 모습에서 잘 아는 인물[405] 하나가 보이는 것 같다,*

---

404 다이달로스가 밀랍으로 만든 날개를 그 아들 이카로스가 달고 날아오르다가 태양에 너무 가까이 간 나머지 추락했다. 여기서 이 두 번의 부름은 공연에서 자주 첫 번째는 감탄을 담은 상향 톤으로, 두 번째는 비통을 담은 하향톤으로 읽어 효과를 높이기도 한다.

doch das Körperliche verschwindet sogleich,

die Aureole steigt wie ein Komet zum Himmel auf,

Kleid, Mantel und Lyra bleiben liegen.

HELENA UND FAUST

> Der Freude folgt sogleich
>
> Grimmige Pein.

EUPHORIONS STIMME *aus der Tiefe.*

> Laß mich im düstern Reich, 9905
>
> Mutter, mich nicht allein!

Pause.

CHOR *Trauergesang.*

> Nicht allein! — wo du auch weilest,
>
> Denn wir glauben dich zu kennen,
>
> Ach! wenn du dem Tag enteilest
>
> Wird kein Herz von dir sich trennen. 9910
>
> Wüßten wir doch kaum zu klagen,
>
> Neidend singen wir dein Los:
>
> Dir in klar und trüben Tagen

하지만 육신은 금방 사라지고,

한 줄기 섬광이 혜성처럼 하늘로 솟는다,

옷, 겉옷과 칠현금이 남아 놓여 있다.

헬레나와 파우스트

기쁨 뒤에 금방

끔찍한 고통이 따르는구나.

에우포리온의 목소리 *깊은 곳에서.*

저를 이 음침한 나라에,   9905

어머니, 혼자 두지 마세요.

휴지.

합창대 *조가(弔歌).*[406]

혼자가 아니야! ── 네가 어디 머물든,

우린 너를 알고 있다고 생각하니까,

아! 너는 서둘러 낮빛을 떠나지만

그 어떤 마음도 널 떠나긴 않을 거야.   9910

비탄할 줄조차 모르겠는데 우리

시샘하며, 네 운명을 노래 부른다.

맑은 날에도 흐린 날에도 네

---

405 그리스 해방전쟁에 참전했다가 죽은 시인 바이런 경.

406 에커만과의 1827년 7월 5일자 대화에 따르면, 괴테는 여기서 합창대가 완전히 그 역할을 포기
하고 있다고 쓰고 있다. 그리스 드라마의 요소는 아무것도 남아 있지 않고 헬레나도 사라졌다.
조가는 괴테가 죽은 바이런에게 바치는 것으로 해석되기도 한다.

Lied und Mut war schön und groß.

Ach! zum Erdenglück geboren,   9915
Hoher Ahnen, großer Kraft,
Leider! früh dir selbst verloren,
Jugendblüte weggerafft.
Scharfer Blick, die Welt zu schauen,
Mitsinn jedem Herzensdrang,   9920
Liebesglut der besten Frauen
Und ein eigenster Gesang.

Doch du ranntest unaufhaltsam
Frei ins willenlose Netz,
So entzweitest du gewaltsam   9925
Dich mit Sitte, mit Gesetz;
Doch zuletzt das höchste Sinnen
Gab dem reinen Mut Gewicht,
Wolltest Herrliches gewinnen,
Aber es gelang dir nicht.   9930

Wem gelingt es? — Trübe Frage,
Der das Schicksal sich vermummt,
Wenn am unglückseligsten Tage
Blutend alles Volk verstummt.
Doch erfrischet neue Lieder,   9935

노래와 용기는 아름답고 위대했다고.

아! 지상의 행복을 위해   9915
고귀한 선조들, 위대한 능력 갖추고 태어났는데
유감스럽게도! 너는 너 자신을 일찍 잃었구나,
젊음의 활짝 핀 꽃이 뜯겨버렸구나.
세상을 보는 날카로운 시선,
가슴속 모든 충동에 대한 공감,   9920
최고의 여자들을 향한 사랑의 격정
그리고 비할 데 없는 자기만의 노래.

하지만 넌 걷잡을 수 없이
멋대로 펼쳐지는 그물 속으로 달려가 버렸지,
그렇게 너는 거칠게   9925
풍습과, 법과 갈라섰어.
하지만 마침내 가장 아름다운 뜻이
순수한 용기에 큰 의미를 부여했지,
찬란한 것을 얻고자 했지,
하지만 네가 이루진 못했구나.   9930

누구에게서 그것이 이루어지나? — 서글픈 질문,
그 앞에선 운명이 몸을 가리고,
가장 불운한 날에
피 흘리며 모든 백성이 말을 잃었다.
하지만 새로운 노래들, 새로이 원기를 회복하니   9935

Steht nicht länger tief gebeugt:

Denn der Boden zeugt sie wieder,

Wie von je er sie gezeugt.

Völlige Pause. Die Musik hört auf.

HELENA *zu Faust.*

Ein altes Wort bewährt sich leider auch an mir:

Daß Glück und Schönheit dauerhaft sich nicht vereint.   9940

Zerrissen ist des Lebens wie der Liebe Band,

Bejammernd beide, sag' ich schmerzlich Lebewohl

Und werfe mich noch einmal in die Arme dir.

Persephoneia, nimm den Knaben auf und mich!

Sie umarmt Faust, das Körperliche verschwindet,

Kleid und Schleier bleiben ihm in den Armen.

더 이상 고개 숙이고 서 있진 말라.

대지가 노래를 다시 낳으리니,

지금까지 노래 낳았었듯.

완전한 휴지부. 음악이 뚝 그친다.

헬레나 *파우스트에게.*

옛말 하나가 유감스럽게도 증명되네요, 제게서.

행복과 아름다움은 지속적으로 하나가 될 수 없다는 말.[407]   9940

삶의 끈, 사랑의 끈이 끊어져버렸어요,[408]

그 둘을 한탄하면서, 저도 고통스럽게 안녕을 고합니다.

그리고 한 번만 더 안깁니다,[409] 그대에게.

페르세포네여, 아이를 받아주소서, 저도 받아주소서![410]

> *그녀가 파우스트를 안는다, 육신이 사라진다,*
>
> *옷과 너울이 그의 품 안에 남는다.*

---

407 9940행은 괴테가 열 번이나 고쳐 쓴 것으로 유명하다.

408 사랑의 끈이 끊겼다는 이 부분의 원문에서는 운율적으로도 단절이 일어난다. 두 사람의 결합
은 앞에서 고대 그리스의 인물 헬레나가 그때까지 따르던 고대 그리스 운율을 버리고 게르만
운율에 동화하는 것으로 그려졌는데, 여기 이별 부분에서는 운율 역시 다시 고대 그리스 운율
로 돌아간다.

409 헬레나의 말이 원문에서 고대 그리스 운율로 돌아갔지만, 다시 한 번 파우스트의 품에 안기는
이 구절에서만은 원문에서 세 행을 건너뛰어 앞서 나왔던 9939행의 끝과 각운까지 정교하게
맞추어져 있다.(mir-dir)

410 파우스트는 제2부 제2막에서 헬레나를 찾기 위해, 명부의 입구에 있다는 페르세포네의 신전
을 지키는 만토에게 갔다. 헬레나는 그러니까 명부에서 온 존재이고, 이제 다시 그곳으로 돌아
가려 한다.

PHORKYAS *zu Faust.*

Halte fest, was dir von allem übrig blieb.　　　　　　　　9945

Das Kleid, laß es nicht los. Da zupfen schon

Dämonen an den Zipfeln, möchten gern

Zur Unterwelt es reißen. Halte fest!

Die Göttin ist's nicht mehr, die du verlorst,

Doch göttlich ist's. Bediene dich der hohen　　　　　　　9950

Unschätzbar'n Gunst und hebe dich empor,

Es trägt dich über alles Gemeine rasch

Am Äther hin, so lange du dauern kannst.

Wir sehn uns wieder, weit, gar weit von hier.

　　Helenens Gewande lösen sich in Wolken auf, umgeben Faust,

　　　　heben ihn in die Höhe und ziehen mit ihm vorüber.

PHORKYAS *nimmt Euphorions Kleid, Mantel und Lyra von der Erde, tritt ins Proszenium,*
hebt die Exuvien in die Höhe und spricht.

Noch immer glücklich aufgefunden!　　　　　　　　　　9955

Die Flamme freilich ist verschwunden,

Doch ist mir um die Welt nicht leid.

Hier bleibt genug, Poeten einzuweihen,

Zu stiften Gild- und Handwerksneid;

Und kann ich die Talente nicht verleihen,　　　　　　　9960

Verborg ich wenigstens das Kleid.

　　　Sie setzt sich im Proszenium an eine Säule nieder.

포르키아스 *파우스트에게.*

단단히 붙잡으시오, 당신에게 남은 것은 모두 다.   9945

옷을 놓치지 마시오. 거기서 벌써 잡아당기고 있어요,

악령들이 옷자락들을, 지하세계로

몹시들 잡아 뜯어 가고 싶어 하네요. 단단히 붙잡으세요!

당신이 잃은 것이 여신은 아니오,

하지만 신적인 것이죠. 가늠할 수 없는   9950

드높은 은혜를 이용하여 위로 올라가시오.

당신을 곧 모든 비천한 것들 너머로 실어 갑니다

창공을 향해, 당신이 견딜 수 있는 한.

우리는 다시 만납니다, 여기서 먼, 아주 먼 곳에서.

> 헬레나의 옷이 구름으로 변해, 파우스트를 감싸서
> 높은 곳으로 들어 올리고 그와 함께 흘러간다.

포르키아스 *에우포리온의 옷, 외투와 칠현금을 땅에서 주워 들고 무대 전면으로
나온다, 유품들을 쳐들어 올리며 말한다.*

이나마 다행히 찾아냈습니다!   9955

불꽃은 물론 사라졌습니다.

하지만 제 보기에 세상이 안됐지만은 않습니다요.

여기, 시인들에게 바치고 동업조합과 수공업조합의

시샘을 불러일으킬 건 충분히 남아 있습니다.

재능이야 제가 드릴 수 없지만   9960

적어도 이 옷은 빌려드립니다요.

> 무대 전면에 있는 기둥 하나에 기대어 앉는다.

[그늘진 숲] **│ 637**

PANTHALIS

Nun eilig, Mädchen! Sind wir doch den Zauber los,

Der alt-thessalischen Vettel wüsten Geisteszwang;

So des Geklimpers vielverworrner Töne Rausch,

Das Ohr verwirrend, schlimmer noch den innern Sinn.　　　　9965

Hinab zum Hades! Eilte doch die Königin

Mit ernstem Gang hinunter. Ihrer Sohle sei

Unmittelbar getreuer Mägde Schritt gefügt.

Wir finden sie am Throne der Unerforschlichen.

CHOR

　　Königinnen freilich, überall sind sie gern;　　　　9970

　　Auch im Hades stehen sie oben an,

　　Stolz zu ihresgleichen gesellt,

　　Mit Persephonen innigst vertraut;

　　Aber wir im Hintergrunde

　　Tiefer Asphodelos-Wiesen,　　　　9975

　　Langgestreckten Pappeln,

　　Unfruchtbaren Weiden zugesellt,

　　Welchen Zeitvertreib haben wir?

　　Fledermausgleich zu piepsen,

판탈리스[411]

이제 서둘러라, 아가씨들아! 우린 마법에서,
요물스러운 테살리아 노파의 황폐한 영적 강압에서 풀려났다,
서툰 소리로 그처럼 심히 어지러운 음들에의 도취,
귀를 어지럽히며, 내면의 뜻은 더 고약하게 어지럽힌 것에서도 풀려났다. 9965
아래로, 하데스로 가거라! 왕비님은 서둘러
엄숙한 걸음으로 내려가셨다. 그 발길에
곧장 충직한 시녀들의 발걸음이 따르기를.
불가해한 분[412]의 옥좌에서 그녀를 우리 다시 만나리라.

합창대

왕비님들은 물론, 어디서나 잘 계시니   9970
하데스에서도 높이 계실 겁니다,
자신과 같은 분들과 자랑스럽게 어울려서,
페르세포네와 지극히 친밀하게.
하지만 배경에 있는 우린
촛대꽃[413] 가득한 깊은 풀밭의   9975
길게 뻗어나간 포플러 나무들,
열매 못 맺는 버드나무들하고나 어울리니
무슨 소일거리가 있을까?
박쥐같이 삑삑거리며,

---

411 그리스어에서 '판'은 '모든 것'을 뜻하고 '탈리스'는 '꽃봉오리/꽃가지'와 소리가 가깝다.
412 명부의 여왕 페르세포네.
413 이 꽃 종류 중 흰색은 페르세포네와 데메테르에게 바쳐져 있고, 기적의 힘이 있다고 여겨져 무
    덤에다 심었다. 『오디세이아』에서도 이 꽃이 핀 벌판 이야기가 여러 차례 나온다. 자주 '수선
    화'라고 잘못 번역되곤 한다.

Geflüster, unerfreulich, gespenstig.   9980

PANTHALIS

Wer keinen Namen sich erwarb noch Edles will,

Gehört den Elementen an; so fahret hin!

Mit meiner Königin zu sein, verlangt mich heiß;

Nicht nur Verdienst, auch Treue wahrt uns die Person.

ab.

ALLE

Zurückgegeben sind wir dem Tageslicht,   9985

Zwar Personen nicht mehr,

Das fühlen, das wissen wir,

Aber zum Hades kehren wir nimmer.

Ewig lebendige Natur

Macht auf uns Geister,   9990

Wir auf sie vollgültigen Anspruch.

EIN TEIL DES CHORS

Wir in dieser tausend Äste Flüsterzittern, Säuselschweben,

Reizen tändlend, locken leise wurzelauf des Lebens Quellen

Nach den Zweigen; bald mit Blättern, bald mit Blüten überschwenglich

Zieren wir die Flatterhaare frei zu luftigem Gedeihn.   9995

Fällt die Frucht, sogleich versammeln lebenslustig Volk und Herden

Sich zum Greifen, sich zum Naschen, eilig kommend, emsig drängend;

판탈리스

이름도 못 얻고 고귀한 것도 원하지 않는 이,

사대원소에 속한다. 그러니 가거라!

나의 왕비님과 더불어 있기를, 나는 열렬히 바라노라

공로만이 아니라, 충직함이 우리의 인격을 지켜주노라.

퇴장.

모두

우린 밝은 빛으로 돌아왔어요,　　　　9985

사람의 모습으로는 이제 못 돌아가지만,

느껴요, 그걸 알아요 우린,

하지만 결코 하데스로 돌아가지는 않을 거예요.[414]

영원히 살아 있는 자연이

우리 영들을,　　　　9990

우리가 자연을 정당하게 요구합니다.

합창대의 일부[415]

우린 이 수천의 가지들의 속삭이는 듯한 떨림, 살랑거리는 흔들림 속에서

장난치며 자극하고 나직이 유혹하죠, 뿌리 위 생명의 원천들을

가지들을 향해 끌어올리도록. 때로는 잎들로, 때로는 꽃들로 흐드러지게

휘날리는 머리카락을 장식하고 자유롭게 바람처럼 자라게 하지요.　　9995

열매 떨어지면, 사는 게 즐거운 사람들과 가축들이 곧바로 모여들죠,

주우려고, 야금야금 먹으려고, 서둘러 오며, 분주히 밀치며.

---

414 이어지는 합창대의 노래는 네 부분으로 나뉘어 각각 산천초목, 바위, 물, 술로 변한 이들의 모
　　습을 노래한다. 원문에서 이들은, 처음 등장했을 때의 그리스 트리메터로 돌아가 노래한다.

415 이들은 드리아데(Driaden), 즉 나무들을 키우고 살리는 요정들이 된다.

Und wie vor den ersten Göttern bückt sich alles um uns her.

EIN ANDRER TEIL

Wir, an dieser Felsenwände weithinleuchtend glattem Spiegel

Schmiegen wir, in sanften Wellen uns bewegend, schmeichelnd an; 10000

Horchen, lauschen jedem Laute, Vogelsängen, Röhrigflöten,

Sei es Pans furchtbarer Stimme, Antwort ist sogleich bereit;

Säuselt's, säuseln wir erwidernd, donnert's, rollen unsre Donner

In erschütterndem Verdoppeln, dreifach, zehnfach hinten nach.

EIN DRITTER TEIL

Schwestern! Wir, bewegtern Sinnes, eilen mit den Bächen weiter; 10005

Denn es reizen jener Ferne reichgeschmückte Hügelzüge.

Immer abwärts, immer tiefer wässern wir, mäandrisch wallend,

Jetzt die Wiese, dann die Matten, gleich den Garten um das Haus.

Dort bezeichnen's der Zypressen schlanke Wipfel, über Landschaft,

Uferzug und Wellenspiegel nach dem Äther steigende. 10010

EIN VIERTER TEIL

Wallt ihr andern, wo's beliebet; wir umzingeln, wir umrauschen

Den durchaus bepflanzten Hügel, wo am Stab die Rebe grünt;

Dort zu aller Tage Stunden läßt die Leidenschaft des Winzers

하여 최고의 신들 앞에서처럼 모두가 우리 주위에서 몸 숙이지요.

다른 일부[416]

우린, 이 암벽들의 멀리까지 빛나는 매끄러운 거울에다

몸을 갖다 대요, 부드러운 파도 속에 흔들리며, 아양을 떨며.　　　　10000

귀 기울이죠, 엿듣죠, 온갖 소리, 새들의 노래, 갈대의 피리 소리,

목신 판의 무서운 목소리라도, 대답은 즉시 준비되어 있죠.

살랑이는 소리 들리면, 대꾸하며 살랑살랑, 천둥소리 들리면, 우르릉 쾅쾅

뒤흔드는 소리 두 배, 세 배, 열 배로 돌려주며.

또 다른 세 번째 일부[417]

자매들이여! 우리는, 정신 없이, 개울들과 함께 서둘러 가지요,　　　10005

저 멀리 잔뜩 치장하고 늘어선 언덕들이 마음 끄니까요.

점점 아래로, 점점 깊게 우린 물 대지요, 메안데르[418]처럼 넘실거리며,

이번엔 풀밭, 그다음엔 목장, 금방 집 주위 정원의 뜰을 적셔요.

그곳을 실측백나무들의 날씬한 우듬지가 가리킵니다, 풍경 너머

이어지는 물가와 거울 같은 물결 너머 대기를 향해 오르며.　　　10010

또 다른 네 번째 일부[419]

너희 다른 이들은, 어디든 마음에 드는 곳에서 넘실거려라, 우린 콸콸,

나무 무성한 언덕, 지주에 기대어 포도넝쿨 푸르른 곳을 에워싸며 흐르지.

저기, 모든 나날의 시간에 포도밭 주인의 열정은

416　이들은 에코(Echo), 즉 (수다스럽다고 유노가 바위로 만들어) 메아리로나 울린다는 바위의 요정들이 된다.

417　이들은 나야데(Najaden), 즉 물의 요정들이 된다.

418　트로이 곁을 흐르는 강물과 그 주변. 하구에 이르기까지 넓은 벌에서 흐르는 강의 방향이 긴 세월 많이 바뀌었다.

419　이들은 레네에(Lenäen), 즉 포도 경작의 요정들이 된다.

Uns des liebevollsten Fleißes zweifelhaft Gelingen sehn.

Bald mit Hacke, bald mit Spaten, bald mit Häufeln, Schneiden, Binden 10015

Betet er zu allen Göttern, fördersamst zum Sonnengott.

Bacchus kümmert sich, der Weichling, wenig um den treuen Diener,

Ruht in Lauben, lehnt in Höhlen, faselnd mit dem jüngsten Faun.

Was zu seiner Träumereien halbem Rausch er je bedurfte,

Immer bleibt es ihm in Schläuchen, ihm in Krügen und Gefäßen,   10020

Rechts und links der kühlen Grüfte, ewige Zeiten aufbewahrt.

Haben aber alle Götter, hat nun Helios vor allen,

Lüftend, feuchtend, wärmend, glutend, Beeren – Füllhorn aufgehäuft,

Wo der stille Winzer wirkte, dort auf einmal wird's lebendig,

Und es rauscht in jedem Laube, raschelt um von Stock zu Stock.   10025

Körbe knarren, Eimer klappern, Tragebutten ächzen hin,

Alles nach der großen Kufe zu der Keltrer kräftgem Tanz;

Und so wird die heilige Fülle reingeborner saftiger Beeren

Frech zertreten, schäumend, sprühend mischt sichs, widerlich zerquetscht.

Und nun gellt ins Ohr der Zimbeln mit der Becken Erzgetöne,   10030

Denn es hat sich Dionysos aus Mysterien enthüllt;

Kommt hervor mit Ziegenfüßlern, schwenkend Ziegenfüßlerinnen,

Und dazwischen schreit unbändig grell Silenus öhrig Tier.

Nichts geschont! Gespaltne Klauen treten alle Sitte nieder,

Alle Sinne wirbeln taumlich, gräßlich übertäubt das Ohr.   10035

Nach der Schale tappen Trunkne, überfüllt sind Kopf und Wänste,

아무리 지극한 사랑에 찬 노력 기울여도 불확실한 성공을 보여주지.

때로는 갈퀴 들고, 때로는 삽 들고, 때로는 흙 쌓고, 자르고, 묶으며   10015

그는 모든 신들에게, 특히 태양신에게 간절히 도움을 기원하지.

바쿠스, 그 졸장부는 이 충직한 하인을 별로 돌보지 않고

정자 안에서 쉬거나, 동굴 속에서 기대앉네, 제일 젊은 파우누스와 지껄이며.

반쯤 몽상에 취하기 위해 그가 필요로 하는 것,

그건 늘, 그의 술자루 속에, 그의 단지와 항아리 속에 들어 있지   10020

서늘한 동굴의 오른편으로 또 왼편으로 영원토록 보관되지.

하지만 모든 신들이, 헬리오스가 그 누구보다,

바람을, 습기를, 온기를, 열기를 제공하며 열매 채운 그릇을 높이 쌓으면

포도밭 주인이 조용히 활동하는 곳, 그곳이 갑자기 활기를 띠지.

커다란 잎 속마다 살랑이고, 그루에서 그루로 바스락거리고   10025

바구니들 삐걱삐걱, 양동이들 덜걱덜걱, 들통들 삐거덕삐거덕,

모든 것이 큰 통으로 옮겨지지, 포도즙 짜는 이들이 힘찬 춤 추도록.

그리하여 순수하게 태어난 즙 많은 포도알들의 신성한 충만이

무도하게 짓밟히지, 거품 내며 튀어 오르며 섞이지, 형편없이 으깨지지.

또 이제 심벌즈 쇠판의 쨍쨍 쇳소리가 귓속을 파고들지,   10030

디오니소스가 신비를 떨치고 나와 몸을 드러내기에.

염소발 단 남자들과 건들건들 염소발 단 여자들을 데리고 나온다,

사이사이로 실레노스[420]의 귀 달린 짐승이 몹시 요란하게 울어댄다.

아무것도 봐주지 않는다! 갈라진 발굽은 미풍양속을 죄다 짓밟아 버린다,

모든 감각이 비틀비틀 소용돌이친다, 끔찍한 소리에 귀가 먹먹하다   10035

술고래는 큰 술잔을 찾아 더듬더듬, 머리와 배는 넘치게 채워졌고,

---

420 디오니소스를 양육했다고 하며, 숲의 신 사티로스의 아버지인 인물. 그의 짐승은 당나귀.

Sorglich ist noch ein und andrer, doch vermehrt er die Tumulte,

Denn um neuen Most zu bergen, leert man rasch den alten Schlauch.

Der Vorhang fällt.

Phorkyas im Proszenium richtet sich riesenhaft auf,

tritt aber von den Kothurnen herunter, lehnt Maske und Schleier zurück

und zeigt sich als Mephistopheles,

um, insofern es nötig wäre, im Epilog das Stück zu kommentieren.

한두 명 아직 조심스러워도, 요란법석은 커간다,
갓 짠 즙을 담기 위해, 낡은 술자루는 얼른얼른 비우니까.

막이 내려온다.

포르키아스가 무대 전면에서 거인처럼 일어선다,
그러나 굽 높은 장화⁴²¹에서 내려와, 가면과 베일을 뒤로 젖히고
자신이 메피스토펠레스임을 보여준다.
필요하다면, 에필로그에서 작품에 대해 논평하기 위해서이다.⁴²²

---

421 키를 커 보이게 하려고 희극 배우가 신는 신발.

422 에우포리온과 헬레나가 사라지고 합창대도 자연으로 스며든 뒤, 그들의 노래를 마감하는 이 지문은, 매우 현대적인 극적 장치를 보여주며, 제3막 전체의 비현실성을 강조한다. 연출자 역할을 해온 메피스토펠레스의 거인 같은 모습은 아름다움과 시가 사라진 이후에 남아 있는 추함으로 읽힌다. 연극에서는, 이 거대해진 메피스토펠레스가 전면에서 일어서고 그 뒤로 중간막이 내려오게 연출되곤 한다.

제4막[423]

Vierter Akt

Hochgebirg

Starke, zackige Felsen-Gipfel.

Eine Wolke zieht herbei, lehnt sich an, senkt sich

auf eine vorstehende Platte herab. Sie teilt sich.

FAUST *tritt hervor.*

Der Einsamkeiten tiefste schauend unter meinem Fuß,

Betret' ich wohlbedächtig dieser Gipfel Saum, 10040

Entlassend meiner Wolke Tragewerk, die mich sanft

An klaren Tagen über Land und Meer geführt.

Sie löst sich langsam, nicht zerstiebend, von mir ab.

Nach Osten strebt die Masse mit geballtem Zug,

Ihr strebt das Auge staunend in Bewundrung nach. 10045

Sie teilt sich wandelnd, wogenhaft, veränderlich.

Doch will sich's modeln. — Ja! das Auge trügt mich nicht! —

Auf sonnbeglänzten Pfühlen herrlich hingestreckt,

고산 지대

험하게 삐죽삐죽 솟은 암벽 꼭대기.

구름 한 덩이가 흘러와, 기대어 머물더니, 앞으로 튀어나온

너럭바위 위로 내려앉는다. 구름이 갈라진다.

파우스트 *등장한다.*

가장 깊은 외로움을 내 발아래에서 보며,

이제 나 조심스레 이 산정의 자락에다 발 디딘다,　　　　　　　　10040

맑은 나날들에 땅과 바다 너머로 나를 부드럽게

데려다준 구름수레⁴²⁴를 떠나며.

구름은 천천히, 흩어지지는 않으며, 내게서 떠나간다.

둥글게 뭉쳐 흘러가는 덩어리는 동쪽을 향하고

눈은 놀라 감탄하며 그 구름을 따른다.　　　　　　　　　　10045

구름이 나뉜다, 떠가며, 출렁이며, 변하며.

하지만 형상이 되려 한다. — 그렇다! 눈은 나를 속이지 않는다! —

햇빛에 반짝이는 푹신한 자리에 찬란히 몸 뻗고 누운,

423　제2부 전체 중에서 가장 짧은 막이고, 가장 늦게 쓰인 부분이다. 1831년 1월까지 공백으로 있
　　다가 5~7월에 쓰였고, 그럼으로써 작품이 완성되었다. 비중이 큰 제3막과 제5막 사이를 연
　　결하는 부분. 아름다움을 잃은 파우스트가 현실로 돌아오기까지의 과정을 설정하여 파우스트
　　전기의 공백을 메우고 있다.

424　헬레나의 옷과 너울로 만들어진 것.

Zwar riesenhaft, ein göttergleiches Fraungebild,

Ich seh's! Junonen ähnlich, Leda'n, Helenen,   10050

Wie majestätisch lieblich mir's im Auge schwankt.

Ach! schon verrückt sich's! Formlos breit und aufgetürmt,

Ruht es in Osten, fernen Eisgebirgen gleich

Und spiegelt blendend flücht'ger Tage großen Sinn.

Doch mir umschwebt ein zarter Lichter Nebelstreif   10055

Noch Brust und Stirn, erheiternd, kühl und schmeichelhaft.

Nun steigt es leicht und zaudernd hoch und höher auf,

Fügt sich zusammen. — Täuscht mich ein entzückend Bild,

Als jugenderstes, längstentbehrtes höchstes Gut?

Des tiefsten Herzens frühste Schätze quellen auf,   10060

Aurorens Liebe, leichten Schwungs bezeichnet's mir,

Den schnellempfundnen, ersten, kaum verstandnen Blick,

Der, festgehalten, überglänzte jeden Schatz.

Wie Seelenschönheit steigert sich die holde Form,

Löst sich nicht auf, erhebt sich in den Äther hin   10065

Und zieht das Beste meines Innern mit sich fort.

Ein Siebenmeilenstiefel tappt auf.

Ein anderer folgt alsbald.

거인 같지만, 신을 닮은 여인의 모습 하나,

보인다! 유노와 비슷하다, 레다와 헬레나와 비슷하다,   10050

얼마나 위엄 있고 사랑스럽게 그 모습 내 눈 속에서 아른거리는가.

아! 벌써 흘러가 버리는구나! 형태 없이 넓게, 높이 솟더니

동쪽에서 멈추어 있다, 아득한 얼음산맥처럼.

덧없는 나날의 위대한 의미를 눈부시게 반영하는구나.

하지만 한 가닥 여리고 환한 안개띠, 아직   10055

내 가슴과 이마를 감돈다, 기분을 좋게 하며, 서늘하고 흡족하게.

이젠 솟는다, 가볍게 또 망설이며 높이 또 더 높이,

하여 합쳐진다. ― 매혹적인 모습이 나를 착각케 하는가,

젊은 날 처음 품었다가 오랫동안 잃어 아쉬웠던 최고의 자산이라고?

마음 가장 깊은 곳에 있던 옛 보물들이 솟는구나.   10060

아우로라425의 사랑, 그 가벼운 열정을 그려 보인다,

얼핏 느껴졌으나, 거의 이해할 수 없었던 그 첫 눈길을.

단단히 붙잡혀, 그 시선은 다른 모든 보물을 압도하며 빛났다.

영혼의 아름다움처럼 우아한 저 자태는 솟구쳐 올라,

흩어지지 않은 채, 드높이 징기(精氣) 속으로 오르며   10065

내 내면의 최상의 것을 가지고 가버리는구나.

천리화426 한 짝이 툭 떨어진다.

다른 한 짝이 곧 뒤따른다.

---

425 새벽의 여신. 아우로라의 사랑은 파우스트의 첫사랑인 그레트헨을 연상시킨다.

426 천리화(Siebenmeilenstiefel): 직역은 "7마일 장화". 속도의 상징으로, 진보의 도구로 등장한 소
  품이다.

Mephistopheles steigt ab.

Die Stiefel schreiten eilig weiter.

MEPHISTOPHELES

Das heiß ich endlich vorgeschritten!

Nun aber sag, was fällt dir ein?

Steigst ab in solcher Greuel Mitten,

Im gräßlich gähnenden Gestein?   10070

Ich kenn es wohl, doch nicht an dieser Stelle,

Denn eigentlich war das der Grund der Hölle.

FAUST

Es fehlt dir nie an närrischen Legenden,

Fängst wieder an, dergleichen auszuspenden.

MEPHISTOPHELES *ernsthaft.*

Als Gott der Herr — ich weiß auch wohl, warum —   10075

Uns, aus der Luft, in tiefste Tiefen bannte,

Da, wo zentralisch glühend, um und um,

Ein ewig Feuer flammend sich durchbrannte,

Wir fanden uns bei allzugroßer Hellung

In sehr gedrängter, unbequemer Stellung.   10080

Die Teufel fingen sämtlich an zu husten,

Von oben und von unten aus zu pusten;

메피스토펠레스가 내려온다.

장화들이 빠르게 계속 걸어간다.

메피스토펠레스

이런 걸 두고 나는 마침내 진보했다고 하죠!

말씀해 보시죠, 무슨 생각을 하신 거죠?

이런 끔찍한 것들 한가운데로, 소름 끼치게

아가리 벌린 바위 천지로 내려가시다니요?　　　　　　　　　　10070

이런 데는 내가 훤하죠, 바로 이 지점이야 아니지만,

사실 이건 원래 지옥의 바닥이었거든요.

파우스트

네겐 멍청한 전설이 빠진 적이 없더니,

또다시 비슷한 걸 지어내기 시작하는구나.

메피스토펠레스 *진지하게.*

주님께서 — 왜인지는 저도 잘 알지만 —　　　　　　　　　　10075

우리를 하늘로부터 가장 깊은 바닥으로 내치셨을 때⁴²⁷

거기, 한가운데서 이글이글, 그침 없이

영원한 불길이 붙으며 속속들이 타던 곳에서

우린, 지극한 밝음⁴²⁸ 가운데,

매우 내몰려서, 불편한 자세로 있었지요.　　　　　　　　　　10080

악마들은 모조리 기침을 하기 시작했죠,

위에서부터 또 아래서부터 푸우후푸우후

427　서구 민간의 표상을 따르자면, 천사들 중 반역을 꾀해 주님이 내치신 천사가 악마이다.

428　Hellung: '밝음'(Helligkeit)을 나타내며 동시에 '지옥'(Hölle)을 연상시키는 어휘이다.

Die Hölle schwoll von Schwefel-Stank und Säure,

Das gab ein Gas! Das ging ins Ungeheure,

So daß gar bald der Länder flache Kruste,   10085

So dick sie war, zerkrachend bersten mußte.

Nun haben wir's an einem andern Zipfel,

Was ehmals Grund war, ist nun Gipfel.

Sie gründen auch hierauf die rechten Lehren

Das Unterste ins Oberste zu kehren.   10090

Denn wir entrannen knechtisch-heißer Gruft,

Ins Übermaß der Herrschaft freier Luft.

Ein offenbar Geheimnis, wohl verwahrt,

Und wird nur spät den Völkern offenbart. (Ephes. 6, 12.)

FAUST

Gebirgesmasse bleibt mir edel-stumm,   10095

Ich frage nicht woher und nicht warum?

Als die Natur sich in sich selbst gegründet,

Da hat sie rein den Erdball abgeründet,

Der Gipfel sich, der Schluchten sich erfreut,

Und Fels an Fels und Berg an Berg gereiht,   10100

Die Hügel dann bequem hinabgebildet,

Mit sanftem Zug sie in das Tal gemildet.

지옥은 유황취와 유황산으로 부풀어 올랐고,

가스도 뿜었죠! 그게 무시무시해져서,

그리하여 오래지 않아, 평평한 지각(地殼)이,　　　　　　　　　　10085

제아무리 두꺼워도, 와지끈 터지지 않을 수 없었죠.

이제 우리가 있는 곳은 다른 꼭대기,

예전에는 바닥이었던 곳이 이젠 정상(頂上).[429]

여기 위에서 또한 올바른 가르침이 터를 닦기도 하고요,[430]

가장 낮은 것을 가장 높은 것으로 뒤집으라는 가르침요.　　　　　　10090

비참하고 뜨거운 구덩이를 벗어나 우린

자유로운 공기가 넘쳐나는 곳으로 왔거든요.

공공연한 비밀 하나, 잘 간직되었다가,

나중에야 여러 민족에게 계시될 거예요. (에베소서 6장 12절)[431]

파우스트

육중한 산맥이 내게는 품위 있게 침묵을 지키는구나,　　　　　　　10095

나는 어디서 왔는지 또 왜인지 묻지 않는다.

자연이 스스로를 그 자신 안에서 정립했을 때

그때 자연은 지구를 순수하게 둥글게 만들었고

봉우리들을 보고, 골짜기들을 보고 즐거워했고

바위에 바위, 또 산에 산을 나란히 세우고　　　　　　　　　　　10100

그다음에는 언덕을 편안히 아래로 향하게 형성하고

유연한 행렬을 이루며 부드럽게 골짜기로 이어지게 했지.

429　운이 맞는 두 단어 "Zipfel"(꼭대기)과 "Gipfel"(정상)은 사탄의 산의 특징.

430　그리스도의 산상 수훈을 연상시키는 구절이다.

431　"우리의 씨름은 혈과 육을 상대하는 것이 아니요, 통치자들과 권세들과 이 어둠의 세상 주관자
　　들과 하늘에 있는 악의 영들을 상대함이라."

Da grünts und wächst's, und um sich zu erfreuen

Bedarf sie nicht der tollen Strudeleien.

MEPHISTOPHELES

Das sprecht Ihr so! Das scheint Euch sonnenklar.   10105

Doch weiß es anders, der zugegen war.

Ich war dabei, als noch da drunten siedend,

Der Abgrund schwoll und strömend Flammen trug,

Als Molochs Hammer, Fels an Felsen schmiedend,

Gebirgestrümmer in die Ferne schlug.   10110

Noch starrt das Land von fremden Zentnermassen;

Wer gibt Erklärung solcher Schleudermacht?

Der Philosoph, er weiß es nicht zu fassen,

Da liegt der Fels, man muß ihn liegen lassen,

Zuschanden haben wir uns schon gedacht. —   10115

Das treu-gemeine Volk allein begreift

Und läßt sich im Begriff nicht stören;

Ihm ist die Weisheit längst gereift:

Ein Wunder ist's, der Satan kommt zu Ehren.

Mein Wandrer hinkt an seiner Glaubenskrücke   10120

Zum Teufelsstein, zur Teufelsbrücke.

저기 푸르러지고 또 자라나니, 즐거워지기 위해

광포한 소용돌이를 필요로 하지는 않는다.

메피스토펠레스

그렇게 말씀하시다니요! 그게 선생께는 명명백백해 보이겠지만. 10105

그 자리에 있었던 사람이 아는 바는 다릅니다요.

난 거기 있었거든요, 저기 저 아래서 펄펄

심연이 끓어오르고 강물같이 흐르며 화염을 토할 때

몰로흐[432]의 망치가, 바위에 바위를 담금질하며

산맥의 부스러기를 멀리로 퉁겨낼 때. 10110

땅은 아직 낯선 천근만근 돌덩이로 굳어 있는데,

그렇게 내동댕이치는 원심력을 누가 설명할까요?

철학자도 그건 알아낼 수 없죠,

저기 바위가 있으니, 그저 그대로 둘 수밖에요.

우리도 벌써 생각해 보았지만 허사였어요. — 10115

충직하고 소박한 백성들만이 이해하고

이해력에서 끄덕없이, 흔들리지 않지요.

그들에게는 지혜가 벌써 오래전부터 무르익어 있거든요.

그건 하나의 기적이죠, 사탄에게 명예로운 일이고요.

우리 방랑자[433]께서 그 믿음의 목발을 짚고 절뚝절뚝 10120

악마가 빚은 바위로, 악마가 놓은 다리[434]로 오고 있구먼요.

---

432 소의 모습을 한 페니키아의 화신(火神). 막대한 희생을 요구하는 것의 상징으로 쓰인다.

433 파우스트를 가리킨다.

434 괴테 자신이 1775년 스위스 여행길에서 고타르트 고개로 가는 중에 "악마의 바위"를 지나고,
      "악마의 다리"를 건넌 일이 있다. "무시무시한 야생을 지나 산 세계의 숭고함과 불가해함은…
      말이 없었다"라고 쓰기도 했다.

FAUST

Es ist doch auch bemerkenswert zu achten,

Zu sehn, wie Teufel die Natur betrachten.

MEPHISTOPHELES

Was geht michs an! Natur sei, wie sie sei!

's ist Ehrenpunkt! — der Teufel war dabei. 10125

Wir sind die Leute, Großes zu erreichen;

Tumult, Gewalt und Unsinn! sieh das Zeichen! —

Doch, daß ich endlich ganz verständlich spreche,

Gefiel dir nichts an unsrer Oberfläche?

Du übersahst, in ungemeßnen Weiten, 10130

Die Reiche der Welt und ihre Herrlichkeiten. (Matth.4.)

Doch, ungenügsam, wie du bist,

Empfandest du wohl kein Gelüst?

FAUST

Und doch! ein Großes zog mich an.

Errate!

MEPHISTOPHELES

    Das ist bald getan. 10135

Ich suchte mir so eine Hauptstadt aus,

Im Kerne Bürger-Nahrungs-Graus,

Krummenge Gäßchen, spitze Giebeln,

파우스트

악마가 자연을 어찌 바라보는지를 보고

유의하는 것도 중요하지.

메피스토펠레스

그게 나하고 무슨 상관이오! 자연은 있는 그대로 있으라지!

명예에 관한 문제요! — 악마가 거기 있었다는 것.   10125

우린 위대한 일을 이루는 이들이죠,

소요, 폭력과 불합리! 이 징후를 보시오! —

하지만, 마침내 아주 잘 알아듣도록 말하자면,

우리 땅표면에서 당신 마음에 드는 거라곤 아무것도 없소?

그저 대충 넘겨 보았구려, 측량할 수 없이 광활히 펼쳐진   10130

천하 만국과 그 영광을. (마태복음 4장)⁴³⁵

하기야, 당신은 만족을 모르시는 분이니

아마 아무런 흥도 느끼지 못하셨겠지?

파우스트

아니네! 큰 것 한 가지가 내 마음을 끌었지.

맞혀보게!

메피스토펠레스

　　　그거야 금방 맞히죠.   10135

그래서 수도(首都) 하나도 벌써 골라놓은걸요,

중심에는 시민들의 식량창고가 있고

꼬불꼬불 좁은 골목들, 뾰족한 박공지붕들,

---

435 마태복음 4장은 예수가 마귀에게 광야에서 시험받는 내용. 마귀가 예수에게 "천하 만국과 그
　　 영광"을 보여주며 유혹하는 부분에서 따온 구절이다.

Beschränkten Markt, Kohl, Rüben, Zwiebeln;

Fleischbänke, wo die Schmeißen hausen 10140

Die fetten Braten anzuschmausen;

Da findest du zu jeder Zeit

Gewiß Gestank und Tätigkeit.

Dann weite Plätze, breite Straßen,

Vornehmen Schein sich anzumaßen; 10145

Und endlich, wo kein Tor beschränkt,

Vorstädte grenzenlos verlängt.

Da freut ich mich an Rollekutschen,

Am lärmigen Hin- und Widerrutschen,

Am ewigen Hin- und Widerlaufen, 10150

Zerstreuter Ameis-Wimmelhaufen.

Und wenn ich führe, wenn ich ritte,

Erschien ich immer ihre Mitte

Von Hunderttausenden verehrt.

FAUST

Das kann mich nicht zufriedenstellen! 10155

Man freut sich, daß das Volk sich mehrt,

Nach seiner Art behäglich nährt,

Sogar sich bildet, sich belehrt,

Und man erzieht sich nur Rebellen.

MEPHISTOPHELES

Dann baut ich, grandios, mir selbst bewußt, 10160

Am lustigen Ort ein Schloß zur Lust.

배추, 무, 양파가 시장을 비좁게 채우고
기름진 스테이크를 실컷 포식하려   10140
쇠파리들이 진을 치고 있는 고기 판매대,
그런 데서는 언제든 볼 수 있지요,
확실하게 온갖 악취와 활동들을.
그다음엔 널따란 광장들, 넓은 길들,
주제넘게 고상한 척하고요.   10145
하여 성문을 벗어난 곳엔, 마침내
외곽도시들이 가없이 펼쳐지지요.
거기서 저는 즐거워하지요, 마차들을 보며,
무리가 요란하게 이리저리 미끄러져가는 걸 보며,
흩어진 개미들처럼 바글거리는 무리들이   10150
영원히 이리 뛰고 저리 뛰는 걸 보며요.
마차를 타든 말을 달리든
저야 노상 그 한가운데 나타나죠.
수많은 사람들의 존경을 받으면서요.

파우스트

그런 게 나를 만족시킬 수는 없지!   10155
백성들이 늘어나고, 각자 나름으로 편안히
먹고사는 것을 사람들은 즐거워하지,
심지어 교양도 쌓고, 학식도 쌓는 것을,
기껏 교육을 받아 반도(叛徒)들이 될 뿐이기는 하지만.

메피스토펠레스

그다음 나는 웅대하게, 자신감을 가지고   10160
유원지에다 유희의 궁전을 지었죠.

Wald, Hügel, Flächen, Wiesen, Feld

Zum Garten prächtig umbestellt.

Vor grünen Wänden Sammet-Matten,

Schnurwege, kunstgerechte Schatten,   10165

Kaskadensturz, durch Fels zu Fels gepaart,

Und Wasserstrahlen aller Art;

Ehrwürdig steigt es dort, doch an den Seiten,

Da zischt's und pißts in tausend Kleinigkeiten.

Dann aber ließ ich allerschönsten Frauen   10170

Vertraut-bequeme Häuslein bauen;

Verbrächte da grenzenlose Zeit

In allerliebst-geselliger Einsamkeit.

Ich sage Fraun; denn ein für allemal,

Denk ich die Schönen im Plural.   10175

FAUST

Schlecht und modern! Sardanapal!

MEPHISTOPHELES

Errät man wohl, wornach du strebtest?

Es war gewiß erhaben kühn.

Der du dem Mond um so viel näher schwebtest,

숲, 언덕, 평지들, 풀밭들, 들판들을
정원으로 호화롭게 재단장하고요.
초록 벽들 앞에는 벨벳 같은 초원들
쭉 곧은 길들, 기기묘묘한 그늘들,   10165
바위에서 바위로 짝지어 쏟아지는, 층층의 인공 폭포수,
온갖 종류의 분수들
우아하게 저기서 솟고, 또 한편에서는
싯싯, 좔좔 수천 개의 작은 물줄기들로 흐르고.
하지만 그다음엔 내가 최고 미녀들을 위해   10170
편하고 아늑한 작은 집을 짓게 했죠.
거기서 한정 없는 시간을 보내려고요,
가장 사랑스럽고도 사교적인 고독 가운데서.
미녀들이라고 나는 말하지요, 언제든 난
미인을 복수(複數)로 생각하니까.   10175

파우스트

고약하고 현대적이로군! 사르다나팔일세![436]

메피스토펠레스

당신이 무얼 지향했는지 맞혀보라고요?
그건 분명 숭고하게 대담한 것이었죠.
둥둥 떠올라 그렇게나 달 가까이 갔던[437] 당신,

---

436 사르다나팔은 패배를 앞두고 후궁들을 모조리 몰살한 고대 아시리아의 왕이다. 이 구절은 현
   대의 물량주의에 대한 비판을 압축하고 있다. 그런데 여기서 괴테는 바이런의 작품 『사르다나
   팔』을 염두에 두고 있다. 『사르다나팔』은 바이런이 괴테에게 헌정한 작품이다.
437 달에 가까이 다가갔다는 표현은 은연중 몽유병자도 가리킨다. 몽유병자는 독일어로 "달(빛)
   중독자"(der Mondsüchtige)라고 불린다. 그런데 독일어 '중독'(Sucht)은 '그리움'(Sehnsucht)

Dich zog wohl deine Sucht dahin?   10180

FAUST

Mit nichten! dieser Erdenkreis

Gewährt noch Raum zu großen Taten.

Erstaunenswürdiges soll geraten,

Ich fühle Kraft zu kühnem Fleiß.

MEPHISTOPHELES

Und also willst du Ruhm verdienen?   10185

Man merkt's, du kommst von Heroinen.

FAUST

Herrschaft gewinn ich, Eigentum!

Die Tat ist alles, nichts der Ruhm.

MEPHISTOPHELES

Doch werden sich Poeten finden,

Der Nachwelt deinen Glanz zu künden,   10190

Durch Torheit Torheit zu entzünden.

FAUST

Von allem ist dir nichts gewährt.

Was weißt du, was der Mensch begehrt?

Dein widrig Wesen, bitter, scharf,

Was weiß es, was der Mensch bedarf.   10195

아마 당신의 중독이 당신을 거기로 끌고 갔겠죠?   10180

파우스트

절대 아니네! 이 땅의 테두리가

아직은 위대한 행위를 위한 공간을 허락하지.

나는 놀랄 만한 일을 이루어야겠다,

대담한 근면을 쏟을 힘이 느껴진다.

메피스토펠레스

그러니까 명성을 얻으려는 거요?   10185

당신이 여성 영웅[438]과 함께 있다 왔다는 걸 사람들이 알아차릴 테지요.

파우스트

지배를 얻겠노라, 소유를!

행동이 모든 것이고, 명성은 아무것도 아니다.

메피스토펠레스

시인들이 있을 겁니다요,

후세에다 당신의 영광을 알릴,   10190

바보짓으로써 바보짓에 불을 붙일.

파우스트

그 모든 것 중 그 무엇도 네겐 허락되어 있지 않다.

인간이 무얼 갈망하는지 네가 어찌 알겠느냐?

너라는 꺼림칙한 존재, 악독하고 표독하지.

그런 네가 무얼 알겠느냐, 인간이 무얼 필요로 하는지.   10195

과 많이 겹쳐 있어 '그리움'도 연상시키는 단어이다.

438 Heroine: 신화의 여성 영웅을 나타내기도 하고 무대 위의 여주인공을 가리키기도 한다. 메피
스토펠레스의 이 조롱은, 파우스트가 이루고 싶어 하는 "위대한 행위"를 헬레나와의 만남에
연결하고 있다. 기껏 헬레나로부터 왔다고도 해석할 수 있기 때문이다.

MEPHISTOPHELES

Geschehe denn nach deinem Willen!

Vertraue mir den Umfang deiner Grillen.

FAUST

Mein Auge war aufs hohe Meer gezogen,

Es schwoll empor, sich in sich selbst zu türmen,

Dann ließ es nach und schüttete die Wogen,   10200

Des flachen Ufers Breite zu bestürmen.

Und das verdroß mich. Wie der Übermut

Den freien Geist, der alle Rechte schätzt,

Durch leidenschaftlich aufgeregtes Blut

Ins Mißbehagen des Gefühls versetzt.   10205

Ich hielt's für Zufall, schärfte meinen Blick,

Die Woge stand und rollte dann zurück,

Entfernte sich vom stolz erreichten Ziel;

Die Stunde kommt, sie wiederholt das Spiel.

MEPHISTOPHELES *ad spectatores.*

Da ist für mich nichts Neues zu erfahren,   10210

Das kenn ich schon seit hunderttausend Jahren.

FAUST *leidenschaftlich fortfahrend.*

Sie schleicht heran, an abertausend Enden

Unfruchtbar selbst, Unfruchtbarkeit zu spenden,

Nun schwillt's und wächst und rollt und überzieht

Der wüsten Strecke widerlich Gebiet.   10215

Da herrschet Well' auf Welle kraftbegeistet,

메피스토펠레스

당신 뜻대로 해보시구려!

당신의 그 방대한 망상이나 털어놓아 보시오.

파우스트

내 눈길은 드넓은 바다에 이끌린다,

바다는 부풀어 올라, 자기 안에서 솟구쳤다가

그다음에는 주저앉으며 파도들을 쏟아부으며   10200

평평한 해변의 너른 땅에 휘몰아쳤다.

그것이 나는 지겹다, 무모함이,

모든 권리를 소중히 여기는 자유로운 정신을

열정적으로 흥분된 피로써

감정의 불쾌함으로 바꿔놓은 것처럼.   10205

그걸 나는 우연으로 여기고, 내 눈길을 날카롭게 했지,

물결은 솟아 잠시 멈추었다가 다시 굴러갔고,

자랑스럽게 도달한 목표로부터 멀어졌지.

시간이 오면, 그것은 그 유희를 되풀이한다.

메피스토펠레스 *객석을 향하여.*

내 듣기엔 들어볼 만한 새로운 말은 하나도 없네요.   10210

저런 건 벌써 수십만 년 전부터 잘 아는 얘기거든요.

파우스트 *열정적으로 계속하며.*

파도는 살금살금 다가온다, 수천 구석에다,

스스로 아무런 성과가 없으면서, 성과 없음을 베푸는구나.

이제 부풀고, 커지고, 구르고, 뒤덮는다,

황폐한 지대의 꺼림칙한 지역을.   10215

저기 파도에 파도가 힘에 넘쳐 지배하고,

Zieht sich zurück, und es ist nichts geleistet,

Was zur Verzweiflung mich beängstigen könnte!

Zwecklose Kraft unbändiger Elemente!

Da wagt mein Geist, sich selbst zu überfliegen,   10220

Hier möcht' ich kämpfen, dies möcht ich besiegen.

Und es ist möglich! — Flutend wie sie sei,

An jedem Hügel schmiegt sie sich vorbei;

Sie mag sich noch so übermütig regen,

Geringe Höhe ragt ihr stolz entgegen,   10225

Geringe Tiefe zieht sie mächtig an.

Da faßt ich schnell im Geiste Plan auf Plan:

Erlange dir das köstliche Genießen

Das herrische Meer vom Ufer auszuschließen,

Der feuchten Breite Grenzen zu verengen   10230

Und, weit hinein, sie in sich selbst zu drängen.

Von Schritt zu Schritt wußt ich mirs zu erörtern;

Das ist mein Wunsch, den wage zu befördern.

Trommeln und kriegerische Musik im Rücken der Zuschauer,

aus der Ferne, von der rechten Seite her.

MEPHISTOPHELES

Wie leicht ist das! Hörst du die Trommeln fern?

물러나고, 한데 그 무엇도 이루어진 건 없다,
나를 절망하도록 불안하게 할 수도 있는 것은!
제어되지 않은 자연의 맹목적인 힘!
여기서 내 정신이 과감히, 스스로를 뛰어넘으려 한다   10220
여기서 나는 싸우고 싶다, 이 싸움을 이기고 싶다.

한데 그게 가능하다! ── 파도가 제아무리 쇄도한다 해도
그 어떤 언덕에든 닿으면 스쳐 스러진다
아직 이렇게도 우악스럽게 활개 치지만
보잘것없는 언덕이 의기양양하게 맞서 솟는다   10225
보잘것없는 구덩이가 힘차게 끌어당긴다.
이에 나, 얼른 마음속에서 계획에 계획을 세웠다.
너 이런 값진 즐김을 이루어보아라,
저 고압적인 바다를 해변으로부터 쫓아내고
습한 드넓은 곳은 경계를 좁혀주어
그걸 멀리 저 속으로, 그 자신의 속으로 밀어넣는 것.   10230
한 걸음 한 걸음 해야 할 바를 검토해 보았다.
이게 나의 소원이다, 이 소망을 이루어보리라.

북소리와 군악 소리가 관객의 등 뒤에서,
먼 곳으로부터, 오른편에서 울려온다.

메피스토펠레스
그런 거야 얼마나 쉬운지! 한데 멀리서 북소리가 들리죠?

FAUST

Schon wieder Krieg! der Kluge hörts nicht gern.   10235

MEPHISTOPHELES

Krieg oder Frieden. Klug ist das Bemühen,

Zu seinem Vorteil etwas auszuziehen.

Man paßt, man merkt auf jedes günstige Nu.

Gelegenheit ist da, nun, Fauste, greife zu.

FAUST

Mit solchem Rätselkram verschone mich!   10240

Und kurz und gut, was solls? Erkläre dich.

MEPHISTOPHELES

Auf meinem Zuge blieb mir nicht verborgen

Der gute Kaiser schwebt in großen Sorgen.

Du kennst ihn ja. Als wir ihn unterhielten,

Ihm falschen Reichtum in die Hände spielten,   10245

Da war die ganze Welt ihm feil.

Denn jung ward ihm der Thron zu Teil,

Und ihm beliebt' es, falsch zu schließen:

Es könne wohl zusammengehen

Und sei recht wünschenswert und schön,   10250

Regieren und zugleich genießen.

FAUST

Ein großer Irrtum. Wer befehlen soll,

파우스트

벌써 또 전쟁이구나! 현명한 사람은 그런 소리 듣길 좋아하지 않지.　　　10235

메피스토펠레스

전쟁이든 평화든. 자신에게 유리하게

무언가를 끌어내려는 노력은 현명하죠,

동정을 살피죠, 모든 유리한 순간을 노리고요.

기회가 왔네요, 이제, 파우스트여, 잡으시라.

파우스트

그런 수수께끼 나부랭이는 질색이다!　　　10240

거두절미하고, 어쩌라는 거냐? 설명을 하거라.

메피스토펠레스

제가 가는 길 위에 제가 알 수 없는 건 없었죠,

황제 폐하께서 큰 근심에 싸여 계십니다.

그분 아시잖아요. 우리가 그분을 즐겁게 해드렸을 때,

가짜 부(富)를 그분 손에다 쥐여드렸을 때,[439]　　　10245

그때 그분께는 온 세계가 다 사들일 수 있는 거였죠.

그분께는 젊은 나이에 옥좌가 주어졌고,

그릇된 추론을 하는 걸 좋아했으니까요.

통치하며 동시에 즐기는 것

그 둘이 함께 잘 갈 수도 있다는,　　　10250

제대로 소망스럽고 아름답다는 추론 말이에요.

파우스트

그건 큰 오류이지.[440] 명령해야 하는 자는,

439　(태환이 불가능한) 지폐의 발행.

Muß im Befehlen Seligkeit empfinden.

Ihm ist die Brust von hohem Willen voll,

Doch was er will, es darfs kein Mensch ergründen.   10255

Was er den Treusten in das Ohr geraunt,

Es ist getan, und alle Welt erstaunt.

So wird er stets der Allerhöchste sein,

Der Würdigste — , Genießen macht gemein.

MEPHISTOPHELES

So ist er nicht! Er selbst genoß, und wie!   10260

Indes zerfiel das Reich in Anarchie,

Wo groß und klein sich kreuz und quer befehdeten,

Und Brüder sich vertrieben, töteten,

Burg gegen Burg, Stadt gegen Stadt,

Zunft gegen Adel — Fehde hat,   10265

Der Bischof mit Kapitel und Gemeinde;

Was sich nur ansah, waren Feinde.

In Kirchen Mord und Totschlag, vor den Toren

Ist jeder Kauf- und Wandersmann verloren.

Und allen wuchs die Kühnheit nicht gering;   10270

Denn leben hieß sich wehren — Nun das ging.

FAUST

Es ging — es hinkte, fiel, stand wieder auf;

명령하는 가운데서 축복을 느껴야만 한다.

그의 가슴은 드높은 뜻으로 가득 차 있다

하지만 그가 뜻하는 것, 그걸 어떤 인간도 규명해서는 안 된다.　　　　10255

그가 가장 충성스러운 자의 귀에다 나직이 들려준 것,

그것이 행해진다, 그러면 온 세상이 놀란다.

그렇게 하여 그는 항시 가장 높은 자일 것이다,

가장 품위 있는 자이고 —, 그저 즐기는 건, 사람을 천하게 만들지.

메피스토펠레스

그분은 그렇지 못하죠! 스스로 즐기셨죠, 그것도 엄청나게!　　　　10260

그 사이에 제국은 와해되어 무정부 상태에 빠졌고

노소(老少)가 서로 뒤섞여 싸움박질하고

형제들이 서로 추방했고, 죽였고

성이 성에 맞서고, 도시가 도시에 맞서고

조합은 귀족에 맞서 — 싸우고,　　　　10265

교황은 주교좌 참사회와 또 교구와,

서로 보기만 하면, 원수였죠.

교회에서는 살육과 살인, 성문들 앞에선

상인이나 나그네가 실종됐고.

만인에게서 무모함이 적잖이 커졌습니다.　　　　10270

산다는 건 스스로를 방어한다는 것이니까요. — 그렇게 되었던 거죠.

파우스트

그랬지. — 절뚝절뚝 갔고, 쓰러졌고, 다시 일어났지,

440　괴테는 「산문잠언」에서 "지배와 즐김은 함께하지 못한다. 즐김은 자신과 남들에게 기쁘게 속하
　　는 것이고 지배는 자신과 남들에게 가장 진지한 뜻에서 자선적인 것이다"라고 썼다. 즐김이 중
　　요했던 군주 아우구스트 대공을 평생 보필했기 때문에 이 주제에 대한 숙고가 깊었다.

Dann überschlug sich's, rollte plump zu Hauf.

MEPHISTOPHELES

Und solchen Zustand durfte niemand schelten,

Ein jeder konnte, jeder wollte gelten. 10275

Der Kleinste selbst, er galt für voll.

Doch war's zuletzt den Besten allzutoll.

Die Tüchtigen, sie standen auf mit Kraft

Und sagten: Herr ist, der uns Ruhe schafft.

Der Kaiser kanns nicht, wills nicht — laßt uns wählen, 10280

Den neuen Kaiser neu das Reich beseelen,

Indem er jeden sicher stellt,

In einer frisch geschaffnen Welt

Fried' und Gerechtigkeit vermählen.

FAUST

Das klingt sehr pfäffisch.

MEPHISTOPHELES

                    Pfaffen warens auch, 10285

Sie sicherten den wohlgenährten Bauch.

Sie waren mehr als andere beteiligt.

Der Aufruhr schwoll, der Aufruhr ward geheiligt;

Und unser Kaiser, den wir froh gemacht,

Zieht sich hieher, vielleicht zur letzten Schlacht. 10290

FAUST

Er jammert mich, er war so gut und offen.

그다음에는 곤두박질치고, 무더기로 콰당탕 굴렀고.

메피스토펠레스

그런 상태를 그 누구도 욕할 수 없었죠,

누구든 인정받을 수 있었고, 누구든 인정받으려 했지요.　　　　　10275

가장 하찮은 인간조차도, 자기가 꽤 잘난 사람이거니 했고

하지만 막판에 가서 최상의 사람들에겐 너무나도 미친 짓으로 보였죠.

유능한 사람들, 그들은 힘으로써 일어섰고

말했죠. 군주란, 우리에게 평화를 마련해 주어야 한다.

황제는 그걸 할 수 없다, 하려고도 않는다 — 우리가 택하자.　　　10280

새 황제를 뽑아 제국에 새로운 활기를 불어넣자,

그가 누구에게나 안전을 보장해 주면서

새로이 이뤄낸 한 세계 안에서

평화와 정의를 맺어주리라.

파우스트

그것 참 성직자연하는 소리로군.

메피스토펠레스

　　　　　　　　　　　　성직자 나부랭이들도 그러긴 했어요,　　10285

그들은 피둥피둥한 배를 안전하게 지켰지요,

다른 사람들보다 더 많이 가담했고요.

소요(騷擾)가 끓어올랐고, 소요가 신성시되었지요

하여 우리 황제께서, 우리가 즐겁게 해드렸던 그분이

이곳으로 진군해 오고 있습니다, 아마도 최후의 결전을 하러.　　　10290

파우스트

안됐구나. 참 선하고 열린 분이셨는데.

MEPHISTOPHELES

Komm, sehn wir zu! der Lebende soll hoffen.

Befrein wir ihn aus diesem engen Tale!

Einmal gerettet ist's für tausendmale.

Wer weiß wie noch die Würfel fallen? 10295

Und hat er Glück so hat er auch Vasallen.

Sie steigen über das Mittelgebirg herüber und beschauen die Anordnung

des Heeres im Tal. Trommeln und Kriegsmusik schallt von unten auf.

MEPHISTOPHELES

Die Stellung, seh ich, gut ist sie genommen,

Wir treten zu, dann ist der Sieg vollkommen.

FAUST

Was kann da zu erwarten sein?

Trug! Zauberblendwerk! Hohler Schein. 10300

MEPHISTOPHELES

Kriegslist, um Schlachten zu gewinnen!

Befestige dich bei großen Sinnen,

Indem du deinen Zweck bedenkst.

Erhalten wir dem Kaiser Thron und Lande,

So kniest du nieder und empfängst 10305

Die Lehn von grenzenlosem Strande.

FAUST

Schon manches hast du durchgemacht,

메피스토펠레스

자, 우리 구경해 봅시다! 산 사람은 모름지기 희망을 품어야죠.

우리가 황제를 이 좁은 골짜기에서 해방시킵시다!

한 번 구조되면, 그건 천 번 값을 하죠.

주사위들이 어떻게 떨어질지 누가 알아요?   10295

운이 좋으면, 그분은 가신들도 갖겠죠.

두 사람은 가운데 산맥을 넘어가 골짜기 안의 전열을 바라본다.

북소리와 군악 소리가 아래서부터 울려온다.

메피스토펠레스

진지는, 보건대, 잘 구축되었네,

우리 가봅시다, 그러면 승리가 완전해집니다.

파우스트

저기서 무얼 기대할 수 있을까?

기만! 요술의 속임수! 공허한 가상.   10300

메피스토펠레스

전투에 이기기 위한 전략이오!,

큰 뜻을 가지고 각오를 단단히 하시오,

당신의 목적을 생각함으로써.

황제를 위해 우리가 옥좌와 나라를 보존한다면

그럼으로써 당신은 무릎 꿇고   10305

끝없는 해변을 봉토(封土)로 받지요.

파우스트

넌 벌써 이런저런 것을 해냈지,

Nun, so gewinn auch eine Schlacht.

MEPHISTOPHELES

Nein, Du gewinnst sie! diesesmal

Bist du der Obergeneral.   10310

FAUST

Das wäre mir die rechte Höhe

Da zu befehlen, wo ich nichts verstehe.

MEPHISTOPHELES

Laß du den Generalstab sorgen

Und der Feldmarschall ist geborgen.

Kriegsunrat hab ich längst verspürt,   10315

Den Kriegsrat gleich voraus formiert,

Aus Urgebirgs Urmenschenkraft;

Wohl dem, der sie zusammenrafft.

FAUST

Was seh ich dort, was Waffen trägt?

Hast du das Bergvolk aufgeregt?   10320

MEPHISTOPHELES

Nein! aber, gleich Herrn Peter Squenz,

Vom ganzen Praß die Quintessenz.

이제, 전투도 이겨보거라.

메피스토펠레스

아니오, 당신이 이기는 것이오! 이번에는

당신이 총사령관이오.   10310

파우스트

그거야말로 내게는 제대로 고지(高地)인 것 같구나,

아무것도 이해하지 못하는 곳에서 명령을 내리라니.

메피스토펠레스

참모부가 관할하게 하십시오.

야전사령관은 안전할 겁니다,

전쟁의 불행을 오래전부터 감지했기 때문에,   10315

전시참모회의는 즉시 미리 구성해 두었습니다.

원시산맥에 사는 원시인들의 전력으로요.

그걸 한데 끌어 모으는 사람이 유리하지요.

파우스트

저기 보이는 것, 무기를 들고 있는 것이 무어냐?

산악의 백성들을 들쑤셨느냐?   10320

메피스토펠레스

아니오! 하지만 페터 스크벤츠[441] 씨처럼,

잡스러운 전체 더미에서 정예[442]만 뽑아다 놓았죠.

---

441 그리피우스(Andreas Gryphius)의 『부조리 코메디 혹은 페터 스크벤츠 씨』(*Absurda comica. Oder: Herr Peter Squentz*, 1657)에 등장하는 인물. 아마추어 극단의 이야기로, 각자 자기 말만 늘어놓아서 부조리하게 대화가 단절되고 중첩되며 진행되는 작품이다.

442 여기서는 정예는 빠진 오합지졸들이 모여 있다.

Die drei Gewaltigen treten auf. (Sam. II, 23, 8.)

MEPHISTOPHELES

Da kommen meine Bursche ja!

Du siehst, von sehr verschiednen Jahren,

Verschiednem Kleid und Rüstung sind sie da,   10325

Du wirst nicht schlecht mit ihnen fahren.

ad spectatores.

Es liebt sich jetzt ein jedes Kind

Den Harnisch und den Ritterkragen;

Und, allegorisch wie die Lumpe sind,

Sie werden nur um desto mehr behagen.   10330

RAUFEBOLD *jung, leicht bewaffnet, bunt gekleidet.*

Wenn einer mir ins Auge sieht

Werd' ich ihm mit der Faust gleich in die Fresse fahren,

Und eine Memme, wenn sie flieht

Fass' ich bei ihren letzten Haaren.

세 용사 등장한다. (사무엘하 23장 8절)[443]

메피스토펠레스

저기 내 부하들이 오는구나!

보시죠, 매우 다양한 연령의,

다양한 옷차림과 무장을 하고 저들이 와 있습니다.　　　　　10325

저들과 지내는 게 나쁘지 않을 거요.

　　　　　　　　　　　객석을 향해.

요즘 애들은 다들

갑옷과 기사의 옷깃을 좋아하죠,

한데 이 무뢰한들이 알레고리적이라,[444]

쟤들이 그만큼 더 마음에 들 겁니다.　　　　　　　　　　10330

막때려 *젊고, 가볍게 무장하고, 현란한 차림.*

누가 날 똑바로 쳐다보기라도 하면,

곧장 주먹을 그 아가리로 날리겠어,

겁쟁이 녀석, 도망치면,

머리채라도 잡지.

443　괄호 속의 출처는 괴테 자신이 써 넣은 것이다. 그에 따라 "세 용사"(drei Gewaltigen)로 번역
　　하였다. 사무엘하 23장 8~12절의 내용은 다음과 같다. "다윗 왕의 영웅들 중에서도 가장 고
　　귀한 세 명으로 창을 한 번 들어 팔백을 한꺼번에 친다는 야소베암, 칼 든 손이 굳어져버릴때
　　까지 바리새인을 쳤다는 엘렘자르, 바리새인들에 맞서 강낭콩 가득한 농지를 지켰다는 자마가
　　있다." 여기서는 소유욕(Habgier)을 의인화한 인물들이 세 용사로 등장한다.

444　제2부 제1막 가장행렬 장면의 인물들은 모두 삶의 여러 모습을 전형적 인물로 보여주는 우의
　　(Allegorie)였는데, 지금 등장하는 저열한 인물들은 알레고리라고 부를 만큼 전형적 인물은 아
　　니라고 평가된다.

HABEBALD *männlich, wohlbewaffnet, reich gekleidet.*

So leere Händel, das sind Possen,   10335

Damit verdirbt man seinen Tag;

Im Nehmen sei nur unverdrossen,

Nach allem andern frag hernach.

HALTEFEST *bejahrt, stark bewaffnet, ohne Gewand.*

Damit ist auch nicht viel gewonnen,

Bald ist ein großes Gut zerronnen,   10340

Es rauscht im Lebensstrom hinab.

Zwar nehmen ist recht gut, doch besser ists, behalten;

Laß du den grauen Kerl nur walten,

Und niemand nimmt dir etwas ab.

Sie steigen allzusammen tiefer.

바로뺏어 *남자답고, 제대로 무장하고, 부유한 차림.*

그렇게 득 없는 시비, 그건 장난질일 뿐.   10335

그러느라 나날을 망치지.

빼앗아 가지는 데에만 매진하라,

다른 모든 것에 대해서는 나중에 물으라.

꽉쥐어 *나이 지긋하고, 중무장하고, (특별한) 의상 없이.*

그렇게 해도 역시 많이 얻진 못하지,

큰 재산도 금방 흘러나가 버리지,   10340

인생의 강물 속에서 흘러 내려가 버리지.

빼앗아 갖는 게 옳고 좋긴 하지만, 더 나은 건, 간직하는 것.

늙은이[445]가 관리하도록 두시게,[446]

그 누구도 네게서 무얼 뺏어 가진 못해.

> *그들이 모두 함께 더 깊이 내려간다.*

---

445 말을 하고 있는 '꽉쥐어' 자신을 가리킨다.

446 이 두 행은 신께서 '뜻대로 하시도록 맡기는 이만'(wer nur den lieben Gott läßt walten)이 평
      안하다는 내용의 찬송가를 패러디한 것이다.

Auf dem Vorgebirg

Trommeln und kriegerische Musik von unten.

Des Kaisers Zelt wird aufgeschlagen.

Kaiser. Obergeneral. Trabanten.

OBERGENERAL

Noch immer scheint der Vorsatz wohl erwogen   10345

Daß wir in dies gelegene Tal,

Das ganze Heer gedrängt zurückgezogen,

Ich hoffe fest, uns glückt die Wahl.

KAISER

Wie es nun geht, es muß sich zeigen;

Doch mich verdrießt die halbe Flucht, das Weichen.   10350

OBERGENERAL

Schau hier, mein Fürst, auf unsre rechte Flanke.

Solch ein Terrain wünscht sich der Kriegsgedanke:

Nicht steil die Hügel, doch nicht allzu gänglich,

Den Unsern vorteilhaft, dem Feind verfänglich.

Wir, halb versteckt, auf wellenförmigem Plan;   10355

Die Reiterei, sie wagt sich nicht heran.

앞산 위에서

북과 군악 소리가 아래서 울려오고.
황제의 막사가 세워진다.
황제. 총사령관. 친위병들.

총사령관

역시 주도면밀한 판단 같습니다.   10345
우리가 이 적당한 골짜기로
전체 군대를 결집하여 퇴각한 것은.
우리의 이 선택이 성공하기를 굳세게 희망하는 바입니다.

황제

지금 상황이 어떤지 곧 드러나겠으나
나는 도주나 다름없는, 이 물러섬이 혐오스럽구나.   10350

총사령관

여기를 보십시오, 군주시여, 우리의 우익(右翼)을.
저런 지형을 전쟁의 이론은 원하지요
언덕이 가파르지는 않지만, 쉽사리 오를 수 없습니다,
우리 편에게는 유리하고, 적에게는 함정이죠.
우리는, 파상형(波狀形)의 평지에, 반쯤 몸을 숨기고 있으니   10355
기마병들이 감히 접근하지 못합니다.

KAISER

Mir bleibt nichts übrig, als zu loben;

Hier kann sich Arm und Brust erproben.

OBERGENERAL

Hier, auf der Mittelwiese flachen Räumlichkeiten,

Siehst du den Phalanx, wohlgemut zu streiten. 10360

Die Piken blinken flimmernd in der Luft,

Im Sonnenglanz, durch Morgennebelduft.

Wie dunkel wogt das mächtige Quadrat!

Zu Tausenden glühts hier auf große Tat.

Du kannst daran der Masse Kraft erkennen, 10365

Ich trau ihr zu, der Feinde Kraft zu trennen.

KAISER

Den schönen Blick hab' ich zum ersten Mal.

Ein solches Heer gilt für die Doppelzahl.

OBERGENERAL

Von unsrer Linken hab ich nichts zu melden,

Den starren Fels besetzen wackere Helden. 10370

Das Steingeklipp, das jetzt von Waffen blitzt,

Den wichtigen Paß der engen Klause schützt.

Ich ahne schon, hier scheitern Feindeskräfte

Unvorgesehn im blutigen Geschäfte.

황제

칭찬 외에는 달리 할 게 없구나.

여기서 팔과 가슴의 힘을 시험해 볼 수 있겠구나.

총사령관

여기, 가운데 초원의 평지 공간에서는,

만반의 싸울 태세를 갖춘, 밀집방진(密集方陣)을 보시지요.　　　　　10360

창끝은 불꽃 내며 공중에서 번쩍이죠,

태양의 광채 속에서, 아침 안개를 뚫고.

힘찬 방진447이 얼마나 어둡게 물결칩니까!

수천 명이 여기서 위업을 이루고자 불타고 있고

거기서 큰 무리의 힘을 알아보실 수 있습니다,　　　　　10365

저 힘을 믿는 바입니다, 적의 병력을 분쇄할 겁니다.

황제

이런 아름다운 광경은 처음 본다.

저런 군대라면 곱절의 가치가 있지.

총사령관

우리 좌익에 대해서는 굳이 말씀 안 드리겠습니다,

단단한 바위는 늠름한 용사들이 차지하고 있고,　　　　　10370

지금 무기들로 번득이는 바위 절벽이

좁은 계곡의 주요 통로를 지키죠.

여기서 적의 전력이 좌초할 게 벌써 예견됩니다,

전혀 예상치 못했던 탓에, 유혈극을 당하면서요.

447　밀집방진(palanxe)의 한 단위인 사각형 대열로 약 3,000~4,000명으로 이루어진다.

KAISER

Dort ziehn sie her, die falschen Anverwandten, 10375

Wie sie mich Oheim, Vetter, Bruder nannten,

Sich immer mehr und wieder mehr erlaubten,

Dem Zepter Kraft, dem Thron Verehrung raubten;

Dann, unter sich entzweit, das Reich verheerten,

Und nun gesamt sich gegen mich empörten. 10380

Die Menge schwankt im ungewissen Geist,

Dann strömt sie nach, wohin der Strom sie reißt.

OBERGENERAL

Ein treuer Mann, auf Kundschaft ausgeschickt,

Kommt eilig felsenab; seis ihm geglückt!

ERSTER KUNDSCHAFTER

Glücklich ist sie uns gelungen, 10385

Listig, mutig, unsre Kunst,

Daß wir hin und her gedrungen;

Doch wir bringen wenig Gunst.

Viele schwören reine Huldigung

Dir, wie manche treue Schar, 10390

Doch Untätigkeits-Entschuldigung:

Innere Gärung, Volksgefahr.

KAISER

Sich selbst erhalten bleibt der Selbstsucht Lehre,

Nicht Dankbarkeit und Neigung, Pflicht und Ehre.

Bedenkt ihr nicht, wenn eure Rechnung voll, 10395

황제

저기 저들이 온다, 가짜 일가친척들이,   10375

저들은 나를 숙부니 사촌이니 형제니 하고 부르더니,

갈수록 점점 더 함부로 굴며

왕홀에서 권력을, 옥좌에서 존경을 빼앗았고,

그다음에는, 저희들끼리 분열되어, 제국을 유린하더니

이제는 뭉쳐서 나에게 맞서 들고일어났다.   10380

무리는 불확실한 정신에 휩싸여 흔들리다가

물결이 휩쓰는 대로 따라 쓸려가는구나.

총사령관

정탐하러 보낸 믿을 만한 자가

서둘러 바위를 내려오는군요, 저자가 성공했기를!

첫 번째 척후병

다행히도 성공했습니다,   10385

영리하고 용감했던 우리 전술이요,

우린 이리저리로 잠입했습니다.

하지만 쓸 만한 정보는 별로 못 건져 왔습니다.

많은 사람들이 폐하께 전적인 충성을

서약하죠, 이런저런 충직한 무리들처럼요.   10390

하지만 행동하지 않으면서 변명만 늘어놓는 건,

내란이고 민족의 위기지요.

황제

제 몸만 돌보는 건, 언제든 이기심의 가르침이지,

감사와 애정, 의무와 영예가 아니라.

너희의 계산만 다 치러지면 생각을 못 하는 거냐,   10395

Daß Nachbars Hausbrand euch verzehren soll.

OBERGENERAL

Der zweite kommt, nur langsam steigt er nieder,

Dem müden Manne zittern alle Glieder.

ZWEITER KUNDSCHAFTER

> Erst gewahrten wir vergnüglich
>
> Wilden Wesens irren Lauf;   10400
>
> Unerwartet, unverzüglich
>
> Trat ein neuer Kaiser auf.
>
> Und auf vorgeschriebnen Bahnen
>
> Zieht die Menge durch die Flur;
>
> Den entrollten Lügenfahnen   10405
>
> Folgen alle. — Schafsnatur!

KAISER

Ein Gegenkaiser kommt mir zum Gewinn,

Nun fühl ich erst, daß ich der Kaiser bin.

Nur als Soldat legt ich den Harnisch an,

Zu höherm Zweck ist er nun umgetan.   10410

Bei jedem Fest, wenns noch so glänzend war,

Nichts ward vermißt, mir fehlte die Gefahr.

Wie ihr auch seid, zum Ringspiel rietet ihr,

Mir schlug das Herz, ich atmete Turnier;

Und hättet ihr mir nicht vom Kriegen abgeraten,   10415

옆집 불은 너희 집에도 옮겨붙는다는 걸?

총사령관

두 번째 척후병이 오는데, 천천히 내려오네요,

저 지친 사람은 온몸을 떨고 있습니다.

두 번째 척후병

　　처음에 저희는 재미있게 보았습니다

　　날뛰는 자들이 우왕좌왕하며 내달리는 것을.　　　　　　10400

　　예상치 않게, 지체 없이

　　새로운 황제가 등장했습니다.

　　하여 지정된 경로로

　　벌판을 가르며 군중이 나아갑니다,

　　날조된 깃발이 펼쳐지고　　　　　　　　　　　　　　10405

　　모두가 따릅니다. ― 양 떼의 본성[448]이죠!

황제

대립황제는 내게 득이 된다.

이제 비로소 나는, 내가 황제임을 느끼거든.

나는 늘 오직 군인으로서 갑옷을 입었지,

지금은 보다 높은 목적으로 갑옷을 입고 있다.　　　　　　10410

그 모든 축제에서, 아직 모든 게 그리 찬란하고

아무것도 아쉬운 게 없었으나, 내게는 위험이 없었다.

그대들이 내게도 마상 원(圓)달리기 시합을 권했을 때,

나는 가슴이 뛰었지, 시합을 하며 숨통이 트였지.

전쟁에 뛰어드는 걸 너희가 말리지 않았더라면　　　　　　10415

―――――――――

448　양은 항상 무리를 따라 움직인다.

Jetzt glänzt' ich schon in lichten Heldentaten.

Selbständig fühlt ich meine Brust besiegelt,

Als ich mich dort im Feuerreich bespiegelt;

Das Element drang gräßlich auf mich los,

Es war nur Schein, allein der Schein war groß.   10420

Von Sieg und Ruhm hab ich verwirrt geträumt,

Ich bringe nach, was frevelhaft versäumt.

Die Herolde werden abgefertigt zu Herausforderung des Gegenkaisers.

Faust geharnischt, mit halbgeschloßnem Helme.

Die drei Gewaltigen gerüstet und gekleidet wie oben.

FAUST

Wir treten auf und hoffen, ungescholten;

Auch ohne Not hat Vorsicht wohl gegolten.

Du weißt, das Bergvolk denkt und simuliert,   10425

Ist in Natur- und Felsenschrift studiert.

Die Geister, längst dem flachen Land entzogen,

Sind mehr als sonst dem Felsgebirg gewogen.

Sie wirken still durch labyrinthische Klüfte

Im edlen Gas metallisch reicher Düfte;   10430

In stetem Sondern, Prüfen und Verbinden,

지금쯤 내가 혁혁한 영웅적 행위 가운데서 빛나고 있으련만.
내 가슴에 자립(自立)의 인장이 찍힌 듯했다,
거기 불의 제국 속에서 나를 비추어 봤을 때.
불길이 끔찍하게 나를 향해 밀려들었다,
그건 가상(假象)일 뿐이었지만, 하지만 그 가상은 위대했다.　　　　10420
승리와 명성을 나는 막연히 꿈꾸었는데
모욕적으로 놓친 것을 이제 뒤늦게나마 만회하는구나.

　　　전령들을 준비시킨다, 대립황제를 도발하기 위해서이다.
　　　　파우스트가 갑옷을 입고, 절반 닫힌 투구를 쓰고.
　　　　세 용사는 앞에서와 같은 무장과 복장을 하고.

파우스트

우리가 등장하며 희망합니다, 비난받지 않기를.
절박하지 않다 해도 주의하는 것은 중요합니다.
아시다시피, 산의 영들[449]은 생각하고 실험해 보고　　　　10425
자연의 문자, 바위의 문자에 박식합니다.
이 영들은, 벌써 오래전에 평지를 떠나,
그 전보다 더 많이 바위 산맥에 마음 기울었습니다.
그들은 잠잠히 활동합니다, 미로 같은 협곡들 구석구석에서
금속 냄새 물씬 풍기는 기품 있는 혼돈[450] 가운데서.　　　　10430
항시적으로 분해하고, 시험하고, 결합시키는 가운데서

449　심부름꾼 영인 코볼트 난쟁이들을 뜻한다.
450　원어는 Gas로 Chaos를 뜻한다.

Ihr einziger Trieb ist Neues zu erfinden.

Mit leisem Finger geistiger Gewalten

Erbauen sie durchsichtige Gestalten;

Dann im Kristall und seiner ewigen Schweignis 10435

Erblicken sie der Oberwelt Ereignis.

KAISER

Vernommen hab ich's, und ich glaube dir;

Doch, wackrer Mann, sag an: was soll das hier?

FAUST

Der Nekromant von Norcia, der Sabiner,

Ist dein getreuer, ehrenhafter Diener. 10440

Welch greulich Schicksal droht' ihm ungeheuer,

Das Reisig prasselte, schon züngelte das Feuer;

Die trocknen Scheite, ringsumher verschränkt,

Mit Pech und Schwefelruten untermengt;

Nicht Mensch, noch Gott, noch Teufel konnte retten, 10445

Die Majestät zersprengte glühende Ketten.

Dort war's in Rom. Er bleibt dir hoch verpflichtet,

Auf deinen Gang in Sorge stets gerichtet.

Von jener Stund' an ganz vergaß er sich,

Er fragt den Stern, die Tiefe nur für Dich. 10450

Er trug uns auf, als eiligstes Geschäfte,

Bei dir zu stehn. Groß sind des Berges Kräfte;

그들의 유일한 충동은, 새로운 것을 발명하는 것입니다.

영의 힘이 실린 손가락을 살짝 움직여

그들은 투명한 형상들을 지어냅니다.

그다음에는 수정(水晶) 속에서 또 그 영원한 신비[451] 속에서   10435

지상계에서 일어난 일을 관찰하지요.

황제

들은 적 있는 얘기다, 그대를 믿노라,

하지만, 용감한 이여, 알려달라, 그게 여기서 무슨 상관인가?

파우스트

노르치아의 흑(黑)주술사가, 사비니 사람인데

폐하의 충직한, 영예로운 신하이죠.   10440

끔찍한 운명이 그를 무시무시하게 위협했었지요,

섶나무가 파삭거리며 타올랐고, 벌써 불길이 혓바닥처럼 널름거렸고,

사방으로 쌓인 마른 장작에

역청과 유황막대기들이 뒤섞였습니다.

인간도, 신도, 악마도 구할 수 없었는데   10445

폐하께서 그 달아오른 쇠사슬을 끊어주셨습니다.

저기 로마에서 있었던 일이죠. 그는 지금도 폐하께 큰 빚이 있어,

폐하의 행보를 늘 염려하며 지켜보고 있습니다.

그 당시부터 그는 자기 자신은 완전히 잊었고

오로지 폐하를 위해서, 별에게 묻고 심연에 묻습니다.   10450

그가 우리에게, 가장 긴급한 일로, 임무를 주었습니다,

폐하를 도우라는 임무요. 산(山)의 힘[452]은 위대합니다.

---

451   원어는 Schweignis로 괴테의 조어이며, 수정의 투명하면서도 신비로움을 가리킨다.

Da wirkt Natur so übermächtig frei,

Der Pfaffen Stumpfsinn schilt es Zauberei.

KAISER

Am Freudentag, wenn wir die Gäste grüßen,   10455

Die heiter kommen, heiter zu genießen,

Da freut uns jeder, wie er schiebt und drängt,

Und, Mann für Mann, der Säle Raum verengt.

Doch höchst willkommen muß der Biedre sein,

Tritt er als Beistand kräftig zu uns ein,   10460

Zur Morgenstunde, die bedenklich waltet,

Weil über ihr des Schicksals Waage schaltet.

Doch lenket hier, im hohen Augenblick,

Die starke Hand vom willigen Schwert zurück,

Ehrt den Moment, wo manche Tausend schreiten,   10465

Für oder wider mich zu streiten.

Selbst ist der Mann! Wer Thron und Kron begehrt,

Persönlich sei er solcher Ehren wert.

Sei das Gespenst, das, gegen uns erstanden

Sich Kaiser nennt und Herr von unsern Landen,   10470

Des Heeres Herzog, Lehnherr unsrer Großen,

Mit eigner Faust in's Totenreich gestoßen.

저기 자연이 저렇듯 압도적으로 자유로이 작용하고 있는데
하찮은 성직자의 둔감은 그런 걸 마술이라고 욕하죠.

황제

즐겁게 즐기기 위해 즐겁게 오는 손님들을   10455
우리가 환영하던 기쁨의 날
그때 우린 기뻐했지, 밀치고 밀리면서
드넓은 홀을 비좁게 만드는 사람 하나하나를 보며.
한데 성실한 사람이 조력자로서 힘차게 우리에게로 온다면야
그는 분명 최고로 환영받으리,   10460
걱정에 휩싸인 이 아침 시각에 말이다,
운명의 저울 바늘이 그 위에 움직이고 있으니까.
하지만 지금 이 고조된 순간에는
그 억센 손을, 뽑으려던 검(劍)에서 거두거라,
나를 위해 혹은 나에 맞서 싸우려고   10465
수천 명이 활보하는 이 순간을 존중하자꾸나.
남자면 자기 힘으로 서야지! 왕좌와 왕관을 갈망하는 자,
인물이 그런 영예를 누릴 만하기를.
우리에게 맞서 일어난 허깨비는
황제를 참칭하든, 우리 영토들의 영주를 자칭하든,   10470
군대를 이끄는 장군이라 하든, 우리 강자들의 군주라 하든
친히 내 주먹을 날려 망자(亡者)들의 제국으로 몰아낼 것이오.

---

452 산악에 사는 사람들은 (고립되거나 반도, 도적이 되는 등) 쉽게 제도권에 포섭되지 않는데, 그
런 자연에 가까운 원시적인 힘을 가리킨다. 그런데 황제는 파우스트가 한 모든 말을 이해하지
못한다.

FAUST

Wie es auch sei, das Große zu vollenden,

Du tust nicht wohl, dein Haupt so zu verpfänden.

Ist nicht der Helm mit Kamm und Busch geschmückt,   10475

Er schützt das Haupt, das unsern Mut entzückt.

Was, ohne Haupt, was förderten die Glieder?

Denn schläfert jenes, alle sinken nieder;

Wird es verletzt, gleich alle sind verwundet,

Erstehen frisch, wenn jenes rasch gesundet.   10480

Schnell weiß der Arm sein starkes Recht zu nützen,

Er hebt den Schild, den Schädel zu beschützen,

Das Schwert gewahret seiner Pflicht sogleich,

Lenkt kräftig ab und wiederholt den Streich;

Der tüchtige Fuß nimmt teil an ihrem Glück,   10485

Setzt dem Erschlagnen frisch sich ins Genick.

KAISER

Das ist mein Zorn, so möcht ich ihn behandeln,

Das stolze Haupt in Schemeltritt verwandeln.

HEROLDE *kommen zurück.*

Wenig Ehre, wenig Geltung

Haben wir daselbst genossen,   10490

Unsrer kräftig edlen Meldung

Lachten sie als schaler Possen:

»Euer Kaiser ist verschollen,

Echo dort im engen Tal;

파우스트

어쨌든 간에, 위대한 일을 완성하기 위해,

전하의 머리를 담보로 내놓으시겠다니, 잘하시는 일이 아닙니다.

투구는 닭벼슬과 깃털로 장식되지 않았나요?　　　　　　　　　10475

그것은 머리를 보호합니다, 우리의 용기를 불붙이는 머리요.

무엇을, 머리 없이, 몸이 무엇을 해내겠습니까?

머리가 잠들면, 온몸이 아래로 늘어지는데 말이죠,

머리를 다치면 금방 온몸이 부상당하고

머리가 금세 건강해지면, 생생하게 되살아나고요.　　　　　　　10480

팔은 재빨리 자신의 강한 권리를 쓸 줄 알아

두개골을 보호할 방패를 들어 올리죠,

칼은 그 의무를 즉각 인지하고,

힘차게 받아치고, 타격을 반복하죠.

유능한 발은 그 온몸의 행복에 참여하여　　　　　　　　　　　10485

쳐 죽인 자의 덜미를 힘차게 짓밟지요.

황제

내 노여움이 그러하다, 그렇게 그놈을 다루고 싶다,

오만한 머리통을 발받침대로 바꾸고 싶다.

전령 돌아온다.

　　　저희 거기서 그다지 명예를,

　　　그다지 인정을 누리지 못했습니다,　　　　　　　　　　　10490

　　　저희의 귀하디귀한 선전포고를

　　　저들은 맥빠진 익살극이라며 웃어댔습니다.

　　　"너희의 황제는 사라져버렸다

　　　저기 협소한 골짜기의 메아리처럼.

Wenn wir sein gedenken sollen, 10495

Märchen sagt; — Es war einmal.«

FAUST

Dem Wunsch gemäß der Besten ists geschehn,

Die fest und treu an deiner Seite stehn.

Dort naht der Feind, die Deinen harren brünstig,

Befiehl den Angriff, der Moment ist günstig. 10500

KAISER

Auf das Kommando leist ich hier Verzicht.

zum Oberfeldherrn.

In deinen Händen, Fürst, sei deine Pflicht.

OBERGENERAL

So trete denn der rechte Flügel an!

Des Feindes Linke, eben jetzt im Steigen,

Soll, eh' sie noch den letzten Schritt getan, 10505

Der Jugendkraft geprüfter Treue weichen.

FAUST

Erlaube denn, daß dieser muntre Held

Sich ungesäumt in deine Reihen stellt,

Sich deinen Reihen innigst einverleibt,

Und, so gesellt, sein kräftig Wesen treibt. 10510

Er deutet zur Rechten.

RAUFEBOLD *tritt vor.*

Wer das Gesicht mir zeigt, der kehrts nicht ab

Als mit zerschlagnen Unter- und Oberbacken,

우리더러 그를 생각하라면 10495

옛 이야기가 말한다. — 옛날 옛적 얘기라고.”

파우스트

가장 훌륭한 자들의 소망에 맞게 되어가는 겁니다,

굳세고 충직하게 폐하 편에 있는 이들의 소망요.

저기 적이 다가오고, 폐하의 부하들은 열렬하게 기다리고 있습니다.

공격 명령을 내리십시오, 유리한 순간입니다. 10500

황제

여기서 나는 지휘를 포기하겠다.

총사령관에게.

그대 손에, 제후여, 그대의 의무가 있으라.

총사령관

그럼 우익은 진군하라!

지금 막 올라오고 있는 적의 좌익이

마지막 걸음을 내딛기 전에, 물러나게 하라 10505

충성심을 검증받은 젊음의 전력(戰力)에게 길을 내주게 하라.

파우스트

허락하시오, 이 씩씩한 용사가

즉각 그대의 전열 한가운데 서는 것을.

그대의 전열과 혼연일체가 되어

그렇게 그들과 더불어, 자신의 힘찬 본성을 발휘하게 하시오. 10510

그가 우측을 가리킨다.

막때려 *앞으로 나선다.*

얼굴을 내게 보이는 자, 그 얼굴 그냥 돌리지 못한다,

윗볼때기, 아랫볼때기 다 으스러지지 않으면.

Wer mir den Rücken kehrt, gleich liegt ihm schlapp

Hals, Kopf und Schopf hinschlotternd graß im Nacken.

Und schlagen deine Männer dann   10515

Mit Schwert und Kolben, wie ich wüte,

So stürzt der Feind, Mann über Mann,

Ersäuft im eigenen Geblüte.

ab.

OBERGENERAL

Der Phalanx unsrer Mitte folge sacht,

Dem Feind begegn' er, klug mit aller Macht,   10520

Ein wenig rechts, dort hat bereits, erbittert,

Der Unsern Streitkraft ihren Plan erschüttert.

FAUST *auf den Mittelsten deutend.*

So folge denn auch dieser deinem Wort.

[Er ist behend, reißt alles mit sich fort.]

HABEBALD *tritt hervor.*

Dem Heldenmut der Kaiserscharen   10525

Soll sich der Durst nach Beute paaren;

Und allen sei das Ziel gestellt:

Des Gegenkaisers reiches Zelt.

Er prahlt nicht lang auf seinem Sitze,

Ich ordne mich dem Phalanx an die Spitze.   10530

EILEBEUTE *Marketenderin, sich an ihn anschmiegend.*

내게 등을 돌리는 자, 금방 축 처져 늘어진다,

모가지, 대가리, 머리채가, 끔찍하게 목덜미에 대롱대롱.

당신의 부하들이 그다음에 칼로,　　　　　　　　　　10515

몽둥이로, 내가 격분하듯, 두들겨 패면

적군은, 사람 위로 사람, 쓰러져 내린다

저희들 피바다에 익사한다.

퇴장.

총사령관

우리 중앙의 밀집방진이 따르거라, 은밀히,

적에게 대항하라, 전력(全力)을 다해 명민하게.　　10520

약간 오른편 저기서는 이미, 맹렬하게

우리의 전투력이 그들의 계획을 교란했다.

파우스트 *정중앙의 사람을 가리키며.*

하니 이 사람도 당신의 말에 따르게 하시오.

[그는 민첩합니다, 뭐든지 낚아채지요.]⁴⁵³

바로뺏어 *앞으로 나온다.*

황제군의 영웅적 용기에　　　　　　　　　　　　10525

노획물에의 갈증이 짝을 이루기를.

하여 모두에게, 대립황제의 부유한 막사라는

목표가 설정되기를.

대립황제가 오래 그 자리에서 떵떵거리진 못할 것,

내가 밀집방진의 선두에 서겠노라.　　　　　　　10530

얼른챙겨⁴⁵⁴ *전장의 상인 아낙, 그에게 몸을 밀착하며.*

453　원고에 없으나, 실수로 빠진 것으로 추정되어 바이마르 전집 이후 추가되었다.

Bin ich auch ihm nicht angeweibt,

Er mir der liebste Buhle bleibt.

Für uns ist solch ein Herbst gereift!

Die Frau ist grimmig, wenn sie greift,

Ist ohne Schonung, wenn sie raubt;   10535

Im Sieg voran! und alles ist erlaubt.

Beide ab.

OBERGENERAL

Auf unsre Linke, wie vorauszusehn,

Stürzt ihre Rechte, kräftig. Widerstehn

Wird Mann für Mann dem wütenden Beginnen

Den engen Paß des Felswegs zu gewinnen.   10540

FAUST *winkt nach der Linken.*

So bitte, Herr, auch diesen zu bemerken,

Es schadet nichts, wenn Starke sich verstärken.

HALTEFEST *tritt vor.*

Dem linken Flügel keine Sorgen!

Da, wo ich bin, ist der Besitz geborgen,

In ihm bewähret sich der Alte,   10545

Kein Strahlblitz spaltet, was ich halte.

ab.

MEPHISTOPHELES *von oben herunterkommend.*

내가 이 사람 마누라는 아니지만

그는 내게 늘 가장 사랑하는 애인이죠.

우리에게는 그런 수확의 철이 무르익었죠!

여자는, 뭘 붙잡을 때면, 독하답니다.

뺏을 때면, 인정사정없죠,   10535

승리할 때는 선두로 나서서! 그러면 모든 것이 허락되죠.

둘이 퇴장.

총사령관

아군의 좌익을 향해, 예상했다시피,

저들의 우익이 돌진해 온다, 격렬하게. 맞서리라

바윗길의 좁은 통로를 확보하려는

광포한 공격에 일대일로.   10540

파우스트 *좌측에 신호를 보낸다.*

하니, 장군, 이 사람도 눈여겨보시오.

강자가 더 강해지면, 해로울 게 아무것도 없으니.

꽉쥐어 *앞으로 나선다.*

좌익은 걱정 마십쇼!

제가 있는 곳, 거기서 재산은 안전하게 지켜집니다.

소유 가운데서 늙은이는 자신을 입증하죠,   10545

내가 붙잡고 있는 건, 번갯불도 쪼개놓지 못해요.

퇴장.

메피스토펠레스 *위에서부터 내려오며.*

---

454 이사야 8장 3절에서 가져온 이름이다. "내가 내 아내를 가까이 하매 그가 아들을 낳은지라 여
호와께서 내게 이르시되 그의 이름을 마헬살랄하스바스라 하라." 여기서 "마헬살랄하스바스"
의 뜻은 "노략품은 재빨리, 전리품은 잽싸게"이다.

Nun schauet, wie im Hintergrunde,

Aus jedem zackigen Felsenschlunde,

Bewaffnete hervor sich drängen,

Die schmalen Pfade zu verengen,   10550

Mit Helm und Harnisch, Schwertern, Schilden,

In unserm Rücken eine Mauer bilden,

Den Wink erwartend, zuzuschlagen.

leise zu den Wissenden.

Woher das kommt, müßt ihr nicht fragen.

Ich habe freilich nicht gesäumt,   10555

Die Waffensäle ringsum ausgeräumt;

Da standen sie zu Fuß, zu Pferde,

Als wären sie noch Herrn der Erde,

Sonst waren's Ritter, König, Kaiser,

Jetzt sind es nichts als leere Schneckenhäuser;   10560

Gar manch Gespenst hat sich darein geputzt,

Das Mittelalter lebhaft aufgestutzt.

Welch Teufelchen auch drinne steckt,

Für diesmal macht es doch Effekt.

laut.

Hört, wie sie sich voraus erbosen,   10565

Blechklappernd aneinander stoßen!

Auch flattern Fahnenfetzen bei Standarten,

Die frischer Lüftchen ungeduldig harrten.

Bedenkt, hier ist ein altes Volk bereit

이제 보시라, 배후에서

삐죽삐죽한 바위계곡 하나하나에서마다

무장한 자들이 밀고 나와

좁은 오솔길을 더 비좁게 만들고   10550

투구와 갑옷, 칼과 방패들로써

우리 등 뒤에서 장벽을 세우고 있습니다.

돌격 신호 떨어지기만 기다리면서.

                    낮은 소리로 사정을 아는 사람들을 향해.

이게 어디서 오는지, 물으시면 안 됩니다.

나는 물론 지체하지 않고   10555

사방의 무기고들을 털어냈죠,

보병이며 기병이 거기들 서 있었죠,

마치 그들이 아직 지상의 주인인 양.

예전에 그들은 기사였고, 왕이었고, 황제였죠,

지금은 그런 건, 속 빈 달팽이집에 불과해요.   10560

온갖 유령들이 그 안으로 들어가 모양내 입으니

중세를 되살려낸 듯하죠.

어떤 악마새끼들이 그 안에 박혀 있다 해도

이번에는 효과를 냅니다.

                              큰 소리로.

들으시라, 저들이 벌써부터 성내며,   10565

양철 덜그럭거리며 맞붙어 부딪는 소리!

깃대들에서 깃발 펄럭이는 소리,

신선한 공기를 초조하게 고대했던 깃발들.

생각해 보시라, 여기 오래된 보병이 준비 태세 갖추어

Und mischte gern sich auch zum neuen Streit. 10570

Furchtbarer Posaunenschall von oben,

im feindlichen Heere merkliche Schwankung.

FAUST

Der Horizont hat sich verdunkelt,

Nur hie und da bedeutend funkelt

Ein roter ahnungsvoller Schein;

Schon blutig blinken die Gewehre,

Der Fels, der Wald, die Atmosphäre, 10575

Der ganze Himmel mischt sich ein.

MEPHISTOPHELES

Die rechte Flanke hält sich kräftig;

Doch seh' ich ragend unter diesen,

Hans Raufbold, den behenden Riesen,

Auf seine Weise rasch geschäftig. 10580

KAISER

Erst sah ich einen Arm erhoben,

Jetzt seh' ich schon ein Dutzend toben,

Naturgemäß geschieht es nicht.

FAUST

Vernahmst du nichts von Nebelstreifen

Die auf Siziliens Küsten schweifen? 10585

Dort, schwankend klar, im Tageslicht,

기꺼이 새로운 싸움을 위해 뛰어듭니다.   10570

무시무시한 나팔 소리가 위에서 울리고,
적군 가운데서 눈에 뜨이게 동요가 인다.

파우스트

지평선이 어두워진다,

이제 여기저기서 뚜렷하게 불꽃 인다,

예감에 찬 붉은 빛이.

벌써 핏빛으로 창검들이 번쩍이고

바위, 숲, 대기,   10575

온 하늘이 끼어든다.

메피스토펠레스

우익이 힘차게 버팁니다.

하지만 그중에서도 두드러져 보이네요,

잽싼 거인, '한스 막때려',

자기 방식으로 재빠르고 열심인 모습.   10580

황제

치음에 팔 하나가 쳐들린 걸 보았는데

지금은 벌써 여남은 개가 휘둘리는 게 보이는구나.

자연스럽게 일어나는 일은 아니다.

파우스트

안개띠 이야기 들어보신 적 없습니까,

시칠리아 해안을 떠도는 것요?   10585

거기, 흔들리며 명확하게, 대낮의 빛 속에서,

Erhoben zu den Mittellüften,

Gespiegelt in besondern Düften,

Erscheint ein seltsames Gesicht.

Da schwanken Städte hin und wider,   10590

Da steigen Gärten auf und nieder,

Wie Bild um Bild den Äther bricht.

KAISER

Doch wie bedenklich! Alle Spitzen

Der hohen Speere seh ich blitzen;

Auf unsres Phalanx blanken Lanzen   10595

Seh' ich behende Flämmchen tanzen.

Das scheint mir gar zu geisterhaft.

FAUST

Verzeih, o Herr, das sind die Spuren

Verschollner geistiger Naturen,

Ein Widerschein der Dioskuren,   10600

Bei denen alle Schiffer schwuren;

Sie sammeln hier die letzte Kraft.

KAISER

Doch sage: wem sind wir verpflichtet,

Daß die Natur, auf uns gerichtet,

Das Seltenste zusammenrafft?   10605

공중 한가운데로 솟구쳐

기묘한 운무 속에 반사되어

기이한 환영(幻影) 하나가 나타나지요.

거기 도시들이 이리저리 흔들리고   10590

거기 정원들이 위아래로 오르내리고

형상에 형상이 정기를 가르지요.

황제

하지만 얼마나 수상한가! 높이 솟은 창들의

뾰족한 끄트머리들이 모조리 번쩍거리는 게 보인다.

아군 밀집방진 위에서 번쩍이는 창들에서   10595

날쌘 불꽃들이 춤추는 게 보인다.

이건 너무나도 유령이 부리는 조화로 보이는구나.

파우스트

용서하십시오, 오 폐하, 이건 사라진

영(靈)의 본성들의 자취입니다

디오스쿠로이[455]의 별빛이 되비친 거죠   10600

모든 뱃사람들이 충성을 서약하는 별요,

그들이 여기서 그 마지막 힘을 모으고 있습니다.

황제

하지만 말해보라, 우리가 누구에게 은혜를 입었기에

본성이 우리에게로

가장 진귀한 것을 한데 모아준단 말인가?   10605

---

455 뱃사람들의 수호성 별자리. 헬레나의 동기인 쌍둥이 형제의 이름이기도 하다.

MEPHISTOPHELES

Wem als dem Meister, jenem hohen,

Der dein Geschick im Busen trägt?

Durch deiner Feinde starkes Drohen

Ist er im Tiefsten aufgeregt.

Sein Dank will dich gerettet sehen,   10610

Und sollt er selbst daran vergehen.

KAISER

Sie jubelten, mich pomphaft umzuführen,

Ich war nun was, das wollt ich auch probieren,

Und fands gelegen, ohne viel zu denken,

Dem weißen Barte kühle Luft zu schenken.   10615

Dem Klerus hab ich eine Lust verdorben,

Und ihre Gunst mir freilich nicht erworben.

Nun sollt ich, seit so manchen Jahren

Die Wirkung frohen Tuns erfahren?

FAUST

Freiherzige Wohltat wuchert reich;   10620

Laß deinen Blick sich aufwärts wenden!

Mich deucht, er will ein Zeichen senden,

Gib acht, es deutet sich sogleich.

메피스토펠레스

명인이지요, 폐하의 운명을 가슴에 품은

저 드높은 명인[456] 외에 달리 누구이겠습니까?

폐하의 적들의 강한 위협으로

그가 마음속 깊이 흥분했습니다.

답례의 마음으로 폐하가 구원받으시는 걸 보고자 합니다,   10610

설령 그 자신이 그걸로 멸망한다 하더라도요.

황제

그들이 환호했다, 호사스럽게 나를 두루 인도하며.

그러니 나는 대단한 인물이었고, 그걸 나도 시험해 보고자 했으며,

적당한 때라 여겨 많이 생각하지 않고,

그 흰 수염 노인에게 시원한 바람을 좀 선물하고자 했다.[457]   10615

성직자의 흥을 망쳐놓았고

물론 그들의 호의를 얻지 못했다.

그런데 이제 내가, 그렇게나 긴 세월이 흘렀건만,

즐겁게 한 일의 결과를 보게 되다니?

파우스트

흔쾌히 행한 선행에는 이자가 많이 붙습니다.   10620

폐하의 시선을 위로 돌리십시오!

제 생각으로는, 그가 신호 하나를 보내려는 듯하니,

유심히 보십시오, 금방 해석될 겁니다.

---

456 노르치아의 흑주술사를 가리킨다.

457 여기서도 "흰 수염"은 노르치아의 흑주술사이다. 이 구절은 최종 수정 직전 원고에서 "그를 무
    서운 말뚝에서 풀어주었다"라고 되어 있다.

KAISER

Ein Adler schwebt im Himmelhohen,

Ein Greif ihm nach mit wildem Drohen.   10625

FAUST

Gib acht: gar günstig scheint es mir.

Greif ist ein fabelhaftes Tier;

Wie kann er sich so weit vergessen,

Mit echtem Adler sich zu messen?

KAISER

Nunmehr, in weitgedehnten Kreisen,   10630

Umziehn sie sich; — in gleichem Nu,

Sie fahren aufeinander zu

Sich Brust und Hälse zu zerreißen.

FAUST

Nun merke, wie der leidige Greif,

Zerzerrt, zerzaust, nur Schaden findet,   10635

Und mit gesenktem Löwenschweif,

Zum Gipfelwald gestürzt, verschwindet.

KAISER

Seis, wie gedeutet, so getan!

Ich nehm es mit Verwundrung an.

MEPHISTOPHELES *gegen die Rechte.*

Dringend wiederholten Streichen   10640

황제

독수리 한 마리가 하늘 높이 떠돌고

그라이프⁴⁵⁸ 하나가 사납게 위협하며 그를 따르고 있구나.　　　　10625

파우스트

주목하십시오. 제 눈에는 상당한 길조(吉兆)로 보입니다.

그라이프는 이야기 속의 동물입니다.

그런 것이 어찌 그리 몰지각하게도

진짜 독수리와 겨루기를 할 수 있을까요?

황제

이제, 넓게 퍼지는 원을 그리며　　　　10630

돌다가 둘이 — 눈 깜짝할 사이에

서로를 향해 치달아

가슴과 목을 짓찢는구나.

파우스트

이제 잘 보십시오, 저 기괴한 그라이프가,

짓끌리고, 짓뜯겨, 상처만 입고는　　　　10635

그 사자꼬리를 맥없이 내리고

산꼭대기 숲으로 추락하여, 사라지는 것을.

황제

계시된 대로, 그대로 이루어질지어다!

그걸 내가 기이하게 여기며 받아들이노라.

메피스토펠레스 오른쪽을 향해.

맹렬히 되풀이된 타격으로　　　　10640

---

458 사자 몸에 독수리 머리와 날개가 달렸다는 전설의 동물.

Müssen unsre Feinde weichen,

Und mit ungewissem Fechten,

Drängen sie nach ihrer Rechten

Und verwirren so im Streite

Ihrer Hauptmacht linke Seite. 10645

Unsers Phalanx feste Spitze

Zieht sich rechts, und gleich dem Blitze

Fährt sie in die schwache Stelle. —

Nun, wie sturmerregte Welle,

Sprühend, wüten gleiche Mächte, 10650

Wild in doppeltem Gefechte;

Herrlichers ist nichts ersonnen

Uns ist diese Schlacht gewonnen.

KAISER *an der linken Seite zu Faust.*

Schau! Mir scheint es dort bedenklich,

Unser Posten steht verfänglich. 10655

Keine Steine seh ich fliegen,

Niedre Felsen sind erstiegen,

Obre stehen schon verlassen.

Jetzt! — Der Feind, zu ganzen Massen

Immer näher angedrungen, 10660

Hat vielleicht den Paß errungen,

Schlußerfolg unheiligen Strebens!

Eure Künste sind vergebens.

우리의 적들은 물러날 수밖에 없으니,

불확실한 격투에서

적들은 그들 우익을 향해 밀리고

그렇게 싸움의 와중에, 그들의 주력부대인

좌익이 혼란에 빠졌습니다.　　　　　　　　　　　　　　10645

우리 밀집방진의 굳건한 선두

오른쪽으로 진군합니다, 그리고 번개처럼

허점을 뚫고 들이칩니다. ──

이제, 폭풍이 일으킨 파도가

물보라를 뿌리듯, 막상막하의 힘들이　　　　　　　　　　10650

양쪽의 교전에서 거칠게 폭발합니다.

이보다 더 장려한 건 아무것도 생각할 수 없네요,

이 전투는 우리가 이긴 겁니다.

황제 *왼편에서 파우스트에게.*

보게! 내 눈엔 저기가 심상치 않군,

우리 진지가 위태롭다.　　　　　　　　　　　　　　　10655

돌멩이 하나 날아다니는 게 안 보여,

낮은 바위들은 점거됐고

높은 바위들은 벌써 버려졌구나.

지금! ── 적군이, 총집결하며

점점 더 가까이 쇄도하여　　　　　　　　　　　　　　10660

아마도 통로를 점령한 것 같으니

이건 신성치 못한 노력의 결과야!

그대들의 기술들은 헛되구나.

Pause.

MEPHISTOPHELES

Da kommen meine beiden Raben,

Was mögen die für Botschaft haben? 10665

Ich fürchte gar, es geht uns schlecht.

KAISER

Was sollen diese leidigen Vögel?

Sie richten ihre schwarzen Segel

Hierher vom heißen Felsgefecht.

MEPHISTOPHELES *zu den Raben.*

Setzt euch ganz nah zu meinen Ohren. 10670

Wen ihr beschützt, ist nicht verloren,

Denn euer Rat ist folgerecht.

FAUST *zum Kaiser.*

Von Tauben hast du ja vernommen,

Die aus den fernsten Landen kommen

Zu ihres Nestes Brut und Kost. 10675

Hier ist's mit wichtigen Unterschieden:

Die Taubenpost bedient den Frieden,

Der Krieg befiehlt die Rabenpost.

MEPHISTOPHELES

Es meldet sich ein schwer Verhängnis:

Seht hin! gewahret die Bedrängnis 10680

Um unsrer Helden Felsenrand!

휴지.

메피스토펠레스

저기 내 까마귀 두 마리가 오는군,

이들은 어떤 전언을 가지고 오려나?   10665

우리의 전황이 나쁠까 두렵기까지 하네.

황제

이 흉측한 새들은 뭐란 말인가?

그 검은 돛을 펴는구나,

격렬한 바위 전투로부터 여기를 향해.

메피스토펠레스 *까마귀들에게.*

내 귓가에 아주 가까이 앉거라.   10670

너희가 보호하는 이, 패배하지 않는다,

너희의 충고는 사리에 맞으니까.

파우스트 *황제에게.*

비둘기 이야기는 폐하께서도 물론 들어보셨겠지요,

그 새들은 아주 먼 나라에서부터

새끼와 먹이가 있는 그들의 둥지로 옵니다   10675

여기에 중요한 차이들이 있습니다만,

비둘기 우편은 평화시에 사용되고,

전쟁은 까마귀 우편에 일을 맡기지요.

메피스토펠레스

심각한 재난이 닥쳤습니다.

저길 보십시오! 곤경에 빠졌습니다,   10680

우리 용사들이 있는 바위 주변이!

Die nächsten Höhen sind erstiegen.

Und würden sie den Paß besiegen,

Wir hätten einen schweren Stand.

KAISER

So bin ich endlich doch betrogen! 10685

Ihr habt mich in das Netz gezogen,

Mir graut, seitdem es mich umstrickt.

MEPHISTOPHELES

Nur Mut! Noch ist es nicht mißglückt.

Geduld und Pfiff zum letzten Knoten;

Gewöhnlich gehts am Ende scharf. 10690

Ich habe meine sichern Boten,

Befehlt, daß ich befehlen darf!

OBERGENERAL *der indessen herangekommen.*

Mit diesen hast du dich vereinigt,

Mich hat's die ganze Zeit gepeinigt,

Das Gaukeln schafft kein festes Glück. 10695

Ich weiß nichts an der Schlacht zu wenden;

Begannen sie's, sie mögen's enden,

Ich gebe meinen Stab zurück.

KAISER

Behalt ihn bis zu bessern Stunden,

Die uns vielleicht das Glück verleiht. 10700

Mir schaudert vor dem garstigen Kunden,

Und seiner Rabentraulichkeit.

그 옆 언덕들도 벌써 점령당했습니다.
저들이 통로를 확보하면
우리가 곤경에 처할 겁니다.

황제

그럼 내가 결국 기만당한 것이로구나!   10685
너희가 나를 그물 속으로 끌어들였지.
그물이 나를 옭아맬 때부터 줄곧 두려웠노라.

메피스토펠레스

용기를 가지십시오! 아직은 패하지 않았습니다.
인내와 책략이 마지막 매듭이 되지요.
보통 끝에 가서 첨예해집니다.   10690
제가 확실한 전령들을 데리고 있사오니
명령해 주소서, 제가 명령해도 된다고!

총사령관 *그사이에 다가와 있다.*

폐하께서 이자들과 손을 잡으셨다는
그 사실이 내내 저를 괴롭혀왔습니다.
사술(邪術)로는 탄탄한 행복을 마련하지 못합니다.   10695
저는 전세를 뒤집을 그 어떤 방법도 모르겠습니다,
저들이 시작하였으니, 저들이 끝낼 테지요.
지휘봉을 돌려드리겠습니다.

황제

지휘봉은, 행운이 우리에게 줄지도 모를,
보다 나은 시간까지 가지고 있거라.   10700
나는 소름이 끼치는구나, 저 무례한 자며,
그의 까마귀와의 친분이.

Zu Mephistopheles.

Den Stab kann ich dir nicht verleihen,

Du scheinst mir nicht der rechte Mann,

Befiehl und such uns zu befreien; 10705

Geschehe, was geschehen kann.

Ab ins Zelt mit dem Obergeneral.

MEPHISTOPHELES

Mag ihn der stumpfe Stab beschützen!

Uns andern könnt er wenig nützen,

Es war so was vom Kreuz daran.

FAUST

Was ist zu tun?

MEPHISTOPHELES

Es ist getan! — 10710

Nun, schwarze Vettern, rasch im Dienen,

Zum großen Bergsee! grüßt mir die Undinen

Und bittet sie um ihrer Fluten Schein.

Durch Weiberkünste, schwer zu kennen,

Verstehen sie vom Sein den Schein zu trennen, 10715

Und jeder schwört, das sei das Sein.

Pause.

메피스토펠레스에게.

지휘봉을 너에게 줄 수는 없다,

너는 올바른 사람으로 보이지 않는다

명령하고 우리를 구해내 보아라.   10705

일어날 수 있는 일은 일어나게 하라.

총사령관과 함께 막사 안으로 들어가며 퇴장.

메피스토펠레스

뭉툭한 지휘봉이 저 사람을 지켜주기를!

저 사람과는 다른 우리한테는 그게 별 소용 없거든,

그건 십자가 같은 걸 붙인 물건이라서.

파우스트

무얼 할 것이냐?

메피스토펠레스

　　　　　벌써 다 했어요! —   10710

자아, 검은 사촌들아, 할 일을 하러 재빨리,

커다란 산정 호수로 가거라! 운디네들[459]에게 인사 전하고

그녀들에게 홍수의 가상(假象)을 청하거라.

식별하기 어렵게, 아낙네들의 기술들로,

그네들은 실재로부터 가상을 분리할 줄 안다,   10715

누구든 단언하지, 그것이 실재라고.

휴지.

---

459 물의 요정들.

FAUST

Den Wasserfräulein müssen unsre Raben

Recht aus dem Grund geschmeichelt haben,

Dort fängt es schon zu rieseln an.

An mancher trocknen, kahlen Felsenstelle   10720

Entwickelt sich die volle, rasche Quelle,

Um jener Sieg ist es getan.

MEPHISTOPHELES

Das ist ein wunderbarer Gruß,

Die kühnsten Klettrer sind konfus.

FAUST

Schon rauscht ein Bach zu Bächen mächtig nieder,   10725

Aus Schluchten kehren sie gedoppelt wieder,

Ein Strom nun wirft den Bogenstrahl,

Auf einmal legt er sich in flache Felsenbreite

Und rauscht und schäumt nach der und jener Seite,

Und stufenweise wirft er sich ins Tal.   10730

Was hilft ein tapfres, heldenmäßiges Stemmen?

Die mächtige Woge strömt, sie wegzuschwemmen.

Mir schaudert selbst vor solchem wilden Schwall.

MEPHISTOPHELES

Ich sehe nichts von diesen Wasserlügen,

Nur Menschenaugen lassen sich betrügen,   10735

Und mich ergetzt der wunderliche Fall.

Sie stürzen fort zu ganzen hellen Haufen,

파우스트

물의 아가씨들에게 우리 까마귀들이

바탕에서부터 제대로 환심을 산 것이 분명하군.

저기 벌써 졸졸 흐르기 시작한다.

여기저기 메마른 불모의 바위 지대에서   10720

샘물들이 가득히 빠르게 솟는다.

저들의 승리는 끝장났구나.

메피스토펠레스

이건 경이로운 인사일세,

가장 대담하게 기어오르던 자들도 혼비백산할 거네.

파우스트

벌써 개울 하나가 세차게 흘러내려 여러 갈래가 된다,   10725

계곡에서 개울들은 두 배가 되어 다시 흐른다,

강물 하나가 이젠 아치 같은 물줄기를 던지네.

갑자기 평평한 넓은 바위 안에 고였다가는

쏴쏴 거품 내며 흐르네, 이편 저편으로,

그러고는 층층으로 골짜기에 몸을 던지네.   10730

용감히, 영웅답게 막는 게 무슨 소용이 있나?

세찬 파도가 그들을 덮쳐 휩쓸어 가버린다.

저 거친 물더미 앞에서는 나 자신도 소름이 끼친다.

메피스토펠레스

이 거짓 물은 내 눈에는 하나도 안 보인다네,

인간의 눈만 기만당하는 것이지,   10735

나는 이 기묘한 일이 즐거울 뿐.

저들은 무더기로 몽땅 계속 쓰러지네,

Die Narren wähnen zu ersaufen,

Indem sie frei auf festem Lande schnaufen,

Und lächerlich mit Schwimmgebärden laufen.   10740

Nun ist Verwirrung überall.

Die Raben sind wiedergekommen.

Ich werd euch bei dem hohen Meister loben;

Wollt ihr euch nun als Meister selbst erproben,

So eilet zu der glühnden Schmiede,

Wo das Gezwergvolk, nimmer müde,   10745

Metall und Stein zu Funken schlägt.

Verlangt, weitläufig sie beschwatzend,

Ein Feuer, leuchtend, blinkend, platzend,

Wie man's im hohen Sinne hegt.

Zwar Wetterleuchten in der weiten Ferne,   10750

Blickschnelles Fallen allerhöchster Sterne,

Mag jede Sommernacht geschehn;

Doch Wetterleuchten in verworren Büschen,

Und Sterne, die am feuchten Boden zischen,

Das hat man nicht so leicht gesehn.   10755

So müßt ihr, ohn' euch viel zu quälen,

Zuvörderst bitten, dann befehlen.

저 바보들이 익사한다고 착각하네,
단단한 땅 위에서 제멋대로 헐떡헐떡 숨 몰아쉬며
허우적허우적 헤엄치듯 우스꽝스럽게 달리네.   10740
이제 온 사방이 대혼란이로군.

                    까마귀들이 다시 온다.

내가 높은 명인⁴⁶⁰에게 너희 칭찬을 해주겠다.
너희도 지금 명인이 되어 자신을 시험해 보려거든
서둘러 불길 이글거리는 대장간으로 가거라,
거기선 난쟁이 족속이, 결코 지칠 줄 모르고,   10745
금속과 돌을 쳐서 불꽃을 내고 있다.
장황한 이야기로 구슬러서, 청하거라,
불 하나를, 빛을 내며, 깜박이며, 불꽃 터뜨리는,
사람들이 드높은 뜻에 품고 있는 불 하나를.
머나먼 곳에서 이는 번갯불,   10750
너무나 높고 높은 별들의 눈 깜빡할 사이의 낙하
그런 건 어느 여름밤에든 일어나겠지만,
어지러운 덤불 숲에서 이는 번갯불,
축축한 바닥 위에서 치지직거리는 별들,
그건 그리 쉽게는 못 보았을걸.   10755
그러니 너희, 너무 고생하지 말고,
우선 청하라, 그다음엔 명하라.

---

460 노르치아의 흑주술사. 앞서 10439행에서, 또 10606행, 10622행에서 그는 이미 여기서 벌어지
    는 사술의 장본인/시행자로 천명되었다. 여기서 사탄과 같은 의미로 쓰이고 있다.

Raben ab. Es geschieht, wie vorgeschrieben.

MEPHISTOPHELES

Den Feinden dichte Finsternisse!

Und Tritt und Schritt ins Ungewisse!

Irrfunkenblick an allen Enden,   10760

Ein Leuchten, plötzlich zu verblenden!

Das alles wäre wunderschön,

Nun aber brauchts noch Schreckgetön.

FAUST

Die hohlen Waffen aus der Säle Grüften

Empfinden sich erstarkt in freien Lüften;   10765

Da droben klapperts, rasselts lange schon,

Ein wunderbarer falscher Ton.

MEPHISTOPHELES

Ganz recht! Sie sind nicht mehr zu zügeln,

Schon schallt's von ritterlichen Prügeln,

Wie in der holden alten Zeit.   10770

Armschienen wie der Beine Schienen,

Als Guelfen und als Ghibellinen,

Erneuen rasch den ewigen Streit.

Fest, im ererbten Sinne wöhnlich,

까마귀들 퇴장. 지시한 대로 일이 벌어진다.

메피스토펠레스

적들에게 칠흑 같은 어둠을!

걸음걸음을 불확실함 속으로!

도처에 나타나는 도깨비불,   10760

갑자기 눈멀게 하는 번쩍이는 불 하나!

그 모든 게 너무나 아름다울지 모르겠으나

이제는 무시무시한 소리도 필요하다.

파우스트

지하 무기고에서 나온 속 빈 무기들이

바깥으로 나오더니 강해졌다고 느끼는구나.   10765

저 위에서 벌써 오래 철그덕, 쩔그렁거리는데

기묘한 가상(假象)의 소리⁴⁶¹로구나.

메피스토펠레스

그렇소! 그들을 더 이상 막을 수 없다오.

벌써 기사들의 치고받는 소리 울리지,

아름다운 옛 시대에 그랬던 것처럼.   10770

팔 보호대 또 다리 보호대,

겔프파 식으로, 기벨린파 식으로,⁴⁶²

영원한 싸움을 금세 새롭게 시작하네.

물려받은 생각에 단단히 붙박여

---

461 원어 falscher Ton은 여기서 '가상의 소리', '불협화음' 두 가지 뜻을 다 가진 것으로 보인다.

462 겔프와 기벨린에 대한 설명은 앞의 각주 17 참조.

Erweisen sie sich unversöhnlich;   10775

Schon klingt das Tosen weit und breit.

Zuletzt, bei allen Teufelsfesten,

Wirkt der Parteihaß doch zum Besten,

Bis in den allerletzten Graus.

Schallt wider-widerwärtig panisch,   10780

Mitunter grell und scharf satanisch,

Erschreckend in das Tal hinaus.

Kriegstumult im Orchester,

zuletzt übergehend in militärisch heitre Weisen.

그들은 화해할 수 없음이 증명되네.   10775
벌써 날뛰는 소리 멀리 또 널리 울린다.
결국, 악마들이 벌이는 잔치에서는 어디서든
당파 간의 증오가 극에 달하지,
최후의 끔찍함에 이르기까지.
역겹고 역겹게 울리네, 목신 판의 소리,   10780
이따금씩 째지듯 날카롭게 사탄의 소리가
경악을 일으키며 골짜기 안으로 퍼지고.

　　　오케스트라석에서 전쟁의 혼란 소리가 연주된다.
　　　마지막에는 명랑한 군악으로 넘어가며.

Des Gegenkaisers Zelt

Thron, reiche Umgebung.

Habebald. Eilebeute.

EILEBEUTE

So sind wir doch die ersten hier!

HABEBALD

Kein Rabe fliegt so schnell als wir.

EILEBEUTE

O! welch ein Schatz liegt hier zuhauf!   10785

Wo fang' ich an? Wo hör' ich auf?

HABEBALD

Steht doch der ganze Raum so voll!

Weiß nicht, wozu ich greifen soll.

EILEBEUTE

Der Teppich wär' mir eben recht,

Mein Lager ist oft gar zu schlecht.   10790

HABEBALD

Hier hängt von Stahl ein Morgenstern,

Dergleichen hätt' ich lange gern.

대립황제의 막사

옥좌. 호화로운 주위.
바로뺏어. 얼른챙겨.

얼른챙겨

우리가 여기에 첫 번째로 왔군!

바로뺏어

까마귀도 우리만큼 빨리 날진 못하지.

얼른챙겨

오! 이 무슨 보물이 여기 무더기로 있나! 10785

어디서부터 시작하지? 어디에서 그치지?

바로뺏어

막사 전체가 이렇게 가득 찼잖아!

무엇부터 잡아야 할지 모르겠네.

얼른챙겨

나는 이 양탄자가 괜찮은 것 같은데,

내 잠자리는 종종 너무 불편하거든. 10790

바로뺏어

여기에 철퇴[463]가 걸려 있네,

이런 걸 오래전부터 갖고 싶었지.

EILEBEUTE

Den roten Mantel goldgesäumt,

So etwas hatt' ich mir geträumt.

HABEBALD *die Waffe nehmend.*

Damit ist es gar bald getan,   10795

Man schlägt ihn tot und geht voran.

Du hast so viel schon aufgepackt,

Und doch nichts Rechtes eingesackt.

Den Plunder laß an seinem Ort,

Nehm' eines dieser Kistchen fort!   10800

Dies ist des Heers beschiedner Sold,

In seinem Bauche lauter Gold.

EILEBEUTE

Das hat ein mörderisch Gewicht,

Ich heb es nicht, ich trag es nicht.

HABEBALD

Geschwinde duck dich! Mußt dich bücken!   10805

Ich hucke dir's auf den starken Rücken.

EILEBEUTE

O weh! O weh, nun ists vorbei!

Die Last bricht mir das Kreuz entzwei.

Das Kistchen stürzt und springt auf.

얼른챙겨

금술로 가장자리 두른 빨간 외투,

이런 것 꿈꾸었지.

바로뺏어 *무기를 집으며.*

이걸로는 금방 해치울 수 있을 거야,   10795

쳐 죽이고 앞서 가지.

넌 이미 참 많이도 챙겨 넣었구나,

하지만 아직 제대로 된 건 아무것도 넣질 못했군.

그런 잡동사니는 원래 자리에 놔두고,

이 상자들 중에서 하나를 가져가게!   10800

이건 군사들에게 줄 급료,

그 속엔 온통 황금.

얼른챙겨

이거 죽여주게 무겁네,

못 들겠다, 못 나르겠어.

바로뺏어

얼른 몸을 굽혀! 숙이란 말이야!   10805

네 탄탄한 등 위에 짊어지게 해줄게.

얼른챙겨

아 아야! 아 아야, 이젠 끝났어!

무거워서 내 허리가 댕강 부러지겠네.

상자가 떨어져 열린다.

---

463 Morgenstern: 침이 박힌 철구(鐵球)가 쇠사슬 끝에 달린 중세의 무기.

HABEBALD

Da liegt das rote Gold zu Hauf,

Geschwinde zu und raff es auf! 10810

EILEBEUTE *kauert nieder.*

Geschwinde nur zum Schoß hinein!

Noch immer wirds zur Gnüge sein.

HABEBALD

Und so genug! und eile doch!

Sie steht auf.

O weh, die Schürze hat ein Loch!

Wohin du gehst und wo du stehst, 10815

Verschwenderisch die Schätze säst.

TRABANTEN *unsres Kaisers.*

Was schafft ihr hier am heiligen Platz?

Was kramt ihr in dem Kaiserschatz?

HABEBALD

Wir trugen unsre Glieder feil

Und holen unser Beuteteil. — 10820

In Feindes-Zelten ists der Brauch

Und wir, Soldaten sind wir auch.

TRABANTEN

Das passet nicht in unsern Kreis

Zugleich Soldat und Diebsgeschmeiß,

Und wer sich unserm Kaiser naht, 10825

Der sei ein redlicher Soldat.

바로뺏어

　여기 붉은 황금이 무더기로 있구나,

　얼른 와서 긁어모아!　　　　　　　　　　　　　　　10810

얼른챙겨 *쪼그리고 앉으며.*

　얼른 품에 넣어!

　아직 더 가져야 하는데!

바로뺏어

　이만하면 됐지! 서둘러야 해!

　　　　　　　　　　그녀가 일어선다.

　아 아야, 앞치마에 구멍이 났네!

　어디로 가든, 어디서 서든,　　　　　　　　　　　　10815

　넌 보물들을 마구마구 씨 뿌리듯 흘리는구나.

친위병들 *우리 황제의.*

　너희들 여기 신성한 곳에서 무얼 하는 거냐?

　너희들 왜 황제의 보물을 뒤지는 거냐?

바로뺏어

　우린 우리 몸을 매물로 내놓았어,

　하니 전리품에서 우리 몫을 가져가는 거야. —　　　10820

　적의 막사들에서는 이러는 게 관례야,

　그리고 우리는, 병사들이기도 하니까.

친위병들

　그건 우리 무리에서는 있을 수 없는 일이다,

　병사이면서 동시에 도둑놈이라니.

　우리 황제의 측근은　　　　　　　　　　　　　　　10825

　정직한 병사여야 해.

HABEBALD

Die Redlichkeit, die kennt man schon,

Sie heißet: Kontribution.

Ihr alle seid auf gleichem Fuß:

Gib her! das ist der Handwerksgruß. 10830

zu Eilebeute.

Mach fort und schleppe, was du hast,

Hier sind wir nicht willkommner Gast.

ab.

ERSTER TRABANT

Sag, warum gabst du nicht sogleich

Dem frechen Kerl einen Backenstreich?

ZWEITER

Ich weiß nicht, mir verging die Kraft, 10835

Sie waren so gespensterhaft.

DRITTER

Mir ward es vor den Augen schlecht,

Da flimmert es, ich sah nicht recht.

VIERTER

Wie ich es nicht zu sagen weiß:

Es war den ganzen Tag so heiß, 10840

So bänglich, so beklommen schwül,

Der eine stand, der andre fiel,

Man tappte hin und schlug zugleich,

바로뺏어

정직이라니, 그런 건 다들 이미 잘 알지

말하자면, 징수금 같은 것.

너희도 모두 우리와 다를 바 없어.

내놔! 이렇게 말하는 게 우리 업계의 인사지.   10830

얼른챙겨에게.

가자, 갖고 있는 건 끌고서.

여기서 우린 환영받는 손님이 아니야.

퇴장.

첫 번째 친위병

말해봐, 어째서 넌 당장 저 무례한 녀석의

뺨따귀를 갈기지 않았지?

두 번째

모르겠어, 힘이 빠졌어,   10835

저자들은 정말 유령 같았어.

세 번째

난 눈앞이 잘 안 보였어,

눈앞이 가물거려서, 제대로 보지 못했어.

네 번째

어떻게 말해야 할지를 모르겠네.

온종일 무척 더웠어,   10840

참으로 불안하게, 참으로 가슴이 답답하게 무더웠어,

어떤 이는 서 있고, 어떤 이는 쓰러졌고

더듬더듬 걸어가며 동시에 내리치면,

Der Gegner fiel vor jedem Streich,

Vor Augen schwebt es wie ein Flor, 10845

Dann summts und sausts und zischt im Ohr.

Das ging so fort, nun sind wir da

Und wissen selbst nicht, wie's geschah.

Kaiser mit vier Fürsten treten auf.

Die Trabanten entfernen sich.

KAISER

Es sei nun, wie ihm sei! uns ist die Schlacht gewonnen,

Des Feinds zerstreute Flucht im flachen Feld zerronnen. 10850

Hier steht der leere Thron, verräterischer Schatz,

Von Teppichen umhüllt, verengt umher den Platz.

Wir, ehrenvoll, geschützt von eigenen Trabanten,

Erwarten kaiserlich der Völker Abgesandten;

Von allen Seiten her kommt frohe Botschaft an: 10855

Beruhigt sei das Reich, uns freudig zugetan.

Hat sich in unsern Kampf auch Gaukelei geflochten,

Am Ende haben wir uns nur allein gefochten.

Zufälle kommen ja dem Streitenden zu gut,

Vom Himmel fällt ein Stein, dem Feinde regnets Blut, 10860

Aus Felsenhöhlen tönt's von mächtigen Wunderklängen,

Die unsre Brust erhöhn, des Feindes Brust verengen.

Der Überwundne fiel, zu stets erneutem Spott,

휘두르기도 전에 적이 쓰러졌어,
눈앞에는 얇은 막 같은 것이 둥둥 떠 있었고,   10845
그다음에는 귀가 웅웅 윙윙 쉿쉿 거렸어.
계속 그러더니, 이제 우린 여기 와 있잖아,
무슨 일이 일어난 건지조차 모르겠어.

황제가 네 명의 제후와 등장한다.
친위병들이 물러간다.

황제

어찌 됐건 이제! 우리가 전투를 이겼구나,
뿔뿔이 달아나던 적도 평평한 전장에서 다 사라졌다.   10850
저기 텅 빈 옥좌가, 모반의 보물이, 있구나,
양탄자에 에워싸여, 사방의 자리를 비좁게 하고 있다.
우리, 영예롭게 우리 친위병들의 호위를 받으며,
황제답게 여러 민족의 사신들을 기다리고 있다.
온 사방에서 기쁜 소식이 도착하고 있다.   10855
나라가 안정되어, 기쁜 마음으로 충성들 한다는구나.
우리의 전투 속에는 요술도 엮여 들어갔지만
결국 우리는 자력(自力)으로 싸웠다.
우연이야 싸우는 사람에겐 도움이 되기도 하지,
하늘에서 돌 하나 떨어지고, 적에게는 피가 비처럼 내리고,   10860
바위동굴에서는 기이한 소리 세차게 울려 나와
우리 가슴을 부풀게 하고 적의 가슴은 죄어들게 하고.
패한 자는 쓰러졌다, 거듭하여 계속 조롱받으며,

Der Sieger, wie er prangt, preist den gewognen Gott.

Und alles stimmt mit ein, er braucht nicht zu befehlen, 10865

Herr Gott, dich loben wir! aus Millionen Kehlen.

Jedoch zum höchsten Preis wend' ich den frommen Blick,

Das selten sonst geschah, zur eignen Brust zurück.

Ein junger, muntrer Fürst mag seinen Tag vergeuden,

Die Jahre lehren ihn des Augenblicks Bedeuten. 10870

Deshalb denn ungesäumt verbind' ich mich sogleich

Mit euch vier Würdigen, für Haus und Hof und Reich.

zum ersten.

Dein war, o Fürst! des Heers geordnet kluge Schichtung,

Sodann im Hauptmoment heroisch kühne Richtung;

Im Frieden wirke nun, wie es die Zeit begehrt, 10875

Erzmarschall nenn' ich dich, verleihe dir das Schwert.

ERZMARSCHALL

Dein treues Heer, bis jetzt im Inneren beschäftigt,

Wenns an der Grenze dich und deinen Thron bekräftigt,

Dann sei es uns vergönnt, bei Festesdrang im Saal

Geräumiger Väterburg zu rüsten dir das Mahl. 10880

Blank trag ichs dir dann vor, blank halt ich dirs zur Seite,

Der höchsten Majestät zu ewigem Geleite.

DER KAISER *zum Zweiten.*

Der sich als tapfrer Mann auch zart gefällig zeigt,

승리자는, 그가 자랑하듯, 자비로우신 신을 찬양한다.

하여 모두가 일치단결하니, 그는 명령할 필요도 없다,   10865

주님, 당신을 우리가 찬양하나이다! 수백 만의 목소리로.

하지만 최고의 상(賞)이 되게끔 나는 경건한 눈길을,

여지껏 그런 적이 거의 없었으나, 나 자신의 가슴으로 되돌린다.

젊고 쾌활한 제후야 그의 나날을 허비할 수 있겠지,

하지만 세월이 그에게 순간이 지닌 의미를 가르친다.   10870

그래서 나는 지체 없이 즉시 그대들 네 명의 합당한 이들과,

계약을 하겠노라, 왕가와 조정과 제국을 위해.

첫 번째 제후에게.

군대의 질서정연한 현명한 배치는, 오 제후여! 그대 작품이었지,

그다음에는 중요한 순간에 영웅적으로 대담한 진로를 잡아주었고.

이제 평화시에 일을 맡아주시오, 시대의 열망에 따라   10875

그대를 대원수로 임명하노라, 검(劍)을 수여하노라.

대원수

지금까지 국내 치안에 종사했던 폐하의 충성스러운 군사가

국경에서 폐하와 폐하의 옥좌를 확실하게 지켜주면

그러면 저희에게 허하소서, 대를 물려온 드넓은 성(城)의 홀에서,

잔치가 밀어닥칠 때[464] 폐하의 식사를 빈틈없이 갖추게끔.   10880

온전히 폐하께 바치겠습니다, 말끔히 곁에서 모시겠습니다.

지고하신 폐하를 영원히 보필하도록.

황제 두 번째 제후에게.

용맹한 남자이면서 또한 상냥하고 친절한 모습 보이는

---

464 제2부 제1막의 화재를 상기시킨다.

Du! sei Erzkämmerer; der Auftrag ist nicht leicht.

Du bist der Oberste von allem Hausgesinde,   10885

Bei deren innerm Streit ich schlechte Diener finde;

Dein Beispiel sei fortan in Ehren aufgestellt,

Wie man dem Herrn, dem Hof und allen wohlgefällt.

ERZKÄMMERER

Des Herren großen Sinn zu fördern, bringt zu Gnaden,

Den Besten hülfreich sein, den Schlechten selbst nicht schaden,   10890

Dann klar sein ohne List und ruhig ohne Trug!

Wenn du mich, Herr, durchschaust, geschieht mir schon genug.

Darf sich die Phantasie auf jenes Fest erstrecken?

Wenn du zur Tafel gehst, reich ich das goldne Becken,

Die Ringe halt ich dir, damit zur Wonnezeit   10895

Sich deine Hand erfrischt, wie mich dein Blick erfreut.

KAISER

Zwar fühl ich mich zu ernst, auf Festlichkeit zu sinnen,

Doch seis! Es fördert auch frohmütiges Beginnen.

Zum Dritten.

Dich wähl' ich zum Erztruchseß! Also sei fortan

Dir Jagd, Geflügel-Hof und Vorwerk untertan;   10900

Der Lieblingsspeisen Wahl laß mir zu allen Zeiten

Wie sie der Monat bringt, und sorgsam zubereiten.

ERZTRUCHSESS

Streng Fasten sei für mich die angenehmste Pflicht,

Bis, vor dich hingestellt, dich freut ein Wohlgericht.

그대! 대시종이 되시오, 임무는 가볍지 않소.

모든 궁중 시종들의 최고 우두머리요,　　　　　　　　　　　　10885

그들 사이에서 다툼이 일어나면, 내게는 나쁜 하인들일 뿐.

앞으로 그대가 명예로운 모범이 되길 바라오,

어떻게 하면 군주와 궁정과 만인의 호감을 사는지.

대시종

군주의 큰 뜻을 받드는 것은 은총을 가져다줍니다,

가장 선한 자들에게 도움이 되어주고 나쁜 자들이라도 해치지 않지요.　　10890

그러면 간계 없이도 명확하죠, 또 기만 없이도 평온하고!

제 마음을 헤아려주신다면, 폐하, 그것으로 저는 이미 족하옵니다.

저의 상상을 저 축제까지 펼쳐봐도 될까요?

폐하께서 연회석으로 가시면, 제가 황금대야를 건네드리겠습니다,

반지들을 맡아 들고 있겠습니다, 즐거운 시간을 위해　　　　　　10895

폐하의 손을 씻으시도록요, 폐하의 눈길이 저를 기쁘게 하니까요.

황제

잔치 생각을 하기에는 내 기분이 너무도 엄숙하긴 하다만,

그리하거라! 그건 즐거운 마음으로 시작하도록 북돋우기도 하니.

세 번째 제후에게.

그대는 대궁정집사로 택하노라! 그러니 지금부터는

사냥터, 가금농장 또 농원이 그대 관할이다.　　　　　　　　　10900

짐이 좋아하는 음식을 골라 어느 때든,

매달 나오는 대로, 또 세심하게 마련토록 하라.

대궁정집사

엄격히 단식하는 것이 저의 가장 즐거운 의무일 것입니다,

진수성찬이 폐하 앞에 놓여 폐하를 기쁘게 해드리기 전까지는.

Der Küche Dienerschaft soll sich mit mir vereinigen, 10905

Das Ferne beizuziehn, die Jahrszeit zu beschleunigen.

Dich reizt nicht Fern und Früh, womit die Tafel prangt,

Einfach und kräftig ist's, wornach dein Sinn verlangt.

KAISER *zum vierten.*

Weil unausweichlich hier sichs nur von Festen handelt,

So sei mir, junger Held, zum Schenken umgewandelt. 10910

Erzschenke, sorge nun, daß unsre Kellerei

Aufs reichlichste versorgt mit gutem Weine sei.

Du selbst sei mäßig, laß nicht über Heiterkeiten

Durch der Gelegenheit Verlocken dich verleiten.

ERZSCHENK

Mein Fürst, die Jugend selbst, wenn man ihr nur vertraut, 10915

Steht, eh man sichs versieht, zu Männern auferbaut.

Auch ich versetze mich zu jenem großen Feste;

Ein kaiserlich Büfett schmück ich aufs allerbeste

Mit Prachtgefäßen, gülden, silbern allzumal,

Doch wähl' ich dir voraus den lieblichsten Pokal: 10920

Ein blank venedisch Glas, worin Behagen lauschet,

Des Weins Geschmack sich stärkt und nimmermehr berauschet.

Auf solchen Wunderschatz vertraut man oft zu sehr,

Doch deine Mäßigkeit, du Höchster, schützt noch mehr.

부엌의 하인들도 저와 함께 하나가 되도록 하여,   10905
먼 데서 나는 것은 거두어 오고, 계절은 앞당기겠습니다.
폐하께선 연회석에 거하게 차린 먼 곳의 음식과 철 이른 음식들엔 관심이 없고
폐하의 감각이 요구하는 건, 소박하고 영양가 있는 것들이지만요.

황제 *네 번째 제후에게.*

불가피하게 여기서는 오로지 축제에 관한 것들만 거론되고 있으니,
그대 젊은 영웅은, 나를 위한 헌작관(獻酌官)이 되거라.   10910
대헌작관은, 이제, 우리 지하창고에
좋은 포도주가 그득하게 마련되어 있도록 마음 쓰거라.
그대 자신은 절제하라, 즐거움에 젖은 나머지
기회의 유혹에 잘못 이끌리지 않도록 하라.[465]

대헌작관

폐하, 젊은이라 해도, 누가 믿어주기만 하면,   10915
바로 서서, 어느 사이에, 남자로 성장합니다.
저 역시 제가 저 성대한 축제에 가 있다고 생각해 봅니다.
황제의 연회를 더할 나위 없이 최고로,
호화로운 술단지들로, 죄다 금단지, 은단지로 장식하겠습니다.
하오나 폐하를 위해서 먼저 최고로 멋진 술잔을 골라야죠.   10920
말간 베네치아의 유리잔으로요, 그 안에 편안함 깃들어
포도주의 맛은 돋우고 결코 더는 취하지 않게 하지요.
그런 기적의 보물을 사람들은 자주 지나치게 신뢰하곤 합니다만,
하지만 폐하의 절제 덕에, 지고한 분이시여, 더욱더 옥체를 보전하시지요.

---

465 술을 마셔 즐거운 기분이 숙취로 이어지지 않게 하라는 당부.

KAISER

Was ich euch zugedacht in dieser ernsten Stunde,   10925

Vernahmt ihr mit Vertraun aus zuverlässigem Munde.

Des Kaisers Wort ist groß und sichert jede Gift,

Doch zur Bekräftigung bedarfs der edlen Schrift,

Bedarfs der Signatur. Die förmlich zu bereiten,

Seh ich den rechten Mann zu rechter Stunde schreiten.   10930

Der Erzbischof (Erzkanzler) tritt auf.

KAISER

Wenn ein Gewölbe sich dem Schlußstein anvertraut,

Dann ist's mit Sicherheit für ewige Zeit erbaut.

Du siehst vier Fürsten da! Wir haben erst erörtert,

Was den Bestand zunächst von Haus und Hof befördert.

Nun aber, was das Reich in seinem Ganzen hegt,   10935

Sei, mit Gewicht und Kraft, der Fünfzahl auferlegt.

An Ländern sollen sie vor allen andern glänzen,

Deshalb erweitr' ich gleich jetzt des Besitztums Grenzen

Vom Erbteil jener, die sich von uns abgewandt.

Euch Treuen sprech ich zu so manches schöne Land,   10940

Zugleich das hohe Recht, euch nach Gelegenheiten

황제

이 엄숙한 시간에 내가 그대들에게 주려고 했던 바를,   10925
그대들은 신뢰로써 신뢰할 만한 입에서 들었다.
황제의 말은 위대하고, 하사한 모든 것들을 보장한다,
하지만 확실한 보증을 위해서는 격에 맞는 문서가 필요하다,
서명이 필요하다. 이를 형식 갖추어 준비하고자
적절한 인물이 제때 썩썩 오는 게 보이는구나.   10930

대주교 겸 대재상이 등장한다.

황제

둥근 지붕이 마감석으로 마무리되면,
그러면 그건 영원토록 확실하게 지어진 거지.
보다시피 여기 네 명의 제후가 있소! 우리는 먼저 논의하였소,
황실과 궁중의 존속에 우선 기여할 것들을.
하지만 이제, 제국이 그 전체에서 품고 있는 것,   10935
그것은, 중요성과 효력에 있어, 다섯이라는 숫자에 부과될지어다.[466]
이 다섯은 그 영지(領地)들이 다른 모든 사람들에 앞서 마땅히 빛날 것이다.
그렇기에 나는 지금 즉시, 그 소유의 경계를 넓혀주는 바이오,
우리로부터 등 돌렸던 저자들의 상속분을 가지고 말이오.
그대들 충신들에게 그 많은 아름다운 땅의 소유권을 인정하고,   10940
동시에, 기회에 따라 귀속, 매입 그리고 교환을 통해

---

466 제국 전반을 관리하는 일이 대원수, 대시종, 대궁정집사, 대헌작관과 지금 등장한 대주교 겸 대
　　재상을 포함한 다섯 명에게 맡겨졌다는 뜻이다.

Durch Anfall, Kauf und Tausch ins Weitere zu verbreiten,

Dann sei bestimmt vergönnt, zu üben ungestört

Was von Gerechtsamen euch Landesherrn gehört.

Als Richter werdet ihr die Endurteile fällen,   10945

Berufung gelte nicht von euern höchsten Stellen.

Dann Steuer, Zins und Beet, Lehn und Geleit und Zoll,

Berg-, Salz- und Münzregal euch angehören soll.

Denn meine Dankbarkeit vollgültig zu erproben,

Hab ich euch ganz zunächst der Majestät erhoben.   10950

ERZBISCHOF

Im Namen aller sei dir tiefster Dank gebracht!

Du machst uns stark und fest und stärkest deine Macht.

KAISER

Euch fünfen will ich noch erhöhtere Würde geben.

Noch leb' ich meinem Reich und habe Lust, zu leben;

Doch hoher Ahnen Kette zieht bedächtigen Blick   10955

Aus rascher Strebsamkeit ins Drohende zurück.

Auch werd' ich seinerzeit mich von den Teuren trennen,

Dann sei es eure Pflicht, den Folger zu ernennen.

Gekrönt erhebt ihn hoch auf heiligem Altar,

Und friedlich ende dann, was jetzt so stürmisch war.   10960

ERZKANZLER

Mit Stolz in tiefster Brust, mit Demut an Gebärde,

Stehn Fürsten dir gebeugt, die ersten auf der Erde.

Solang das treue Blut die vollen Adern regt,

더욱더 넓혀갈 우선권을 주노라.

그다음에는 확정하여 허여하노라, 방해받음 없이

그대들 영주들에게 특권으로 속하는 것들을 행사하도록.

그대들은 판관이 되어 최종판결을 내릴 것이다,　　　　　　　　　10945

그대들의 최고의 지위에 항소가 제기되는 일은 결코 없으리라.

그다음에는 세금, 이자와 공물, 소작료와 통행세와 관세,

광산 지배권, 소금 판매권, 화폐 주조권이 그대들의 것이 되게 하겠다.

이는 나의 감사함을 완전히 유효하게 증명하고자

내가 그대들의 권위를 황제의 권위에 버금가게 높이기 위함이다.　　　10950

대주교

모두의 이름으로 폐하께 심심한 감사를 올립니다!

저희를 강하고 굳건하게 하시어 폐하께서는 폐하의 권력을 강화하십니다.

황제

그대들 다섯에게 그 직위의 품(品)을 더 높여주겠노라.

아직은 내가 내 제국을 위해 살고 있고, 살 흥도 있지만

선조님들을 죽 돌아보노라면 사려 깊은 시선을　　　　　　　　　10955

당장의 노력으로부터 임박한 것으로 돌리게 되오.

나 또한 나중에 충신들을 떠나게 되는 때가 오거든,

그때면 후계자를 지명하는 것이 그대들의 의무가 되게 하리라.

왕관 씌워 후계자를 신성한 제단으로 높이 올리시오,

그런 다음엔, 지금 이렇게 폭풍 같았던 것을 평화롭게 끝내시오.　　　10960

대재상

가슴 깊고 깊은 곳에서 자랑스럽게, 처신에 있어서 겸허하게

이 땅의 일인자들, 저희 제후들이 폐하 앞에 고개 숙이고 서 있습니다.

가득한 혈관들 속에서 충성스러운 피가 흐르는 한

Sind wir der Körper, den dein Wille leicht bewegt.

KAISER

Und also sei, zum Schluß, was wir bisher betätigt,   10965
Für alle Folgezeit durch Schrift und Zug bestätigt.
Zwar habt ihr den Besitz als Herren völlig frei,
Mit dem Beding jedoch, daß er unteilbar sei.
Und wie ihr auch vermehrt, was ihr von uns empfangen,
Es soll's der älteste Sohn in gleichem Maß erlangen.   10970

ERZKANZLER

Dem Pergament alsbald vertrau ich wohlgemut,
Zum Glück dem Reich und uns, das wichtigste Statut;
Reinschrift und Sieglung soll die Kanzlei beschäftigen,
Mit heiliger Signatur wirst dus, der Herr, bekräftigen.

KAISER

Und so entlaß ich euch, damit den großen Tag,   10975
Gesammelt jedermann sich überlegen mag.

Die weltlichen Fürsten entfernen sich.

DER GEISTLICHE *bleibt und spricht pathetisch.*

Der Kanzler ging hinweg, der Bischof ist geblieben,
Vom ernsten Warnegeist zu deinem Ohr getrieben!
Sein väterliches Herz, von Sorge bangt um dich.

KAISER

Was hast du Bängliches zur frohen Stunde? sprich!   10980

저희는 폐하의 뜻에 따라 가볍게 움직이는 몸입니다.

황제

하니, 마지막으로, 우리가 지금껏 하기로 한 것,　　　　　　　　　10965

기록과 서명을 통해 후대에도 내내 보증되게 하라.

그대들이 주인으로서 소유를 완전히 자유롭게 갖되

하지만 그것을 분할할 수 없다는 조건을 달겠노라.

또 그대들이 나로부터 받은 것을 어떻게 늘리든 간에,

그것을 고스란히 장남이 물려받게 하라.　　　　　　　　　　10970

대재상

양피지에다 곧 제가 성심껏 다 적어두겠습니다,

제국에, 또한 저희에게 행복이 되는, 가장 중요한 규약이죠.

정서(淨書)와 봉인은 내각 사무처에서 맡을 겁니다,

주인이신 폐하께서는 신성한 서명으로써 확인해 주옵소서.

황제

그럼 그대들은 물러가시오.　　　　　　　　　　　　　　　10975

각자 마음을 가라앉히고 이 위대한 날을 생각해 보도록.

세속 제후들이 떠난다.

성직자 *남아서 열정적으로 말한다.*

재상은 갔습니다만, 주교는 남아 있습니다.

엄숙한 경고의 정신이 한 말씀 아뢰지 않을 수 없게 해서요!

아버지 같은 마음이, 근심으로 폐하 걱정을 하고 있습니다.

황제

이 즐거운 시각에 무슨 걱정거리가 있는가? 말하라!　　　　10980

ERZBISCHOF

Mit welchem bittern Schmerz find' ich, in dieser Stunde,

Dein hochgeheiligt Haupt mit Satanas im Bunde.

Zwar, wie es scheinen will, gesichert auf dem Thron,

Doch leider! Gott dem Herrn, dem Vater Papst zum Hohn.

Wenn dieser es erfährt, schnell wird er sträflich richten,   10985

Mit heiligem Strahl dein Reich, das sündige, zu vernichten.

Denn noch vergaß er nicht, wie du, zur höchsten Zeit,

An deinem Krönungstag, den Zauberer befreit.

Von deinem Diadem, der Christenheit zum Schaden,

Traf das verfluchte Haupt der erste Strahl der Gnaden.   10990

Doch schlag an deine Brust und gib vom frevlen Glück,

Ein mäßig Scherflein gleich dem Heiligtum zurück.

Den breiten Hügelraum, da, wo dein Zelt gestanden,

Wo böse Geister sich zu deinem Schutz verbanden,

Dem Lügenfürsten du ein horchsam Ohr geliehn,   10995

Den stifte, fromm belehrt, zu heiligem Bemühn;

Mit Berg und dichtem Wald, so weit sie sich erstrecken,

Mit Höhen, die sich grün zu fetter Weide decken,

대주교

이 무슨 쓰라린 고통을 제가 느끼는지요, 이 시각에,

폐하의 존귀하고 신성한 머리가 사탄[467]과 동맹을 이루시다니.

보이는 바로, 옥좌에 안정되어 앉아 계시기는 합니다만,

하지만 유감스럽게도! 주이신 신을, 아버지 교황을 조롱하시는 처사입니다.

교황께서 이를 아시면, 그 즉시 성광(聖光)으로써[468]   10985

심판하실 겁니다, 폐하의 제국을, 죄 많은 제국을, 멸하시는 심판요.

교황께서는, 폐하께서 지고의 시간에, 폐하의 대관식 날에,

그 마술사[469]를 풀어주신 것을 아직 잊지 않으셨으니까요.

폐하의 관(冠)으로부터, 기독교 세계에 해(害)가 되도록,

은총의 첫 번째 빛이 그 저주받은 머리를 비추었죠.   10990

하지만 폐하의 가슴을 치시고, 악행의 행복으로부터

약간의 헌금[470]을 당장 성소(聖所)에 바치십시오.

저 넓은 언덕 지대, 저기, 폐하의 막사가 서 있던 곳,

악령들이 폐하를 비호하기 위해 결집했던 곳,

거짓 제후[471]의 말을 폐하께서 귀담아 들으셨던 곳,   10995

그 언덕을 기증하소서, 경건한 깨달음으로, 신성한 노력 쏟는 곳이 되도록.

저 멀리까지 뻗어 있는 산과 울창한 숲,

초록으로 뒤덮여 기름진 목초지가 된 언덕들,

---

467 원어는 독일어 Satan이 아니라 교회라틴어 Satanas이다. 메피스토펠레스와 파우스트를 다시
    알아본 것이다.

468 성광(heiliger Strahl)은 교황이 내리는 파문(Bannstrahl)을 뜻한다.

469 노르치아의 흑주술사.

470 원어 Scherflein은 (테두리에 금이 간) 은전, 헌금 등으로 내는 하찮을 것 없는 금액을 가리킨다.

471 메피스토펠레스를 가리킨다.

Fischreichen, klaren Seen, dann Bächlein ohne Zahl,

Wie sie sich, eilig schlängelnd, stürzen ab zu Tal; 11000

Das breite Tal dann selbst, mit Wiesen, Gauen, Gründen:

Die Reue spricht sich aus, und du wirst Gnade finden.

KAISER

Durch meinen schweren Fehl bin ich so tief erschreckt;

Die Grenze sei von dir nach eignem Maß gesteckt.

ERZBISCHOF

Erst! der entweihte Raum, wo man sich so versündigt, 11005

Sei alsobald zum Dienst des Höchsten angekündigt.

Behende steigt im Geist Gemäuer stark empor,

Der Morgensonne Blick erleuchtet schon das Chor,

Zum Kreuz erweitert sich das wachsende Gebäude,

Das Schiff erlängt, erhöht sich zu der Gläubigen Freude; 11010

Sie strömen brünstig schon durchs würdige Portal,

Der erste Glockenruf erscholl durch Berg und Tal,

Von hohen Türmen tönt's, wie sie zum Himmel streben,

Der Büßer kommt heran zu neugeschaffnem Leben.

Dem hohen Weihetag, er trete bald herein! 11015

Wird deine Gegenwart die höchste Zierde sein.

KAISER

Mag ein so großes Werk den frommen Sinn verkündigen,

물고기 많고 맑은 호수들, 그다음에는 헤아릴 수도 없이 많은

급격히 굽이치며 골짜기로 떨어지는 개울들,   11000

그다음엔 초원과 평원과 저지대가 있는 저 넓은 골짜기 전체를 기부하소서.[472]

참회를 하시면, 은사(恩赦)를 받으실 겁니다.

황제

나의 무거운 실수에 나도 참으로 놀랐노라,

경계 표시는 그대가 나름의 척도로 꽂도록 하시오.

대주교

드디어! 그렇게나 많은 죄가 저질러진 불경한 공간을   11005

속히 지고의 존재에게 바치겠다고 고지하십시오.

제 머릿속에선 벌써 튼튼한 장벽이 솟습니다,

아침해의 시선이 벌써 제단이 있는 곳을 비춥니다,

건물이 커가서 십자형으로 확장됩니다.[473]

본당은, 신도들의 기쁨이 되도록, 길어지고 높아집니다,   11010

신도들이 벌써 위엄 있는 교회의 정문으로 열렬히 밀려옵니다,

첫 종소리의 부름이 산과 골짜기에 울려 퍼졌습니다,

높은 탑들로부터 울려옵니다, 하늘 향해 치솟는 탑들로부터,

참회하는 자는 새로 이룩된 삶으로 다가갑니다.

장엄한 봉헌식 날에는, 그날이 어서 오길!   11015

폐하의 참석이 최고의 장식이 될 겁니다.

황제

그런 큰 위업은 경건한 뜻을 알릴 테지,

---

472 대주교는 획득한 땅 전체를 교회 부지로 내놓으라고 요구하고 있다.

473 제단 부분을 중심으로 십자가 모양으로 펼쳐진 중세 교회의 형태이다.

Zu preisen Gott den Herrn, so wie mich zu entsündigen.

Genug! Ich fühle schon, wie sich mein Sinn erhöht.

ERZBISCHOF

Als Kanzler fördr' ich nun Schluß und Formalität. 11020

KAISER

Ein förmlich Dokument, der Kirche das zu eignen

Du legst es vor, ich wills mit Freuden unterzeichnen.

ERZBISCHOF *hat sich beurlaubt, kehrt aber beim Ausgang um.*

Dann widmest du zugleich dem Werke, wie's entsteht,

Gesamte Landsgefälle: Zehnten, Zinsen, Beet,

Für ewig. Viel bedarfs zu würdiger Unterhaltung, 11025

Und schwere Kosten macht die sorgliche Verwaltung.

Zum schnellen Aufbau selbst auf solchem wüsten Platz

Reichst du uns einiges Gold, aus deinem Beuteschatz.

Daneben braucht man auch, ich kann es nicht verschweigen,

Entferntes Holz und Kalk und Schiefer und dergleichen. 11030

Die Fuhren tut das Volk, vom Predigtstuhl belehrt,

Die Kirche segnet den, der ihr zu Diensten fährt.

ab.

KAISER

Die Sünd' ist groß und schwer, womit ich mich beladen;

Das leidige Zaubervolk bringt mich in harten Schaden.

ERZBISCHOF *abermals zurückkehrend, mit tiefster Verbeugung.*

Verzeih, o Herr! Es ward dem sehr verrufnen Mann 11035

Des Reiches Strand verliehn; doch diesen trifft der Bann,

주이신 신을 찬양하고, 또 나의 죄를 씻기 위한.

좋다! 얼마나 마음이 고양되는지 벌써 느껴지노라.

대주교

재상으로서 저는 이제 최종 재가와 절차를 청합니다.　　　　　　　11020

황제

서식을 갖춘 문서, 교회가 그것을 소유한다는.

그걸 제출하게나, 내가 기쁘게 서명하겠네.

대주교 *나가다 말고 출구에서 돌아서며.*

그러시면서 동시에 폐하께서는 건설될 작업을 위해

땅의 소출 일체, 즉 십일조, 지대, 공물을 바치십시오,

영원토록요. 품위 있게 유지하자면 필요한 게 많습니다,　　　　11025

세심히 관리하자면 막대한 비용이 발생하지요.

저런 불모의 자리에서도 신속히 건설을 하자면

폐하의 전리품 중의 보물에서도 얼마간의 금(金)을 저희에게 건네십시오.

그 외에도 필요한 게 있습니다, 해서 말씀 드리지 않을 수 없는 것은

먼 곳의 목재와 석회, 석판 같은 것들이지요.　　　　　　　　　11030

운송은 백성이 합니다, 설교단으로부터 가르침받은 이들이지요,

교회는, 교회에 봉사하러 오는 이를 축복하고요.

　　　　　　　　　　　　　퇴장.

황제

내가 짊어진 죄가 크고 무겁구나,

그 흉악한 마술사 무리가 나에게 격심한 손해를 입히는구나.

대주교 *또다시 돌아와, 매우 공손히 절을 하며.*

용서하소서, 오 폐하! 매우 평판 나쁜 사내[474]에게　　　　　11035

제국의 해안 지역이 하사되었습니다. 하지만 이자에게는 파문이 닥칠 겁니다,

Verleihst du reuig nicht der hohen Kirchenstelle,

Auch dort den Zehnten, Zins und Gaben und Gefälle.

KAISER *verdrießlich.*

Das Land ist noch nicht da, im Meere liegt es breit.

ERZBISCHOF

Wer's Recht hat und Geduld, für den kommt auch die Zeit.   11040

Für uns mög' Euer Wort in seinen Kräften bleiben!

KAISER *allein.*

So könnt' ich wohl zunächst das ganze Reich verschreiben.

폐하께서 뉘우치시며 그 존귀한 교회의 자리에,

거기에도 십일조, 지대, 공물 그리고 소출을 바치지 않으시면요.

황제 *넌더리를 내며.*

그 땅은 아직 존재하지도 않는다, 바닷물 속에 있어.

대주교

권리와 인내를 가진 자, 그에게는 또한 때가 옵니다.   11040

저희들에게 폐하의 말씀은 변함없이 효력을 지닐 겁니다!

황제 *혼자서.*

이러다가는 제국을 통째로 넘길 수도 있겠군.

---

474 파우스트를 가리킨다. 이 부분의 간략한 언급이, 파우스트에게 해안 지역이 하사되었음을 나
타내는 전부이다.

제5막[475]

Fünfter Akt

Offene Gegend

WANDERER

Ja! sie sinds, die dunkeln Linden,

Dort, in ihres Alters Kraft.

Und ich soll sie wiederfinden,   11045

Nach so langer Wanderschaft!

Ist es doch die alte Stelle,

Jene Hütte, die mich barg,

Als die sturmerregte Welle

Mich an jene Dünen warf!   11050

Meine Wirte möcht' ich segnen,

트인 지대⁴⁷⁶

나그네

그래! 이것이야, 짙푸른 보리수나무들,

저기, 그 오랜 수령(樹齡)의 힘이 넘치는구나,

저 나무들을 내가 다시 찾는구나,   11045

그 오랜 방랑 끝에!

이게 옛 자리인가,

저 오두막, 폭풍 거세었던 파도가

저 해안 모래언덕으로 나를 내동댕이쳤을 때

나를 받아주었던 곳!   11050

그 집 주인들께 축복을 드리고 싶구나,

---

475 중세 궁정에서 시작되어 고대 그리스(제2막과 제3막)와 (거의) 가상인 전장(제4막)을 거쳐 무
      대는 이제 해안 매립 같은 기술 발전이 이루어지고 그 폐해도 함께 보이는 근대로 바뀐다.

476 여기서 이어지는 내용은 오비디우스의 『변신 이야기』에 나오는 필레몬과 바우키스 이야기를
      바탕으로 하고 있다. 신이 한날 함께 죽기를 소망하는 선한 노부부를 찾아와, 소망대로 그들을
      두 그루 나무로 만들어주었다는 이야기이다. 여기서는 신이 찾아오지 않고 노부부가 언젠가
      목숨을 구해준, 조난당했던 젊은이가 찾아온다.

Hilfsbereit, ein wackres Paar,

Das, um heut mir zu begegnen

Alt schon jener Tage war.

Ach! das waren fromme Leute!   11055

Poch ich? ruf ich? — Seid gegrüßt!

Wenn gastfreundlich auch noch heute

Ihr des Wohltuns Glück genießt!

BAUCIS *Mütterchen, sehr alt.*

Lieber Kömmling! Leise! Leise!

Ruhe! laß den Gatten ruhn!   11060

Langer Schlaf verleiht dem Greise

Kurzen Wachens rasches Tun.

WANDRER

Sage, Mutter: bist Dus eben,

Meinen Dank noch zu empfahn,

Was Du für des Jünglings Leben   11065

Mit dem Gatten einst getan?

Bist Du Baucis, die geschäftig,

Halberstorbnen Mund erquickt?

                    Der Gatte tritt auf.

Du Philemon, der so kräftig,

Meinen Schatz der Flut entrückt?   11070

Eure Flammen raschen Feuers,

Eures Glöckchens Silberlaut,

Jenes grausen Abenteuers

남을 돕길 좋아하는, 견실하던 내외분,

오늘 마주치기에는

그때 이미 너무나 늙으셨던 분들.

아! 경건한 분들이었는데!   11055

문을 두드릴까? 부를까? — 인사 받으십시오!

오늘까지도 손님 다정히 맞으며

그대들이 자선(慈善)의 행복을 누리고 계시다면!

바우키스 *몹시 늙은 할머니.*

이제 막 오신 분! 가만! 가만!

조용히! 영감이 자고 있어요!   11060

긴 잠을 자야 늙은이들은

잠깐 깨어 얼른 할 일을 한다오.

나그네

말씀해 주셔요, 할머니, 당신이 그분이시죠

제 감사를 아직도 받으실 분,

언젠가 할아버지와 함께   11065

젊은이의 생명을 구하느라 애쓰신 분이시죠?

바우키스이시죠, 부지런히

반쯤 죽은 입에다 기운을 떠넣어 주시던 분이죠?

                          남편이 등장한다.

당신이 필레몬이시죠, 그렇게 힘차게

제 보물을 물더미에서 꺼내주신?   11070

당신들이 재빨리 피워주신 불의 불꽃,

당신들이 울려주신 작은 종의 은빛 소리,

저 혹독한 모험의

Lösung war euch anvertraut.

Und nun laßt hervor mich treten,   11075
Schaun das grenzenlose Meer;
Laßt mich knieen, laßt mich beten,
Mich bedrängt die Brust so sehr.

Er schreitet vorwärts auf der Düne.

PHILEMON *zu Baucis.*

Eile nur, den Tisch zu decken,
Wo's im Gärtchen munter blüht.   11080
Laß ihn rennen, ihn erschrecken,
Denn er glaubt nicht, was er sieht.

neben dem Wandrer stehend.

Das Euch grimmig mißgehandelt,
Wog' auf Woge, schäumend wild,
Seht als Garten Ihr behandelt,   11085
Seht ein paradiesisch Bild.
Älter, war ich nicht zu Handen,
Hülfreich nicht wie sonst bereit,
Und wie meine Kräfte schwanden,
War auch schon die Woge weit.   11090
Kluger Herren kühne Knechte
Gruben Gräben, dämmten ein,
Schmälerten des Meeres Rechte,
Herrn an seiner Statt zu sein.

마무리가 두 분께 맡겨졌었지요.

하니 이제 저로 하여금 나서게 하세요,   11075

저 가없는 바다를 보게 하세요,

무릎 꿇게 하세요, 기도하게 하세요,

참으로 가슴이 벅차네요.

그가 모래언덕에서 앞으로 썩썩 걸어간다.

필레몬 *바우키스에게.*

서둘러 상을 차리구려,

뜰 안, 상쾌하게 꽃 피는 곳에다.   11080

저 사람 달려가게 두시오, 놀라게 두시오,

자기가 보는 것을 믿지 못할 테니.

나그네 옆에 서서.

자네를 무섭게 학대했던,

거품 일며 거칠던 파고에 파고,

보게나, 뜰이 되어 자네를 맞는 걸,   11085

보게나, 낙원 같은 모습을.

나는 이미 늙어 거기 있을 수도

예전처럼 도움이 될 수도 없었지만.

내 힘이 다했듯

파도도 벌써 멀리로 물러났소.   11090

현명한 영주의 대담한 하인들이

구덩이를 파고 제방을 쌓고

바다의 세력을 좁혀나갔소,

그들 대신 그 주인이 되려고.

Schaue grünend Wies' an Wiese   11095

Anger, Garten, Dorf und Wald. —

Komm nun aber und genieße,

Denn die Sonne scheidet bald. —

Dort im Fernsten ziehen Segel!

Suchen nächtlich sichern Port.   11100

Kennen doch ihr Nest die Vögel,

Denn jetzt ist der Hafen dort.

So erblickst du in der Weite

Erst des Meeres blauen Saum,

Rechts und links, in aller Breite,   11105

Dichtgedrängt bewohnten Raum.

Am Tische zu drei, im Gärtchen.

BAUCIS

Bleibst du stumm? und keinen Bissen

Bringst du zum verlechzten Mund?

PHILEMON

Möcht er doch vom Wunder wissen,

Sprichst so gerne, tu's ihm kund.   11110

BAUCIS

Wohl! ein Wunder ists gewesen!

Läßt mich heut noch nicht in Ruh;

Denn es ging das ganze Wesen

보게나, 푸르러지는 풀밭에 풀밭,   11095

목장과 정원이며 마을이며 숲. —

하지만 이젠 와서 식사를 하게나,

머잖아 해가 떠나니. —

저기 아주 먼 곳에는 돛단배가 떠가네!

밤을 보낼 안전한 항구를 찾고 있지.   11100

새들이 제가 찾아갈 둥지를 잘 아는 거지,

지금은 저곳이 항구이거든.

저 멀리에서 보이는 건

겨우 바다의 푸른 자락이지만,

우로 좌로, 한껏 넓게   11105

사람 사는 공간이 빼곡히 차 들어오고 있지.

식탁에 셋이 앉아, 정원에서.

바우키스

젊은이 말이 없네? 한 입도

굶주렸을 입으로 가져가질 않는데?

필레몬

이 젊은이가 이 놀라운 일에 대해서 알고 싶은 거겠지,

당신은 이야기하길 좋아하지, 이 친구에게 알려주구려.   11110

바우키스

그러죠! 그건 기적이었다오!

오늘까지도 내 마음이 진정되질 않아요,

저 일은 전체가

Nicht mit rechten Dingen zu.

PHILEMON

Kann der Kaiser sich versündgen,   11115

Der das Ufer ihm verliehn?

Tät's ein Herold nicht verkündgen

Schmetternd im Vorüberziehn?

Nicht entfernt von unsern Dünen

Ward der erste Fuß gefaßt,   11120

Zelte, Hütten! — Doch im Grünen

Richtet bald sich ein Palast.

BAUCIS

Tags umsonst die Knechte lärmten,

Hack und Schaufel, Schlag um Schlag;

Wo die Flämmchen nächtig schwärmten   11125

Stand ein Damm den andern Tag.

Menschenopfer mußten bluten,

Nachts erscholl des Jammers Qual,

Meerab flossen Feuergluten,

Morgens war es ein Kanal.   11130

Gottlos ist er, ihn gelüstet

Unsre Hütte, unser Hain;

Wie er sich als Nachbar brüstet

Soll man untertänig sein.

PHILEMON

Hat er uns doch angeboten   11135

올바른 일로써 되어간 게 아니거든.

필레몬

저 해변을 그에게 주신   11115

황제께서 죄를 지으실 수야 있겠소?

전령 하나가 통고를 하지 않았소,

스쳐 달려가는 중에 소리를 높이며?

우리 모래언덕에서 멀지 않은 곳에

첫 발을 디디더군,   11120

막사들, 오두막들! ─ 그러더니 푸른 풀밭에

금방 궁전이 들어서는 거야.

바우키스

낮이면 하인들이, 쇠스랑과 삽을 들고 치고 또 치며

공연히 시끄러운 소리를 내고.

밤에 작은 불꽃들이 떼 지어 모여들면   11125

다음날 제방이 서 있는 거야.

분명 인간 제물이 피 흘렸을 거요,

밤이면 비탄의 신음소리가 울려 퍼졌지,

바다 아래쪽으로는 화염이 흘러가고

아침이면 운하 하나가 생겨나 있었다오.   11130

그 사람 불경해요, 그런 사람이

우리 오두막, 우리 숲을 탐낸다오,

그는 이웃이라고 떠벌리는데

우린 그에게 굽신거려야 해요.

필레몬

하지만 그가 우리에게 제의를 했지,   11135

Schönes Gut im neuen Land!

BAUCIS

Traue nicht dem Wasserboden,

Halt auf Deiner Höhe Stand!

PHILEMON

Laßt uns zur Kapelle treten,

Letzten Sonnenblick zu schaun! 11140

Laßt uns läuten, knieen, beten!

Und dem alten Gott vertraun.

새로 생겨난 땅에서 멋진 농장을 주겠다고!

바우키스

물 밑에 있던 바다은 믿지 말아요,

당신이 발 딛고 있는 언덕 위에서 버텨내세요!

필레몬

예배당으로 들어가서

마지막 햇살을 보세!   11140

종을 울리고, 무릎 꿇고, 기도하세!

오래된 신[477]을 믿어보자고.

---

477 '오래된 신'에 대응하는 '새로운 신'은, 문맥에서 근대에 들어 신의 자리를 대신한 '진보'에의 믿음으로 읽힌다.

Palast

Weiter Ziergarten, großer, gradgeführter Kanal.

Faust im höchsten Alter, wandelnd, nachdenkend.

LYNKEUS DER TÜRMER *durchs Sprachrohr.*

Die Sonne sinkt, die letzten Schiffe

Sie ziehen munter hafenein.

Ein großer Kahn ist im Begriffe 11145

Auf dem Kanale hier zu sein.

Die bunten Wimpel wehen fröhlich,

Die starren Masten stehn bereit,

In dir preist sich der Bootsmann selig,

Dich grüßt das Glück zur höchsten Zeit. 11150

Das Glöckchen läutet auf der Düne.

FAUST *auffahrend.*

Verdammtes Läuten! Allzuschändlich

Verwundets, wie ein tückischer Schuß,

Vor Augen ist mein Reich unendlich,

궁전

드넓은 관상용 정원, 곧게 이어지는 큰 운하.
고령에 이른 파우스트, 거닐며, 생각하며.

망루지기 린케우스 *확성기를 통해.*
해가 기울고, 마지막 배들,
활기차게 항구 안으로 드네.
큰 배 하나 방금 여기   11145
운하에 정박하려는 참.
색색깔 깃발들 즐겁게 나부끼고
탄탄한 돛대가 준비되어 서 있네.
그대, 사공은 스스로 행복하다 여기고,
그대에게 이 최고의 시간에 행복이 인사하누나.   11150

모래언덕 위에서 종이 울린다.

파우스트 *성을 내며.*
빌어먹을 종소리! 너무나도 치욕적으로
상처 입힌다, 음험한 화살처럼.
눈앞엔 나의 왕국이 무한히 펼쳐져 있는데

Im Rücken neckt mich der Verdruß,

Erinnert mich durch neidische Laute: 11155

Mein Hochbesitz, er ist nicht rein,

Der Lindenraum, die braune Baute,

Das morsche Kirchlein ist nicht mein.

Und wünscht' ich, dort mich zu erholen,

Vor fremdem Schatten schaudert mir, 11160

Ist Dorn den Augen, Dorn den Sohlen,

O! wär ich weit hinweg von hier!

TÜRMER *wie oben.*

Wie segelt froh der bunte Kahn

Mit frischem Abendwind heran!

Wie türmt sich sein behender Lauf 11165

In Kisten, Kasten, Säcken auf!

Prächtiger Kahn, reich und bunt beladen

mit Erzeugnissen fremder Weltgegenden.

Mephistopheles. Die drei gewaltigen Gesellen.

CHORUS

Da landen wir,

Da sind wir schon.

등 뒤에서 저 불쾌한 소리가 나를 놀려댄다.

시샘하는 종소리를 통해, 상기시킨다,   11155

나의 전체 소유가 순수하지 않다는 것을.

저 보리수 서 있는 자리, 저 갈색 건물

저 퇴락한 작은 교회는 내 것이 아니다.

저곳에서 쉬었으면 좋으련만

낯선 그림자에 소름이 끼친다.   11160

눈에 박힌 가시요, 발바닥에 박힌 가시이다.

오! 내가 여길 떠나 멀리 가버렸으면!

망루지기 *앞서와 같이.*

알록달록한 나룻배는 즐겁게 돛 달고

신선한 저녁바람과 함께 다가오고!

그 신속한 내달림은 수북이   11165

상자들, 궤짝들, 자루들을 쌓아 싣고 있구나!

> *호사스러운 배, 낯선 세계 각지에서 온 생산품들이*
> *풍성하게 색색깔로 실려 있다.*
> *메피스토펠레스. 세 명의 용사들.*[478]

합창대

여기에 우리는 상륙해요,

여기에 우리가 벌써 다 왔죠.

---

478 Drei Gewaltigen: 제4막에서와 마찬가지로, 성서에서 따온 표현이어서 성서와 동일하게 옮기
나, 실제로는 3인조 폭력배이다.

Glückan! dem Herren,

Dem Patron!   11170

Sie steigen aus, die Güter werden an's Land geschafft.

MEPHISTOPHELES

So haben wir uns wohl erprobt,

Vergnügt, wenn der Patron es lobt.

Nur mit zwei Schiffen ging es fort,

Mit zwanzig sind wir nun im Port.

Was große Dinge wir getan   11175

Das sieht man unsrer Ladung an.

Das freie Meer befreit den Geist,

Wer weiß da, was Besinnen heißt!

Da fördert nur ein rascher Griff,

Man fängt den Fisch, man fängt ein Schiff,   11180

Und ist man erst der Herr zu drei,

Dann hakelt man das vierte bei.

Da geht es denn dem fünften schlecht,

Man hat Gewalt, so hat man Recht.

Man fragt ums W a s? und nicht ums W i e?   11185

Ich müßte keine Schiffahrt kennen.

Krieg, Handel und Piraterie,

Dreieinig sind sie, nicht zu trennen.

무사 하선!의 인사를 영주께,
후원자께!   11170

사람들이 내리고, 상품들도 하역한다.

메피스토펠레스
이렇게 우린 능력을 증명했고
후원자가 그걸 칭찬해 준다면, 흡족할 거다.
단지 배 두 척만 떠났는데
이젠 스무 척이 항구로 돌아와 있다.
얼마나 대단한 일들을 우리가 해냈는지,   11175
그건 우리가 싣고 온 것들을 보면 알 것.
자유로운 바다는 정신을 자유롭게 한다,
누가 알랴, 심사숙고라는 게 뭔지!
여기서 필요한 건, 오직 잽싼 낚아채기뿐.
고기를 낚고, 배를 낚고,   11180
우선 세 척을 가진 주인이 되면,
그다음 넷째는 갈고리로 낚아 오는 것.
그럼 다섯째야 곤경에 처하지,
힘이 있으면, 권리도 있는 것.
무엇?을 두고 묻지 어떻게?를 묻진 않지.   11185
항해가 뭔지 내가 굳이 알 건 없지,
전쟁, 거래 그리고 해적질
그게 삼위일체, 떼어놓을 수 없으니.

DIE DREI GEWALTIGEN GESELLEN

Nicht Dank und Gruß!

Nicht Gruß und Dank! 11190

Als brächten wir

Dem Herrn Gestank.

Er macht ein

Widerlich Gesicht;

Das Königsgut 11195

Gefällt ihm nicht.

MEPHISTOPHELES

Erwartet weiter

Keinen Lohn!

Nahmt ihr doch

Euren Teil davon. 11200

DIE GESELLEN

Das ist nur für

Die Langeweil,

Wir alle fordern

Gleichen Teil.

MEPHISTOPHELES

Erst ordnet oben 11205

Saal an Saal

세 용사

> 감사도 인사도 없군!
>
> 인사도 감사도 없군! 11190
>
> 우리가 영주님께 가져다드리는 게
>
> 악취 나는 것이기라도 한 듯.
>
> 역력히 내더라,
>
> 마땅찮은 기색만.
>
> 제왕의 재산도 11195
>
> 그 마음엔 들지 않아.

메피스토펠레스

> 더 기대하진 말라,
>
> 보수까지는.
>
> 너희 몫은 그래도
>
> 벌써 챙겼잖나. 11200

하인들

> 그건 그저 오랜⁴⁷⁹
>
> 항해의 대가일 뿐
>
> 우린 모두 요구해요,
>
> 똑같은 몫을.

메피스토펠레스

> 우선 저 위에 정돈해 두거라 11205
>
> 홀에 홀마다,

---

479 원어 Langweile는 오늘날 '지루함', '권태'의 뜻으로 쓰이지만 여기에서는 '긴 동안'(lange Weile)이라는 뜻으로 쓰고 있다.

Die Kostbarkeiten

Allzumal.

Und tritt er zu

Der reichen Schau,   11210

Berechnet er alles

Mehr genau,

Er sich gewiß

Nicht lumpen läßt

Und gibt der Flotte   11215

Fest nach Fest.

Die bunten Vögel kommen morgen,

Für die werd' ich zum besten sorgen.

Die Ladung wird weggeschafft.

MEPHISTOPHELES *zu Faust.*

Mit ernster Stirn, mit düstrem Blick

Vernimmst du dein erhaben Glück.   11220

Die hohe Weisheit wird gekrönt,

Das Ufer ist dem Meer versöhnt,

Vom Ufer nimmt, zu rascher Bahn,

Das Meer die Schiffe willig an;

값진 것들을

모조리 다.

그분이 오셔서

그 풍부한 걸 보시면   11210

모든 걸 계산하실 게다,

좀 더 정확히,

그분은 분명

인색하게 굴진 않으실 거다,

큰 잔치를 베풀어주실 게야,   11215

잔치에 잔치를.

색색깔 새들[480]이 내일 올 거다,

개들은 내가 최고로 마련할 거고.

화물들이 운반된다.

메피스토펠레스 *파우스트에게.*

근엄한 이마로, 어두운 눈길로

당신은 당신의 고귀한 행복에 대해 듣고 있군요.   11220

드높은 지혜가 왕관을 쓰는 거요,

해안은 바다와 화해를 했고

해안으로부터, 빠른 물길이 되도록,

바다가 배들을 기껍게 받아들이죠.

---

480 die bunte Vögel: 대개 먼 항구에서도 보이는 배들을 가리키고 선원이나 글자 그대로 이국적인
색색깔 새들을 가리키기도 하는데, 여기서는 항구의 매춘부들을 가리킨다.

So sprich, daß hier, hier vom Palast   11225

Dein Arm die ganze Welt umfaßt.

Von dieser Stelle ging es aus,

Hier stand das erste Bretterhaus;

Ein Gräbchen ward hinabgeritzt

Wo jetzt das Ruder emsig spritzt.   11230

Dein hoher Sinn, der Deinen Fleiß

Erwarb des Meers, der Erde Preis.

Von hier aus —

FAUST

       Das verfluchte Hier!

Das eben, leidig lastets mir.

Dir Vielgewandtem muß ichs sagen,   11235

Mir gibts im Herzen Stich um Stich,

Mir ists unmöglich zu ertragen!

Und wie ichs sage, schäm ich mich.

Die Alten droben sollten weichen,

Die Linden wünscht' ich mir zum Sitz,   11240

Die wenig Bäume, nicht mein eigen,

Verderben mir den Welt-Besitz.

Dort wollt ich, weit umher zu schauen,

Von Ast zu Ast Gerüste bauen,

Dem Blick eröffnen weite Bahn,   11245

Zu sehn was alles ich getan,

Zu überschaun mit einem Blick

말하자면, 여기, 여기 궁전으로부터   11225
당신의 팔이 온 세계를 껴안는 겁니다.
이 자리에서부터 나아갔지요,
여기에 첫 번째 판잣집이 서 있었지요.
작은 구덩이 하나를 팠지요,
그랬던 곳에 이젠 노가 부지런히 물을 튀깁니다.   11230
당신의 높은 뜻, 당신 수하들의 노력
그것이 바다의, 땅의 상(賞)을 얻어냈습니다.
여기에서부터 ―

파우스트

　　　　　그 빌어먹을 여기!
바로 여기가, 나를 괴롭게 짓누른다.
매사에 노련한 네게 말하노니,   11235
내 가슴속에서 찌르고 찌르는 가시들을,
내 심히 견뎌내질 못하겠구나!
이런 말 하는 게, 부끄럽긴 하다만.
저 위의 늙은이들이 좀 비켰으면 좋겠다,
보리수들이 내 앉을 자리가 되었으면 좋겠다,   11240
몇 그루 안 되는, 내 것이 아닌 나무들이
내가 소유한 온 세계를 망치는구나.
저기서, 사방 멀리를 둘러볼 수 있으면 좋겠다,
가지에서 가지를 잇는 구조물을 만들어
시야가 활짝 트였으면 좋겠다,   11245
내가 이루어놓은 모든 것이 잘 보이도록,
한눈으로 조감할 수 있도록,

Des Menschengeistes Meisterstück,

Betätigend mit klugem Sinn,

Der Völker breiten Wohngewinn.   11250

So sind am härtsten wir gequält,

Im Reichtum fühlend, was uns fehlt.

Des Glöckchens Klang, der Linden Duft

Umfängt mich wie in Kirch und Gruft.

Des allgewaltigen Willens Kür   11255

Bricht sich an diesem Sande hier.

Wie schaff' ich mir es vom Gemüte!

Das Glöcklein läutet, und ich wüte.

MEPHISTOPHELES

Natürlich! daß ein Hauptverdruß

Das Leben dir vergällen muß.   11260

Wer leugnets! Jedem edlen Ohr

Kommt das Geklingel widrig vor.

Und das verfluchte Bim-Baum-Bimmel,

Umnebelnd heitern Abendhimmel,

Mischt sich in jegliches Begebnis,   11265

Vom ersten Bad bis zum Begräbnis,

Als wäre zwischen Bim und Baum,

인간정신의 걸작을,

현명한 뜻으로써 일하여

백성들이 살 드넓은 거주지를 마련했잖나.   11250

그런데 우리를 가장 혹독하게 괴롭히는 건

풍요로움 가운데서, 우리에게 결핍된 것.

저 작은 종의 소리, 저 보리수의 향기가

교회 안에서인 듯, 무덤 안에서인 듯 날 에워싼다.

너무나도 강한 의지의 기량도[481]   11255

여기 이 모래알 한 알에 부딪쳐 깨져버린다.

이걸 어떻게 마음에서 털어내나!

작은 종이 울리면, 그러면 나는 화가 치민다.

메피스토펠레스

그럴 테죠! 심각한 불쾌감은

당신 인생을 소태같이 쓰게 만들지요.   11260

누가 그걸 부인하겠습니까! 어느 고귀한 귀에든

저 소린 거슬리지요.

저 빌어먹을 떵-또옹-땡땡

맑은 저녁하늘 온 사방에다 안개를 치며,

어떤 일에건 끼어들지요,   11265

첫 목욕에서부터 매장까지,[482]

마치 저 떵과 저 또옹 사이에서

---

481 Willens Kür: '자의'(恣意)를 뜻하는 단어 Willkür를 분리해서 의미의 폭을 넓히고 있다.

482 "첫 목욕"은 세례식, "매장"은 장례식을 말한다.

Das Leben ein verschollner Traum.

FAUST

Das Widerstehn, der Eigensinn

Verkümmern herrlichsten Gewinn,   11270

Daß man, zu tiefer, grimmiger Pein,

Ermüden muß, gerecht zu sein.

MEPHISTOPHELES

Was willst du dich denn hier genieren,

Mußt du nicht längst kolonisieren.

FAUST

So geht und schafft sie mir zur Seite! —   11275

Das schöne Gütchen kennst du ja,

Das ich den Alten ausersah.

MEPHISTOPHELES

Man trägt sie fort und setzt sie nieder,

Eh man sich umsieht, stehn sie wieder;

Nach überstandener Gewalt   11280

Versöhnt ein schöner Aufenthalt.

Er pfeift gellend.

Die Drei treten auf.

MEPHISTOPHELES

Kommt! wie der Herr gebieten läßt,

Und morgen gibt ein Flottenfest.

인생이란 사라져버린 꿈인 듯.

파우스트

저런 저항, 저런 고집은

가장 찬란한 소득의 가치마저 떨어뜨리는 법,   11270

하여, 깊고 사무친 고통을 느껴,

정당해지기에는 지칠 수밖에 없다.

메피스토펠레스

여기서 대체 무얼 망설이십니까,

벌써 오래전부터 강제로 이주⁴⁸³시킬 수밖에 없지 않았습니까.

파우스트

그러면 가서 저것들을 옆으로 치워다오! —   11275

내가 늙은이들을 위해 봐둔

아름다운 작은 농장은 너도 잘 알 게다.

메피스토펠레스

다 옮겨다 내려놓겠습니다,

뒤돌아보기도 전에, 저들은 회복돼 있을 겁니다.

폭력을 견뎌낸 후   11280

아름다운 거처를 보면 기분이 풀리지요.

그가 요란하게 휘파람을 분다.

그 세 용사 등장한다.

메피스토펠레스

어서! 영주께서 명령하시는 대로 하라,

내일은 선원 잔치가 있을 게다.

---

483 kolonisieren: '식민화하다'를 뜻하나, 여기서는 식민지 경영자에 의한 강제 이주로 해석한다.

DIE DREI

Der alte Herr empfing uns schlecht,

Ein flottes Fest ist uns zu Recht.   11285

MEPHISTOPHELES *ad spectatores.*

Auch hier geschieht, was längst geschah,

Denn Naboths Weinberg war schon da. (Regum I, 21.)

[ab.]

세 용사

늙은 주인은 우리 대접이 나빴으니,

질탕한 잔치가 우리한테는 온당하지요.   11285

메피스토펠레스 *바로 관객들을 향해서.*

여기서도, 오래전에 벌어진 바 있는 일이 벌어지고 있습니다.

나봇의 포도밭 얘기가 벌써 있었잖아요. (열왕기상 21장)[484]

퇴장.

---

484   이미 모든 것을 가진 아합 왕이 궁전 옆 나봇의 작은 포도밭을 탐내 강제로 빼앗은 이야기.

Tiefe Nacht

LYNKEUS, DER TÜRMER *auf der Schloßwarte, singend.*

Zum Sehen geboren,

Zum Schauen bestellt,

Dem Turme geschworen   11290

Gefällt mir die Welt.

Ich blick in die Ferne,

Ich seh in der Näh,

Den Mond und die Sterne,

Den Wald und das Reh.   11295

So seh ich in allen

Die ewige Zier

Und wie mir's gefallen

Gefall ich auch mir.

Ihr glücklichen Augen,   11300

Was je ihr gesehn,

Es sei wie es wolle,

깊은 밤

린케우스, 망루지기 *성의 망루에서 노래하며.*

　　　보려 태어났어요,

　　　바라보려 섰고요,

　　　이 탑에 대고 맹세컨대　　　　　　　　　　11290

　　　난 세상이 좋아요.

　　　멀리멀리 눈길 보내죠,

　　　가까이에선 보이죠,

　　　달과 별들,

　　　숲과 노루.　　　　　　　　　　　　　　11295

　　　모든 것에서 난 보아요,

　　　영원한 치장

　　　그 모두 내 마음에 들듯

　　　나도 내 마음에 들어요.

　　　너희 행복한 내 두 눈아,　　　　　　　　11300

　　　너희가 일찍이 본 것,

　　　그건 무엇이었든 다

Es war doch so schön!

Pause.

Nicht allein mich zu ergötzen

Bin ich hier so hoch gestellt; 11305

Welch ein greuliches Entsetzen

Droht mir aus der finstern Welt!

Funkenblicke seh ich sprühen

Durch der Linden Doppelnacht,

Immer stärker wühlt ein Glühen 11310

Von der Zugluft angefacht.

Ach! die innre Hütte lodert,

Die bemoost und feucht gestanden,

Schnelle Hülfe wird gefodert,

Keine Rettung ist vorhanden. 11315

Ach! die guten alten Leute,

Sonst so sorglich um das Feuer,

Werden sie dem Qualm zur Beute!

Welch ein schrecklich Abenteuer!

Flamme flammet, rot in Gluten 11320

Steht das schwarze Moosgestelle;

Retteten sich nur die Guten

Aus der wildentbrannten Hölle!

Züngelnd lichte Blitze steigen

참 아름다웠어!

휴지.

즐거우라고만
여기 이리 높이 내가 세워지진 않았어.   11305
무슨 끔찍스러운 경악이
저 어두운 세상으로부터 나를 위협하는지!
사방으로 불꽃이 튀는 게 보인다,
보리수들이 드리운 두 겹 어둠을 뚫고,
점점 더 세차게 이글거림이 헤집는다,   11310
몰아치는 바람으로 부채질되어.
아! 저 안쪽 오두막이 활활 탄다,
이끼 앉고 축축하게 서 있던 오두막이.
빠른 도움이 필요한데,
아무런 구조가 없구나.   11315
아! 선한 노인들,
여느 때는 그리도 불을 조심스레 다루더니
화염의 제물이 되고 있네!
이 무슨 섬뜩한 사건인가!
시뻘겋게 이글거리며, 불꽃에 불꽃 솟아   11320
꺼먼 이끼 골조만 서 있구나.
그 선한 이들이 부디 탈출하셨기를
험악하게 타버린 저 지옥을!
널름거리며 훤한 번갯불이 솟고

Zwischen Blättern, zwischen Zweigen; 11325

Äste dürr, die flackernd brennen,

Glühen schnell und stürzen ein.

Sollt ihr Augen dies erkennen!

Muß ich so weitsichtig sein!

Das Kapellchen bricht zusammen 11330

Von der Äste Sturz und Last.

Schlängelnd sind, mit spitzen Flammen,

Schon die Gipfel angefaßt.

Bis zur Wurzel glühn die hohlen

Stämme, purpurrot im Glühn. — 11335

Lange Pause, Gesang.

Was sich sonst dem Blick empfohlen,

Mit Jahrhunderten ist hin.

FAUST *auf dem Balkon, gegen die Dünen.*

Von oben welch ein singend Wimmern?

Das Wort ist hier, der Ton zu spat.

Mein Türmer jammert; mich, im Innern, 11340

Verdrießt die ungeduldge Tat.

Doch sei der Lindenwuchs vernichtet

Zu halbverkohlter Stämme Graun,

Ein Luginsland ist bald errichtet,

나뭇잎들 사이로, 나뭇가지들 사이로   11325
큰 가지들 말라 비틀어져, 와작와작 불타고
곧 이글이글거리다가 무너져 내린다.
내 두 눈아, 너희 이런 걸 봐야 하다니!
나, 이다지도 멀리까지 볼 수 있어야 한단 말인가!
작은 예배당이 무너지고 있다   11330
큰 나뭇가지들 쓰러지며 그 무게 실려서.
화염의 혀가 뱀처럼 휘감으며
벌써 꼭대기까지 가 닿았다.
뿌리까지 타들어 간다, 속 빈
고목 줄기들이, 시뻘겋게 이글이글. —   11335

                        긴 휴지, 노래.

예전에 볼 만하다 했던 것,
수백 년 세월과 더불어 사라졌구나.

파우스트 *발코니 위에서, 모래언덕을 향해.*
위에서부터 이 무슨 탄식의 노래가 들리는가?
말소리 들리긴 하나, 소리가 너무 때늦었구나.
내 망루지기가 탄식하고 있구나. 나도, 속속들이,   11340
이 성급한 행동이 역겹구나.
어린 보리수나무가 죽어
반쯤 숯이 된 끔찍스러운 줄기가 되었구나,
곧 전망대 하나가 세워질 거다,

Um ins Unendliche zu schaun.   11345

Da seh ich auch die neue Wohnung,

Die jenes alte Paar umschließt,

Das, im Gefühl großmütiger Schonung,

Der späten Tage froh genießt.

MEPHISTOPHELES UND DIE DREIE *unten.*

Da kommen wir mit vollem Trab,   11350

Verzeiht! es ging nicht gütlich ab.

Wir klopften an, wir pochten an,

Und immer ward nicht aufgetan;

Wir rüttelten, wir pochten fort,

Da lag die morsche Türe dort;   11355

Wir riefen laut und drohten schwer,

Allein wir fanden kein Gehör.

Und wie's in solchem Fall geschicht,

Sie hörten nicht, sie wollten nicht;

Wir aber haben nicht gesäumt   11360

Behende dir sie weggeräumt.

Das Paar hat sich nicht viel gequält

Vor Schrecken fielen sie entseelt.

Ein Fremder, der sich dort versteckt,

Und fechten wollte, ward gestreckt.   11365

In wilden Kampfes kurzer Zeit,

Von Kohlen, ringsumher gestreut,

Entflammte Stroh. Nun loderts frei,

끝간 데 없이 바라볼 수 있도록.   11345

저기 새 집이 보인다,

저 늙은 부부를 품어줄 집,

그들, 너그러운 돌봄을 느끼면서

말년을 즐겁게 보내겠지.

메피스토펠레스와 세 용사 *아래서.*

여기 우리가 왔습니다, 전력을 다해 빠른 걸음으로.   11350

죄송하오나! 일이 원만히 되지 않았습니다.

우린 문 두드리고, 문 두들겼지만

끝내 안 열렸어요

우린 흔들고, 계속 두드려댔지요.

그러자 삭은 문이 내려앉데요.   11355

우린 큰 소리로 외치고 심하게 위협했죠,

하지만 들으려는 이 없었어요.

그런 경우에 흔히 그러하듯이

그들은 말 듣지 않았어요, 들으려 하지 않았어요.

하지만 우린 지체하지 않고   11360

당신을 위해 저들을 날쌔게 치워버렸죠.

부부는 별로 괴로워하지 않았습니다,

놀라서 넋이 나가 쓰러졌거든요.

거기 숨어 있다가 싸우려 덤비는

낯선 자 하나는 때려눕혔고요.   11365

단시간의 격전에서

숯이 사방에 흩어졌고

지푸라기 불붙었죠. 이젠 거리낄 것 없이 활활 타고 있습니다,

Als Scheiterhaufen dieser Drei.

FAUST

Wart ihr für meine Worte taub! 11370

Tausch wollt' ich, wollte keinen Raub.

Dem unbesonnenen wilden Streich

Ihm fluch ich, teilt es unter euch!

CHORUS

Das alte Wort, das Wort erschallt:

Gehorche willig der Gewalt! 11375

Und bist du kühn und hältst du Stich,

So wage Haus und Hof und — Dich.

ab.

FAUST *auf dem Balkon.*

Die Sterne bergen Blick und Schein,

Das Feuer sinkt und lodert klein;

Ein Schauerwindchen fächelts an, 11380

Bringt Rauch und Dunst zu mir heran.

Geboten schnell, zu schnell getan! —

Was schwebet schattenhaft heran?

그 세 사람을 태우는 화형의 장작더미가 되어서요.

파우스트

너흰 내가 하는 말에 귀가 먹었더냐!   11370

내가 맞바꾸겠다 했지, 빼앗겠다 했더냐.

신중치 못한 거친 짓,

저주한다, 저주를 너희끼리 나누어라!

합창[485]

저 옛말, 그 말이 울린다,

폭력에는 순순히 복종하라!   11375

대담하여, 마냥 버티는 건

집과 마당과 ─ 너 자신을 거는 일.

퇴장.

파우스트 *발코니 위에서.*

별들도 눈길을, 그 빛을 숨기는구나

불은 이제 잦아들며 작게 타는데

한 차례 작은 돌풍이 부채질하며,   11380

연기와 냄새를 내게 보내온다.

명령이 성급했고, 수행은 너무 성급했구나! ─ [486]

뭐가 그림자처럼 떠서 다가오고 있네, 뭐지?

---

485   메피스토펠레스와 3인조.

486   파우스트는 여기서 명령이나 그 수행의 속도만 나무라고 있다. 후회나 자책은 보이지 않는다.

Mitternacht

Vier graue Weiber treten auf.

ERSTE

Ich heiße der Mangel.

ZWEITE

           Ich heiße die Schuld.

DRITTE

Ich heiße die Sorge.

VIERTE

           Ich heiße die Not.   11385

ZU DREI

Die Tür ist verschlossen, wir können nicht ein,

Drin wohnet ein Reicher, wir mögen nicht 'nein.

MANGEL

Da werd' ich zum Schatten.

한밤중

네 명의 잿빛 여인들이 등장한다.

첫 번째 여인

내 이름은 결핍.

두 번째 여인

　　　　내 이름은 빚.[487]

세 번째 여인

내 이름은 근심.

네 번째 여인

　　　　내 이름은 궁핍.　　　　　　　　　　　　　　　11385

셋이서

문이 잠겨 있네요, 우린 들어갈 수 없어요,

이 안엔 부자가 살아서, 우린 들어가고 싶지도 않아요.

결핍

이런 데선 내가 그림자가 되거든요.

---

487 Schuld: '부채'와 '죄악'이라는 뜻이 동시에 있는 단어이지만, 파우스트의 부(富)가 부각되는
　　부분이어서 '빚'이라는 해석 쪽이 설득력이 크다.

SCHULD

Da werd ich zu nicht.

NOT

Man wendet von mir das verwöhnte Gesicht.

SORGE

Ihr Schwestern, ihr könnt nicht und dürft nicht hinein.   11390

Die Sorge, sie schleicht sich durchs Schlüsselloch ein.

Sorge verschwindet.

MANGEL

Ihr, graue Geschwister, entfernt euch von hier.

SCHULD

Ganz nah an der Seite verbind ich mich Dir.

NOT

Ganz nah an der Ferse begleitet die Not.

ZU DREI

Es ziehen die Wolken, es schwinden die Sterne!   11395

Dahinten, dahinten! von ferne, von ferne,

Da kommt er, der Bruder, da kommt er, der — — — — — Tod.

FAUST *im Palast.*

Vier sah ich kommen, drei nur gehn,

Den Sinn der Rede konnt' ich nicht verstehn.

Es klang so nach als hieß es — Not,   11400

Ein düstres Reimwort folgte — Tod.

빛

이런 데선 내가 없어져버려요.

궁핍

나한테서는 호강에 겨운 얼굴을 돌려버리지요.

근심

너희 자매들아, 너흰 들어갈 수 없지, 들어가선 안 되지.   11390

근심, 근심이야 열쇠구멍으로 숨어들어 가지만.

근심이 사라진다.

결핍

잿빛 자매들아, 너흰 여기서 떠나거라.

빛

바짝 곁에서 너와 붙어 있을게.

궁핍

바짝 발꿈치를 따라 같이 가고 있네, 궁핍이.

셋이서

구름이 흐른다, 별들이 사라진다!   11395

저 뒤에, 저 뒤에! 멀리서부터, 멀리서부터,

저기 그가 온다, 우리 형제, 저기 그가 온다, ― ― ― ― ― 죽음이.

파우스트 *궁전 안에서.*

넷이 오는 게 보이더니 셋만 돌아가는군,

그들이 하는 말의 뜻은 이해할 수 없었다.

그 소리의 여운은 남았는데, 이렇게 들렸다 ― 궁핍   11400

그다음에 음산하고 운이 맞는 단어가 따랐다, ― 죽음.[488]

---

488 궁핍과 죽음은 독일어로 '노트'(Not)와 '토트'(Tod)이므로 각운이 맞는다.

Es tönte hohl, gespensterhaft gedämpft.

Noch hab' ich mich ins Freie nicht gekämpft.

Könnt ich Magie von meinem Pfad entfernen,

Die Zaubersprüche ganz und gar verlernen,   11405

Stünd ich, Natur, vor dir ein Mann allein,

Da wär's der Mühe wert, ein Mensch zu sein.

Das war ich sonst, eh ich's im Düstern suchte,

Mit Frevelwort mich und die Welt verfluchte.

Nun ist die Luft von solchem Spuk so voll,   11410

Daß niemand weiß, wie er ihn meiden soll.

Wenn auch ein Tag uns klar vernünftig lacht,

In Traumgespinst verwickelt uns die Nacht;

Wir kehren froh von junger Flur zurück,

Ein Vogel krächzt; was krächzt er? Mißgeschick.   11415

Von Aberglauben früh und spat umgarnt:

Es eignet sich, es zeigt sich an, es warnt.

Und so verschüchtert, stehen wir allein.

Die Pforte knarrt, und niemand kommt herein.

erschüttert.

Ist jemand hier?   11420

그 소리는 휑하고 유령같이 둔탁하게 울렸다.
아직도 나는 싸워 자유로움을 얻지 못했다.
마법을 내 길에서 몰아내었으면 좋겠는데
마법의 말을 모조리 다 잊어버렸으면 좋겠는데.   11405
나 그대 앞에, 자연이여, 만약 한 인간으로서 홀로 서게 된다면
한 인간이 되고자 노력할 만한 가치가 있으리.[489]

나도 전에는 그랬지, 침울에 싸여,
불경한 말로 나 자신과 세계를 저주하기 전에는.
이제는 공기가 저런 유령들로 들어차서   11410
어떻게 그걸 피해야 할지 아무도 모르게 되었다.
한낮이 우리를 보고 청명하고 분별 있게 웃음 지어도
밤이, 꿈의 거미줄로 우리를 휘감아 버리지.
우리가 싱싱한 풀밭에서 즐겁게 돌아오는데
새 한 마리 깍깍거린다. 뭐라고 깍깍거리는 거지? 불운이구나.   11415
이렇게 늘상 미신에 사로잡히지.
뭔가가 일어나고, 보이고, 경고해.
하여 참으로 소심해져서, 우린 홀로 서 있게 되지.
대문이 삐거덕거렸는데, 아무도 들어오진 않네.
                    놀라서.
여기 누가 왔나?   11420

---

489 자연 앞에 인간으로서 홀로 서는 일의 소중함과 더불어 이제 이미 홀로는 서지 못하는 자신의
     한계에 대한 파우스트의 탄식이 함께 담겨 있는 구절이다.

SORGE

>Die Frage fordert ja!

FAUST

Und du, wer bist denn du?

SORGE

>Bin einmal da.

FAUST

Entferne dich!

SORGE

>Ich bin am rechten Ort.

FAUST *erst ergrimmt, dann besänftigt, für sich.*

Nimm dich in acht und sprich kein Zauberwort.

SORGE

>Würde mich kein Ohr vernehmen,
>
>Müßt es doch im Herzen dröhnen; 11425
>
>In verwandelter Gestalt
>
>Üb' ich grimmige Gewalt.
>
>Auf den Pfaden, auf der Welle,
>
>Ewig ängstlicher Geselle,
>
>Stets gefunden, nie gesucht, 11430
>
>So geschmeichelt wie verflucht.

Hast du die Sorge nie gekannt?

FAUST

Ich bin nur durch die Welt gerannt.

Ein jed' Gelüst ergriff ich bei den Haaren,

근심

질문하시니 대답하죠, 네!

파우스트

한데 너, 넌 대체 누구냐?

근심

한번 와봤어요.

파우스트

물러가거라!

근심

올 자리에 와 있는걸요.

파우스트 *처음에는 노해서, 그다음에는 진정을 하고 혼자서.*

주의해라 그리고 주문 같은 말은 하지 말라.

근심

귀가 제 말을 듣지 못하더라도

가슴속에선 분명 천둥이 일걸요.   11425

모습 바꾸며 나타나서 저는

무서운 폭력을 행사하지요.

오솔길들에서, 파도 위에서

영원히 소심한 길동무는

늘 나타나죠, 결코 찾지 않았건만,   11430

아첨도 받고, 저주도 받으며.

당신은 여태 근심을 몰랐나요?

파우스트

나는 다만 세상을 달려왔다.

욕망 하나하나의 머리채를 틀어쥐었고

Was nicht genügte ließ ich fahren, 11435

Was mir entwischte ließ ich ziehn.

Ich habe nur begehrt und nur vollbracht,

Und abermals gewünscht und so mit Macht

Mein Leben durchgestürmt; erst groß und mächtig,

Nun aber geht es weise, geht bedächtig. 11440

Der Erdenkreis ist mir genug bekannt,

Nach drüben ist die Aussicht uns verrannt;

Tor, wer dorthin die Augen blinzelnd richtet,

Sich über Wolken seinesgleichen dichtet!

Er stehe fest und sehe hier sich um; 11445

Dem Tüchtigen ist diese Welt nicht stumm.

Was braucht er in die Ewigkeit zu schweifen,

Was er erkennt, läßt sich ergreifen;

Er wandle so den Erdentag entlang;

Wenn Geister spuken, geh er seinen Gang, 11450

Im Weiterschreiten find er Qual und Glück,

Er, unbefriedigt jeden Augenblick!

SORGE

 Wen ich einmal mir besitze,

 Dem ist alle Welt nichts nütze,

 Ewiges Düstre steigt herunter, 11455

 Sonne geht nicht auf noch unter,

 Bei vollkommen äußern Sinnen

 Wohnen Finsternisse drinnen.

내게 흡족하지 않은 건, 떨쳤으며   11435
내게서 벗어나는 건, 가게 두었다.
나는 다만 갈망하고, 다만 이루어내었고
또다시 소망하고, 그렇게 힘으로써
나의 삶을 돌파해 왔다. 처음에는 거대하고 힘 있게,
그러나 이젠 현명해졌다, 생각이 깊어졌다.   11440
지상의 일은 이제 충분히 잘 아는데,
저 높은 곳을 향한 전망은 막혀버렸다.
바보이지, 두 눈 깜박이면서 그곳으로 향하며,
구름 너머에 자기 비슷한 것이 있다고 지어내는 사람!
그런 바보는 단단히 서서, 여기를 둘러보아라.   11445
유능한 사람에게는 이 세계가 입 다물고 있지 않는 법,
영원 속으로 헤매어 가는 것이 무슨 소용이 있나,
그가 인식하는 것, 붙잡힌다.
지상의 날을 따라 그렇게 거닐지라,
유령이 출몰하면, 걷던 걸음을 그냥 걷거라,   11450
계속 걸어가는 가운데서 고통과 행복을 찾으리,
그, 그 어느 순간에도 만족하지 않는 자!

근심

내가 한번 내 것으로 소유한 사람
그에겐 온 세상을 줘도 아무런 소용이 없다.
영원한 침울이 내려앉아   11455
태양이 뜨지도 않고 지지도 않고
바깥으로는 모든 감각이 완전해도
안에는 암흑이 깃들어 있어.

Und er weiß von allen Schätzen

Sich nicht in Besitz zu setzen.   11460

Glück und Unglück wird zur Grille,

Er verhungert in der Fülle,

Sei es Wonne, sei es Plage

Schiebt ers zu dem andern Tage,

Ist der Zukunft nur gewärtig   11465

Und so wird er niemals fertig.

FAUST

Hör auf! so kommst du mir nicht bei!

Ich mag nicht solchen Unsinn hören.

Fahrhin! die schlechte Litanei

Sie könnte selbst den klügsten Mann betören.   11470

SORGE

Soll er gehen, soll er kommen,

Der Entschluß ist ihm genommen;

Auf gebahnten Weges Mitte

Wankt er tastend halbe Schritte.

Er verliert sich immer tiefer,   11475

Siehet alle Dinge schiefer,

Sich und andre lästig drückend,

Atemholend und erstickend;

Nicht erstickt und ohne Leben,

Nicht verzweiflend, nicht ergeben.   11480

So ein unaufhaltsam Rollen

온갖 보물이 있어도

제 것으로 만들 줄 모른다.   11460

행복과 불행이 망상이 되고,

넘침 가운데서도 굶주린다.

희열이든, 괴로움이든

그걸 다른 날로 밀쳐두고,

오직 미래만 기대하며   11465

그래서 결코 완수하지 못한다.

파우스트

닥쳐라! 그런 식으로 네가 날 대적하지는 못한다!

그런 말도 안 되는 소릴 듣고 싶지 않다.

꺼져라! 그 고약한 주절거림

그건 가장 현명한 사람의 얼도 빼놓겠다.   11470

근심

그가 가야 하나, 그가 와야 하나,

그는 결단을 내리지 못하네.

살 닦인 길 한가운데서

더듬더듬 휘청인다, 고작 반 발짝씩 내딛다가.

그가 점점 더 길을 잃는다,   11475

모든 사물들을 비뚤게 본다,

자기도 다른 이들도 무겁게 짓누르며,

숨을 돌리며, 또 숨 막혀하며.

아주 숨 막히진 않았는데, 생기가 없네,

절망한 건 아닌데, 헌신이 없네.   11480

그렇게 멈출 수 없는 굴러감,

Schmerzlich Lassen, widrig Sollen,

Bald befreien, bald erdrücken,

Halber Schlaf und schlecht Erquicken

Heftet ihn an seine Stelle 11485

Und bereitet ihn zur Hölle.

FAUST

Unselige Gespenster! so behandelt ihr

Das menschliche Geschlecht zu tausend malen;

Gleichgültige Tage selbst verwandelt ihr

In garstigen Wirrwarr netzumstrickter Qualen. 11490

Dämonen, weiß ich, wird man schwerlich los,

Das geistig-strenge Band ist nicht zu trennen;

Doch deine Macht, o Sorge, schleichend groß,

Ich werde sie nicht anerkennen.

SORGE

Erfahre sie, wie ich geschwind 11495

Mich mit Verwünschung von dir wende!

Die Menschen sind im ganzen Leben blind,

Nun Fauste! werde dus am Ende.

Sie haucht ihn an.

FAUST *erblindet.*

Die Nacht scheint tiefer tief hereinzudringen

Allein im Innern leuchtet helles Licht: 11500

Was ich gedacht, ich eil' es zu vollbringen;

Des Herren Wort, es gibt allein Gewicht.

고통스러운 단념, 내키지 않는 의무,

때로는 풀어주고, 때로는 짓누르고,

쪽잠과 불편한 깨어남

그에게 붙어서 그 자리에서   11485

지옥행 준비를 시키지.

파우스트

축복받지 못한 유령들! 너희는

인간 족속을 수천 번 이런 식으로 다루지.

그저 그런 나날들까지도 바꾸어놓지,

그물에 얽매인 고통의 끔찍한 혼란으로.   11490

악령들이란, 내 알지, 떨치기가 어려워,

영이 매어놓은 엄중한 끈이 끊기질 않아.

하지만 너의 힘, 아 근심아, 숨어들어 커져도,

나는 그걸 인정하진 않겠다.

근심

그 힘을 겪어보세요, 제가 얼른   11495

저주를 내리며 당신을 떠날 테니!

인간은 평생토록 맹목(盲目)이니,

이제, 파우스트! 당신도 종국에 눈머시오.

근심이 그에게 입김을 훅 분다.

파우스트 *눈이 멀어서.*

어둠이 깊게, 더 깊게 스며드는 것 같다,

하지만 내면에선 환한 빛이 켜지는구나.   11500

내가 생각했던 것, 그걸 완성하고자 서둘러야겠다.

주인의 말, 그것만이 중하다.

Vom Lager auf, ihr Knechte! Mann für Mann!

Laßt glücklich schauen, was ich kühn ersann.

Ergreift das Werkzeug, Schaufel rührt und Spaten,   11505

Das Abgesteckte muß sogleich geraten.

Auf strenges Ordnen, raschen Fleiß,

Erfolgt der allerschönste Preis;

Daß sich das größte Werk vollende,

Genügt ein Geist für tausend Hände.   11510

침상에서 일어나라, 너희 종들아! 한 사람 한 사람 다!

내가 대담하게 생각한 것을, 즐겁게 실행하라.

연장을 들어라, 큰 삽을 휘둘러라, 작은 삽도,   11505

정해진 것은 즉시 성사되어야 한다.

엄한 지시에 따른 재빠른 근면함,

더없이 아름다운 대가가 따른다,

위대한 작업이 완성되도록 하자면

수천의 손을 지휘하는 하나의 정신이면 족하다.   11510

Großer Vorhof des Palasts

Fackeln.

MEPHISTOPHELES *als Aufseher voran.*

Herbei, herbei! Herein, herein!

Ihr schlotternden Lemuren,

Aus Bändern, Sehnen und Gebein

Geflickte Halbnaturen.

LEMUREN *im Chor.*

Wir treten dir sogleich zur Hand,   11515

Und wie wir halb vernommen,

Es gilt wohl gar ein weites Land

Das sollen wir bekommen.

Gespitzte Pfähle, die sind da,

Die Kette lang zum Messen;   11520

Warum an uns der Ruf geschah

궁전의 큰 앞뜰

횃불들.

메피스토펠레스 *감독관으로 앞서서.*

　　이리로, 이리로! 들어와, 들어와!

　　후들후들거리는 너희 레무레스[490]들아,

　　인대와 근육, 뼈다귀를 모아

　　기워놓은 반쪽짜리들아.

레무레스들 *합창대를 이루어.*

　　우린 제꺼덕 대령합니다,　　　　　　　　　　　　11515

　　어렴풋이 들은 바로는,

　　아마, 아주 넓은 땅이라죠,

　　우리가 맡게 될 건.

　　뾰족하게 깎인 말뚝들, 저기 있고

　　측량에 쓸 사슬 길게 있고.　　　　　　　　　　　11520

　　우리가 왜 불려온 건지

490　로마 신화에 나오는 죽은 자들의 혼령.

Das haben wir vergessen.

MEPHISTOPHELES

Hier gilt kein künstlerisch Bemühn;

Verfahret nur nach eignen Maßen:

Der Längste lege längelang sich hin,   11525

Ihr andern lüftet ringsumher den Rasen;

Wie man's für unsre Väter tat,

Vertieft ein längliches Quadrat!

Aus dem Palast ins enge Haus,

So dumm läuft es am Ende doch hinaus.   11530

LEMUREN *mit neckischen Gebärden grabend.*

Wie jung ich war und lebt und liebt,

Mich deucht, das war wohl süße,

Wo's fröhlich klang und lustig ging

Da rührten sich meine Füße.

Nun hat das tückische Alter mich   11535

Mit seiner Krücke getroffen;

Ich stolpert' über Grabes Tür,

Warum stand sie just offen!

FAUST *aus dem Palaste tretend, tastet an den Türpfosten.*

Wie das Geklirr der Spaten mich ergötzt!

Es ist die Menge, die mir frönet,   11540

그건 잊었네.

메피스토펠레스

여기서 중요한 건 예술적 노력이 아니다.

그저 제 몸 크기대로 파내면 된다!

가장 긴 놈은, 제 몸 길이대로 눕고,   11525

너희 다른 자들은, 그 사방으로 잔디를 떠내거라.

우리 선조들을 위해 행했듯,

길쭉한 사각형을 파라!

궁전에서 비좁은 집[491]으로,

그렇게 어처구니없이 결국엔 끝장나는 거지.   11530

레무레스들 *장난스러운 몸짓으로 파며.*

　　나도 젊었고 살았고 사랑했지,

　　그건 달콤했던 것 같네.

　　즐거운 소리 울리고 신났던 곳

　　거기서 내 두 발이 놀았지.

　　한데 음험한 늙음이 날   11535

　　그 지팡이로 쳤네.

　　무덤 문에 걸려서 나 비틀거렸지,

　　그 문이 왜 하필 열려 있었담!

파우스트 *궁전에서 나오며, 문기둥을 더듬는다.*

삽질 소리가 나를 참으로 즐겁게 하네!

내게 부역하는 일꾼들이로구나,   11540

491　무덤을 뜻한다.

Die Erde mit sich selbst versöhnet,

Den Wellen ihre Grenze setzt,

Das Meer mit strengem Band umzieht.

MEPHISTOPHELES *bei Seite.*

Du bist doch nur für uns bemüht

Mit deinen Dämmen, deinen Buhnen; 11545

Denn du bereitest schon Neptunen,

Dem Wasserteufel, großen Schmaus.

In jeder Art seid ihr verloren,

Die Elemente sind mit uns verschworen,

Und auf Vernichtung läufts hinaus. 11550

FAUST

Aufseher!

MEPHISTOPHELES

    Hier!

FAUST

        Wie es auch möglich sei

Arbeiter schaffe Meng' auf Menge,

Ermuntere durch Genuß und Strenge,

Bezahle, locke, presse bei!

Mit jedem Tage will ich Nachricht haben 11555

Wie sich verlängt der unternommene Graben.

MEPHISTOPHELES *halblaut.*

Man spricht, wie man mir Nachricht gab,

Von keinem Graben, doch vom Grab.

땅을 고르게 하고

파도에다 그 경계를 그어주고

바다를 단단한 끈으로 둘러치는구나.

메피스토펠레스 *방백.*

그러나 너는, 오로지 우리를 위해 애쓰는 거야

네가 쌓은 제방들, 네가 쌓은 물막이들로써.   11545

넌 벌써 넵투누스, 물의 악마를 위해

성대한 연회를 마련하고 있으니 말이다.

어떤 방식으로든 너희는 다 망했어 ─

지수화풍이 다 우리와 결탁했거든,

하여 파멸로 치닫게 되어 있지.   11550

파우스트

감독관!

메피스토펠레스

　　　여깄습니다요!

파우스트

　　　　　　어떻게 하든 가능한 한,

일꾼들을 무리에 무리로 모으고,

향락으로, 엄격함으로, 기운 돋워주거라,

돈 주고, 마음 사고, 꽉꽉 밟아라!

매일매일 새 소식을 듣고 싶다,   11555

기획한 수로(水路)가 얼마나 길어졌는지.

메피스토펠레스 *반쯤 죽인 소리로.*

들리는 바로는, 소식 들은 바로는,

수로가 아니라, 무덤이라 하던데요.

FAUST

Ein Sumpf zieht am Gebirge hin,

Verpestet alles schon Errungene;   11560

Den faulen Pfuhl auch abzuziehn,

Das Letzte wär' das Höchsterrungene.

Eröffn' ich Räume vielen Millionen,

Nicht sicher zwar, doch tätig-frei zu wohnen.

Grün das Gefilde, fruchtbar; Mensch und Herde   11565

Sogleich behaglich auf der neusten Erde,

Gleich angesiedelt an des Hügels Kraft,

Den aufgewälzt kühn-emsige Völkerschaft.

Im Innern hier ein paradiesisch Land,

Da rase draußen Flut bis auf zum Rand,   11570

Und wie sie nascht, gewaltsam einzuschießen,

Gemeindrang eilt, die Lücke zu verschließen.

Ja! diesem Sinne bin ich ganz ergeben,

Das ist der Weisheit letzter Schluß:

Nur der verdient sich Freiheit wie das Leben,   11575

Der täglich sie erobern muß.

Und so verbringt, umrungen von Gefahr,

Hier Kindheit, Mann und Greis sein tüchtig Jahr.

Solch ein Gewimmel möcht ich sehn,

Auf freiem Grund mit freiem Volke stehn.   11580

Zum Augenblicke dürft' ich sagen:

Verweile doch, du bist so schön!

파우스트

습지가 산맥까지 뻗어서,

이미 이루어놓은 것을 죄다 버리고 있다.   11560

썩은 물웅덩이의 물을 빼내기 위해 하는

이 마지막 공사가 아마도 최고의 성취이리라.

수백만을 위한 공간을 열겠노라,

안전하진 않아도, 활동하며 자유롭게 거주할 곳 말이다.

벌판은 푸르고, 비옥하다. 사람들과 가축들이   11565

새 땅 위에서 곧바로 쾌적해질 것이며,

힘차게 솟은 언덕 주위로 곧 이주해 올 것이다,

용감하고 바지런한 백성들이 쌓아 올린 곳으로.

그 안, 여기는 낙원 같은 땅

저기 바깥에서는, 높은 바닷물이 가장자리까지   11570

세차게 밀어닥쳐, 제방을 야금야금 갉아먹는데,

틈새를 메우려, 다들 똘똘 뭉쳐 서두르는구나.

그렇다! 이 뜻에다 내가 완전히 몸 바쳤다,

지혜의 마지막 결론은 이렇다.

자유도 생명도 누려 마땅한 자는   11575

날마다 그것들을 싸워서 얻어내야 하는 자뿐.

하여, 위험에 에워싸여 있음에도,

여기서는 아이도, 어른과 노인도 그 알찬 세월을 보낸다.

그런 무리를 나는 보고 싶노라,

자유로운 터에 자유로운 백성과 서고 싶노라.   11580

그 순간에게 내가 말해도 좋으리,

멈추어라, 너 참 아름답구나!

Es kann die Spur von meinen Erdetagen

Nicht in Äonen untergehn. —

Im Vorgefühl von solchem hohen Glück   11585

Genieß' ich jetzt den höchsten Augenblick.

Faust sinkt zurück, die Lemuren fassen ihn auf

und legen ihn auf den Boden.

MEPHISTOPHELES

Ihn sättigt keine Lust, ihm gnügt kein Glück,

So buhlt er fort nach wechselnden Gestalten;

Den letzten, schlechten, leeren Augenblick

Der Arme wünscht ihn festzuhalten.   11590

Der mir so kräftig widerstand,

Die Zeit wird Herr, der Greis hier liegt im Sand.

Die Uhr steht still —

CHOR

                   Steht still! Sie schweigt wie Mitternacht.

Der Zeiger fällt.

MEPHISTOPHELES

               Er fällt, es ist vollbracht.

나의 지상의 나날의 흔적은

영원 속에서도 지워지지 않을 것. ——

그런 드높은 행복을 미리 느끼는 가운데 11585

지금 내가 지고의 순간을 누리고 있다.

파우스트가 맥없이 뒤로 쓰러진다,

레무레스들이 그 몸을 붙들어 바닥에다 누인다.

메피스토펠레스

어떤 쾌락도 그를 만족시키지 못하고 어떤 행복도 그에겐 충분치 않다,

계속 바뀌는 형상들에 쫓아가 붙더니.[492]

고약하고 공허한 마지막 순간을

이 가엾은 자는 붙들고자 소망하는구나. 11590

나한테는 그렇게 완강히 저항하더니만,

시간이 주인이 된다, 늙은이가 여기 모래에 누워 있다.

시계가 멈추었다 ——

합창대

멈추었다! 한밤중처럼 고요하다.

시곗바늘이 떨어진다.

메피스토펠레스

떨어진다, 다 이루었다.[493]

---

492 붙다(buhlen): 매우 속된 성교를 나타내는 표현이다.

493 십자가에 못 박힌 예수의 마지막 말 "다 이루었다"를 패러디하고 있다.

CHOR

Es ist vorbei.

MEPHISTOPHELES

Vorbei! ein dummes Wort. 11595

Warum vorbei?

Vorbei und reines Nicht, vollkommnes Einerlei.

Was soll uns denn das ewge Schaffen,

Geschaffenes zu nichts hinwegzuraffen?

»Da ist's vorbei!« Was ist daran zu lesen? 11600

Es ist so gut, als wär es nicht gewesen,

Und treibt sich doch im Kreis, als wenn es wäre.

Ich liebte mir dafür das Ewig-Leere.

합창대

지나갔다.

메피스토펠레스

　　　　　지나갔다니! 멍청한 말이다.　　　　　　　　　　　　　11595

왜 지나가?

지나갔다는 것과 순수한 무(無)는 완벽한 매한가지.

영원한 성취라는 게 도대체 뭐란 말인가,

성취된 것은, 무가 낚아채 가잖나?

"이제 지나갔다!" 거기서 무얼 읽을 수 있나?　　　　　　　　　　11600

아무것도 없었던 것과 다름없는데.

그런데도 마치 뭔가 있기라도 한 듯 요란하게들 뱅뱅 돈다.

나야 그러는 대신 영원한 공허를 사랑하지.

Grablegung

LEMUR *Solo.*

Wer hat das Haus so schlecht gebaut,

Mit Schaufeln und mit Spaten?   11605

LEMUREN *Chor.*

Dir, dumpfer Gast im hänfnen Gewand

Ists viel zu gut geraten.

LEMUR *Solo.*

Wer hat den Saal so schlecht versorgt?

Wo blieben Tisch und Stühle?

LEMUREN *Chor.*

Es war auf kurze Zeit geborgt;   11610

Der Gläubiger sind so viele.

MEPHISTOPHELES

Der Körper liegt, und will der Geist entfliehn,

Ich zeig ihm rasch den blutgeschriebnen Titel; —

Doch leider hat man jetzt so viele Mittel

매장(埋葬)

레무레스 독창.

누가 집을 이렇게 형편없게 지었나,

큰 삽과 작은 삽으로?   11605

레무레스들 합창.

너한텐, 삼베 옷 입은 곰팡내 나는 손님아,

이 정도면 너무나도 좋은 곳이지.

레무레스 독창.

누가 홀을 이렇게 형편없게 마련했나?

탁자랑 의자는 어디 간 거야?

레무레스들 합창.

잠깐 동안 빌린 거였다네.   11610

채권자들이 참 많거든.

메피스토펠레스

육신은 누워 있고, 정신은 떠나려 하네,

얼른 피로 쓴 조항을 내보여 주어야겠다 ─

하지만 요즘엔 유감스럽게도, 악마에게서

Dem Teufel Seelen zu entziehn. 11615

Auf altem Wege stößt man an,

Auf neuem sind wir nicht empfohlen;

Sonst hätt ich es allein getan,

Jetzt muß ich Helfershelfer holen.

Uns gehts in allen Dingen schlecht. 11620

Herkömmliche Gewohnheit, altes Recht,

Man kann auf gar nichts mehr vertrauen.

Sonst mit dem letzten Atem fuhr sie aus,

Ich paßt ihr auf und, wie die schnellste Maus,

Schnapps! hielt ich sie in fest verschloßnen Klauen. 11625

Nun zaudert sie und will den düstern Ort,

Des schlechten Leichnams ekles Haus nicht lassen;

Die Elemente, die sich hassen,

Die treiben sie am Ende schmählich fort.

Und wenn ich Tag und Stunden mich zerplage 11630

Wann? wie? und wo? das ist die leidige Frage,

Der alte Tod verlor die rasche Kraft,

Das Ob? sogar ist lange zweifelhaft;

Oft sah ich lüstern auf die starren Glieder;

영혼을 탈취해 가는 수단이 정말 많아.   11615

옛 길로 가자니 반발이 많고,

새 길로 가자니 우리가 내키질 않네.

여느 때는 내가 혼자 다 처리했는데

이젠 돕는 이를 도울 자들⁴⁹⁴을 데려와야 하겠네.

만사에 우린 형편이 나쁘구나!   11620

종래의 습관, 해묵은 권리,

아무것도 더 이상 믿을 수 없게 되어버렸지.

여느 때는 숨 끊어지면 그걸로 영혼이 떠났지,

내가 노리고 있다가 그걸, 가장 날쌘 생쥐처럼,

덥석! 붙들었지, 단단히 그러쥔 날카로운 손아귀로,   11625

이제 영혼은 망설여, 그 음산한 곳,

고약한 시체라는 구역질 나는 집을 떠나질 않으려 해.

서로 미워하는 요소들이,

종국에는 영혼을 치욕적으로 몰아내지만.

네가 나날이 시간시간 노심초사할 때면   11630

언제? 어떻게? 또 어디서? 그게 괴로운 질문이지.

늙은 죽음이 그 잽싼 힘을 잃었거든,

'혹시나?' 하면서 오래도록 의심스럽지.

자주 나는 뻣뻣한 사지를 탐내며 보고 있었지.

---

494 Helfershelfer: 사전적 의미로는 '가담자', '종범'(從犯)을 뜻하나, 여기서는 그와 동시에 메피
스토펠레스가 자기 자신을 '돕는 자'(Helfer)로, 자신의 부하들을 '돕는 자를 돕는 자들'로 지
칭하고 있다. 1006행에 나왔던 유사한 표현 "도와주시는 분을 더 높은 곳에서 도우시는 분이
도우신 거죠"가 각각 파우스트 부자(父子)와 하느님을 가리켰던 것과 대조를 이룬다.

Es war nur Schein, das rührte, das regte sich wieder.   11635

Phantastisch-flügelmännische Beschwörungsgebärden.

Nur frisch heran! verdoppelt euren Schritt,

Ihr Herrn vom graden, Herrn vom krummen Horne,

Von altem Teufelsschrot und Korne

Bringt ihr zugleich den Höllenrachen mit.

Zwar hat die Hölle Rachen viele! viele!   11640

Nach Standsgebühr und Würden schlingt sie ein;

Doch wird man auch bei diesem letzten Spiele

Ins künftige nicht so bedenklich sein.

Der greuliche Höllenrachen tut sich links auf.

Eckzähne klaffen; dem Gewölb des Schlundes

Entquillt der Feuerstrom in Wut,   11645

Und in dem Siedequalm des Hintergrundes

Seh' ich die Flammenstadt in ewiger Glut.

Die rote Brandung schlägt hervor bis an die Zähne,

Verdammte, Rettung hoffend, schwimmen an;

Doch kolossal zerknirscht sie die Hyäne,   11650

굳은 건 겉보기일 뿐, 움직였어, 다시 놀곤 했어.   11635

환상 속 향도병(嚮導兵) 같이 주술의 몸짓을 하며.

부디 힘차게 오라! 너희 걸음을 2배속으로!

너희 곧은 뿔 신사들, 굽은 뿔 신사들,

오래된 악마와 진짜 악마,[495]

지옥 아가리[496]도 같이 가져오거라.

지옥이야 아가리가 많고! 많지!   11640

신분과 지위에 따라 꿀꺽꿀꺽 삼킨다.

하지만 이 마지막 유희에서도

차후로는 그리 신중하진 않을 게다.[497]

끔찍스러운 지옥의 아가리가 왼쪽에서 벌어진다.

송곳니가 벌어진다, 목구멍의 둥근 천장에서

폭풍 같은 불길이 성내며 솟는다,   11645

배경 뒤쪽 끓어오르는 자욱한 연기 속에서

영원히 불타는 화염의 도시가 보인다.

시뻘건 불파도가 이빨 가에까지 밀어닥친다,

저주받은 자들이, 구원을 희망하며, 헤엄쳐 온다.

하지만 하이에나가 그들을 한꺼번에 으스러뜨린다,   11650

---

495 Teufelsschrot und Korne: '견실한 남자'라는 뜻의 관용구 'ein Mann von altem echtem Schrot und Korn(오래된 진짜 곡식과 낱알)'을 갈라서 쓴 단어 유희이다.

496 Höllenrachen: 중세 연극 무대의 전통적인, 상어가 입 벌린 것 같은 모습의 지옥 입구. 바로 다음 행에서는 이 단어를 떼어 쓰고 있다.

497 앞으로는 지옥에 들어가는 데 신분의 구별을 별로 따지지 않을 것이라는 뜻.

Und sie erneuen ängstlich heiße Bahn.

In Winkeln bleibt noch vieles zu entdecken,

So viel Erschrecklichstes im engsten Raum!

Ihr tut sehr wohl, die Sünder zu erschrecken

Sie haltens doch für Lug und Trug und Traum. 11655

zu den Dickteufeln vom kurzen, graden Horne.

Nun, wanstige Schuften mit den Feuerbacken!

Ihr glüht so recht vom Höllenschwefel feist;

Klotzartige, kurze, nie bewegte Nacken

Hier unten lauert, ob's wie Phosphor gleißt:

Das ist das Seelchen, Psyche mit den Flügeln, 11660

Die rupft ihr aus, so ists ein garstiger Wurm;

Mit meinem Stempel will ich sie besiegeln

Dann fort mit ihr im Feuer-Wirbel-Sturm!

Paßt auf die niedern Regionen,

Ihr Schläuche, das ist eure Pflicht; 11665

Ob's ihr beliebte, da zu wohnen,

So akkurat weiß man das nicht.

Im Nabel ist sie gern zu Haus,

Nehmt es in acht, sie wischt euch dort heraus.

zu den Dürrteufeln vom langen, krummen Horne.

Ihr Firlefanze, flügelmännische Riesen, 11670

하여 겁먹은 그들은, 뜨거운 길로 돌아간다.
구석구석에 발견될 게 아직 많이 남았네,
가장 끔찍스러운 것이 가장 좁은 공간에 이리 많다니!
죄인들을 겁주는 걸 너흰 매우 잘하지.
한데 저자들은 그게 거짓이고 기만이고 꿈이거니 한다.   11655

짧고 곧은 뿔을 단 뚱보 악마들에게.

이제, 불 같은 뺨따구니를 한 배불뚝이 악당들아!
너희 지옥유황으로 기름지게 살이 올라 이글이글 잘 달아올랐구나.
나무토막 같고, 짧고, 꼼짝도 않는 목덜미.
여기 아래서 매복하고 지켜라, 인광(燐光)처럼 번쩍번쩍하는 게 있는지.
그건 작은 영혼, 날개 달린 영혼이다,   11660
날개를 잡아 뜯어라, 그러면 흉한 버러지가 된다.
내 인장을 그것에다 쾅쾅 찍어주겠다,
그럼 그걸 가지고 소용돌이치는 불의 폭풍 속에서 도망치거라!

몸 아래쪽을 주의 깊게 살피거라,
너희 뚱땡이들아, 그게 너희 의무야.   11665
영혼들이 거기 사는 걸 좋아할지 싫어할지
그거야 정확히 알 수 없지만.
영혼은 즐겨 배꼽 속에 깃들어 살지,
주의하거라, 그게 너희에게서 스르르 빠져나가 버릴 수 있어.

길고 굽은 뿔이 달린 비쩍 마른 악마들에게.

너희 허섭스레기, 향도병 같은 거인들,   11670

Greift in die Luft, versucht euch ohne Rast;

Die Arme strack, die Klauen scharf gewiesen,

Daß ihr die Flatternde, die Flüchtige faßt.

Es ist ihr sicher schlecht im alten Haus,

Und das Genie es will gleich obenaus.   11675

Glorie von oben rechts.

HIMMLISCHE HEERSCHAR

   Folget, Gesandte,

   Himmelsverwandte,

   Gemächlichen Flugs;

   Sündern vergeben,

   Staub zu beleben,   11680

   Allen Naturen

   Freundliche Spuren

   Wirket im Schweben

   Des weilenden Zugs.

MEPHISTOPHELES

Mißtöne hör ich, garstiges Geklimper,   11685

Von oben kommts mit unwillkommnem Tag;

Es ist das bübisch-mädchenhafte Gestümper,

공중을 뒤져라, 쉬지 말고 해보거라.

두 팔을 쭉 뻗고, 손톱은 날카롭게 세우고

휘익휘익 날아 도망가는 영혼을 붙잡도록.

그것은 낡은 집 안에서는 분명히 불편해할 것이다.

그 천재는 금방 위로 나가려 할 것이다.   11675

둥근 성광(聖光),[498] *오른편 높은 곳에.*

천사의 무리

따라오라, 사신(使臣)들아,

하늘의 일족들아,

유유히 비행하며.

죄지은 자들을 용서하라,

먼지에 다시 생명 주라.   11680

모든 자연에

다정한 자취들을 남겨라.

둥둥 떠돌며 힘 미쳐라.

머무는 행렬 이루어.

메피스토펠레스

듣기 싫은 소리 들리네, 역겹게 쩔그럭쩔그럭   11685

반갑잖은 빛과 더불어 위에서부터 오는구나.

이건 사내애 같기도 하고 계집애 같기도 한 서툰 노래일세,

---

498 Glorie: '성광'이라는 뜻이지만, 동시에 옛 연극 무대에서는 천장 쪽으로 뚫려 있어 인물들이
    드나들 수도 있는, 하늘을 나타내는 둥근 구멍이기도 하다.

Wie frömmelnder Geschmack sichs lieben mag.

Ihr wißt, wie wir in tiefverruchten Stunden

Vernichtung sannen menschlichem Geschlecht; 11690

Das Schändlichste, was wir erfunden

Ist ihrer Andacht eben recht.

Sie kommen gleisnerisch, die Laffen!

So haben sie uns manchen weggeschnappt,

Bekriegen uns mit unsern eignen Waffen; 11695

Es sind auch Teufel, doch verkappt.

Hier zu verlieren, wär euch ewge Schande;

Ans Grab heran und haltet fest am Rande!

CHOR DER ENGEL *Rosen streuend.*

>   Rosen, ihr blendenden,
>
>   Balsam versendenden! 11700
>
>   Flatternde, schwebende,
>
>   Heimlich belebende,
>
>   Zweiglein beflügelte,
>
>   Knospen entsiegelte,
>
>   Eilet zu blühn. 11705

>   Frühling entsprieße,
>
>   Purpur und Grün;
>
>   Tragt Paradiese
>
>   Dem Ruhenden hin.

경건 떠는 취향이야 저런 걸 좋아할지 모르지만.
너희 알지, 어떻게 우리가 지극히 사악한 시간에
인간 족속의 절멸을 골똘하게 생각했는지.　　　　　　　　　　　11690
우리가 고안해 낸 가장 치욕적인 것,
그게 그들의 예배에는 딱 맞아.

저들이 온다, 위선 떨며, 저 아첨꾼들이!
저렇게 우리한테서 이런저런 영혼들을 채어 가니
우리 고유의 무기를 가지고 우리를 공격하는 게로구나.　　　　　　11695
저것들도 악마야, 변장을 했을 뿐.
여기서 진다면, 너희에게 영원한 치욕이리.
무덤가로 가서 가장자리를 단단히 지키고 있어!

천사들의 합창 *장미꽃을 뿌리며.*

　　　장미, 너희 눈부시게 하는 것들,
　　　향유를 주는 것들!　　　　　　　　　　　　　　　　　　　11700
　　　나부끼는 것들, 떠도는 것들,
　　　남몰래 생기 주는 것들,
　　　작은 꽃가지로 날개 단 것들,
　　　작은 꽃봉오리의 봉인 풀린 것들
　　　서둘러 피어라.　　　　　　　　　　　　　　　　　　　　　11705

　　　봄은 싹 틔워라,
　　　보랏빛, 초록빛으로.
　　　나르거라, 낙원을
　　　영원히 잠든 이에게로.

MEPHISTOPHELES *zu den Satanen.*

Was duckt und zuckt ihr? ist das Höllenbrauch? 11710

So haltet stand und laßt sie streuen.

An seinen Platz ein jeder Gauch!

Sie denken wohl, mit solchen Blümeleien

Die heißen Teufel einzuschneien;

Das schmilzt und schrumpft vor eurem Hauch. 11715

Nun pustet, Püstriche! — Genug, genug!

Vor eurem Broden bleicht der ganze Flug. —

Nicht so gewaltsam! schließet Maul und Nasen.

Fürwahr, ihr habt zu stark geblasen;

Daß ihr doch nie die rechten Maße kennt. 11720

Das schrumpft nicht nur, es bräunt sich, dorrt, es brennt!

Schon schwebts heran mit giftig klaren Flammen,

Stemmt euch dagegen, drängt euch fest zusammen!

Die Kraft erlischt! dahin ist aller Mut!

Die Teufel wittern fremde Schmeichelglut. 11725

CHOR DER ENGEL

      Blüten, die seligen,

      Flammen, die fröhlichen,

      Liebe verbreiten sie,

      Wonne bereiten sie,

메피스토펠레스 *사탄들에게.*

너희 왜 웅크리고, 움찔거리고들 그래? 그게 지옥의 풍습이냐?   11710

단단히 버티고 서서, 꽃은 날리게 두어라.

이 얼간이들아 각자 제 자리에!

저들은 아마, 저런 작은 꽃눈을 내려

뜨거운 악마를 묻어버리려는 모양인데

그건, 너희 숨결 앞에선 녹고 오그라들어.   11715

자 푸푸 불어라, 뺨불뚝이들아⁴⁹⁹ ─ 됐다, 됐어!

너희의 뜨거운 입김 앞에선, 날리는 것들이 죄다 빛 바랜다. ─

그렇게 세게 불진 말고! 아가리와 콧구멍은 닫아.

정말이지, 불어도 너무 세게 불었다,

너희들은 생전 절도라는 걸 모른다니까.   11720

저게 쪼그라들기만 하는 게 아니라, 갈색이 되고, 시들고, 타버린다!

벌써 독기 서린 맑은 불꽃과 함께 둥둥 떠 다가온다.

너희 거기에 맞서 버텨라, 단단히 한데 뭉쳐라!

힘이 빠진다! 모든 용기가 사라졌다!

악마들이 환심 사는 불길⁵⁰⁰의 낯선 냄새를 감지했구나.   11725

천사들의 합창

　　　꽃들, 그 축복받은 것들,

　　　불꽃들, 그 즐거운 것들,

　　　그들은 사랑을 퍼뜨리고,

　　　희열을 마련한다,

---

499 작센 지방의 미신에 나오는, 숨을 가쁘게 몰아쉬고 뺨이 불룩한 심부름꾼 영(코볼트)이다.
500 사랑의 정념을 가리킨다.

Herz wie es mag.   11730

Worte, die wahren,

Äther im Klaren,

Ewigen Scharen

Überall Tag.

MEPHISTOPHELES

O Fluch! o Schande solchen Tröpfen!   11735

Satane stehen auf den Köpfen,

Die Plumpen schlagen Rad auf Rad

Und stürzen ärschlings in die Hölle.

Gesegn' euch das verdiente heiße Bad!

Ich aber bleib' auf meiner Stelle. —   11740

Sich mit den schwebenden Rosen herumschlagend.

Irrlichter, fort! du! leuchte noch so stark,

Du bleibst, gehascht, ein ekler Gallert-Quark.

Was flatterst du? Willst du dich packen! —

Es klemmt wie Pech und Schwefel mir im Nacken.

CHOR DER ENGEL

Was euch nicht angehört   11745

Müsset ihr meiden,

Was euch das Innre stört

Dürft ihr nicht leiden.

Dringt es gewaltig ein

Müssen wir tüchtig sein.   11750

Liebe nur Liebende

한껏 마음대로.　　　　　　　　　　　　　　　　　　　　　11730

진실한 말들,

맑음 속의 정기,

영원한 무리에겐

어디서나 환한 날.

메피스토펠레스

오 이 망할! 오 치욕을 저 멍청이들에게!　　　　　　　　11735

사탄들이 대가리를 박고 거꾸로 서고

저 천치 같은 것들은 공중제비를 거듭하다가

궁둥이부터 먼저 지옥으로 떨어진다.

받아 마땅한 열탕의 축복을 받거라!

하지만 나는 내 자리에 머물겠다. ―　　　　　　　　　11740

　　　　　흩날리는 장미꽃들을 온 사방으로 허겁지겁 쳐내며.

이 도깨비불들, 꺼져! 너! 아직 그렇게 빛나도,

잡히기만 하면, 너, 구역질 나는 떡이 되지.

뭣 땜에 펄럭거려? 내빼려는 게지! ―

역청처럼 유황처럼 내 목덜미에 들러붙기만 하는데.

천사들의 합창

너희에게 속하지 않는 것　　　　　　　　　　　　　　　11745

그걸 너희 피해야 한다,

너희 내면에 거슬리는 것

그건 참으면 안 된다.

그런 게 힘차게 뚫고 들면

우리가 강인해져야 한다.　　　　　　　　　　　　　　　11750

사랑은 오직 사랑하는 이들만을

Führet herein!

MEPHISTOPHELES

Mir brennt der Kopf, das Herz, die Leber brennt,

Ein überteuflisch Element!

Weit spitziger als Höllenfeuer. —   11755

Drum jammert ihr so ungeheuer,

Unglückliche Verliebte! die, verschmäht,

Verdrehten Halses nach der Liebsten späht.

Auch mir! Was zieht den Kopf auf jene Seite?

Bin ich mit ihr doch in geschwornem Streite?   11760

Der Anblick war mir sonst so feindlich scharf.

Hat mich ein Fremdes durch und durch gedrungen,

Ich mag sie gerne sehn, die allerliebsten Jungen;

Was hält mich ab, daß ich nicht fluchen darf? —

Und wenn ich mich betören lasse,   11765

Wer heißt denn künftighin der Tor?

Die Wetterbuben, die ich hasse

Sie kommen mir doch gar zu lieblich vor! —

인도해 들이느니!

메피스토펠레스

내 머리가 탄다, 심장이, 간이 탄다,

악마를 넘어서는 불이로구나!

지옥의 불보다도 훨씬 맵구나. ―   11755

그러니 너희 그렇게 무시무시하게 비명 지르지

불행한, 사랑에 빠진 자들아! 너희, 거절당해,

뒤틀린 목으로 사랑하는 이를 엿보는구나.

나도! 머리가 왜 저편으로 당겨지지?[501]

난 저들과 불구대천의 원수로 싸우는 중인데?   11760

여느 때는 보기만 해도 적대감이 날카로웠는데.

낯선 것이 속속들이 나를 파고들었나,

쟤들이 보고 싶어지네, 너무나 사랑스러운 어린 사내애들,

저주를 퍼부어선 안 된다고 나를 제지하는 게 뭐지? ―

만약 내가 매혹당하면,   11765

누가 장차 바보라 불리겠나?

저 몹쓸 사내애들, 미워라.[502]

하지만 쟤들이 너무나도 사랑스럽게 느껴지네! ―

---

501 천사에게 욕정을 느끼는 모습으로 악마의 역할을 마지막으로 뒤틀고 있다.

502 Wetterbuben: 이 단어는 17세기에 발명된 기압계 속에 든, 기압에 따라 오르내리는 소인(小
   人) 형상을 뜻하기도 하는데 여기서는 그저 악마가 일으킨 바람 속에서 흔들리는 천사의 무리
   를 묘사한다. 하필 사내아이인 것은 독일어에서 '천사'를 뜻하는 Engel이 남성명사이기 때문
   이다.

Ihr schönen Kinder, laßt mich wissen:

Seid ihr nicht auch von Luzifers Geschlecht? 11770

Ihr seid so hübsch, fürwahr ich möcht euch küssen;

Mir ists, als kämt ihr eben recht.

Es ist mir so behaglich, so natürlich

Als hätt ich euch schon tausendmal gesehn;

So heimlich-kätzchenhaft begierlich; 11775

Mit jedem Blick aufs neue schöner schön.

O nähert euch, o gönnt mir einen Blick!

ENGEL

Wir kommen schon, warum weichst du zurück?

Wir nähern uns, und wenn du kannst, so bleib.

Die Engel nehmen, umherziehend, den ganzen Raum ein.

MEPHISTOPHELES *der ins Proszenium gedrängt wird.*

Ihr scheltet uns verdammte Geister 11780

Und seid die wahren Hexenmeister;

Denn ihr verführet Mann und Weib. —

Welch ein verfluchtes Abenteuer!

Ist dies das Liebeselement?

Der ganze Körper steht in Feuer, 11785

Ich fühle kaum daß es im Nacken brennt. —

Ihr schwanket hin und her, so senkt euch nieder,

Ein bißchen weltlicher bewegt die holden Glieder;

너희 예쁜 아이들아, 내게 알려다오,

너희도 루시퍼의 족속이 아니더냐?   11770

너희 참 귀엽구나, 진정 입 맞춰주고 싶구나,

너희 마침 제대로 온 것 같구나.

나한테는 참 편안하다, 참 자연스럽다,

마치 내가 너희를 벌써 수천 번 보았기라도 한 듯이.

이렇게 비밀스럽게 고양이처럼 탐하네.   11775

눈길 줄 때마다 매번 새롭게 더 예쁘게 예쁘구나.

오 다가오너라, 오 내게 한 번만 눈길 다오!

천사들

우리 벌써 왔습니다, 왜 당신은 뒤로 물러서나요?

우리가 다가갈게요. 할 수 있다면, 그대로 계세요.

천사들이, 빙 돌아 움직이며, 전체 공간을 차지한다.

메피스토펠레스 *그 바람에 밀려나 무대 전면으로 나와서.*

너희는 우리를 저주받은 유령들이라고 욕하는데   11780

너희가 진짜 마술사구나.

너희는 남자고 여자고 모두 유혹하니까. —

이 무슨 빌어먹을 기괴한 일인가!

이게 사랑의 속성인가?

몸 전체가 불 속에 있는데,   11785

나는 목덜미가 타는 것도 잘 못 느끼겠다. —

너희는 둥둥 이리저리 떠다니고, 또 그렇게 내려앉는다,

조금만 더 속되게 그 아름다운 팔다리를 움직여보거라.

Fürwahr der Ernst steht euch recht schön.

Doch möcht' ich euch nur einmal lächeln sehn; 11790

Das wäre mir ein ewiges Entzücken.

Ich meine so, wie wenn Verliebte blicken,

Ein kleiner Zug am Mund, so ists getan.

Dich, langer Bursche, dich mag ich am liebsten leiden,

Die Pfaffenmiene will dich gar nicht kleiden, 11795

So sieh mich doch ein wenig lüstern an!

Auch könntet ihr anständig-nackter gehen,

Das lange Faltenhemd ist übersittlich —

Sie wenden sich — von hinten anzusehen! —

Die Racker sind doch gar zu appetitlich! 11800

CHOR DER ENGEL

> Wendet zur Klarheit
>
> Euch liebende Flammen!
>
> Die sich verdammen
>
> Heile die Wahrheit;
>
> Daß sie vom Bösen 11805
>
> Froh sich erlösen,
>
> Um in dem Allverein
>
> Selig zu sein.

MEPHISTOPHELES *sich fassend.*

Wie wird mir! — Hiobsartig, Beul an Beule

확실히, 진지함이 너희한텐 제대로 멋지게 어울리지만.

단 한 번만이라도 너희가 웃는 걸 보고 싶다.   11790

그럼 내겐 영원한 황홀이겠다.

사랑에 빠진 이들이 서로를 보며 하는 것같이 말이다,

입가 한 번 살짝 움직여줘, 그럼 된 거야.

너, 키다리 녀석, 네가 난 제일 마음에 드는구나,

성직자 같은 표정은 너한테 안 어울려,   11795

그러니 나를 조금만 음탕하게 바라보거라!

너희도 품위 있게스리 좀 더 벗고 다녀도 되련만,

그 치렁치렁한 주름옷은 과하게 도덕적이다 ─

쟤들이 몸을 돌린다 ─ 뒤태를 보자! ─

녀석들 참 너무나도 식욕을 돋우네!   11800

천사들의 합창

      맑음으로 몸 돌리라

      너희, 사랑하는 불꽃들이여!

      스스로를 저주하는 이들,

      진실이 치유하기를.

      악으로부터   11805

      즐거이 풀려나기를,

      모두가 하나됨 속에서

      복되도록.

메피스토펠레스 *정신을 차리며.*

내가 어찌된 거야! 욥[503]같이, 부스럼 투성이네,

503　메피스토펠레스가, 자신이 겪는 고통을 욥이 고통받은 피부병에 비유함으로써 반어적으로, 작

Der ganze Kerl, dem's vor sich selber graut,   11810

Und triumphiert zugleich, wenn er sich ganz durchschaut,

Wenn er auf sich und seinen Stamm vertraut;

Gerettet sind die edlen Teufelsteile,

Der Liebespuk er wirft sich auf die Haut;

Schon ausgebrannt sind die verruchten Flammen,   11815

Und wie es sich gehört, fluch ich euch allzusammen.

CHOR DER ENGEL

    Heilige Gluten!

    Wen sie umschweben,

    Fühlt sich im Leben

    Selig mit Guten.   11820

    Alle vereinigt

    Hebt euch und preist,

    Luft ist gereinigt,

    Atme der Geist.

        Sie erheben sich, Faustens Unsterbliches entführend.

MEPHISTOPHELES *sich umsehend*

Doch wie? — wo sind sie hingezogen?   11825

Unmündiges Volk, du hast mich überrascht,

Sind mit der Beute himmelwärts entflogen;

사람은 그대로건만, 내가 봐도 끔찍스럽네,   11810

그러면서 동시에 승리를 축하하게 되네, 자신을 완전히 꿰뚫어보니

나와 내 족속을 믿으니.

고귀한 악마의 부분들이 구원받았거든,

사랑의 유령, 그건 살갗에만 던져졌을 뿐.

흉악한 불꽃들은 벌써 다 타버렸다,   11815

마땅하게 나는 너희를 몽땅 저주한다!

천사들의 합창

신성한 화염이여!

그 불길에 넘실넘실 싸이면

삶 가운데서도 느끼지

선(善)과 더불어 축복받았음을.   11820

모두가 하나 되어

일어나, 찬양하라,

공기가 정화되었노라,

정신은 숨 쉬어라.

그들이 올라산다, 파우스트의 불멸의 부분을 빼내어 가져가며.

메피스토펠레스 *두리번거리며*

어떻게 된 거지? — 그들이 어디로 간 거야?   11825

철없는 백성, 네가 나를 놀라게 하더니,

약탈물을 가지고 하늘 쪽으로 날아 내뺐구나.

품 앞머리 욥기를 바탕으로 한 「천상의 서곡」과의 연결을 만들어내고 있다.(299행 참조)

Drum haben sie an dieser Gruft genascht!

Mir ist ein großer einziger Schatz entwendet,

Die hohe Seele die sich mir verpfändet   11830

Die haben sie mir pfiffig weggepascht.

[ENGEL *indessen entschwebend.*

  Liebe, die gnädige,

  Hegende, tätige,

  Gnade die liebende

  Schonung verübende

  Schweben uns vor.

  Fielen der Bande

  Irdischer Flor,

  Wolkengewande

  Tragt ihn empor.

MEPHISTOPHELES]

Bei wem soll ich mich nun beklagen?

Wer schafft mir mein erworbenes Recht?

Du bist getäuscht in deinen alten Tagen,

Du hast's verdient, es geht dir grimmig! schlecht.   11835

Ich habe schimpflich mißgehandelt,

Ein großer Aufwand, schmählich! ist vertan,

Gemein Gelüst, absurde Liebschaft wandelt

그걸 에워싸고 그들이 이 구덩이 옆에서 야금야금 훔쳐 먹더니!

나는, 하나뿐인 큰 보물을 빼앗겼구나.

드높은 영혼, 내게 저당 잡혀 있던 것,   11830

그걸 저들이 교활하게 탈취했구나.

[천사들 그사이에 훨훨 떠나가며.

    사랑, 자비로운

    품어주는, 활동하는 사랑이,

    은총, 사랑하는

    아낌 베푸는 은총이

    우리 앞을 둥둥 떠가고 있다.

    속박이며 지상의

    너울, 떨어졌고,

    구름 옷이

    저이를 들어 올리고 있다.

메피스토펠레스] [504]

이제 나는 누구한테 가서 하소연한단 말인가?

내가 얻어냈던 권리를 누가 내게 마련해 주겠는가?

그 나이를 먹고서도 넌 기만당했구나.

자업자득이지만, 네 형편이 끔찍하게! 나쁘구나.   11835

불명예스럽게 일을 잘못하여

들인 공 컸건만, 치욕적으로! 허탕이다.

천박한 육욕, 어처구니없는 사랑이

---

504   [ ] 속은, 함부르크 판에는 없고 프랑크푸르트 판에서 추가된 부분이다. 원고 필사 과정에서 누
      락된 것으로 추정되어 더한 것이다.

Den ausgepichten Teufel an.

Und hat mit diesem kindisch-tollen Ding   11840

Der Klugerfahrne sich beschäftigt,

So ist fürwahr die Torheit nicht gering

Die seiner sich am Schluß bemächtigt.

약삭빠른 악마를 엄습하네.
유치하게 얼빠진 짓에 몰두하였구나,   11840
현명하고 노련한 이가,
정말이지 멍청함이 적지 않구나,
그 멍청함이 끝에 가서는 그 자신을 잡아버렸구나.

Bergschluchten

Wald, Fels, Einöde.

Heilige Anachoreten gebirgauf verteilt,

gelagert zwischen Klüften.

CHOR UND ECHO

Waldung, sie schwankt heran,

Felsen, sie lasten dran,   11845

Wurzeln, sie klammern an,

Stamm dicht an Stamm hinan.

Woge nach Woge spritzt,

Höhle, die tiefste, schützt.

Löwen, sie schleichen stumm –   11850

Freundlich um uns herum,

Ehren geweihten Ort,

Heiligen Liebeshort.

PATER EXTATICUS *auf und ab schwebend*

Ewiger Wonnebrand,

심산유곡[505]

숲, 바위, 황야

성스러운 은둔자들이 산 위쪽으로 여기저기 흩어져,

협곡 사이에 자리 잡고 있다.

합창과 메아리

    큰 숲, 흔들리며 다가오고

    바위들, 묵직하게 짓누르고   11845

    뿌리들, 엉기고,

    줄기에 줄기 빼곡하고

    물결에 물결, 물 튀기고

    동굴, 가장 깊은 동굴, 지켜주고.

    사자들, 살금살금 말없이   11850

    다정히게 우리를 맴돌며

    우러러보고 있네, 성소를,

    신성한 사랑의 터를.

파터 엑스타티쿠스[506] *위로 아래로 떠돌며*

    영원한 환희의 타오름,

---

505 작품 앞부분의 「천상의 서곡」이 프롤로그라면 이 부분은 에필로그라고 할 수 있다. 「천상의 서곡」과는 달리 무대가 천국이 아니고, 영혼이 오르는, 중력이 없는, 그러나 사랑이 충만한 공간으로 상정되어 있다.

Glühendes Liebeband,   11855

Siedender Schmerz der Brust,

Schäumende Gottes‑Lust.

Pfeile durchdringet mich,

Lanzen bezwinget mich,

Keulen zerschmettert mich,   11860

Blitze durchwettert mich;

Daß ja das Nichtige

Alles verflüchtige,

Glänze der Dauerstern

Ewiger Liebe Kern.   11865

PATER PROFUNDUS *tiefe Region.*

Wie Felsenabgrund mir zu Füßen

Auf tiefern Abgrund lastend ruht,

Wie tausend Bäche strahlend fließen

Zum grausen Sturz des Schaums der Flut,

Wie strack mit eignem kräftigen Triebe,   11870

Der Stamm sich in die Lüfte trägt,

So ist es die allmächtige Liebe

Die alles bildet alles hegt.

이글거리는 사랑의 끈,   11855

끓어오르는 가슴의 고통,

신을 향한 거품 이는 갈구.

화살들, 나를 꿰뚫고,

창들, 나를 제압하고,

몽둥이들, 나를 으스러뜨리고,   11860

번개들, 내게 몰아쳐라.

하잘것없는 건

모두 휘발하여라

빛나거라, 영속하는 별,

저 영원한 사랑의 핵심.   11865

파터 프로푼디스[507] *깊은 지대.*

바위 바닥이 내 발치에서

깊은 수렁 위에 묵직하게 걸려 있듯,

수많은 개울들이 빛 뿜으며 흘러

가득한 물보라 튀기며 무섭게 떨어지듯,

곧게, 자신의 거센 충동으로   11870

나무줄기가 공중으로 뻗어 오르듯.

그렇게 전능한 사랑이 있네,

만물을 짓고 만물을 품은 그 사랑.

---

506 '황홀한 이'. 최종본 직전 원고에서는 '황홀에 잠긴 수사(修士)'(Bruder im Entzücken)로 되어
     있었다. 세상을 극복한 이인데 그의 발언에서는 전형적인 순교자의 고문 도구들이 나온다.
507 '깊은 곳에서 부르는 이'. 이름과 달리 중력 없는 공중을 오르내리고 있다. 명상을 통해 깨달음
     을 얻고자 한다.

Ist um mich her ein wildes Brausen,

Als wogte Wald und Felsengrund,   11875

Und doch stürzt, liebevoll im Sausen,

Die Wasserfülle sich zum Schlund,

Berufen, gleich das Tal zu wässern;

Der Blitz, der flammend niederschlug

Die Atmosphäre zu verbessern   11880

Die Gift und Dunst im Busen trug:

Sind Liebesboten, sie verkünden

Was ewig schaffend uns umwallt.

Mein Innres mög' es auch entzünden

Wo sich der Geist, verworren kalt,   11885

Verquält in stumpfer Sinne Schranken,

Scharfangeschloßnem Kettenschmerz.

O Gott! beschwichtige die Gedanken,

Erleuchte mein bedürftig Herz.

PATER SERAPHICUS *mittlere Region.*

Welch ein Morgenwölkchen schwebet   11890

Durch der Tannen schwankend Haar;

Ahn ich was im Innern lebet?

Es ist junge Geisterschar.

CHOR SELIGER KNABEN

Sag uns Vater, wo wir wallen,

내 주위로는 거친 물의 포효,

마치 숲과 암반이 출렁이는 듯,   11875

하지만 사랑스레 쏴쏴

가득한 물이 계곡 바닥으로 떨어진다,

골짜기에 곧바로 물을 대라 소명 받아.

불꽃 일으키며 내리치는 번개,

독(毒)과 증기를 가슴에 품었던   11880

공기를 깨끗게 하네.

이들은 사랑의 사신들, 그들이 알려주네,

영원히 창조하며 우리를 에워싸고 넘실거리는 것을.

나의 내면에도 그것이 불붙여 주기를,

정신이, 혼란스러워져, 차갑게   11885

둔감한 감각의 제약 속에서,

매섭게 동이는 사슬 같은 고통 속에서 괴로워하는 곳에.

오 신이시여! 생각을 진정시켜 주소서,

제 옹색한 마음을 밝혀주소서.

파터 세라피쿠스[508] *중간 지대.*

아침의 작은 구름이 떠다니네,   11890

전나무들의 흔들리는 머리카락 사이로.

어렴풋이 느껴진다, 무엇이 그 안에 살고 있는지?

그건 어린 영들의 무리.

축복받은 소년들[509]**의 합창**

말해주세요, 아버지, 우린 어디를 떠돌고 있나요,

---

508 '천사에 가까운 이'. 히브리어 '세라핌', 즉 '빛과 사랑의 천사'에서 유래한 단어이다.

Sag uns Guter, wer wir sind? 11895

Glücklich sind wir, allen, allen

Ist das Dasein so gelind.

PATER SERAPHICUS

Knaben! Mitternachts Geborne,

Halb erschlossen Geist und Sinn,

Für die Eltern gleich Verlorne, 11900

Für die Engel zum Gewinn.

Daß ein Liebender zugegen

Fühlt ihr wohl, so naht euch nur;

Doch von schroffen Erdewegen

Glückliche! habt ihr keine Spur. 11905

Steigt herab in meiner Augen

Welt – und erdgemäß Organ,

Könnt sie als die euern brauchen,

Schaut euch diese Gegend an.

Er nimmt sie in sich.

Das sind Bäume, das sind Felsen, 11910

Wasserstrom, der abgestürzt

Und mit ungeheurem Wälzen

Sich den steilen Weg verkürzt.

말해주세요, 선하신 분, 우린 누구인가요?   11895

우린 행복해요, 모두에게, 모두에게

존재하는 게 이리 편안해요.

파터 세라피쿠스

소년들아! 한밤중에 태어난 아이들,

반쯤 열린 정신과 뜻,

부모에게는, 곧바로 잃어버린 아이들   11900

천사들에게는 횡재.

사랑하는 이가 여기 있음을,

너희 잘 느끼지, 그러니 그저 다가오거라

하지만 가파른 지상의 길들,

행복한 아이들아! 너희에게는 그 길의 자취가 없구나.   11905

내려오거라, 내 두 눈 속으로

세상과 지상에 알맞은 기관 속으로,

너희 이걸 너희들 것으로 써도 된다,

이 지대를 눈여겨보거라.

소년들을 품는다.

이건 나무들, 이건 바위들,   11910

물줄기, 떨어져 내리며

무시무시하게 구르며

가파른 길을 줄인다.

---

509 "축복받은 소년들"은 여기서 일찍 죽은 아이들을 의미하고 있다. 제1부의 영아살해녀 그레트
헨이 죽인 아이를 떠올리게 한다.

SELIGE KNABEN *von innen.*

Das ist mächtig anzuschauen

Doch zu düster ist der Ort,   11915

Schüttelt uns mit Schreck und Grauen.

Edler, Guter, laß uns fort.

PATER SERAPHICUS

Steigt hinan zu höherm Kreise

Wachset immer unvermerkt,

Wie, nach ewig reiner Weise,   11920

Gottes Gegenwart verstärkt.

Denn das ist der Geister Nahrung

Die im freisten Äther waltet,

Ewigen Liebens Offenbarung

Die zur Seligkeit entfaltet.   11925

CHOR SELIGER KNABEN *um die höchsten Gipfel kreisend*

Hände verschlinget

Freudig zum Ringverein,

Regt euch und singet

Heilge Gefühle drein!

Göttlich belehret   11930

Dürft ihr vertrauen,

Den ihr verehret

Werdet ihr schauen.

ENGEL *schwebend in der höheren Atmosphäre, Faustens Unsterbliches tragend.*

Gerettet ist das edle Glied

축복받은 소년들 *속에서.*

이런 걸 구경하다니 굉장해요

하지만 이곳은 너무 어두워요   11915

충격과 공포로 우리를 뒤흔들어요,

고귀한 분이시여, 선한 분이시여, 우릴 떠나게 해주세요.

파터 세라피쿠스

더 높은 원으로 올라가거라,

눈에 뜨이지 않게 계속 자라거라,

영원히 순수한 방식에 따라   11920

신의 현전이 강하게 해주리니.

그게 가장 자유로운 정기(精氣) 속에 존재하는

영들의 자양(慈養)이니까.

지복(至福)으로 펼쳐지는

영원한 사랑의 계시이니까.   11925

축복받은 소년들의 합창 *가장 높은 산정을 선회하며*

손들 잡고 즐겁게

동그라미 그리며 하나 되네

일어나 노래하라

이 신성한 감정을!

신의 가르침 받아   11930

너희 믿어도 좋다.

너희가 우러르는 분,

너희가 뵙게 되리.

천사들 *보다 높은 대기를 떠돌며, 파우스트의 불멸의 부분을 나르며.*

구원되었구나, 고귀한 몸이

Der Geisterwelt vom Bösen,   11935

›Wer immer strebend sich bemüht

Den können wir erlösen.‹

Und hat an ihm die Liebe gar

Von oben teilgenommen,

Begegnet ihm die selige Schar   11940

Mit herzlichem Willkommen.

DIE JÜNGEREN ENGEL

Jene Rosen aus den Händen

Liebend-heiliger Büßerinnen

Halfen uns den Sieg gewinnen,

Uns das hohe Werk vollenden,   11945

Diesen Seelenschatz erbeuten.

Böse wichen als wir streuten,

Teufel flohen als wir trafen.

Statt gewohnter Höllenstrafen

Fühlten Liebesqual die Geister;   11950

Selbst der alte Satans-Meister

War von spitzer Pein durchdrungen.

Jauchzet auf! es ist gelungen.

DIE VOLLENDETEREN ENGEL

Uns bleibt ein Erdenrest

Zu tragen peinlich,   11955

Und wär' er von Asbest,

Er ist nicht reinlich.

영의 세계에서 악으로부터.   11935

언제나 지향하며 노력하는 이,

그를 우리가 구원할 수 있노라.

그에게는 사랑도

높은 곳에서 관여해 왔으니

축복받은 무리가 그를 맞는다,   11940

진심으로 환영하며.

젊은 천사들

저 장미꽃들이, 사랑을 품은 성스러운

참회하는 여인들의 손에서 나온 장미꽃들이

우리가 승리를 얻도록

우리가 높은 위업을 완성토록   11945

이 영혼의 보물을 얻도록 도왔네.

우리가 꽃 뿌려서, 악한 자들 물러났다,

우리가 꽃으로 맞혀서, 악마들은 도망쳤다.

익숙한 지옥의 형벌 대신

영들은 사랑의 고통을 느꼈다.   11950

늙은 사탄 두목마저도

날카로운 고통에 관통당했다.

환호하라! 성공했노라.

성숙한 천사들

우리에게 지상의 잔재가 남아

그것을 괴롭게 나르네,   11955

그건 석면(石綿)처럼

정(淨)하지 않노라.

Wenn starke Geisteskraft

Die Elemente

An sich herangerafft, 11960

Kein Engel trennte

Geeinte Zwienatur

Der innigen Beiden,

Die ewige Liebe nur

Vermags zu scheiden. 11965

DIE JÜNGEREN ENGEL

Nebelnd um Felsenhöh

Spür ich soeben,

Regend sich in der Näh,

Ein Geister-Leben.

Die Wölkchen werden klar, 11970

Ich seh bewegte Schar

Seliger Knaben,

Los von der Erde Druck,

Im Kreis gesellt,

Die sich erlaben 11975

Am neuen Lenz und Schmuck

Der Obern Welt.

Sei er zum Anbeginn,

강한 영의 힘이
자연의 원소들을
저 자신에게로 모아놓으면야   11960
어떤 천사도 갈라놓지 못하리
내밀한, 둘의
하나 된 두 본성⁵¹⁰을.
영원한 사랑만이
그걸 떼어낼 수 있다네.   11965

젊은 천사들

안개처럼 바위언덕을 감싸며
금방 나는 감지한다,
가까이에서 움직이고 있는
영들의 한 생명을.
구름들이 맑아지고   11970
축복받은 소년들의
움직이는 무리가 보이네,
지상의 압박을 벗어나
저희 무리 안에서 어울려
원기 얻네,   11975
이 높은 세계의
새 봄과 장식에서.
그⁵¹¹도 이제 시작함에 있어,

---

510 Zwienatur: 영원한 사랑만이 갈라놓을 수 있다는 이것은 대체로 정신적인 것과 물질적인 것으
로 이해된다.
511 파우스트/파우스트의 영혼을 가리킨다.

Steigendem Vollgewinn,

Diesen gesellt! 11980

DIE SELIGEN KNABEN

Freudig empfangen wir

Diesen im Puppenstand;

Also erlangen wir

Englisches Unterpfand.

Löset die Flocken los, 11985

Die ihn umgeben,

Schon ist er schön und groß

Von heiligem Leben.

DOCTOR MARIANUS *in der höchsten, reinlichsten Zelle*

Hier ist die Aussicht frei,

Der Geist erhoben. 11990

Dort ziehen Fraun vorbei,

Schwebend nach oben.

Die Herrliche mitteninn,

Im Sternenkranze,

Die Himmelskönigin, 11995

Ich seh's am Glanze.

entzückt.

Höchste Herrscherin der Welt

상승하며 완성에 이르도록,

이 소년들과 어울리기를!   11980

축복받은 소년들

즐겁게 우리는 맞이해요

번데기 상태인 이분.[512]

그러니까 우린

천사의 담보물을 받은 거죠.

그를 에워싼   11985

솜털들을 떼어내 주세요,

벌써 아름답네, 크네

신성한 생명으로 인해서.

마리아누스 박사[513] *가장 높은, 가장 정결한 칸에서*

여기는 전망이 트여 있다

정신이 고양된다.   11990

저기 여인들이 지나간다

위로 둥둥 떠오르며.

그 한가운데의 찬란한 이

별왕관을 쓰신 이,

하늘의 여왕,   11995

그 광휘에서 (그분임을) 내가 보네.

황홀해하며.

세상을 다스리시는 최고의 여왕이시여

---

512 파우스트의 영혼의 상태가, 나비가 나오게 될 번데기에 비유되고 있다.

513 마리아를 독실히 경배한 학자들(안셀무스와 둔스 스코투스)에게 괴테가 붙인 존칭. 원고에서
    처음에는 Pater Marianus라고 썼었다.

Lasse mich, im blauen,

Ausgespannten Himmelszelt,

Dein Geheimnis schauen.   12000

Billige, was des Mannes Brust

Ernst und zart beweget

Und mit heiliger Liebeslust

Dir entgegen träget.

Unbezwinglich unser Mut   12005

Wenn du hehr gebietest,

Plötzlich mildert sich die Glut,

Wie du uns befriedest.

Jungfrau, rein im schönsten Sinn,

Mutter, Ehren würdig,   12010

Uns erwählte Königin,

Göttern ebenbürtig.

 Um sie verschlingen

 Sich leichte Wölkchen,

 Sind Büßerinnen,   12015

 Ein zartes Völkchen;

 Um Ihre Knie

 Den Äther schlürfend,

 Gnade bedürfend.

Dir, der Unberührbaren,   12020

Ist es nicht benommen

저로 하여금 보게 하소서, 팽팽히 펼쳐진
푸른 하늘장막 안에서
당신의 비밀을 보게 하소서.   12000
승인해 주소서, 인간의 가슴이,
엄숙하고도 부드럽게 동요되어
또 신성한 사랑의 욕구로 채워져
그대에게로 바쳐지는 것을.

우리의 용기, 억제할 수 없지요.   12005
그대가 고귀하게 명(命)하시면.
이글거리던 불이 갑자기 온화해지지요,
그대가 우리를 평화롭게 하시면.
가장 아름다운 뜻에서 정결하신 처녀,
영예 받으실 만한 어머니,   12010
우리를 위해 선택되신 여왕이시여
신들과 동등하시나이다.
　　그분을 휘감습니다,
　　가벼운 구름들이,
　　참회하는 여인들입니다,   12015
　　여린 사람들의 작은 무리입니다,
　　당신의 무릎을 에워싸고
　　정기(精氣)를 마시며
　　은총을 청하는.
그대, 손 닿을 수 없는 여인께는,   12020
놀랍지 않겠지요,

Daß die leicht Verführbaren

Traulich zu dir kommen.

In die Schwachheit hingerafft,

Sind sie schwer zu retten; 12025

Wer zerreißt aus eigner Kraft

Der Gelüste Ketten?

Wie entgleitet schnell der Fuß

Schiefem, glattem Boden?

Wen betört nicht Blick und Gruß, 12030

Schmeichelhafter Odem?

Mater gloriosa schwebt einher.

CHOR DER BÜSSERINNEN

Du schwebst zu Höhen

Der ewigen Reiche,

Vernimm das Flehen,

Du Ohnegleiche, 12035

Du Gnadenreiche!

쉽게 유혹당하는 여인네들이
의지하며 당신께로 다가가는 것이.

약함에 빠져들어
저들은 구원되기 어렵습니다.   12025
누군들 자신의 힘으로 끊겠습니까,
육욕의 사슬을?
얼마나 빨리 발은 미끄러집니까,
기울고 미끄러운 바닥에서?
누군들 혹하지 않겠습니까, 눈길과 인사,   12030
아양 떠는 입김에?

영광의 성모 둥둥 떠온다.

참회하는 여인들의 합창

그대 떠오르십니다,
영원한 제국 드높은 곳으로.
이 간구를 들으소서
그대 비할 데 없으신 이   12035
그대 은혜 많으신 이.[514]

---

514 성모를 부르는 이 두 행("Du Ohnegleiche/Du Gnadenreiche")은 제1부 「성벽 앞」 장면에서 괴
　　로움에 찬 그레트헨이 부르던 성모의 이름, "그대 고통 많으신 이"(Du Schmezreiche)와 각운
　　이 맞는다.(3588행) 8,000행 이상을 건너뛰어 맞추어진 이 운은 12077행과 연결되어 그레트
　　헨의 비극과 구원을 잇는 작지만, 비중 있는 장치로 읽힌다.

MAGNA PECCATRIX (St. Lucae VII, 36)

> Bei der Liebe, die den Füßen
>
> Deines gottverklärten Sohnes
>
> Tränen ließ zum Balsam fließen,
>
> Trotz des Pharisäerhohnes; 12040
>
> Beim Gefäße, das so reichlich
>
> Tropfte Wohlgeruch hernieder,
>
> Bei den Locken, die so weichlich
>
> Trockneten die heilgen Glieder —

MULIER SAMARITANA (St. Joh. IV.)

> Bei dem Bronn, zu dem schon weiland 12045
>
> Abram ließ die Herde führen,
>
> Bei dem Eimer, der dem Heiland
>
> Kühl die Lippe durft berühren;
>
> Bei der reinen, reichen Quelle,
>
> Die nun dorther sich ergießet, 12050
>
> Überflüssig, ewig helle,
>
> Rings durch alle Welten fließet —

MARIA EGYPTIACA (Acta Sanctorum.)

> Bei dem hochgeweihten Orte

마그나 페카트릭스[515] (누가복음 7장 36절)

　　　바리새인의 비웃음에도 불구하고.

　　　그대 신으로 성화한 아드님의

　　　발에 눈물을 향유로 흐르게 하신

　　　사랑에 대고 간구합니다　　　　　　　　　　12040

　　　그리 풍요로이 향내를 방울져 떨어뜨린

　　　그릇에 대고,

　　　그리 부드러이 성스러운 몸을 닦아낸

　　　구불거리는 머리카락에 대고 간구합니다 ─

사마리아의 여인 (요한복음 4장)[516]

　　　샘물에 대고 간구합니다, 언젠가　　　　　　12045

　　　아브라함이 양 떼를 이끌고 갔던 샘

　　　구세주께서 서늘히

　　　입술을 대신 물동이에 대고.

　　　이제 거기서 쏟아지는,

　　　넘치며 영원히 맑게　　　　　　　　　　　12050

　　　사방 온 세상을 흐르는

　　　정(淨)하고, 풍부한 샘물에 대고. ─

이집트의 마리아[517] (성인전(聖人傳))[518]

　　　높이 축성된 곳,

515　큰 죄를 지은 여인. 누가복음에서, 예수를 찾아가 눈물로 그 발을 씻어드리고 향유를 부어 죄
　　　를 용서받았다.

516　요한복음에서, 예수에게 우물물을 떠드린 여인.

517　성인전에 나오는 인물로 알렉산드리아의 창녀였다가 독실한 믿음으로 성녀가 된 여인. 마리아
　　　의 도움으로 예루살렘의 (예수) 무덤교회에 들어갔으며, 사막에서 40년간 속죄의 삶을 살았다

Wo den Herrn man niederließ,

Bei dem Arm, der von der Pforte   12055

Warnend mich zurücke stieß;

Bei der vierzigjährigen Buße

Der ich treu in Wüsten blieb,

Bei dem seligen Scheidegruße

Den im Sand ich niederschrieb —   12060

ZU DREI

Die du großen Sünderinnen

Deine Nähe nicht verweigerst

Und ein büßendes Gewinnen

In die Ewigkeiten steigerst,

Gönn auch dieser guten Seele   12065

Die sich einmal nur vergessen,

Die nicht ahnte, daß sie fehle,

Dein Verzeihen angemessen.

UNA POENITENTUM *sonst Gretchen genannt. Sich anschmiegend*

Neige, neige,

Du Ohnegleiche,   12070

Du Strahlenreiche,

Dein Antlitz gnädig meinem Glück.

주께서 앉아 쉬시게 한 곳에 대고

좁은 문으로부터   12055

경고하며 나를 물리친 팔에 대고.

내가 충실히 사막에 머물며 수행한

40년의 속죄에 대고.

내가 모래에다 적어 넣은

축복받은 작별 인사에 대고 —   12060

셋이서

그대 곁의 큰 죄 지은 여인들을

거부하지 않으시는 당신

참회하는 보배로움을

영원으로 올리시는 이여,

단 한 번 자신을 잊은,   12065

잘못을 저지르는 줄은 예감도 못한,

이 선한 영혼에게도

당신의 용서를 합당히 주소서.

참회하는 한 여인 *예전에 그레트헨이라 불렸던 여인. 몸을 붙이며*

굽어살피소서, 굽어살피소서,

그대 비할 데 없으신 이   12070

그대 빛 가득하신 이,

그대 얼굴을 자비롭게 제 행복에로.[519]

고 한다.

518 순교자와 성인들의 이야기를 모은 성담집.

519 이 부분은 제1부 「성벽 안 좁은 길」에서 그레트헨이 '가슴이 꿰뚫린 성모'(mater dolorossa)를
    향해 불렀던 고통의 노래(3587∼89행, 3617∼19행)와 운이 맞으며, 그 고통의 노래를 '영광

Der früh Geliebte

Nicht mehr Getrübte

Er kommt zurück.   12075

SELIGE KNABEN *in Kreisbewegung sich nähernd*

Er überwächst uns schon

An mächtigen Gliedern;

Wird treuer Pflege Lohn

Reichlich erwidern.

Wir wurden früh entfernt   12080

Von Lebechören,

Doch dieser hat gelernt

Er wird uns lehren.

DIE EINE BÜSSERIN *sonst Gretchen genannt*

Vom edlen Geisterchor umgeben,

Wird sich der Neue kaum gewahr,   12085

Er ahnet kaum das frische Leben

So gleicht er schon der heiligen Schar.

Sieh! wie er jedem Erdenbande

Der alten Hülle sich entrafft.

Und aus ätherischem Gewande   12090

Hervortritt erste Jugendkraft.

일찍이 사랑했던 이

이제 더는 마음 흐리지 않은 이

그이520가 돌아옵니다.   12075

축복받은 소년들 *둥글게 원을 이루어 다가서며*

그이가 우리보다 벌써 더 자라서서

힘 있는 팔다리로 인해

충실한 보살핌이

넉넉히 보답됩니다.

우리는 일찍이 떠나야 했습니다,   12080

생명의 합창521을.

하지만 이분은 배우신 분이니

우리를 가르치실 겁니다.

그 참회하는 한 여인 *예전에 그레트헨이라 불렸던*

고귀한 영의 무리에 에워싸여

저 새로운 이522는 자신을 거의 알아보지 못할 겁니다.   12085

새 삶도 거의 예감하지 못합니다.

그렇게 그는 이미 성스러운 무리와 비슷하지요.

보세요! 그가 모든 지상의 끈,

낡은 껍질을 떨치는 것을,

그리고 정기(精氣)의 옷에서   12090

첫 청춘의 힘이 나옵니다.

의 성모'(mater gloriosa)를 향한 찬양의 노래로 바꾸고 있다.

520 파우스트/파우스트의 영혼을 가리킨다.

521 지상의 생명 있는 것들을 뜻한다. 천사들의 합창과 유비를 이루게 표현하였다.

522 파우스트/파우스트의 영혼을 가리킨다.

Vergönne mir, ihn zu belehren,

Noch blendet ihn der neue Tag.

MATER GLORIOSA

Komm! hebe dich zu höhern Sphären!

Wenn er dich ahnet, folgt er nach.   12095

DOCTOR MARIANUS *auf dem Angesicht anbetend*

Blicket auf zum Retterblick

Alle reuig Zarten,

Euch zu seligem Geschick

Dankend umzuarten.

Werde jeder beßre Sinn   12100

Dir zum Dienst erbötig;

Jungfrau, Mutter, Königin,

Göttin, bleibe gnädig.

CHORUS MYSTICUS

Alles Vergängliche

Ist nur ein Gleichnis;   12105

Das Unzulängliche,

Hier wird's Ereignis;

Das Unbeschreibliche,

Hier ist es getan;

제게, 그를 가르치게 해주소서,

아직은 새 날빛에 그가 눈부셔하고 있습니다.

영광의 성모

오너라! 보다 높은 창공으로 오르거라!

그가 너를 느끼면, 뒤따르리라.   12095

마리아누스 박사 *엎드려 경배하며*

구원자의 눈길을 우러러보라

모든 회개한 여린 자들아,

너희 자신을, 축복받은 섭리에 따라

감사하며, 새롭게 만들도록.

모든 보다 선한 뜻이   12100

그대께 봉사할 준비가 되기를.

처녀요 어머니며 여왕이신

여신이시여, 변함없이 자비로우소서.

신비의 합창

모든 무상한 것은

다만 하나의 비유.   12105

다다를 수 없는[523] 것이

여기서 이루어지네.

형용할 수 없는 것이

여기서[524] 행해졌네.

---

523 das Unzulängliche: (파우스트의 죄과와 연결지어) '미흡한 것', '부족한 것'이라는 뜻도 있으
     나, (파우스트의 구원과 연결지어) '다다를 수 없는 것', '도달할 수 없는 것'이라고 보는 해석
     도 있다. 후자 쪽이 조금 유력해서 그편을 택하였다.

524 '지금 여기'라고 광범위하게 철학적으로 해석되는데, 작품 『파우스트』가 이루어진 '무대'를

Das Ewig-Weibliche   12110

Zieht uns hinan.

FINIS

영원히 여성적인 것이
우리를 이끌어가네.

12110

끝[525]

가리킨다는 해석도 있다.

525 Finis: 중세에는 쓰였으나 괴테 당대에는 쓰지 않던 표시로 괴테 자신도 그의 마지막 작품인 이
    작품의 종결에서만 단 한 번 사용하였다.